CORPVS MEDICORVM GRAECORVM

EDIDIT

ACADEMIA BEROLINENSIS ET BRANDENBVRGENSIS

V 6,1,2

GALENI

DE LOCIS AFFECTIS III–IV

EDIDIT ET IN LINGVAM GERMANICAM VERTIT

ROLAND U. WITTWER

DE GRUYTER
AKADEMIE FORSCHUNG

BEROLINI IN AEDIBVS WALTER DE GRUYTER MMXXIV

GALEN

ÜBER DAS ERKENNEN
ERKRANKTER KÖRPERTEILE III–IV

HERAUSGEGEBEN UND ÜBERSETZT
VON
ROLAND U. WITTWER

DE GRUYTER
AKADEMIE FORSCHUNG

WALTER DE GRUYTER, BERLIN 2024

Dieser Band wurde im Rahmen der gemeinsamen Forschungsförderung von Bund und Ländern
im Akademienprogramm mit Mitteln des Bundesministeriums für Bildung und Forschung
und der Senatsverwaltung für Wissenschaft, Gesundheit und Pflege
des Landes Berlin erarbeitet.

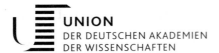
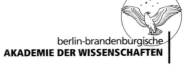

ISBN 978-3-11-166930-4
E-ISBN (PDF) 978-3-11-167376-9
ISSN 0070-0347

Bibliografische Information der Deutschen Nationalbibliothek
Die Deutsche Nationalbibliothek verzeichnet diese Publikation in der Deutschen Nationalbibliografie;
detaillierte bibliografische Daten sind im Internet über http://dnb.de abrufbar.

© 2024 Walter de Gruyter GmbH, Berlin/Boston
Druck und Bindung: CPI books GmbH, Leck

www.degruyter.com

Fragen zur allgemeinen Produktsicherheit:
productsafety@degruyterbrill.com

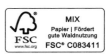

INHALTSVERZEICHNIS

Literaturverzeichnis	vii
Einleitung	xi
I. Die griechischen Handschriften	xi
II. Ergänzendes zur Stemmatik	xi
III. Das handschriftlich überlieferte Verzeichnis der Inhaltsangaben und die Zwischenüberschriften	xvi
IV. Inhaltsübersicht	xix
Text und Übersetzung	1
Conspectus siglorum et compendiorum	2
Buch III	4
Buch IV	84
Indices	167
Index nominum	167
Index verborum	168
Namen- und Sachregister zur Übersetzung	199
Index locorum	208

LITERATURVERZEICHNIS

A. Anastassiou u. D. Irmer, Testimonien zum Corpus Hippocraticum, Teil II: Galen, 2 Teilbände, Göttingen 1997, 2001
Aristotelis Metaphysica, hrsg. v. W. Jaeger, Oxford 1957
– De sensu et de memoria libri, hrsg. v. A. Foerster, Budapest 1942
H. Baumgarten, Galen: Über die Stimme, Testimonien der verlorenen Schrift Περὶ φωνῆς, Pseudo-Galen De voce et hanelitu, Kommentar, Diss. Göttingen 1962
U. C. Bussemaker u. Ch. Daremberg, Œuvres d' Oribase, t. I–V, Paris 1851–1873
CMG = Corpus Medicorum Graecorum
CMG II = Aretaeus, hrsg. v. K. Hude, 2., verb. Aufl., Berlin 1958
CMG V 1,3 = Galeni De constitutione artis medicae ad Patrophilum, hrsg. u. übers. v. St. Fortuna, Berlin 1997
CMG V 3,2 = Galeni De propriis placitis, hrsg., übers. u. erl. v. V. Nutton, Berlin 1999
CMG V 3,3 = Galeni De foetuum formatione, hrsg., übers. u. erl. v. D. Nickel, Berlin 2001
CMG V 4,1,1 = Galeni De propriorum animi cuiuslibet affectuum dignotione et curatione, De animi cuiuslibet peccatorum dignotione et curatione, De atra bile, hrsg. v. W. de Boer, Leipzig u. Berlin 1937
CMG V 4,1,2 = Galeni De placitis Hippocratis et Platonis, hrsg., übers. u. erl. v. Ph. De Lacy, 3 Bde. (1. Teil, 3. Aufl.; 2. Teil, 2. Aufl.; 3. Teil, 2., verb. Aufl.), Berlin 2005
CMG V 4,2 = Galeni De sanitate tuenda libri VI, hrsg. v. K. Koch; De alimentorum facultatibus libri III, De bonis malisque sucis liber, hrsg. v. G. Helmreich; De victu attenuante liber, hrsg. v. K. Kalbfleisch; De ptisana liber, hrsg. v. O. Hartlich, Leipzig u. Berlin 1923
CMG V 5,1 = Galeni De symptomatum differentiis, hrsg., übers. u. erl. v. B. Gundert, Berlin 2009
CMG V 6,1,1 = Galeni De locis affectis I-II, hrsg., übers. u. erl. v. F. Gärtner, Berlin 2015
CMG V 6,1,3 = Galeni De locis affectis V-VI, hrsg u. übers. v. C. W. Brunschön, Berlin 2021
CMG V 8,1 = Galeni De praecognitione, hrsg., übers. u. erl. v. V. Nutton, Berlin 1979
CMG V 9,1 = Galeni In Hippocratis De natura hominis commentaria III, hrsg. v. J. Mewaldt; In Hippocratis De victu acutorum commentaria IV, hrsg. v. G. Helmreich; De diaeta Hippocratis in morbis acutis, hrsg. v. J. Westenberger, Leipzig u. Berlin 1914
CMG V 9,2 = Galeni In Hippocratis Prorrheticum I, De comate secundum Hippocratem, In Hippocratis Prognosticum, hrsg. v. H. Diels, Leipzig u. Berlin 1915
CMG V 10,1 = Galeni In Hippocratis Epidemiarum libros I et II, hrsg. v. E. Wenkebach, übers. v. F. Pfaff, Leipzig u. Berlin 1934
CMG V 10,2,1 = Galeni In Hippocratis Epidemiarum librum III commentaria III, hrsg. v. E. Wenkebach, Leipzig u. Berlin 1936
CMG V 10,2,2 = Galeni In Hippocratis Epidemiarum librum VI commentaria I–VI, hrsg. v. E. Wenkebach; commentaria VI–VIII, übers. v. F. Pfaff, 2. Aufl., Berlin 1956
CMG V 10,3 = Galeni Adversus Lycum et Adversus Iulianum libelli, hrsg. v. E. Wenkebach, Berlin 1951
CMG V 12,6 = Galeni In Hippocratis Aphorismorum librum VI commentarium, hrsg., übers. u. erl. v. Chr. Savino, Berlin 2020
CMG V 13,2 = [Galeni] Definitiones medicae, hrsg. u. übers. v. J. Kollesch, Berlin 2023
CMG VI 1,1 = Oribasii Collectionum medicarum reliquiae, Libri I–VIII, hrsg. v. J. Raeder, Leipzig u. Berlin 1928

CMG VI 1,2 = Oribasii Collectionum medicarum reliquiae, Libri IX–XVI, hrsg. v. J. Raeder, Leipzig u. Berlin 1929
CMG VI 2,1 = Oribasii Collectionum medicarum reliquiae, Libri XXIV–XXV, XLIII–XLVIII, hrsg. v. J. Raeder, Leipzig u. Berlin 1931
CMG VI 2,2 = Oribasii Collectionum medicarum reliquiae, Libri XLIX–L, Libri incerti, Eclogae Medicamentorum, Index, hrsg. v. J. Raeder, Leipzig u. Berlin 1933
CMG VI 3 = Oribasii Synopsis ad Eusthatium, Libri ad Eunapium, hrsg. v. J. Raeder, Leipzig u. Berlin 1926
CMG VIII 1 = Aetii Amideni Libri medicinales I–IV, hrsg. v. A. Olivieri, Leipzig u. Berlin 1935
CMG VIII 2 = Aetii Amideni Libri medicinales V–VIII, hrsg. v. A. Olivieri, Berlin 1950
CMG Suppl. I = Galeni In Platonis Timaeum commentarii fragmenta, hrsg. u. erl. v. H. O. Schröder, Leipzig u. Berlin 1934
CMG Suppl. V = Galeni De instrumento odoratus, hrsg., übers. u. erl. v. J. Kollesch, Berlin 1964
CMG Suppl. Or. V 2 = Galeni In Hippocratis Epidemiarum librum II commentariorum I–VI versio Arabica, hrsg. u. übers. v. U. Vagelpohl mit S. Swain, Berlin 2022
CMG Suppl. Or. V 3 = Galeni In Hippocratis Epidemiarum librum VI commentariorum I–VIII versio Arabica, hrsg. u. übers. v. U. Vagelpohl, Berlin 2022
CUF = Collection des Universités de France
Ch. Daremberg, Œuvres anatomiques, physiologiques et médicales de Galien, t. II, Paris 1856
K. Deichgräber, Die griechische Empirikerschule. Sammlung der Fragmente und Darstellung der Lehre, um Zusätze vermehrter anastatischer Neudr. d. Ausg. v. 1930, Berlin u. Zürich 1965
Diocles of Carystus. A Collection of the Fragments with Translation and Commentary, hrsg. v. Ph. J. van der Eijk, 2 Bde., Leiden, Boston u. Köln 2000/2001 (Studies in Ancient Medicine 22/23)
R. J. Durling, Galenus Latinus II. Burgundio of Pisa's translation of Galen's Περὶ τῶν πεπονϑότων τόπων, "De interioribus", hrsg., Stuttgart 1992 (Ars Medica II 6,2 A/B)
Ph. J. van der Eijk u. P. E. Pormann, Appendix I: Greek text, and Arabic and English translations of Galen's On the affected parts iii. 9–10, in: Rufus of Ephesus, S. 265–287
D. J. Furley u. J. S. Wilkie, Galen, On Respiration and the Arteries. An edition with English translation and commentary of De usu respirationis, An in arteriis natura sanguis contineatur, De usu pulsuum, and De causis respirationis, hrsg., übers. u. erl., Princeton 1984
Galeni Opera omnia, hrsg. v. J. B. Opizo, Venedig 1525, Bd. III, fol. 38v–51v (2. Zählung) (= Ald.)
Galeni Pergameni ... Opera omnia ..., hrsg. v. J. Camerarius, L. Fuchs und H. Gemusaeus, Basel 1538, Bd. III, S. 270–295 (= Bas.)
Hippocratis Coi et Claudii Galeni Pergameni ... Opera, griech. u. lat. hrsg. v. R. Chartier, Paris 1679, Bd. VII, S. 424–478 (= Chart.)
Claudii Galeni Opera omnia, griech. u. lat. hrsg. v. C. G. Kühn, 20 Bde., Leipzig 1821–1833 (= K.)
Claudii Galeni Pergameni Scripta minora, hrsg. v. J. Marquardt, I. Müller u. G. Helmreich, 3 Bde., Leipzig 1884–1893

Editionen

Galeni Ars medica = siehe Galien, Tome II (CUF)
— De anatomicis administrationibus = Galenus, Anatomicarum administrationum libri qui supersunt novem. Earundem interpretatio Arabica Hunaino Isaaci filio ascripta, hrsg. v. I. Garofalo, 2 Bde., Neapel 1986 u. 2000
— De anatomicis administrationibus (arab.) = Sieben Bücher Anatomie des Galen, hrsg., übers. u. erl. v. M. Simon, 2 Bde., Leipzig 1906 (Nachdr. Osnabrück 1997)
— De crisibus = Galenos, Περὶ κρίσεων. Überlieferung und Text, hrsg. v. B. Alexanderson, Göteborg 1967 (Studia Graeca et Latina Gothoburgensia XXIII)
— De causis respirationis = siehe D. J. Furley u. J. S. Wilkie
— De experientia medica = Galen. On Medical Experience, arab. hrsg. u. übers. v. R. Walzer, London, New York u. Toronto 1944 (Nachdr. 1946)
— De libris propriis = siehe Galien, Tome I (CUF)

- De musculorum dissectione = siehe Galien, Tome VII (CUF)
- De propriis placitis = V. Boudon-Millot u. A. Pietrobelli, Galien ressuscité: édition princeps du texte grec du De propriis placitis, Revue des Études Grecques 118, 2005, S. 168–213
- De respirationis usu = siehe D. J. Furley u. J. S. Wilkie
- De temperamentis libri III, hrsg. v. G. Helmreich, Leipzig 1904
- De tumoribus praeter naturae, hrsg. v. J. Reedy, Diss. Univ. Michigan 1986
- De usu partium libri XVII, hrsg. v. G. Helmreich, 2 Bde., Leipzig 1907/1909
- In Hippocratis De victu acutorum commentarius I = siehe Galien, Tome IX (CUF)
- Quod animi mores corporis temperamentis sequantur: Γαληνου. Οτι ταις του σωματος κρασεσιν αι της ψυχης δυναμεις επονται, hrsg. v. A. Bazou, Athen 2011

Collection des Universités de France (CUF)

Galien, Tome I: Introduction générale, Sur l'ordre de ses propres livres, Sur ses propres livres, Que l'excellent médecin est aussi philosophe, hrsg., übers. u. erl. v. V. Boudon-Millot, Paris 2007
–, Tome II: Exhortation à l'étude de la médecine, Art médical, hrsg., übers. u. erl. v. V. Boudon, Paris 2000
–, Tome III: Le médecin. Introduction, hrsg. u. übers. v. C. Petit, Paris 2009
–, Tome VIII: L'anatomie des nerfs. L'anatomie des veines et des artères, hrsg. u. erl. v. I. Garofalo, übers. v. I. Garofalo u. A. Debru, Paris 2008
–, Tome IX: Commentaire au régime des maladies aiguës d'Hippocrate, hrsg., übers. u. erl. v. A. Pietrobelli, Paris 2019

Desiderii Erasmi Roterodami Opus epistolarum, hrsg. v. P. S. Allen u. a., 12 Bände, Oxford 1956–1965
I. Garofalo, La traduzione araba del De locis affectis di Galeno, Studi Classici e Orientali 45, 1995, S. 13–63
N. Ǧumʿa, I. M. Hamed u. P. E. Pormann, Arabic Translation of Galen's On the Affected Parts and the Greek Textual Tradition, The Classical Quarterly 70, 2020, S. 1–13
Œuvres complètes d'Hippocrate, hrsg. u. übers. v. E. Littré, 10 Bde., Paris 1839–1861 (= L.)
Hippocratis Opera quae feruntur omnia, hrsg. v. H. Kühlewein, 2 Bde., Leipzig 1894 u. 1902 (= Kw.)

Editionen

Hippocratis Aphorismi = C. Magdelaine, Histoire du texte et édition critique, traduite et commentée, des Aphorismes d'Hippocrate, 3 Bde., Diss. Paris 1994
- De diaeta acutorum = siehe Hippocrate, Tome VI 2 (CUF)
- Prognosticum = siehe Hippocrate, Tome III 1 (CUF)
- Epidemiarum liber III = siehe Hippocrate, Tome IV 1 (CUF)
- Epidemiarum liber VI = Ippocrate, Epidemie, libro sesto, hrsg., übers. u. erl. v. D. Manetti u. A. Roselli, Florenz 1982 (Biblioteca di Studi Superiori 66)

Collection des Universités de France (CUF)

Hippocrate, Tome III 1: Prognostic, hrsg., übers. u. erl. v. J. Jouanna, unter Mitarbeit v. A. Anastassiou u. C. Magdelaine, Paris 2013
–, Tome VI 2: Du régime des maladies aiguës, Appendice, De l'aliment, De l'usage des liquides, hrsg. u. übers. v. R. Joly, Paris 1972
–, Tome IV 1: Épidémies I et III, hrsg., übers. u. erl. v. J. Jouanna unter Mitarbeit v. A. Anastassiou u. A. Guardasole, Paris 2016

Homeri Opera. Tomus I: Iliadis libros I–XII continens; Tomus II: Iliadis libros XIII–XXIV continens, hrsg. v. D. B. Monro u. Th. W. Allen, Oxford 1902 u. ö.
V. Nutton, Galen and the Latin De voce: a new edition and English translation, in: Nell' officino de filologo. Studi sui testi e i loro lettori. Per Ivan Garfalo, hrsg. v. T. Raiola u. A. Roselli, Pisa u. Rom 2022, S. 141–164 (Biblioteca die „Galenos" 7)

The Fragments of Praxagoras of Cos and his School, hrsg. v. F. Steckerl, Leiden 1958 (Philosophia Antiqua 8)

Rufus of Ephesus. On Melancholy, hrsg. v. P. E. Pormann, Tübingen 2008 (SAPERE XII)

H. v. Staden, Herophilus. The Art of Medicine in Early Alexandria. Edition, translation and essays, Cambridge u. a. 1989

SVF = Stoicorum Veterum Fragmenta, hrsg. v. H. v. Arnim, 4 Bde., Leipzig 1903–1924 (Nachdr. München 2004)

M. Tecusan, The Fragments of the Methodists. Volume One: Methodism outside Soranus. Leiden u. Boston 2004 (Studies in Ancient Medicine 24/1)

EINLEITUNG

I. Die griechischen Handschriften

Der griechische Text der Bücher III und IV von De locis affectis ist in folgenden Handschriften integral überliefert:

Laurentianus Plut. 74,30; s. XII, fol. 45ᵛ–97ᵛ	F$_c$
Marcianus gr. Z. 280; a. 1470, fol. 47ʳ–74ᵛ	Z
Vaticanus Palatinus gr. 54; s. XV/XVI, fol. 47ʳ–74ᵛ	R
Parisinus gr. 2157; s. XV$^{2/2}$, fol. 283ʳ–323ʳ	P
Oxoniensis Laud. gr. 58; s. XV$^{4/4}$, fol. 40ʳ–87ᵛ	O
Leidensis Voss. gr. F 53; ante a. 1513, fol. 103ʳ–161ʳ	V
Lipsiensis gr. 50; ca. a. 1517, fol. 38ᵛ–83ᵛ	Li
Laurentianus Plut. 74,16; s. XII/XIII, fol. 93ᵛ–126ᵛ	L$_b$
Oxoniensis Canon. gr. 44; s. XIII/XIV, fol. 81ʳ–170ᵛ	C
Ambrosianus Q 3 sup. (gr. 659); ca. a. 1320–1380, fol. 71ʳ–101ᵛ	A
Ambrosianus Q 52 sup. (gr. 679); s. XIV, fol. 78ʳ–174ʳ	Q
Marcianus gr. V 5; ante a. 1495, fol. 354ʳ–375ᵛ	U
Mutinensis α G.3.12 (gr. 213); s. XVI1/3, fol. 43ʳ–95ᵛ	M
Vindobonensis Med. gr. 22; s. XV, fol. 61ʳ–130ʳ	W
Parisinus gr. 2161; s. XV$^{4/4}$, fol. 196ᵛ–239ʳ	G
Londinensis Harley 5651; s. XV/XVI, fol. 41ʳ–84ʳ	H

Zwei Handschriften enthalten Exzerpte aus den beiden Büchern:

Parisinus gr. 2332; s. XIV/XV, fol. 16ʳ–44ᵛ	N
Vindobonensis Med. gr. 15; s. XVI$^{1/2}$, fol. 8ʳ–26ʳ	E

II. Ergänzendes zur Stemmatik

Die kodikologischen und paläographischen Beschreibungen der handschriftlichen Zeugen erfolgte bereits detailliert in den Ausgaben von Gärtner und Brunschön.[1] Da es keine gegenteiligen Indizien gibt, setzt die vorliegende Bearbeitung der Bücher III und IV auch voraus, dass der Beweis für die Abhängigkeit der Zeugen Z, R, P, O, V, Li, W, G, H und E in den *Praefationes* dieser Bände erbracht ist.

In der von ihnen unterschiedlich beantworteten Frage der Abhängigkeit der beiden Zeugen M und U von A erhärtet das Material aus den vorliegenden Büchern die   M   U

---

[1] *Cf.* Gärtner, in: CMG V 6,1,1, S. 42–162; Brunschön, in: CMG V 6,1,3, S. 16–250.

	These ihrer Dependenz.[1] (Die beiden Zeugen M und U werden an zwei Stellen [S. 40,15–44,20, 54,27–60,21] nur deshalb zu Variantenträgern, weil die Handschrift A dort in späterer Zeit Blattausfall erlitten haben muss. Gleiches gilt für die Hand-

W schrift W, die an zwei Stellen (S. 82,11–84,10, 94,16–96,12) einbezogen wurde, wo der Text in C mechanisch ausgefallen ist.)

Als unabhängige Zeugen verbleiben demnach die sieben Handschriften F$_c$, L$_b$, C, A, Q und N, deren stemmatische Gliederung ebenfalls schon detailliert ausgearbeitet wurde. Gärtner und Brunschön stimmen in den für die Textkonstitution wesentlichen Punkten überein. Die Handschriften sind in zwei Familien zu gliedern: F$_c$ repräsen-

α ε tiert die erste (α) allein, alle anderen gehören der zweiten Familie (ε) an, die sich in zwei Stränge teilt (CQNA, L$_b$).

Q N   In der exakten Einordnung von Q und der Exzerpthandschrift N im ersten Teilstrang divergieren ihre Einschätzungen. Eine Reihe von Fehlerübereinstimmungen korroboriert auch hier die Annahme von Brunschön, dass die beiden Handschriften nicht unvermittelt Zugriff auf die Vorlage von A und C hatten. Da Q, N und auch ihre Vorlage stark durch Material aus α kontaminiert sind (und überdies sehr oft Spuren eigenständiger Redaktion und Anpassung zeigen), ist ihr Wert für die Textkonstitution sehr eingeschränkt.[2] Tatsächlich sind ihre Lesarten in den Büchern III und IV an keiner Stelle ausschlaggebend. Sie wurden hier daher in der Regel nur dann verzeichnet, wenn sie erwägenswerte Konjekturen beisteuern (in den Text aufgenommen wurden drei naheliegende Verbesserungen: zwei aus Q S. 74,7, 94,23, eine aus N S. 94,4) oder

C A wenn durch ihr Zusammengehen mit C oder A, wo diese divergieren, deren Vorlage ζ besser erschlossen werden kann. Das Gruppensigel ζ wird entsprechend abweichend dann verwendet, wenn C und A übereinstimmen. Ihr Zusammengehen macht das Zeugnis von Q und N diesbezüglich bedeutungslos.

F[2]   Die Korrekturhand F[2] von oder aus dem Umfeld von Burgundio von Pisa hat den Text von F$_c$ umsichtig verbessert. Wie Brunschön ausführlich darlegt, hatte er sicherlich Zugriff auf Lesarten, die charakteristisch für die ε- bzw. ζ-Gruppe sind. Er bietet hin und wieder auch weitere Korrekturversuche, die als Varianten andernorts nicht überliefert sind.[3] Ob er dabei jeweils uns nicht mehr zugängliches Überlieferungsgut verwertet oder das Textverständnis durch Konjektur und Emendation fördert, bleibt im Einzelnen unbestimmbar. Aus einer Stelle ergibt sich der Nachweis, dass auch die sog. Graphetai-Varianten teilweise als Konjekturversuche zu verstehen sind (*cf.* S. 152,14 und wohl auch S. 102,12). Textabweichungen, die nur in F[2] überliefert werden, werden daher wie Konjekturen behandelt und nicht ohne weitere Gründe gegen eine oder verschiedene stemmatisch ableitbare Lesarten in den Text aufgenommen. Es bleibt unklar, welches Gewicht Übereinstimmungen von F[2] mit anderen Handschriften für die Textkonstitution haben.

α ε   Die beiden Überlieferungszweige sind gleichwertig. An vielen Stellen haben ihre Lesarten dieselbe Plausibilität.

---

[1] Die beiden Handschriften teilen (bei einer Vielzahl zusätzlicher Fehler und Auslassungen) u. a. alle ein- oder mehrzeiligen Auslassungen, die charakteristisch für A sind (und nicht auf mechanischem Weg erfolgten): *cf.* S. 12,7–10; 16,19f.; 32,30–34,1; 108,16f.; 112,16; 148,8f.

[2] *Cf.* so auch schon Brunschön, in: CMG V 6,1,3, S. 152.

[3] *Cf.* Brunschön, in: CMG V 6,1,3, S. 25–62.

Während F_c offensichtlich oft einen abweichenden Text bietet und für sich steht, konnte ich jedoch kaum aussagekräftige Bindefehler für die ε-Familie finden.[1] Ein eindeutiger Fehler ließ sich nur an einer Stelle ausmachen: τοῖς statt τῆς in S. 84,16. Er ist so geringfügig, dass sich daraus keine zwingenden Rückschlüsse ergeben.

Dass F_c mit L_b eine ganze Reihe von gemeinsamen Fehlern, zwei unwahrscheinliche Umstellungen, kleinere Lücken, Zufügungen teilt und weitere sie verbindende Auffälligkeiten hat, schürt in diesem Umfang zusätzlich Zweifel, da sich diese sicherlich nicht alle durch Koinzidenz ergeben haben.[2] Vereinzelt gibt es auch Fehlerübereinstim-

F_c L_b

---

[1] *Cf.* eine Auslassung eines Worts auf S. 10,2, wo der Archetyp offensichtlich schon defizient war; ἐπὶ τὰ statt ἔπειτα ebenfalls in einem Satz, der im Archetyp fehlerhaft war; Transpositionen zur Hiatvermeidung in Kontexten, wo das nicht zwingend ist: S. 56,10; 60,21; 68,28, oder ein zusätzlicher Artikel aus demselben Grund (ohne A) S. 100,9, vgl. auch σφᾶς αὐτοὺς gegen ἑαυτοὺς S. 36,14 ebenfalls in einem Kontext der Hiatvermeidung; ein unnötiges τε S. 58,17; ein verstärkendes οὐδαμῶς, das in den Text passt, ohne zwingend zu sein, wird ausgelassen S. 64,25; ohne A, der hier wohl durch Konjektur das Richtige liest, das exakt synonyme διαλεῖμμα für διάστημα: S. 68,7; διάθεσιν gegen das einfachere βλάβην in F_c in S. 80,2 ist im Kontext zu verteidigen. (Galen spricht auch andernorts von einem ‚großen' Zustand, [*cf.* S. 128,13, CMG V 6,1,3, S. 346,20]); die Auslassung von σαφῶς, das wiederum passend, aber nicht zwingend ist, in S. 70,11; δέ τινος in F_c ist δ' ἑνός wohl auf S. 80,19 vorzuziehen; φρενιτίσω und φρενιτιάσω sind exakt gleichwertig in S. 94,18; das einfachere διορίσασθαι statt des vielleicht treffenderen *hapax* προσεπιδιορίσασθαι auf S. 100,24; ἡ statt τῇ an einer Stelle, wo auch der gedruckte Wortlaut nicht unproblematisch ist, wofür womöglich ein Zwischentitel verantwortlich ist S. 100,26; διὰ τὸν und δι' αὐτὸν in S. 102,25, wo ursprünglich δι' αὐτὸν τὸν stehen sollte; ein nicht zwingendes ἐστιν, wo zwei davon gleich aufeinanderfolgen S. 106,13, das bei Galen auch an anderer Stelle nicht überliefert ist; διοριζομένοι lässt sich mit oder ohne Sigma am Schluss unterschiedlich konstruieren S. 120,4; zweimal die alternative Neutrumform τοιοῦτον statt τοιοῦτο S. 134,5 und S. 134,20; ein fehlendes οὐ auf S. 150,22 ist Teil einer Passage, die wohl als Interpolation athetiert werden muss; S. 160,3 bietet F_c das seltene νοσηλευθέντα gegen das einfachere νόσῳ ληφθέντ(α), was aber mit den drei unterschiedlich aufzufassenden Dativvorkommen auch nicht als lectio facilior gebrandmarkt werden sollte; S. 162,26 ist ὅτι πως gegen ὅπως wahlweise lectio difficilior oder unwahrscheinlich; δὲ für ein τε auf S. 162,26, das ich im Text beließ; ἕξει statt ἕξοι ist auf S. 162,28 auch möglich. Die bei Gärtner (S. 110) und Brunschön (S. 153–156) aufgeführten Listen von Trennfehlern bezeugen eher Varianz als Fehler. ἐνεργείας in: CMG V 6,1,1, S. 374, die einzige signifikante Auslassung, die in den ersten beiden Büchern angezeigt wird, ist (wie die Übersetzung zeigt) überflüssig im Text. Die einzig größere Auslassung, die für CMG V 6,1,3, S. 310,13 angezeigt wird, kann und sollte wohl als Zusatz in F_c gewertet werden; ὠφελοῦνται auf S. 378,6 ist redundant und wird besser getilgt, μέρος auf S. 386,16 kaum unverzichtbar, ἐπαγγειλάμενος in 284,6 scheint mir eher besser denn schlechter als das gedruckte ἀναβαλλόμενος. In der S. 162f. besprochenen Stelle auf S. 410,8 würde man an der in ζ überlieferten Lesart kaum Anstoß nehmen. Die geschilderte Textgenese ist interessant, aber, wie Brunschön S. 163 n. 1 auch anmerkt, nicht alternativlos. Die Sache bedarf weiterer Untersuchung.

[2] *Cf.* (Fehler) z. B. S. 6,18; 8,20; 14,23; 16,13; 26,10; 32,13; 40,10; 42,31; 82,17; 98,11 (hier mit der arab. Übers.); 98,15; 104,14; 108,10; 118,13; 124,2; 130,25; 132,3; 142,28; 150,1; 152,16; 154,11; 156,4; 156,9; 156,14; 156,18; 160,7; 160,21; 162,12f.; 162,18; (Lücken): S. 24,26; 26,21; 38,17; 40,27; 46,14; 76,18; 100,6; 110,3; 116,19; 118,15; 134,16; 142,2; 142,16; 146,10; 160,1; (Zufügungen): S. 32,14; 110,15; 134,27, und wohl auch S. 34,13f.; (unwahrscheinliche Umstellungen): *cf.* S. 22,11; 114,17; (weitere Auffälligkeiten): *cf.* S. 28,1; 108,8; 124; 140,19; 150,19; 152,1; 156,11; 156,15; 158,29; 162,29; 164,5. *Cf.* auch die entsprechenden Listen bei Gärtner, in: CMG V 6,1,1, S. 149 und bei Brunschön, in: CMG V 6,1,3, S. 206f.

mungen von F_C mit C und mit A.[1] Gärtner sah sich deshalb veranlasst, Kontamination der beiden Hauptüberlieferungsstränge in beide Richtungen anzunehmen.[2] Brunschön lehnt dies ab und nimmt Einfluss einer unbekannten Quelle φ außerhalb des Stemmas auf ζ (und F^2) an sowie Kontamination in C durch eine Handschrift aus der α-Gruppe.[3]

An manchen Stellen ist es auch möglich, dass Fehler des Archetyps von den Kopisten unabhängig nach und nach korrigiert wurden und das, was nun den Anschein erweckt, ein stemmatisch deviant Bindefehler zu sein, ursprünglich so als Fehler oder Auslassung im Archetyp stand.[4] Dass die Kopisten aktiv nach Lösungen an schwierigen oder fehlerhaft überlieferten Stellen suchten, wird durchwegs in allen Handschriften deutlich.[5] Der Archetyp hat an einigen Stellen auch Doppellesarten verzeichnet, an einer Stelle erahnt man eine Zufügung am Rand, die in der Folge dann an unterschiedlichen Orten eingepflegt wurde[6] bzw. an einem falschen Ort[7]. Es kann nicht ausgeschlossen werden, dass die Texttradition aus diesem Grund auch an Stellen, an denen es nun dafür unmittelbar keine Spuren mehr gibt, so beeinflusst wurde, dass es zu stemmatisch unerwarteten Überschneidungen kommt.[8]

Trotz aller Bemühungen bleibt die Überlieferungssituation an den einzelnen Stellen letztlich diffus. Der einfache Weg des stemmatischen Rigorismus schien unter solchen Umständen für die Textkonstitution weder gangbar noch zielführend. Auf die Benutzung des Gruppensigels ε wird im Apparat verzichtet. Bei divergierenden Lesarten ist die Übereinstimmung von F_C und ζ das sicherste Indiz für den Wortlaut des Archetyps. Alle anderen Konstellationen bedürfen der Abwägung. F_C mit L_b liegt, wie ausgeführt, des Öfteren falsch. Stimmt F_C im Richtigen mit A oder C überein und liest die verbleibende Handschrift mit L_b, wird die Lesart von F_C zwar gestützt, ohne jedoch die übereinstimmende Lesart der verbleibenden Handschrift mit L_b als erwägenswerte Option ausschließen zu können.

---

[1] Cf. mit C: S. 8,18; 56,15; 66,27; 102,14; 116,10; 136,13; mit A: S. 62,18; 100,16; 100,19; 116,17.

[2] Cf. Gärtner, in: CMG V 6,1,1, S. 148–154; Stemma S. 169.

[3] Cf. Brunschön, in: CMG V 6,1,3, S. 200–202; Stemma S. 253, Kontamination von C cf. ibid. S. 92–96. Ein Zeilensprung auf S. 112,16, der sowohl in A als auch in N auftritt, könnte die Annahme, dass C durch die α-Gruppe kontaminiert wurde, entscheidend korroborieren, sofern die Lücke auf ζ zurückgeht und nicht der Koinzidenz geschuldet ist. Ich fand in Buch III und IV keine Anhaltspunkte, die die Annahme einer *ibid.* S. 200–207 postulierten unbekannten Quelle φ notwendig erscheinen lassen. Mit Blick auf die Textkonstitution ist dies nur insofern relevant, dass das Zusammengehen von F^2 und ζ größeres Gewicht hätte. Dies betrifft insgesamt nur sieben Stellen: Drei halte ich für offen: cf. S. 24,19, 42,10, 134,24; an vier Stellen scheint mir der so tradierte Text schlechter: S. 20,19 (Inhalt und auch die arab. Überlieferung sprechen dagegen), 130,2 (so wie gedruckt, mit der stärkeren These), 134,23 (hier sicherlich nur eine erklärende Doppelung), 156,26 (ein redundanter Zusatz). Mit A allein teilt F^2 zwei offene 16,5, 120,17 und eine schlechtere Lesart (S. 64,3, ein καί zur Integration einer Doppelung). Mit C allein gibt es vier offene Lesarten S. 88,5, 124,22, 124,25, 144,15.

[4] Cf. Fehler: S. 34,7; 92,26; 94,7; 98,7; 98,8; 110,12; 110,17; 110,21; 112,13; 112,18; 116,8; 136,8; 136,10; 138,22; 148,4; 154,7; 160,2; 164,16; Auslassungen: S. 116,4; 120,8.

[5] Cf. z. B: C: S. 32,5; 46,30; A: 22,6; 24,13; 34,26; 40,11; 162,22; L_b: S. 34,7; 58,6; 68,10 vgl. auch S. 34,24; 130,9; 132,8.

[6] Cf. Doppellesarten: S. 10,4; 20,7; 82,17; 108,7; 126,16; 150,6; Zufügungen am Rand: S. 144,6, vielleicht auch S. 146,3.

[7] Cf. möglicherweise S. 126,3.

[8] Cf. z. B. S. 12,21; 116,10; 136,25.

Einige Stellen zeigen auch unabhängig von diesen Erwägungen auf, dass der Archetyp der Überlieferung schon fehlerhaft war[1] und Auslassungen hatte[2]. Auch Interpolationen überfrachten hin und wieder nicht nur den Text einzelner Handschriften oder Handschriftengruppen[3]. Sie können auch im Archetyp nachgewiesen werden[4]. Ihr Nachweis dort führt dazu, dass an weiteren Stellen zumindest gezweifelt werden muss, ob Textgut, das die Argumentationsentwicklung mehr behindert als fördert (oder aus anderen Gründen auffällig ist), vom Autor zu verantworten ist,[5] wobei seine Schriften bekanntlich auch andernorts solche Schwächen aufweisen. Als Zusätze athetiert wurden daher in der Regel nur Textstellen, an denen es neben inhaltlichen Zweifeln auch Ungereimtheiten aus dem Sprachgebrauch oder der Überlieferung gibt.

ω

Der Rückvergleich der arabischen Überlieferung mit der Textfassung in Kühn anhand einzelner Handschriften durch Garofalo, van der Eijk u. Pormann sowie Ǧumʿa, Hamed und Pormann hat bisher keine größeren Abweichungen ergeben. Es gibt eigentümliche Abweichungen, die keine Verbesserung gegenüber der griechischen Überlieferung darstellen (cf. S. 32,3, 54,3, 124,7), es gibt je eine Übereinstimmung im Richtigen und im Falschen mit der Lesarten von F_C und L_b gegen ϑ und umgekehrt (cf. S. 20,19, 98,11) und es gibt an einer Stelle auch eine Übereinstimmungen mit Teilen der griechischen Überlieferung in einer stemmatisch nicht nachvollziehbaren Weise (cf. S. 118,8).

Die mittellateinische Übersetzung von Burgundio von Pisa ist direkt und ausschließlich vom Textstand in F_C in seinem Besitz nach dessen Korrektur und Anreicherung abhängig.[6]

Burg.

Die Druckausgaben (Aldina 1525), Basileensis (1538), Chartier (1679) und Kühn (1824) hatten keinen Zugriff auf unbekanntes Überlieferungsgut.[7] Sie sind für die Rekonstruktion des Archetyps damit prinzipiell ohne Bedeutung. Erwägenswerte Textverbesserungen wurden im kritischen Apparat verzeichnet. Bedeutungsverändernde Konjekturen habe ich nur an zwei Stellen ausgemacht. Die Aldina füllt S. 58,6 eine Lücke im Archetyp in enger Anlehnung an Material aus dem Kontext elegant, die L_b ebenfalls durch Konjektur einfacher überbrückt; Kühn konjiziert S. 60,12 einen Darmwind, wo die gute Verdauung wohl ausreichend ist. Die Herausgeber der Aldina hatten im Falle von De locis affectis eine glückliche Hand in der Auswahl der Manuskripte, die für den Druck herangezogen wurden. Diese gaben den Bearbeitern Zugriff auf große Teile der Lesarten in F_C (inkl. und ununterschieden von den Anmerkungen der Korrekturhand) sowie von Material, das in enger Verwandschaft zu A gestanden haben muss. Damit verfügten sie grundsätzlich über verlässliche Zeugen beider Überlieferungslinien. Janus Cornarius korrigierte in seiner Ausgabe der Aldina vor allem Druckfehler und einige Versehen. Diese Korrekturen flossen dann in die Ausgabe von Basel ein, deren Drucklegung dem Leser jedoch viele zusätzliche typographische Missgeschicke zumutete. John Caius unternahm große Anstrengungen, sein Exemplar da-

Ald.

Corn.
Bas.

Caius

---

[1] Cf. S. 44,20; 48,27; 94,14; 102,14; 110,1; 114,22; 114,23; 120,28; 102,25; 126,3.
[2] Cf. S. 58,6; 98,19; 138,8; 152,1.
[3] Cf. z. B. in F_C: S. 22,8; 54,16; 62,27; 74,11; 78,14; 156,6; 156,23; 164,8.; in ζ: S. 34,28; 40,9; 92,22; 106,9; 134,23; 156,26 ; in L_b: S. 132,4; 134,4f.
[4] Cf. S. 14,19; 18,28; 20,11; 20,15; 36,20; 40,4; 40,27; 116,3f.; 118,18–21; 150,22; 152,14.
[5] Cf. z. B. S. 14,24–26; 30,25–32,1; 40,26–42,3; 46,3–6; 88,26; 122,1–3.
[6] Cf. Durling, S. 28–36.
[7] Cf. Gärtner, in: CMG V 6,1,1, S. 170–193; Brunschön, in: CMG V 6,1,3, S. 254–271.

Chart. von zu säubern. Dabei benutzte er auch die Handschrift R (einen Apopraphen eines Apographen von F_c) und rückte den Text so näher an die α-Familie. Diese Verbesserungsarbeiten waren Chartier nicht bekannt, der die Basileensis eigenständig und unter Einbezug der vier ihm in Paris zugänglichen Handschriften P G N und M überarbeitet und korrigiert hat, was wiederum zu einer stärkeren Gewichtung des anderen Überlieferungszweigs führte. Kühn schließlich hielt sich in der Bearbeitung dieses

Kühn Textes eng an Chartier und veränderte den Text seiner Vorlage kaum.

Da für die Aldina das Überlieferungsgut im Wesentlichen gesichert war, verwundert es nicht, dass wie in den anderen vier Büchern auch der hier abgedruckte Text von Buch III und IV nur sporadisch (und meist ganz ohne Sinnverschiebung) von dieser Ausgabe abweicht. Erasmus' wenig schmeichelhaftes Urteil über die Qualität der *Editio princeps* scheint, sofern er dabei De locis affectis mit im Blick hatte, überzogen.[1] Ist die Prosa und der Argumentationsgang bisweilen holperig, liegt das eher am Autor und stellenweise vielleicht auch am Umstand, dass dieser ab und an eine fremde Vorlage adoptiert hat. Zu einer längeren Passage aus III 12 vermerkt Aetius, dass er sie von „Archigenes und Poseidonius" übernommen habe (*cf.* S. 70,13–22, 72,4f.). Für III 13 wird dies deutlich, weil Galen dieselbe, vermutlich archigeneische Vorlage auch in einer pharmakologischen Schrift von Nutzen war (*cf.* S. 72,22–74,5, 74,9–15, 74,18f.). Die galenische Autorschaft der Komposition steht freilich außer Frage. Die vielen biographischen Details und Fallgeschichten, der durchgängige Rekurs auf Fortschritte (und auch charakteristische Fehler) in der Anatomie, an denen Galen maßgeblich beteiligt war, bezeugen dies ebenso wie sprachliche Besonderheiten, die schon aus anderen Schriften und den anderen Büchern dieser Schrift bekannt sind.[2]

III. Das handschriftlich überlieferte Verzeichnis der Inhaltsangaben und die Zwischenüberschriften

Wie in den anderen Büchern werden in den Handschriften F_c, L_b, C, A und Q dem Buchanfang jeweils Inhaltsangaben (κεφάλαια) vorangestellt. (Die Inhaltsangaben für Buch IV fehlt in C wegen Textausfalls, die Abschrift W hat einen in Anordnung und Wortlaut abweichenden Text, der hier nicht berücksichtigt wird.)

---

[1] *Cf.* Erasmus, *Epist.* 1707, in P. S. Allen, *ed.*, *Opus epistolarum Desiderii Erasmi*, 6: S. 336–337. „Discrucior tantum auctorem tantis impendiis tam mendose proditum, qualia fere sunt quae nobis prodeunt ex Italia. Vide quod faciat auri sacra fames! Quantum sacrilegium committitur ob pauculos aureolos, quibus conduci poterat eruditus castigator!" Erasmus hielt an dieser Einschätzung fest. Siehe wortgleich *Epist.* 2049, *ibid.* 7, S. 497.: „Galeno sane faves meritissimo; sed discrucior tantum auctorem tantis impendiis tam mendose proditum, qualia fere sunt quae novis nunc prodeunt ex Italia." Für De locis affectis ist die Zahl einfacher Druckfehler in der Aldina nicht auffällig.

[2] *Cf.* insbesondere De Lacy, in: CMG V 3,1, S. 57f. und CMG V 4,1,2, S. 51–55. Der Wechsel von ἄχρι zu μέχρι bzw. μέχρις (*cf.* Index verborum *v. s.* μέχρι), von εἴρεται zu λέλεκται und analogen Formen (*cf.* S. 14,16; 16,17; 60,18; 114,25; 140,15; 152,7; 158,22), von ἔμπροσθεν zu πρόσθεν (*v. s.* πρόσθεν), von ὥσπερ zu καθάπερ (*v. s.* καθάπερ) erfolgt auch im vorliegenden Material verlässlich zur Hiatvermeidung. Für den Archetypen anzunehmende Verben im Präsens Indikativ nach ἄν wurden an mehreren Stellen korrigiert. Futurformen über deren Untadeligkeit gestritten wird, gab es in dieser Konstellation keine.

Κεφάλαια σὺν θεῷ τῶν ἐν τῷ τρίτῳ βιβλίῳ·
:- Ὅτι τῶν ἐνεργειῶν αἱ βλάβαι τὰ τῶν ἐνεργειῶν ὄργανα πεπονθέναι δηλοῦσιν· ἤτοι πρώτως ἢ κατὰ συμβεβηκός
:- Ὅτι χρὴ τοὺς διορισμοὺς ἐπίστασθαι τῶν πρωτοπαθούντων μορίων ἀπὸ τῶν δι' ἕτερα πασχόντων [ἢ βλαπτομένων] εἰς τὰς ἐνεργείας
:- Ὅτι ἀπὸ τῶν δι' ἕτερα πασχόντων [<ἢ> βλαπτομένων] τὰς ἐνεργείας τὰ μὲν ἐν αὐτοῖς τοῖς ἰδίοις σώμασιν ἴσχει τὰς διαθέσεις, τὰ δ' ἐν τῷ στερίσκεσθαι τινὸς ὕλης ἢ δυνάμεως ἐπιτηδείου
: περὶ μνήμης ἀπωλείας καὶ τῶν ἄλλων παθῶν ὅσα κατὰ τὸ τῆς ψυχῆς ἡγεμονικὸν γίνεται
:- περὶ μωρώσεως καὶ κάρου καὶ ληθάργου καὶ φρενίτιδος καὶ μανίας
:- περὶ μελαγχολίας
:- περὶ ἐπιληψίας
:- περὶ σκοτωματικῶν
:- περὶ κεφαλαίας καὶ ἡμικρανίας
:- περὶ ἀποπληξίας καὶ παραλύσεως
:- περὶ ὀσφρήσεως

Κεφάλαια τῶν ἐν τῷ τετάρτῳ βιβλίῳ·
:- περὶ τῶν κατὰ τὰ πάθη τῶν ὀφθαλμῶν πεπονθότων μορίων
:- περὶ τῶν κατὰ τὴν γλῶτταν παθῶν
:- περὶ τῶν τῆς ἀκουστικῆς αἰσθήσεως
:- περὶ τῶν κατὰ τὸ πρόσωπον
:- περὶ τῶν κατὰ τὸν νωτιαῖον
:- περὶ αἵματος πτύσεως
:- περὶ διαγνώσεως τόπων πεπονθότων βεβλαμμένης φωνῆς
:- περὶ διαγνώσεως τόπων πεπονθότων ἐν δυσπνοίᾳ
:- περὶ τῶν τοῦ πνεύμονος παθῶν

1sq. τῶν – Ὅτι] τοῦ τρίτου βιβλίου CQ: τοῦ τρίτου βιβλίου περὶ πεπονθότων τόπων A   3 πρῶτος F_c   5 πασχόντα CQ   ἢ om. F_c L_b C: variae lectiones in archetypo, ut vid.   βλαπτομένων] βεβλαμμένα L_b   6 Ὅτι – ἐνεργείας om. C   ἀπὸ – βλαπτομένων] τῶν ἕτερα βλαπτόντων εἰς L_b   ἀπὸ om. AQ   πασχόντων om. AQ   <ἢ> addidi, variae lectiones in archetypo, ut vid.   τὰ μὲν] initium tit. alii in Q   7 αὐτοῖς] ἑαυτοῖς F_c   τοῖς – σώμασιν] varia lectio vel glossa pro αὐτοῖς esse vid.   τοῖς ἰδίοις] ἰδίως CQ   διαθέσις F_c   8 ἐπιτηδείου] ἐπὶ τῇ δυνάμει F_c L_b   11 :- περὶ om. F_c ζ Q   καὶ κάρου om. CQ   ληθάργου] λιθάργου F_c: ληθάργου ζ Q   12sq. - περὶ μελαγχολίας - περὶ ἐπιληψίας] :- περὶ ἐπιπληψίας καὶ μελαγχολίας A   15 κεφαλαίας] κεφάλ(ου) ἐλαίας F_c: κεφαλέας A   ἡμικρανίας] ἡμικράνου CQ   17 περὶ ὀσφρήσεως post xvii,16 παραλύσεως trsp. et καὶ praem. CQ   18 τῶν – βιβλίῳ] τοῦ τετάρτ(ου) λογ(ου) A   τετάρτῳ] δ F_c   post βιβλίῳ add. διαγνωστικῶν L_b   19 τὰ – μορίων] τοὺς ὀφθαλμοὺς παθῶν τόπων πεπονθότων L_b   ante πεπονθότων μορίων ins. περὶ et ut tit. cap. al. in indice coll. A   20 κατὰ – γλῶτταν] τῆς γλώττης Q   21 τῶν om. A   post τῶν add. κατὰ L_b   22 :- περὶ τῶν κατὰ τὸ πρόσωπον post νωτιαῖον trsp. L_b   τὸ om. F_c   23 τὸν om. A   νωτιαῖον] νοτιαῖον F_c: νοτιαίων A   post νωτιαῖον add. ἐν ᾧ καὶ περὶ κυνάγχης A   25 περὶ om. A   post πεπονθότων add. καὶ A   26 πεπονθότων om. F_c   27 post παθῶν add. β, :-περὶ τῶν κατὰ τῶν ὀφθαλμῶν παθῶν ᾱ F_c, διαγνωστικὸν τοπῶν πεπονθότων L_b: in marg. scr. περὶ πεπονθότων τόπων A

Mit Gott, die Kapitelüberschriften im ditten Buch:
1. Dass die Funktionsschädigungen anzeigen, dass die Organe, von denen die Funktionsübungen ausgehen, betroffen sind, entweder primär oder akzidentell
2. Dass man die Differenzierungen verstehen muss, die die erstaffizierten Teile von denen unterscheidet, die durch Anderes in ihren Funktionen affiziert [bzw. geschädigt] sind
3. Dass von den Teilen, bei denen die Funktionen durch Anderes affiziert [bzw. geschädigt] sind, die einen die krankhaften Zustände in sich [in den eigenen Köpern] haben, die anderen in einem Beraubtsein irgendeines Stoffes oder eines geeigneten Vermögens
4. Über Gedächtnisverlust und die anderen Affektionen, die im Bereich des führenden Teils der Seele entstehen
5. Über Schwachsinn, Bewusstlosigkeit, Lethargie, Phrenitis und Wahnsinn
6. Über chronische Kopfschmerzen und Halbkopfschmerzen
7. Über Schlaganfall und Teillähmung
8. Über das Riechen

Die Kapitelüberschriften im vierten Buch:
1. Über die betroffenen Orte bei den Affektionen der Augen
2. Über die bei den Affektionen der Zunge
3. Über die des Hörsinns
4. Über die beim Gesicht
5. Über die beim Rückenmark
6. Über das Ausspucken von Blut
7. Über das Erkennen der betroffenen Orte der geschädigten Stimme
8. Über das Erkennen der betroffenen Orte bei Atemnot
9. Über die Affektionen der Lunge

Gliederung und Wortlaut sind in einer Weise einheitlich, die klar macht, dass eine Fassung dieses Katalogs sicherlich schon im Archetyp stand. Wenn F_c und L_b in der dritten Kapitelüberschrift im dritten Buch (xvii,8) beide statt des in den anderen Handschriften richtig überlieferten ἐπιτηδείου das unsinnige ἐπὶ τῇ δυνάμει lesen, so ist dieser gemeinsame Fehler am einfachsten so zu erklären, dass er in einer (direkten oder vermittelten) gemeinsamen Vorlage stand. Andernfalls muss angenommen werden, dass ζ hier eine fehlerhafte Archetyplesart selbstständig korrigiert. An drei Stellen finden sich auch in den Text integrierte Doppellesarten (πασχόντων βλαπτομένων xvii,5 und xvii,6; ἐν αὐτοῖς τοῖς ἰδίοις σώμασιν xvii,7), die wohl schon für den Archetyp anzusetzen sind. Das Verzeichnis der Überschriften scheint somit wohl älter zu sein als der Archetyp. Galenisch hingegen ist er nicht, denn manche Begriffe und Formulierungen treffen zwar durchaus im Text besprochene Sachverhalte, weichen sprachlich aber auffällig von der galenischen Diktion ab (z. B. τὰ τῶν ἐνεργειῶν ὄργανα; πρώτως ἢ κατὰ συμβεβηκός; τῶν δι' ἕτερα πασχόντων; τῶν κατὰ τὰ πάθη τῶν ὀφθαλμῶν πεπονθότων μορίων). Die Titelgliederung ist damit nach Galen und vor dem Archetyp entstanden, wahrscheinlich in einem christlichen (σὺν θεῷ xvii,1), philosophisch geschulten Kontext. Es wäre nicht verwunderlich, wenn das Verzeichnis auf die alexandrinische Schule des 6. oder 7. Jhs. n. Chr. zurückgänge, in deren Lehrbetrieb die Schrift bekanntlich zum Kanon gehörte. Der häufige Gebrauch von

Wörtern aus dem Wortfeld διάγνωσις in diesen Listen legt zudem nahe, dass auch die erweiterte Form des Haupttitels (Περὶ διαγνωσέως τόπων πεπονόθων), die Gärtner gegen Galens eigenen Gebrauch (und den von ihm für Archigenes verbürgten Titel) in seinen Werken für ursprünglich hielt, auf diese Katalogisierungsmaßnahme zurückgeht.

Darüber hinaus gibt es viele übereinstimmende Zwischentitel in Fc und L$_b$, cf. S. 42,14 διὰ τί ὀνομάζεται ψυχικὸν πνεῦμα, S. 44,3 διαφοραὶ (-ὰ Fc) φλέγματος, S. 46,14 περὶ τῶν ὑποχεομένων, S. 46,18 περὶ τῶν ἐν κεφαλῇ καταγμάτων, S. 46,21 περὶ τοῦ φυσώδους καὶ ὑποχονδριακοῦ, S. 48,4 μετάβασις (-εις Fc) μελαγχολίας πρὸς ἐπιληψίαν, S. 48,14 τί ἐστι(ν) κρᾶσις (-ης Fc), S. 72,21 περὶ κεφαλαίας καὶ ἡμικρανίας (mit ζ), S. 76,15 περὶ ἀποπληξίας καὶ παραλύσεως καὶ σπασμῶν, S. 88,24 περὶ ὑποχύσεως, S. 92,21 περὶ τῶν παραφρονούντων ἐν πυρετοῖς, S. 94,25 αἴτια φαντασμάτων, S. 96,18 περὶ τῆς διαγνώσεως τῶν κατὰ τὴν γλῶτταν παθῶν καὶ κάρου καὶ ἐπιληψίας (mit A), S. 98,4 περὶ ἀποπληξίας, S. 150,17 πῶς γίνεται διαπνοὴ καὶ ἀναπνοή, S. 158,4 περὶ τῆς δι᾽ ἀναστομώσεως (derselbe Titel eine Zeile später auch in ζ). Für IV 8 geben Fc und L$_b$ auf der einen und ζ auf der anderen Seite gleichlautende Titelangaben: cf. S. 130,3 περὶ αἵματος ἀναγωγῆς Fc L$_b$: περὶ αἵματος πτύσεως (πιέσεως Q) ζ Q. Evidenz für weitere Zwischentitel im Archetyp gibt es an folgenden Stellen: S. 70,11 περὶ σκοτωματικῶν (eine Zeile später auch in Fc), S. 100,26 τὰ πρὸς τῆς τοῦ ἐγκεφάλου κοινωνίας Fc: περὶ κοινωνίας γλώττης καὶ ἐγκεφάλου C. Zwischentitel nur in ζ finden sich hier: S. 74,16 περὶ ἡμικρανικῶν, S. 132,13 πῶς ἐπὶ τούτων ἁπάντων ἀναπτύεται (ἀπ. post ἀναπ. C). Es gibt keine Zwischentitel, die in ζ und L$_b$ allein überliefert sind, sodass man sie für ε annehmen könnte oder müsste. Am naheliegensten ist auch hier, dass Fc und L$_b$ direkt oder indirekt auf dieselbe Vorlage zurückgreifen. Dies schließt hier die Möglichkeit nicht aus, dass die Zwischentitel aus dem Archetyp in ε noch Bestand hatten, in ζ dann aber für die Gliederung des Textes nicht benutzt wurden.

IV. Inhaltsübersicht

Buch III

1. (1) Archigenes wird gelobt für seine Arbeit über die betroffenen Körperteile. Er verstand, dass Körperteile nur indirekt durch Mitaffektion affiziert sein können, ihm entging aber die Unterscheidung zwischen bloß temporär mitaffizierten Körperteilen und solchen, die durch Mitaffektion über die Zeit selbst in einen dauerhaften krankhaften Zustand übergegangen sind. (2) Die beiden Unterscheidungen werden mit Beispielen erläutert und der Begriff „miterleidend" näher umrissen. (3) Als weiteres Beispiel einer temporären Mitaffektion wird auf die kataraktähnlichen Symptome verwiesen, die durch einen krankhaften Zustand der Magenöffnung entstehen. (4) Theoretische vs. praktische Untersuchungen: Galen verweist auf Chrysipps therapeutisches erstes Buch über die Widerfahrnisse der Seele und die drei theoretischen, die auf dieses folgen.

2. Archigenes wird vorgeworfen, die Frage nach den Arten von Funktionsschädigungen übergangen zu haben. Ziel ist die Auffindung der erst- oder eigenaffizierten Orte. Beispielshalber wird auf zwei Fälle verwiesen: einen Fall von Stimmschädigung durch Sturz aus der Höhe und den der tauben Finger nach einem Sturz vom Wagen.

3. (1) Auflistung der drei Beispiele von Mittaffektion: kataraktähnliche Symptome vom Magen her, Stimmschädigung und taube Finger. (2) Galen unterscheidet die verschiedenen Arten ihrer Mitaffektion. (3) Differenzierung der Fälle: Anders als die kataraktähnlichen Zustände sind die Stimmschädigung und die tauben Finger nicht durch etwas Fremdes, das zusätzlich da ist, betroffen, sondern durch den Ausfall naturgemäßer Abläufe. (4) *Pathos* (Affektion, Widerfahrnis) kann auch negativ als das verhinderte Zustandekommen naturgemäßer Abläufe verstanden werden. Galen verweist dabei beispielsweise auf einen Brunnen, dem das Wasser fehlt. (5) Unterscheidung zwischen Funktionsschädigungen durch Mitaffektion, die zu einem habituellen, und solchen, die zu einem vorübergehenden krankhaften Zustand führen. (6) Beipiel der Rippenfellentzündung aus Sicht der Empiriker. (7) Mit Bezug auf dieses Beispiel wird der Erfahrungsbegriff der Empiriker erörtert. (8) Dabei vergleicht Galen die fehlende Ätiologie der Empiriker mit den Handwerkern und deren Methode der Verfestigung und Tradierung von praktischem Wissen. (9) Galens Urteilsenthaltung zu empirischen und dogmatischen Argumenten. (10) Galen führt seine Haltung gegenüber diesen widerstreitenden Schulen aus, (11) rühmt sich, durch seine Ausbildung bestens informiert und (12) in bester wissenschaftlicher und gesellschaftlicher Position zu sein, um über diese Auseinandersetzungen zu befinden. (13) Er führt aus, dass die Erforschung seltener Krankheiten durch Empirismus allein nicht gelingen kann.

4. (1) Funktionsschädigungen bei organischen und homoiomeren Teilen. (2) Die empirische Medizin vernachlässigt die Behandlung seltener Krankheiten und ihrer Symptome, für deren Erforschung sich methodologisch die sog. kunstfertige Hypothesenbildung (*stochasmos*) empfiehlt. Zentral ist in jedem Fall das Erkennen der betroffenen Orte. (3) Galen berichtet über den Erfolg mit der Methode in seinem Berufsleben und (4) legt unter Anrufung der Götter seine Methode für die Auffindung von Heilmitteln bei seltenen Krankheiten dar: den betroffenen Ort finden, seinen Zustand ermitteln, daraus und unter Berücksichtigung von patient- und umweltbezogenen Faktoren die Therapie ableiten. (5) Rückverweis auf Buch I und II über Wege zur Auffindung des betroffenen Ortes: Ausscheidungen, Vergrößerung, Funktionsausfall. Drei Arten der Ausscheidung: eigene Substanz, Einschluss, Folgeerscheinung auf den krankhaften Zustand. Ist kein Rückschluss aus anderen Anzeichen möglich, bleibt nur der Weg über die geschädigte Funktion.

5. (1) Schilderung eines Falls von Gedächtisverlusts. Zur Therapie müsste der betroffene Ort im führenden Seelenteil gefunden und sein Zustand ermittelt werden. (2) Man soll sich unabhängig von Schulmeinungen machen. Galen schildert, wie er versucht Archigenes' Buch zur Wiederherstellung des Gedächtnisses mit allen Mitteln zu finden. Er geht davon aus, dass Archigenes den betroffenen Ort im Herzen lokalisiert und dort ein Fehlmischverhältnis der Säfte annimmt. (3) Verweis auf die acht Arten von Fehlmischverhältnissen. Galen vermutet, dass Archigenes Kälte, Feuchtigkeit, Kälte und Feuchtigkeit oder Kälte und Trockenheit als das vorliegende Fehlmischverhältnis annimmt. (4) Er kündigt ein wörtliches Zitat der ersten Sätze von Archigenes' Buch an und nennt synonyme Ausdrücke für Gedächtnisschädigung und Affektion, um sophistische Haarspalterei zu diesen Ausdrücken zu kritisieren. (5) Archigenes hat elf Bücher in Briefform geschrieben. Galen zitiert aus dem ersten Buch einen Brief an Marsos, dessen Vater an Gedächtnisverlust litt. Empfohlen werden Blutentnahme und warme Umschläge, Rasur und Anlegen von Schröpfköpfen am Kopf. (6) Galen zeigt

sich überrascht ob dieser Anleitung. (7) Warum soll die Therapie am Kopf erfolgen, wenn Archigenes das Gedächtnis im Herzen lokalisiert? Was bringt das Anlegen eines Schröpfkopfes am Kopf? (8) Warum nicht beim Herzen? Sollen es Schröpfköpfe mit oder ohne Ritzung sein? Schröpfköpfe erwärmen und ziehen Feuchtigkeit an. (9) Der krankhafte Zustand ist aber möglicherweise kalt und trocken, wofür die Anwendung von Schröpfköpfen nicht zielführend sei. Andere Heilmittel sollten dann angewandt werden. (10) Nach seiner Verwunderung liest Galen weiter in Erwartung einer Erklärung und findet, dass Archigenes unter den erwärmenden und trocknenden Heilmitteln vor allem das sog. Senfpflaster empfiehlt. Beschreibung seiner Anwendung und Wirkung. (11) Weitere Hilfsmittel zur Schleimentfernung von Archigenes. (12) Wiederholung der Kritik an Archigenes: keine Bestimmung des Zustands; Anbringung der Heilmittel am Kopf widerspricht seiner eigenen Theorie der Verortung der Gedächtnisfähigkeit. (13) Ausführungen zur Anwendung der Schröpfköpfe am Kopf. (14) Was Empiriker nicht aus Erfahrung erklären können. Das Anlegen des Schröpfkopfes kann nicht ein Startpunkt durch „Zufall" sein, aus dem sich eine empirische Behandlung entwickelt hat. (15) Galen berichtet, dass er keine Ärzte kennt, die Erfahrung in der Behandlung von Gedächtnisverlust hätten. (16) Seltenes Auftreten einer Affektion führt zu Mangel an Erfahrung. Es gibt keinen entsprechenden „Zufall" bei seltenen Affektionen. (17) Der betroffene Körperteil wird bei Gedächtnisverlust anders als bei anderen Affektionen auch nicht in Annäherung durch Wahrnehmung erkannt. Aufzählung der anderen Affektionen, bei denen dies gilt. (18) Für den Gedächtnisverlust, wie auch für die Melancholie, die Phrenitis, den Wahnsinn, die Epilepsie, die Bewusstlosigkeit, die Starre und Erstarrung gibt es keine Zeichen des betroffenen Orts. Deshalb kommt die Archigeneische Auffindung der Heilmittel nicht zustande: Der „Zufall" ist keine Erklärung; nach der Theorie von Archigenes müsste das Herz der Ort sein. (19) Widerlegung der Dogmatiker über die Nutzlosigkeit und Schädlichkeit ihrer theoretischen Erklärungen. (20) Galen wiederholt den Vorwurf des Widerspruchs von Theorie und Praxis bei Archigenes in seiner Anwendung von Heilmitteln am Herzen. (21) Die Dogmatiker werden für ihre Rechthaberei kritisiert und für die Annahme, dass bei Widerlegung einer Lehrmeinung alle wanken würden. (22) Es gibt verschiedene logische Relationen zwischen Aussagen: notwendige Folgebeziehung, notwendiger Ausschluss, weder noch. (23) Galen führt Beispiele für die Unabhängigkeit der Annahme zur Lokalisierung des führenden Seelenteils von anderen Lehrmeinungen an. (24) Die Beweise über die Lokalisierung des führenden Seelenteils sind allen evident. Galen verweist dazu auf De placitis Hippocratis et Platonis und (25) auf die Umgangssprache, Dichtung und die bildenden Künste.

6. (1) Galen kommt zurück zur Untersuchung des Gedächtnisverlusts. (2) Oft tritt dieser in Kombination mit einer Intelligenzminderung auf und umgekehrt. (3) Verlust der beiden Vermögen auch bei Lethargie, Bewusstlosigkeit durch Fehlmischverhältnis, in dem die Kälte Überhand hat. Somnifere Wirkung von Kälte und kalten Speisen. (4) Schwere des Kopfes führt auch zum Einschlafen. Linderung durch Schleimentfernung. Erhitzung des Kopfes korreliert mit Wachzuständen, Abkühlung mit Schlafzuständen. Gallige und warme Krankheiten bewirken Schlaflosigkeit, schleimige und kalte Einschlafen. (5) Primär ist Schlafen und Wachen an Kälte und Wärme gekoppelt, sekundär an Feuchtigkeit und Trockenheit. Verweis auf Hippokrates zu Schlafen und Wachen. (6) Feuchtigkeit und Kälte führt zu Bewusstlosigkeit, Kälte allein zu Gedächtnis-

schäden und Schwachsinn. Unterschiedlich kombinierte Mischverhältnisse führen zu einer Vielzahl von psychischen Funktionsschädigungen. (7) Im rationalen Teil der Seele werden die führenden und die charakterlichen unterschieden. Alles weitere bezieht sich auf erstere. Mischungsverhältnisse beeinflussen Schlaf und Wachen; und Schlaf und Wachen beeinflussen die Mischungsverhältnisse. (8) Exkurs zum Wachkoma. (9) Fehlmischverhältnisse von Warm und Kalt. Gelbe Galle und Schleim ergeben einen gemischten Zustand von Wärme und Kälte. (10) Diese unterschiedlichen Mischungen treten im Gehirn zudem an unterschiedlichen Orten auf: Ventrikel, Gefäße, Flüssigkeit neben dem Hirngewebe selbst.

7. (1) Bei Gedächtnis- oder Verstandesverlust muss der Schlaf des Patienten beobachtet werden und auch die Ausscheidungen über Nase und Mund zur Bestimmung des Zustandes des Kopfes. (2) Bei Gedächtnisverlust ist das Fehlmischverhältnis im Kopf stets kalt. Man muss den Kopf daher erwärmen. Trocknung oder Befeuchtung ist abhängig vom jeweiligen Zustand. (3) Zwei Beispiele für Gedächtnis- und Verstandesschädigung, bei denen Erwärmen mit Befeuchten half. (4) Unterscheidung von Funktionsschäden des führenden Seelenteils mit Fieber (Phrenitis, Lethargie) und ohne Fieber (Wahnsinn, Melancholie). Beides entsteht entweder als Erstaffektion oder als Mitaffektion. (5) Alle Ärzte lokalisieren die Affektionen der führenden Funktionen im Gehirn. Die Schwierigkeit liegt in der Bestimmung der Fehlmischverhältnisse. (6) Galen kritisiert Philosophen und Ärzten scharf, die psychische Funktionen falsch lokalisieren. Die Heilmittelanwendung erfolgt durch letztere aber stets am Kopf, so auch bei Archigenes. (7) Tatsächlich vorgenommene Therapien am Kopf bei diesen Affektionen. Vorkehrungen im Falle einer Mitaffektion. Fragen der Therapie und Kenntnisse der Anatomie stehen im Vordergrund, da die Frage der Lokalisierung längst entschieden ist.

8. (1) Herz als vermeintlicher Anfang der Nerven aufgrund einer Homonymie des Ausdrucks ‚verbindende Nerven'. Die ‚verbindenen' müssen in einer solchen Diktion von den ‚willkürlichen' Nerven unterschieden werden. (2) Rolle der Nerven bei Verkrampfung des ganzen Körpers. Analogie zum Baum. (3) Entsprechende Therapiemaßnahmen erfolgen entweder am Gehirn oder beim Rückenmark. (4) Untersuchung der Zustände. Ziel ist es, die Ausführungen der alten Ärzte zu ergänzen. Verweis auf Hippokrates' Aussage, dass der Krampf aus „Anfüllung oder Entleerung" entsteht. (5) Galen stimmt dem zu und führt in (6–8) aus, wie das zeitgemäß zu verstehen ist. (6) Der Krampf unterscheidet sich von der naturgemäßen Bewegung dadurch, dass er ohne unseren Willen entsteht. Zu klären gilt es demnach, wie bei einem Krampf die Nerven ohne willentlichen Impuls angespannt werden. (7) Vergleich der Nerven mit den Saiten einer Leier, die bei großer Feuchtigkeit oder großer Trockenheit angespannt werden. (8) Große Trockenheit entspricht der hippokratischen „Entleerung", große Feuchtigkeit der „Anfüllung".

9. (1) Epilepsie ist ein Krampf aller Körperteile, der in zeitlichen Intervallen auftritt. Damit zusätzlich verbunden ist eine Schädigung des Denkvermögens und der Sinne. (2) Die Plötzlichkeit von Entstehung und Auflösung der Epilepsie zeigt an, dass sie nicht durch Trockenheit entsteht, sondern durch Verstopfung der Pneumadurchgänge mit einem dicken Saft. (3) Ausführung zum psychischen Pneuma mit Verweis auf die Schrift De placitis Hipp. et Plat. Sitz der Seele im Hirngewebe, deren Werkzeug, das psychische Pneuma, in den beiden vorderen Ventrikeln, aber auch im mittleren Ventri-

kel. (4) Aus therapeutischer Sicht reicht die Lokalisierung im Gehirn. Unterschiede der dicken Säfte: schleimig (feucht-kalt), schwarzgallig (trocken-kalt). (5) Weitere Unterschiede bei schleimartigen Säften. Verweis auf Praxagoras' ‚glasigen' Urinausfall. (6) Konsistenzunterschiede bei schwarzgalligen Säften: dicker und dünner schwarzgalliger Saft und ihre jeweiligen Eigenschaften. (7) Der dickere schwarzgallige Saft ist nicht mit der schwarzen Galle gleichzusetzen. (8) Der dünnere schwarzgallige Saft ist angeboren oder entsteht durch Essgewohnheiten. Er bewirkt entweder Epilepsie oder Melancholie, abhängig davon, wo er sich sammelt. Auch verbrannte gelbe Galle führt zu Melancholie. (9) Phrenitis entsteht von der blassgelben Galle und von der gelben Galle, Melancholie von der gelben. (10) Geistesverwirrungen enstehen beim Höhepunkt der Fieber durch Mitaffektion. Galen verweist auf umgangssprachliche Bezeichnungen dafür. Fieber bei Phrenitis ist Symptom des Hirnzustands, und der Hirnzustand ist Symptom des Fiebers. (11) Vergleich zu den Symptomen derer, die an Katarkt leiden. Verweis auf die große Anzahl von Nervenverbindungen zwischen Magengrube und Kopf, die den häufigen Übertrag von Affektionen in beide Richtungen erklärt. (12) Beispiele für den Affektionsübertrag auf den Magen und für den umgekehrten Affektionsübertrag auf den Kopf.

10. (1) Es gibt verschiedene Arten der Erstaffektion des Kopfes. Die dicken Säfte schaden dem Gehirn durch Verstopfung oder Veränderung der Mischung. Galen zitiert dazu Hippokrates' Epid. VI 8,31 zum Wandel zwischen Epilepsie und Melancholie. (2) Exegese der Textstelle. Nur Epilepsie vom schwarzgalligen, nicht vom schleimigen Saft kann sich zur Melancholie wandeln. (3) Die Seele ist entweder selbst eine Mischung aktiver Qualitäten oder wird durch diese verändert. Schadet die schwarze Galle dem Gehirn als organischem Teil im Hirngewebe, entsteht Epilepsie, schadet sie dem Gehirn als homoiomerer Mischung, Melancholie. (4) Unterscheidung von Mischungen, die den ganzen Körper betreffen, und solchen, die nur einen Teil betreffen. (5) Lokale Veränderung im Gehirn entsteht entweder vor Ort oder durch Einfließen von außen. (6) Ein Venenschnitt empfiehlt sich diesbezüglich daher therapeutisch nur, wenn der ganze Körper schwarzgalliges Blut hat. (7) Man soll daher zuerst untersuchen, ob der ganze Körper schwarzgalligen Saft hat. Galen verweist auf eine unterschiedliche Disposition der Körper je nach Körperteint. (8) Weitere Erkennungszeichen sind unterdrückte Blutungen, (9) Ernährung: Aufzählung der Fleisch- und Fischarten, die zu schwarzgalligem Blut führen, (10) Aufzählung der entsprechenden Gemüsearten (11) und der Wein- und Käsearten. (12) Des weiteren müssen die Leibesübungen, Schlaflosigkeit und Sorgen in den Blick kommen, auch Fieber und allgemein die umweltlichen Bedingungen. (13) Eine abschließende Diagnose erfolgt am besten durch den Venenschnitt an der *Vena mediana cubiti*. (14) Ein dritter Typ der Melancholie wird eingeführt, der durch Mitaffektion von der Magenhöhle her ensteht: die ‚hypochondriale' oder ‚blähende' Krankheit und die Krankheitsbeschreibung von Diokles von Karystos dazu. (15) Die Ätiologie dazu wird ebenfalls aus Diokles zitiert. (16) Exegese der Diokleszitate. Galen konstatiert, dass Diokles die Symptome der Niedergeschlagenheit und Angst auslässt, und verweist auf die definierende Umschreibung der Melancholie bei Hippokrates. (17) Es finde sich kein Hinweis auf die Schädigung des Denkvermögens bei Diokles, weil er die Verbindung von Magen und Gehirn nicht deutlich sah. (18) Galen erklärt, wie man sich das vorzustellen hat mit Verweis auf das Beispiel der Kataraktsymptome vom Magen her. (19) Beispiele der durch gelbe

Galle verursachten Kopfschmerzen. (20) Ängste der Melancholiker. Beispiele widernatürlicher Vorstellungen, die sie begleiten. (21) Charakterisierung der Melancholiker: ihr Verhältnis zur Todessehnsucht, (22) die Niedergeschlagenheit, die Furcht vor der Dunkelheit. (23) Mischungen des Körpers verändern die Mischungen der Seele. Verweis auf Galens Quod animi mores ... . Erasistratos schweigt dazu, weil er von der Säftelehre nichts versteht. (24) Galen verweist auf die allgemeinen Begriffe der Menschen im Konstrast zu denen der Philosophen und Ärzte: Der Name ‚Melancholie' selbst zeigt schon den ursächlichen Saft an. (25) Die Unterscheidung von Melancholie vom Magen her oder vom Kopf her. (26) Galen berichtet über seine Therapieerfolge unter Anwendung von viel Feuchtigkeit. Bei chronischem Vorliegen braucht es stärkere Hilfsmittel. Eine solche Melancholie folgt auf große Wärme im Kopfbereich.

11. (1) Es gibt Epilepsien durch Eigen- und durch Mittaffektion. Auch von der Epilepsie gibt es drei Arten. Allen gemeinsam ist, dass das Gehirn daran leidet, entweder dadurch, dass sich die Affektion im Gehirn bildet oder vom Magenmund aufsteigt. (2) Eine dritte Art der Epilepsie wird so umschrieben, dass sie von einem Körperteil in den Kopf aufsteige. Bsp. aus Galens Jugendzeit, wo die Epilepsie bei einem Jungen vom Schienbein her entstand. (3) Ein zweiter Patient wird erwähnt, der das Emporsteigen der Krankheit als kalten Luftzug beschrieben hat. (4) Zwei Theorien von Galens Lehrer Pelops dazu werden vorgestellt: Qualitätstransport über die in sich zusammenhängenden Teile oder eine pneumaartige Substanz. Vergleich mit dem Gift von Skorpionen und Witwenspinnen. (5) Der Stachel des Stechrochens und des Skorpions sind am Ende ohne Öffnung. Gleichwohl muss es einen Austausch einer Substanz geben. (6) Bericht über die Symptome nach einem Skorpionstich. (7) Nach Pelops besteht die Möglichkeit, dass eine solche Substanz ohne Ursache von außen im Körper entsteht und dann über den inneren Zusammenhalt duch die Nerven oder als pneumaartige Substanz hochgetragen wird. (8) Die Symptome sind am größten, wenn der Stachel des Skorpions einen Nerv oder ein Blutgefäß triff. (9) Der Biss der Witwenspinne erfolgt in der Haut nur oberflächlich. Durch Kontakt und inneren Zusammenhalt wird das Gift bis zu den wichtigsten Körperteilen geführt, woraus sich die Todesgefahr ergibt. (10) Die Wirksamkeit von Bandagen bei Vipernbissen zeigen die Richtigkeit der Theorie. Bsp. eines Bauern in Alexandria, der durch Amputation des Fingerglieds überlebte. (11) Zwei weitere Beispiele dazu. (12) Auch beim epileptischen Jungen, der vom Schienbein her affiziert war, half das Abbinden. (13) Ursache der epileptischen Krämpfe dieser Epilepsie durch Mitaffektion. Vergleich mit dem Schluckauf. (14) Ein in Intervallen zuckendes Schütteln deutet auf eine Bewegung beim Gehirn ähnlich wie dem des Magenmunds bei Schluckauf. (15) Nach dem Erbrechen eines scharfen Saftes, ist auch der Krampf weg. (16) Analog schüttelt sich der Anfang der Nerven, um sich zu befreien, was das in Intervallen auftretende Schütteln erklärt. Wo keine krampfartigen oder zuckenden Bewegungen entstehen, ist der Grund die Kälte, wie bei der Lethargie. (17) Schlaganfall entsteht wegen seiner Plötzlichkeit durch einen dicken Saft in den wichtigsten Ventrikeln. (18) Die Atmung ist Indiz für die Gefährdung der Person, weil diese als letzte der willkürlichen Funktionen Bestand hat. Ähnlich wie beim Schlaganfall verhält es sich bei Bewusstlosigkeit. (19) Der Bewegungsanfang liegt in den Nerven im Gehirn. Das Rückenmark wird auch über das Gehirn versorgt. Atmungsbeeinträchtigungen deuten damit auch auf eine Schädigung im Gehirn.

Einleitung   XXV

12. (1) Schwarz-vor-Augen-Werden bei Kreisdrehungen oder dem Beobachten von Kreisdrehungen. (2) Die Affektion tritt eher auf, wenn der Kopf warm war. (3) Therapie durch Arterienschnitt hinter den Ohren hilft nicht immer. Größere Arterien steigen ins Gehirn. (4) Möglich ist auch, dass das Fehlmischverhältnis im Gehirn selbst entsteht. Auch hier gibt es den Fall einer Mitaffektion vom Magenmund her. (5) Die diesbezügliche Übereinstimmung mit Archigenes wird ausgeführt. (6) Archigenes' Hinweis auf unterschiedliche Symptome in den beiden Fällen.

13. (1) *Kephalaia* (chronische Kopfschmerzen). Definition und Symptomatik. (2) Unterscheidung dieser Affektion von den Kopfschmerzen. (3) Unterschiede in der Kategorie der Kopfschmerzen: erworben oder angeboren. Bei angeborener Disposition zusammen mit schlechtem Lebenswandel können Kopfschmerzen in chronische Kopfschmerzen umschlagen. (4) Schmerz in den Hirnhäuten oder an der Schädeldecke. Bei Hirnhautschmerzen reichen diese bis in die Augenhöhlen. (5) Auch bei Migräne gibt es diese beiden Schmerzlokalisierungen. Anatomische Beschreibung der Teilung des Kopfes in zwei Hälften. (6) Beschreibung von Körpern, die zur Anfüllung im Kopf neigen. Ablagerung von Galle oder warmem Pneuma. (7) Auswirkung von Wein und Räuchermitteln. (8) Verweis auf individuelle Unterschiede am Beispiel übermäßiger Sensibilität des Magenmundes. (8) Die unterschiedliche Geruchswahrnehmung lässt auf Unterschiede im Gehirn schließen.

14. (1) Lähmung und Krampf am ganzen Körper kann nicht unmittelbar durch Wahrnehmung erkannt werden. Wenn alle Nervenaktivitäten geschädigt sind, ist der Anfang betroffen. Dieser lässt sich nur durch das Sezieren erkennen. (2) Schlaganfall und Teillähmung. Verschiedene Arten von Teillähmung. (3) Alle Bewegungsnerven der Teile unterhalb des Halses sind im Rückenmark. Verweis auf unterschiedliche Ausdrücke für das Rückenmark. (4) Verweis auf das Sezieren: Nerven, die den Brustkorb bewegen, kommen aus dem Rückenmark beim Hals. Das Rückenmark selbst erhält die Vermögen der Wahrnehmung und Bewegung aus dem Gehirn. Rückenmarkschnitte, die zur Teillähmung links oder rechts führen. (5) Beschädigung des ersten Rückenmarkauswuchses führt zur Lähmung aller Teile unterhalb des Gesichts, hälftige Beschädigung zu Lähmungen links oder rechts. (6) Wenn das Gesicht auch betroffen ist, ist Schädigung im Gehirn anzunehmen. (7) Teillähmungen im Gesicht weisen darauf hin, dass nur Teile im Gehirn betroffen sind. Bei Schlaganfall, der zum Ausfall aller psychischen Funktionen führt, ist das Gehirn selbst betroffen. (8) Bei Schlaganfall sind alle psychischen Funktionen betroffen. Letztlich führt der Atmungsausfall zum Tod. (9) Ein Fall, bei dem die Lähmung alles außer dem Gesicht und der Atmung betraf, lässt auf die Affektion des Rückenmarks gerade unterhalb des Auswuchses der Nerven zum Zwerchfell schließen. Ein Fall einer Lähmung unterhalb der Arme. (10) Wenn alles außer das Gesicht betroffen ist, muss auch bei Krampf darauf geschlossen werden, dass der Anfang des Rückenmarks beschädigt ist. Ist das Gesicht auch betroffen, ist die Affektion im Gehirn. (11) Wer einen Krampf hat, bei dem ist enweder der Muskel oder der Bewegungsnerv affiziert. Sezieren der Nervenanfänge gibt Aufschluss über die Empfindungs- und Bewegungsausfälle. Verweis auf Herophilos und Eudemos, deren Arbeit dazu jedoch noch nicht ausreichend war. (12) Begriffsklärung zu ‚Lähmung', der üblicherweise nur für die Einschränkung der Bewegungsfähigkeit steht, bisweilen aber auch für die der Wahrnehmungsfähigkeit. (13) Bsp. des Pausanias, bei dem einige Finger nach einem Sturz empfindungslos waren. Unkenntnis der Ärzte über die Ner-

ven, die die Empfindlichkeit vermitteln, führte hier zu einer falschen Therapie. (14) Rekapitulation und Abschluss der Untersuchung mit (15) Verweis auf die Schädigung des Geruchssinns, die auf die vorderen Hirnventrikel oder verstopften Durchgänge bei den perforierten Knochen zurückgeht.

Buch IV

1. (1) Rekapitulation von De loc. aff. I–III. Galen unterstreicht die Wichtigkeit, sich in Einzelfällen zu üben. (2) Rekapitulation von De loc. aff. III über die Affektionen des Kopfes.

2. (1) Buch IV handelt (zunächst) über die Affektionen des Gesichts, die nicht unmittelbar wahrnehmbar sind, und macht den Anfang mit den Augen. (2) Wahrnehmungsverlust der Augen ohne äußere Spuren deutet auf Nerv vom Gehirn als Ursache hin, der entweder organisch oder als homoiomerer Teil beschädigt sein kann. (3) Bewegungsfähigkeitsverlust eines Auges deutet auf den Nerv im zweiten Paar. (4) Anatomie des Auges: sechs Bewegungsmuskeln und Muskeln, die den Sehkanal umgeben. Wenn der Sehnerv nicht betroffen ist, können die Muskeln oder die in sie hineinreichenden Nerven betroffen sein. Ausführungen zum (beim Menschen nicht vorhandenen) *Retractor bulbi*. (5) Symptome bei Affektion der einzelnen Bewegungsmuskeln des Auges. (6) Symptome bei Affektion des *Retractor bulbi*. Symptome bei starker oder schwächerer Affizierung des Sehnervs. (7) Symptome bei Verdrehung der Augen und ihrer Verschiebung nach oben. (8) Fehlfunktionen des Augenlids sind auch bedingt durch die Affektion seiner Muskeln oder der in sie einwachsenden Nerven. (9) Symptome bei entsprechender Muskelschädigung. (10) Es gibt auch Augenleiden durch Mitaffektion. Unterschiedliche Symptomatik der Mitaffektion vom Magenmund und der Katarkt. (11) Differenzierung bei Menschen mit von Natur aus nicht sehr reinen Pupillen. (12) Beobachtung bei Diät. Ändert sich bei verbesserter Verdauung die Sicht, liegt Mitaffektion vor. Therapeutisch besonders hilfreich ist Aloe Vera. (13) Galen berichtet darüber, dass auch auf dem Korrespondenzweg sympathische Augenleiden behandelt hat. (14) Kataraktähnliche Symptome entstehen auch bei Phrenitispatienten über das Gehirn. Typologie der Phrenitis, die entweder den Verstand oder die Sinne oder beides beeinträchtigt. (15) Beispiel des Phrenitiserkrankten, der zunächst sein Glasgut und danach seinen Sklaven aus dem Fenster warf. (16) Beispiel aus Galens Jugendzeit, in der er von Krokodismus und Karphologie betroffen war. (17) Galliger Saft und Fieber führen zu diesen Fehlbildern. (18) Verweis auf Fälle von sichtbaren Augenschäden, die hier nicht abgehandelt werden.

3. (1) Die Affektionen der Zunge in Bezug auf ihre Beweglichkeit, Geschmackssinn und Tastsinn. Reihung der verschiedenen Sinne in Bezug auf ihre diskriminatorische Feinheit. (2) Affektion beider Hirnhälften führt zu Schlaganfall, Affektion einer Hälfte zu Teillähmungen. (3) Die Zunge kann Bewegung verlieren, aber Tast- und Geschmackssinn behalten und umgekehrt. Der Grund dafür liegt darin, dass die Bewegungsnerven der Zunge vom hinteren Teil des Gehirns kommen, aus dem die Körperteile unterhalb des Gesichts versorgt werden. (4) Bei Schädigung des vorderen Teils werden auch die intellektuellen Funktionen geschädigt. Differenzierung von Bewusstlosigkeit und Schlaganfall. (5) Differenzierung von Bewusstlosigkeit, Schlaganfall und Epilepsie. Ursache ist überall ein dicker Saft, jedoch an unterschiedlichen Orten. (6) Druck auf mittlere Ventrikel bei Trepanation führt zu Bewusstlosigkeit ohne Behinde-

rung der Atmung. Unterscheidung von Bewusstlosigkeit und Starre. Weitere Entstehungsarten der Bewusstlosigkeit. (7) Galen erklärt die Digression zum Gehirn und kommt zur Zunge zurück. (8) Schädigungen durch die Nervenverbindungen gibt es in der Wahrnehmung über das dritte Paar, in der Bewegung über das siebte Paar. (9) Fehlmischverhältnisse der Muskeln der Zunge, organische Schäden entstehen über Entzündungen, Verhärtungen usw. Diese können jedoch mit der Wahrnehmung erkannt werden und werden hier daher nicht besprochen.

4. Auch der Hörsinn wird hier nur besprochen, wenn es keine äußerliche Beeinträchtigung gibt. Bei Hörausfall ist der Hörnerv betroffen. Sind Teile des Gesicht auch affiziert, liegt der Schaden im Gehirn.

5. (1) Zusammenfassung: Alle Wahrnehmungs- und Bewegungseinschränkungen haben ihre Ursache entweder in den geschädigten Teilen selbst, den Nerven oder dem Gehirn. Durch die Symptome lässt sich dies jeweils differenzieren. (2) Wenn eine Funktion geschädigt ist, liegt es entweder am Teil oder am Nerv vom dritten Paar. (3) Wenn mehrere Funktionen geschädigt sind, muss geklärt werden, ob die Nerven zu einem Nervenanfang zurückgehen oder mehreren. Unterschiedliche Innervierung verschiedener Gesichtsteile aus dem dritten und zweiten Paar. (4) Wenn die vom dritten Paar innervierten Teile nur auf einer Seite geschädigt sind, liegt eine Erstaffektion der Nerven vor; wenn auf beiden Seiten, liegt der Ort primär im Gehirn. (5) Ist das Gehirn in der Gegend des dritten Paares affiziert, ergibt sich eine Mitaffektion des zweiten und ersten Paares. (6) Wenn ein einzelner Muskel oder Nerv betroffen ist, wird der Teil zum gegenüberliegenden gezogen. Die Muskelplatte (*platysma*) ist von den Halswirbeln und von Nerven des fünften Paares innerviert.

6. (1) Einführung zu den Affektionen des Rückenmarks. Wichtig ist die Kenntnis, an welcher Stelle die jeweilgen Nerven aus dem Rückenmark auswachsen. Beispiel einer Affektion am ersten Wirbel ist die Angina, über die Hippokrates in *Epid*. II 2,24 berichtet. (2–4) Zitat von Hippokrates, Epid. II 2,24. (5) Galen verweist auf seinen Kommentar dazu. Der Schaden ist größer, wenn die oberen Teile der Wirbelsäule betroffen sind. (6) Die Nerven des Zwerchfell wachsen aus dem vierten und fünften Wirbel aus. Verweis auf die bei der Atmung involvierten Muskeln. (7) Verweis auf den Kommentar zu Hippokrates, Über die Gelenke. Verschiedene Arten von Verschiebungen der Wirbelsäule: Lordose und Skoliose. (8) Ausführung dazu, wann eine Lordose, wann eine Skoliose vorliegt. (9) Anwendung dieser Unterscheidung auf den zitierten Text aus Epid. II 2,24. (10) Die Eigenaffektionen der Wirbelsäule werden durch Fehlmischverhältnisse oder Wirbelverschiebungen und ihre unterschiedliche Symptomatik unterschieden. Ohne Wirbelverschiebung ist, so meint Galen, die jeweils gegenüberliegende Seite unterhalb der Schädigung betroffen. Wenn das Rückenmark auf beiden Seiten betroffen ist, erfolgt auch die Schädigung beidseitig. (11) Symptome bei der Wirbelverschiebung. Winkelige vs. kreisförmige Verrenkungen; vorwärts/rückwärts vs. seitliche Verschiebungen. (12) Unterschied der Verrenkungen bei Hals-, Brust- und Lendenwirbeln. Unterschiedliche Lage der austretenden Nerven in diesen Bereichen. (13) Erklärung für die Teillähmungen bei Angina bis zu Arm und Händen. Arm und Hand werden durch die Nerven aus dem unteren Halsbereich, nicht aus dem Brustbereich innerviert, von wo die Zwischenrippenmuskeln ihre Nerven erhalten. (14) Das Gesicht bleibt unbetroffen bis auf die Wangen, die von der Muskelplatte (*platysma*) bewegt werden. (15) Galen verweist auf das Sezieren und seinen

Kommentar zum dritten Buch Über die Gelenke. (16) Verrückung der Wirbel durch Schlag oder eine widernatürliche Geschwulst. Vielleicht bezieht sich Hippokrates im Text auf ‚gekochte' Auswüchse. (17) Warum bezeichnete Hippokrates diese Art von Affektion als Angina? Ist es die Atemerschwernis ohne Lungen- oder Brustkorbaffektion? Verweis auf Hippokrates' Prognostikon: (18) Zitat von Progn. 23,2–4, (19) dem Galen die Anlage einer Unterteilung von vier Arten von Anginen entnimmt. Benennung dieser vier Arten. (20) Unterscheidung der vier Arten. (21) Die Angina aufgrund der Dislokation eines Halswirbels stellt eine fünfte Art dar. (22) Gemeinsame Symptomatik bei allen Fällen von Angina.

7. (1) Bei der Atmung sind viele Organe involviert. Aufgrund der Atmungsweise kann auf die verschiedenen Orte geschlossen werden. (2) Wenn der gesamte Brustkorb bis zu den Schultern bewegt wird, ergeben sich drei mögliche Zustände: (a) brennende Hitze in Herz oder Lunge; (b) Verengung der Atmungsorgane oder (c) Schwächung des Vermögens, den Brustkorb zu bewegen. (3) Der Puls muss untersucht werden, da dieser die Hitzefülle anzeigt; die Ausatmung muss auf Frequenz und Intensität geprüft werden; das Brustbein muss palpiert werden. (4) Daraus lässt sich die Hitzefülle (a) bestimmen. Wenn nur mäßige Hitze vorliegt und sich der Brustkorb vergrößert hat, zeigt dies (b) an. (5) Galen schließt, wie er sagt, die Behandlung der Kehlkopfaffektionen ab, um zu den Affektionen des Rückenmarks zurückzukehren. (6) Die sog. Spannungslosigkeit im Rückenmark entsteht entweder durch das Gehirn oder durch Erstaffektion des Rückenmarks. Letztere wird von den Ärzten oft übersehen. Trotz Entkräftung atmen die Patienten ruhig. (7) Der Grund dafür ist, dass die Zwerchfellatmung ausreichend ist, wenn Lebewesen ruhen. Erst wenn diese nicht ausreicht, kommt die Atmung über die Zwischenrippenmuskeln hinzu. Noch stärkere Atmung erfolgt unter Einbezug der oberen (Schulter)muskeln. (8) Untersuchung des Brustkorbs und der Nasenflügel: Spannungslosigkeit liegt vor, wenn der Brustkorb eine kleine Ausdehnung hat. Große Ausdehnung deutet auf Hitzefülle oder Verengung der Atmungsorgane oder beides. (9) Fehlende Spannung eines Teils des Brustkorbs. Als Beispiel wird hier der Fall des Gymnasten Secundus mit fehlender Spannung des Zwerchfells aufgeführt. (10) Ein anderer Fall derselben Affektion ergab sich nach einem Pferdetritt. (11) Als weiteres Beispiel wird der Fall einer Person nach einer Lungenentzündung mit Empfindlichkeitsverlust in Armen und Fingern angeführt, die durch Nerven des ersten und zweiten Zwischenrippenraums innerviert sind. (12) Weiteres Beispiel einer Person mit allmählicher Lähmung der Beine mit Therapie des Nervenanfangs bei den Lendenwirbeln. (13) Beispiel einer nicht erfolgreichen Operation nach Eiterbildung im Gesäßbereich. (14) Allgemein gilt: Ist eine Funktion verloren, ist entweder der Nerv oder der Muskel geschädigt. Sind mehrere Funktionen in einer Region betroffen, gibt es entweder eine Ursache für die gemeinsame Muskelschädigung oder es gibt einen gemeinsamen Nerv, der betroffen ist. (15) Beispiel der Inkontinenz eines Fischers. Zweites Beispiel der Inkontinenz eines am Kreuzbein Betroffenen. (16) Für das Erkennen der betroffenen Orte ist es wichtig, die genaue Lage der Nervenanfänge im Rückenmark durch Sezieren zu kennen. (17) Ärzte ohne diese Kenntnis behandeln falsch. Beispiel einer Fehltherapie, die zur Kopfverwundung führte. (18) Galen heilte diese Person, die an einer unempfindlichen Kopfhaut litt, durch Therapie der Nerven beim ersten Halswirbel. (19) Ärzte ohne Kenntnis der Nerven in der Haut therapieren falsch. Galen wundert sich, warum durch

Unkenntis der Nerven Ärzte eine Typologie von Lähmungen vornehmen, um zu erklären, warum Wahrnehmungs- und Bewegungsfähigkeit unabhängig verloren gehen können. (20) Die Theorie dieser Ärzte: graduelle Schädigung, zuerst verliert man die Bewegungsfähigkeit, dann die Wahrnehmungsfähigkeit, weil diese weniger Kraft braucht. (21) Exemplifizierung dieser Theorie am Bein bzw. Arm. (22) Die Theorie kann nicht erklären, warum manchmal die Bewegungsfähigkeit erhalten bleibt und die Wahrnehmungsfähigkeit verloren geht. Galens Kontrahenten gehen soweit, dass sie dieses offenkundige Phänomen leugnen.

8. (1) Verschiedene Arten von Blutauswurf aus verschiedenen Regionen des Körpers: Magen: erbrechen; Atmungsorgane: mit Husten auswerfen; Rachenbereich: mit Räuspern auswerfen; Mundbereich: ohne Räuspern auswerfen. (2) Es gibt eine Verwechslungsgefahr, wenn der Husten durch Blut vom Kopf her vom Kehlkopf ausgelöst wird, der einige Ärzte unterlegen sind. (3) Blutauswurf mit Husten nach Zersetzung. Indiz, dass es von der Lunge kommt, ist der Auswurf von schaumigem Material. (4) Blut, das aus dem Brustkorb hochgehustet wird, führt kein solches Material mit. Ein anderes Unterscheidungsmerkmal liegt darin, dass es bei Blut aus der Lunge keine Schmerzen gibt. Grund dafür ist, dass die Lunge nur an der Oberfläche durch zwei kleine Nerven aus dem sechsten Paar innerviert ist. Der Brustkorb dagegen hat viele Nerven, die auch in die inneren Teile vordringen. Verweis auf Sputumauswurf und das nächste Buch. (5) Geschwürbildungen nach dem Auswurf von Blut; ihre Unterschiede in der Lunge und im Brustkorb. (6) Blut aus Mund und Nase oder aus dem Magen kann auch durch einen Blutegel bedingt sein. (7) Es folgt Beispiele für eine so bedingte Magenblutung und (8) eine Blutung durch Nase und Mund.

9. (1) Eine Schädigung liegt auch vor, wenn die Funktion nur teilweise eingeschränkt ist. Unterscheidung von Stimme und Sprache und ihren eigentlichen Organen. (2) Vollständige Schädigung der Kehlkopfmuskeln führt zu kompletter Stimmlosigkeit, kleinere Beeinträchtigungen führen zu ebensolchen in der Stimme. (3) Die wichtigsten Nerven sind die *nervi recurrentes* des sechsten Paares. (4) Durchtrennung dieser Nerven oder ihre Abkühlung bei Operationen. (5) Die Auswirkungen der Muskeln des Rachens auf die Stimme. Stimmschädigung durch Feuchtigkeit im Rachenbereich, Katarrh, Schreien, Angina, widernatürliche Geschwülste und Wirbeldislokation. Stimmschädigung durch Entzug der stofflichen Grundlage. (6) Diese ist die Ausatmung bzw. die heftige Ausatmung. (7) Stimmverlust bei Schlaganfall durch Affektion des Gehirns oder der ersten Teile des Rückenmarks. (8) Über die geordnete Abhängigkeit folgender fünf Funktionen: Ausatmung, geräuschlose heftige Ausatmung, geräuschvolle heftige Ausatmung, Stimme, Sprache. (9) Zuordnung der Muskeln, die zu den einzelnen Funktionen gehören. (10) Fehlfunktionen der Sprechorgane bei Sprachfehlern.

10. (1) Atemnot. Rückverweis auf das dazu schon Gesagte. Vor Augen zu halten sind auch hier die Erkenntnisse aus dem Sezieren. Unterscheidung der Muskeln, die an der Atmung beteiligt sein können: Zwerchfell, Zwischenrippenmuskeln, obere (Schulter)muskeln. (2) Drei Ursachen für den Fall, dass sich alle Muskeln bewegen: geschwächtes Vermögen, Verengung der Atemwege, Hitzefülle in Herz und Lunge. (3) Schwächung des Vermögens. (4) Hitzefülle. (5) Vergleich der Ausatmung bei Hitzefülle und Schwächung des Vermögens. (6) Kombination von Hitzefülle und Verengung der Atmungsorgane, wie z. B. Lungenentzündungen. (7) Bronchienkatarrh. (8) Über die

sog. ‚Eitrigen', die viel Eiter zwischen Brustkorb und Lunge haben. (9) Ausdehnung des Brustkorbs bei ‚schlecht gekochtem' Auswuchs. (10) Atemnot durch Angina. (11) Atemnot bei Abszessen und Schwellungen. (12) Galen unterscheidet zwei Arten von ‚großer' Atmung: Menge an Luft oder Größe des Brustkorbs. Verweis auf Hippokrates, der zur Atemnot das Wichtigste gesagt habe. (13) Die Luft ist nicht proportional zur Größe des Brustkorbs, wenn es Schwellungen oder Ähnliches gibt. (14) ‚Große' Atmung als Atmung mit allen drei Muskelbereichen. Exegese der sog. ‚erhöhten' Atmung bei Hippokrates als Atmung der oberen Muskeln. Die ‚große' Atmung kann auch ohne diese erfolgen und ist nach Hippokrates ein Zeichen der Geistesverwirrung. (15) Rekapitulation und Verweis auf Buch V mit weiteren Arten von Atemnot. (16) ‚Große' und ‚kleine', ‚häufige' und ‚seltene' Atmung und die sich daraus ergebenden Kombinationen. Eine seltene kleine Atmung zeigt Abkühlung an, eine kleine häufige deutet auf Belastung der Atmungsorgane und aller durch diese bewegten Organe. (17) Belastung durch heftige Bewegung kann in Entzündungsschwellungen, Wundrose, Geschwüre oder Abszesse münden. Schmerzen entstehen auch durch eingeschlossene Luft. (18) Verweis auf die Abhandlung Über die Atemnot. (19) Atemnot durch kurze Unterbrechung beim Ein- oder Ausatmen. (20) Atemstillstand. Beispiel des Winterschlafs von Tieren. Eine mögliche Erklärung ist nach Galen die Perspiration: die Atmung durch das Herz über die Arterien. (21) Atemstillstand bei Schlaganfall etc. bedingt durch Gehirnschäden.

11. (1) Die Bestimmung der betroffenen Orte kann entweder von den Symptomen her oder von den Körperteilen her erfolgen. (2) Die Ursache von Schmerzen in der Lunge ist durch Differenzialdiagnose eruierbar. (3) Schwere Atmung ohne raues Geräusch als Symptom für einen ‚ungekochten' Auswuchs, (4) mit rauem Geräusch als Symptom einer Menge zähflüssiger Flüssigkeiten in den Bronchien, (5) mit Engegefühl als Symptom dafür, dass Flüssigkeit in den Bronchien eingeschlossen ist. (6) Bei vorausgehender Rippenfellentzündung wird unter bestimmten weiteren Bedingungen eine Eitersammlung angezeigt. (7) Auswurf ist schlechter Indikator, weil bei viel Husten sowohl bei zu dünnen als auch zu dicken Säften wenig ausgespuckt wird. (8) Begründung dafür. (9) Akutes Fieber und Verengung sind Symptome einer Lungenentzündung; große Hitze und geringere Verengung als Symptome einer Wundrose. Unterschied zwischen entzündeter Wundrose und wundrosenartiger Entzündung. (10) Weitere Affektionen der Lunge duch Fehlmischverhältnisse. (11) Hochhusten von Blut aus der Lunge durch Reißen und Zerfressen. Hinweise, wie man einen Lungenriss erkennt. (12) Lungenriss mit vorangehenden Ursachen: Stürze, Schreien, Singen. (13) Stimmübungen für Sänger in Analogie zu Übungen der Ringkämpfer zur Aufwärmung der Muskulatur. (14) Lungenriss ohne vorangehende Ursachen durch Kälte. Verweis auf Hippokrates. (15) Aufplatzen der Gefäße durch Wärme. (16) Entleerung durch Zersetzung. (17) Differenzierung zu Geschwüren in der Luftröhre über das unterschiedliche Schmerzempfinden. (18) Differenzierung von Geschwüren aus dem Kehlkopfbereich. (19) Rekapitulation: Kehlkopf- und Luftröhrenverletzungen sind schmerzhaft; ist die Lunge betroffen, gibt es kaum Schmerzen. (20) Überleitung zu einer selteneren Lungenaffektion. (21) Krankengeschichte eines so Affizierten: Hochhusten eines gelblichen Saftes. Fieber. Schwindsucht. Hochhusten von Eitrigem. Hochhusten von Blut. Schwindsucht und Fieber werden größer. Hochhusten von viel Blut. Tod. (22) Verweis auf zwei andere Fälle derselben Krankheit. (23) Keiner über-

lebte. Im Sterben husteten alle auch Teile der Lunge hoch, die verfault schienen. (24) Therapie durch Trocknung des Organs mit Duftölen verzögerte die Krankheit. (25) Noch eine weitere Lungenaffektion mit hagelkornförmigem Auswurf ohne direkte Todesfolge. (26) Verweis auf andere Fälle. In keinem gab es Blutauswurf. (27) Der Fall des Sophisten Antipater. (28) Galens Begegnung mit Antipater, seine Anamnese und (29) Diagnose: Verengung der großen Arterie der Lunge ohne Entzündungsschwellung; (30) Therapie wie bei den Asthmatikern. (31) Nach sechs Monaten: zunehmende Atemnot und Tod. Übergang zu den Herzaffektionen.

ΓΑΛΗΝΟΥ

ΠΕΡΙ ΔΙΑΓΝΩΣΕΩΣ ΤΟΠΩΝ ΠΕΠΟΝΘΟΤΩΝ Γ΄– Δ΄

GALEN

ÜBER DAS ERKENNEN ERKRANKTER KÖRPERTEILE III–IV

CONSPECTVS SIGLORVM ET COMPENDIORVM

F_c	=	codicis F (= Laurentiani Plut. 74,30) prisca pars, ff. 25^r–144^v; s. XII
F^2	=	eiusdem codicis corrector; s. XII
L_b	=	codicis L (= Laurentiani Plut. 74,16) prisca pars, ff. 90^r–163^v; s. XII/XIII
L^2	=	eiusdam partis corrector; s. XII/XIII
C	=	Oxoniensis Canon. gr. 44; s. XIII/XIV
C^2	=	eiusdem codicis scriptor et corrector; s. XIII/XIV
A	=	Ambrosianus Q 3 sup. (gr. 659); ca. a. 1320–1380
A^2	=	eiusdem codicis corrector, Demetrius Angelus medicus; post mensem Maium 1466
ζ	=	consensus codicum CA (aut CMU aut WA)
ω	=	consensus codicum Graecorum

raro memorantur:

Q	=	Ambrosianus Q 52 sup. (gr. 679); s. XIV
N	=	Parisinus gr. 2332; s. XIV/XV
M	=	Mutinensis Gr. 213; s. XV (cum U codicis A instar, p. 40,15–44,20; 54,27–60,21)
U	=	Marcianus Gr. App. cl. V 5; s. XV/XVI (cum M codicis A instar, p. 40,15–44,20, 54,27–60,21)
W	=	Vindobonensis Med. gr. 22; s. XV (codicis C instar, p. 82,11–84,10, 94,16–96,12)
Burg.	=	Burgundii Pisani trsl. Galeni De interioribus ed. R. J. Durling, Stutgardia 1992
Ald.	=	editio Aldina, Venetiis a. 1525
Bas.	=	editio Basileensis, a. 1538
Chart.	=	editio Charterii, Lutetiae Parisiorum a. 1679
Kühn	=	editio Kühnii, Lipsiae a. 1824

Conspectus siglorum 3

Orib.	=	excerpta ab Oribasio e Galeni De locis affectis libris sumpta, lectiones ex editionibus Raederis
Orib.^{A}	=	Oribasii codex Laurentianus Gr. 74,17; s. XII/XIII
Orib.^{F}	=	Oribasii codex Laurentianus Gr. 74,15; s. XIV
Orib.^{P}	=	Oribasii codex Parisinus Gr. 2188; s. XV
Hipp.	=	Hippocratis lectiones selecti ex editionibus
Hipp.^{C}	=	Hippocratis codex Parisinus gr. suppl. 446; s. X
Hipp.^{I}	=	Hippocratis codex Parisinus gr. 2140; s. XIII
Hipp.^{H}	=	Hippocratis codex Parisinus gr. 2142; s. XII/XIII
Hipp.^{K}	=	Hippocratis codex Parisinus gr. 2145; s. XV
Hipp.^{M}	=	Hippocratis codex Marcianus gr. 269; s. X
Hipp.^{V}	=	Hippocratis codex Vaticanus gr. 276; s. XII
Hipp.^{R}	=	Hippocratis codex Vaticanus gr. 277; s. XIV
Corn.	=	I. Cornarius in editionis Aldinae exemplari suo nunc bibliothecae universitatis Ienensis proprio
Caius	=	I. Caius in editionis Basileensis exemplari suo nunc bibliothecae collegii Etonensis proprio

ΓΑΛΗΝΟΥ

ΠΕΡΙ ΔΙΑΓΝΩΣΕΩΣ ΠΕΠΟΝΘΟΤΩΝ ΤΟΠΩΝ

ΒΙΒΛΙΟΝ Γ'

VII 136 K. 1. Περὶ τῶν πεπονθότων τόπων, οὕτως γὰρ ὀνομάζουσι τὰ μόρια τοῦ σώματος, ὀλίγοι τε τῶν ἰατρῶν ἐπραγματεύσαντο πλέον τε παρέλιπον ἀνεξέργαστον ἢ μετεχειρίσαντο· καταλιπὼν οὖν ἐγὼ τοὺς ἄλλους, Ἀρχιγένους ἐμνημόνευσα μόνου δικαίως ὑπὲρ ἐκείνους ἅπαντας ἐπῃνημένου· λέγοντος δ' αὐτοῦ βλάπτεσθαί τινας ἐνεργείας ἄνευ τοῦ βλάπτεσθαι τὸ μόριον τοῦ σώματος ἐν ᾧ γίνονται, διορισμοῦ τὸν λόγον ἔφην δεῖσθαι· δύνασθαι γάρ τινα λέγειν ὀρθῶς, εἰ καὶ
137 μὴ μόνιμον ἤδη διάθεσιν ἔχοι τὸ κατὰ συμπά|θειαν ἑτέρου βλαπτόμενον, ἀλλ' ὡς
2 αὐτὸς ἔφη καθάπερ τινὰ σκιὰν αὐτὸ τοῦτο πάθος ὑπάρχειν αὐτοῦ. πυρὶ γοῦν οὕτω πλησιάσαντες, ὡς ἐγγὺς μὲν ἥκειν τοῦ καίεσθαι, μὴ μέντοι γε καίεσθαι, σφοδρῶς ἀλγοῦμεν, οὐ δήπου μηδὲν πάσχοντος τοῦ θερμαινομένου μέρους. οὕτω δὲ καὶ κρύος ἰσχυρὸν ἐν τῷ περιέχοντι γενόμενον ἢ ψυχρὸν ὕδωρ ἀκραιφνὲς ἢ χιὼν προσπεσοῦσα, σφοδρὰν ὀδύνην ἐργάζεται· κἂν ἀποστήσῃς τὸ λυποῦν, εὐθέως σὺν αὐτῷ παύεται τὸ πάθημα. βέλτιον οὖν ἐδόκει λέγειν, ὥσπερ καὶ αὐτὸ τοὔνομα ἐνδείκνυται, τὸ πάσχειν ἀμηγέπη τὸ συμπάσχον· οὐ γὰρ τὸ μηδ' ὅλως πάσχειν, ἀλλὰ τὸ σὺν ἑτέρῳ πάσχειν ὑπὸ τῆς συμπάσχον ἑρμηνεύ-
3 εται φωνῆς. ὥσθ' ὅταν ἐπὶ στομαχικαῖς διαθέσεσιν ὅμοια τοῖς τῶν ὑποχεομένων κατὰ τοὺς ὀφθαλμοὺς γίνηται συμπτώματα, πάσχειν μὲν αὐτοὺς λεκτέον, ἀναφερομένης ἐπὶ τὴν κεφαλὴν ἀναθυμιάσεώς τινος καπνώδους τῶν ἐν τῇ γαστρὶ

---

4 Περὶ – σώματος] cf. Gal. De locis affectis I 1,1: CMG V 6,1,1, p. 226,4   6 Ἀρχιγένους] cf. Gal. De locis affectis I 1,29: CMG V 6,1,1, p. 248,9   De cris. II 8: p. 145,1f. Alexanderson = IX 670,10sq. K. De comp. med. sec. loc. II 1: XII 534,14–535,9 K.   9–11 διορισμοῦ – αὐτοῦ] v. Gal. De locis affectis I 3,1. 5: CMG V 6,1,1, p. 260,11–14; 264,3–10   cf. infra III 7,4: p. 34,15–18   10sq. ἀλλ' – αὐτοῦ] cf. Gal. De locis affectis I 1,17: CMG V 6,1,1, p. 246,3sq. (ubi coll. loc. sim.)   19–6,1 ὥσθ' – χυμῶν] cf. Gal. De locis affectis I 1,26: CMG V 6,1,1, p. 246,1–3

1–3 ΓΑΛΗΝΟΥ – Γ'] ἀρχὴ τοῦ τρίτου λόγου περὶ τόπων πεπονθότων γαληνοῦ C: λόγος Γ τοῦ περὶ τόπων πεπονθότος A: non hab. QN: hic non hab., sed in fine libr. 82,24 praeb. τέλος σὺν θ(ε)ῶ τοῦ γ' βιβλίου περὶ διαγνώσεως τόπων πεπονθότ(ων) Fc: τέλος τοῦ γ λόγου Lb: tit. huius ed. et trsl. proposuit Gärtner in CMG V 6,1,1, p. 451sq.; maluissem sec. ζ et cum Gal. loc. cit. ibid., Περὶ τῶν πεπονθότων τόπων, λόγος Γ' (Über die betroffenen Orte, Abhandlung III)   6 καταλιπὼν e καταλείπων corr. in Fc: καταλειπῶν Lb   8 βλάπτεσθαι] πεπονθέναι C   μόριον] μέρος Fc τοῦ σώματος om. A   9 τινα post λέγειν trsp. C: τινας Lb   11 post καθάπερ add. γε ζ τινὰ om. A   post τοῦτο add. τὸ Fc Lb, del. F²   αὐτοῦ] αὐτῷ Lb   12 πλησιάζοντες ζ   γε] δὲ Fc: γε δὴ Lb: γε ἤδη A   καίεσθαιII] καὶ ἔσεσθαι C   14 δὲ] δὴ Lb   post ἢ add. καὶ Fc   16 λυποῦν] λοισσοῦν Fc, corr. F²   παύηται A   17 τὸI om. A: πόσως C: τῷ Caius   τὸ συμπάσχον om. Lb   18 πάσχεινI] πάσχον Fc   τὸII e corr. in Fc: τῶ A   πάσχεινII] πάσχον Fc   συμπάσχον] συμπάσχειν Lb C   20 γί(γ)νεται Fc Lb A

GALEN

ÜBER DAS ERKENNEN ERKRANKTER KÖRPERTEILE

BUCH III

1. Über die betroffenen Orte – so nennen sie die Körperteile nämlich – schrieben nur wenige Ärzte, und sie ließen es eher unvollendet, als dass sie es ausgearbeitet hätten. Um die anderen wegzulassen, erinnere ich nur an A r c h i g e n e s, der zu Recht vor ihnen allen gelobt werden soll. Während er aber sagte, dass einige Funktionen geschädigt würden ohne Schädigung des Körperteils, von dem sie ausgehen, so habe ich gesagt, dass seine Darstellung einer Differenzierung bedürfe, denn jemand könne dies zu Recht behaupten, wenn auch das, was durch Mitaffektion von etwas anderem geschädigt werde, noch keinen bleibenden (krankhaften) Zustand habe, sondern genau dieselbe Affektion „gewissermaßen wie ein Schatten", wie er das selbst ausdrückte. Wenn wir uns etwa einem Feuer so nähern, dass wir uns beinahe, aber eben gerade nicht verbrennen, nehmen wir einen starken Schmerz wahr, ohne dass der erwärmte Teil freilich etwas erlitten hätte. Und so wird auch ein starker Schmerz bewirkt, wenn starke Kälte in der Umgebung entsteht, indem entweder frisches kaltes Wasser oder Schnee darauf fällt. Wenn du jedoch das, was den Schmerz bewirkt, entfernst, hört damit sogleich auch das Leiden auf. Besser also schiene es, zu sagen, dass – so wie es der Name selbst auch anzeigt – der miterleidende (Teil) in gewisser Weise erleidend ist. Denn unter dem Ausdruck ‚miterleidender (Teil)' wird nicht verstanden, dass er überhaupt nicht, sondern dass er zusammen mit einem anderen erleidend ist. Wenn daher bei (krankhaften) Zuständen der Magenöffnung ähnliche Symptome entstehen wie für diejenigen, die eine Katarakt in den Augen haben, sollte man sagen, dass sie erleidend sind, weil eine Art rauchige Ausdünstung der im Magen enthaltenen Säfte zum Kopf

περιεχομένων χυμῶν, οὐ μὴν ἤδη γέ πω διάθεσιν ἔχειν τοιαύτην, ὡς ἀπελθόντος τοῦ λυποῦντος ἰδίας ἐπιμελείας δεῖσθαι. |

4 Τὰ μὲν οὖν τοιαῦτα λογικώτερά πως ἔφην εἶναι· λογικὰ γάρ ὄντως ἐστὶν ὅσα τῆς χρείας ἐπέκεινα προερχόμενα τὴν φύσιν περιαθρεῖ τῶν πραγμάτων, ὁποία τις ὑπάρχει κατὰ τὴν οἰκείαν οὐσίαν. οὕτως γοῦν καὶ Χρύσιππος ὁ φιλόσοφος ἔγραψε περὶ τῶν τῆς ψυχῆς παθῶν ἓν μὲν τὸ θεραπευτικόν, οὗ μάλιστα χρῄζομεν εἰς τὴν ἴασιν αὐτῶν, ἕτερα δὲ τρία λογικὰς ἔχοντα ζητήσεις.

2. Ὅπερ δ' ἦν ἄμεινόν τε καὶ πολὺ χρησιμώτερον εἰς τὴν προκειμένην πραγματείαν, οὐκ ἀκριβῶς διήρθρωσεν ὁ Ἀρχιγένης, ὁπόσοι τρόποι τῶν βλαπτομένων ἐνεργειῶν εἰσιν· οὕτω γὰρ οἵ τε πρωτοπαθοῦντες ἢ ἰδιοπαθοῦντες, ἢ ὅπως ἄν τις ὀνομάζειν ἐθέλοι, τόποι τοῦ σώματος εὑρεθήσονται, καὶ τῆς ἰάσεως αὐτῶν εὐπορήσομεν. ἐγὼ δ' ἐπί τε τῶν φωνητικῶν ὀργάνων ἐδείκνυον τοῦτο καὶ τοῦ βλαβέντος εἰς αἴσθησιν τοὺς δακτύλους τῆς χειρός, οὐδὲν αὐτοὺς πεπονθότας, ἐφ' οὗ τὸ πρώτως πάσχον εὑρεθὲν ἐν ἀρχῇ τοῦ μεταφρένου τὴν προσήκουσαν ἐνεδείξατο θεραπείαν. |

3. Ἄλλῳ μὲν γὰρ τρόπῳ τῆς γαστρὸς πασχούσης ὑποχύσεως φαίνεται συμπτώματα· καθ' ἕτερον δὲ τρόπον οὐδὲν τῶν φωνητικῶν ὀργάνων πεπονθότων ὁ καταπεσὼν ἀφ' ὑψηλοῦ τὴν φωνὴν ἐβλάβη, καὶ τούτων γ' ἀμφοτέρων κατ' ἄλλο συμπαθείας εἶδος ὁ τοὺς δακτύλους ἀναισθήτους ἔχων. ἐπὶ μὲν γὰρ τῶν ὀφθαλμῶν ἀναφερομένου τινὸς ἐπ' αὐτούς· ἐπὶ δὲ τῆς ἀφωνίας τῷ τὴν ὕλην τῆς φωνῆς βεβλάφθαι· τὸ δὲ κατὰ τοὺς δακτύλους σύμπτωμα μηκέτ' εἰς αὐτοὺς ἀφικνουμένης τῆς αἰσθητικῆς δυνάμεως ἐγένετο. καὶ βέλτιον ἦν, εἴπερ ἄρα, μηδὲν ὅλως ἡγεῖσθαι πεπονθέναι τὰ φωνητικὰ μόρια καὶ τοὺς δακτύλους ἤπερ τοὺς ὀφθαλμούς· ἐπ' ἐκείνων μὲν γὰρ αὐτὸ δὴ τοῦτο πάθος ἐστὶ τὸ πληροῦσθαί τινος ἀναθυμιάσεως καπνώδους· ἐπὶ δὲ τῶν φωνητικῶν τε καὶ τῶν δακτύλων οὐ τῷ παραγίνεσθαί τι παρὰ φύσιν εἰς αὐτούς, ἀλλὰ τῷ μὴ παραγίνεσθαι τὸ κατὰ φύσιν ἀφικνούμενον, ἐνέργειά τις βλάπτεται. δύναμις μὲν οὖν αἰσθητικὴ τοῖς δακτύλοις οὐκέτ' ἐπιρρεῖ, βλαβείσης τῆς κατὰ τὸν νωτιαῖον ἐκφύσεως τοῦ νεύρου· πνεῦμα δ' ἐκφυσώμενον ὁ λάρυγξ οὐκέτι δέχεται τῶν μεσοπλευρίων μυῶν πα-

3 Τὰ – εἶναι] v. Gal. De locis affectis I 3,5: CMG V 6,1,1, p. 266,3–5   5–7 οὕτως – ζητήσεις] Chrys. fr. 457: SVF III, p. 111,2–7 v. Arnim   10sq. οὕτω – ἐθέλοι] cf. Gal. De locis affectis I 3,2; V 1,2: CMG V 6,1,1, p. 260,17–20; CMG V 6,1,3, p. 284,12sq.   12 ἐγὼ – τοῦτο] v. Gal. De locis affectis I 6,4: CMG V 6,1,1, p. 284,12–286,2   12–15 καὶ – θεραπείαν] cf. infra III 14,13: p. 82,1–12 Gal. De locis affectis I 6,13–16: CMG V 6,1,1, p. 292,1–294,6 (ubi coll. loc. sim.)   14 ἐν – μεταφρένου] cf. Gal. De anat. administr. VIII 5: p. 513,29–515,4 Garofalo = II 678,17–679,3 K.   16–8,2 Ἄλλῳ – ἥκοντα] cf. Gal. De locis affectis I 6,5: CMG V 6,1,1, p. 292,3–10

3 ἐστὶν] εἰσὶν Lb   4 προερχόμενα om. Fc   περιαρθροῖ Lb: ἀθρεῖ Fc, supra lin. scr. ἐξετάζει F²   4sq. ὁποία – οὐσίαν om. C   5 ὑπάρχει] ἐστι A   οἰκείαν] ἰδίαν Lb   6 θεραπευτικόν ex -ῶν corr. in Fc   post θεραπευτικόν add. βιβλίον ζ, fort. addendum ante τὸ   7 τὰς ἰάσεις A   post ἔχοντα add. τὰς A   8 ἄμεινόν] ἄμετρόν A   10 εἰσὶν ἐνεργειῶν C   οἵ] εἴ Q   11 post αὐτῶν ὁπόσοι add. Fc et del. F²   12 εὐπορήσομεν] εὐπειρήσομεν A   14 πρῶτον Lb   πάσχειν A   15 ἐνεδείξατο om. et ἀνεδέξατο ante 14 τὴν add. A   16 τρόπος C   γαστρὸς in textu ἀρχῆς scr., del. et in marg. corr. Lb   πασχούσης] παθούσης Lb   ὑποχύσεως] ὑποφύ (ambig.) A   18 ἀφ'] ἐξ Fc Lb, corr. F²: cf. ἀφ' I 6,4: CMG V 6,1,1, p. 284,12   ὑψηλῷ A   19 ἄλλω Fc   20 τῷ] τὸ C   22 ἐγίνετο Lb   23 post τὰ add. τε C   ἤπερ] εἴπερ Lb   25 post φωνητικῶν add. ὀργάνων A   26 παραγίνεσθαί] παραγενέσθαι Lb   29 ἐκφυσόμενον Lb: ἔκφυον A

steigt, hingegen nicht, dass sie in irgendeiner Weise einen solchen Zustand haben, dass sie eigener Pflege bedürften, wenn das, was den Schmerz verursacht, weg ist.

Solche Dinge sind nun wie gesagt eher theoretischer Natur. Wirklich theoretisch nämlich sind die Dinge, die über den praktischen Nutzen hinausgehen und die Natur der Dinge dahingehend untersuchen, was sie gemäß ihrem eigenen Wesen sind. So hat etwa auch Chrysipp, der Philosoph, über die Widerfahrnisse der Seele ein (Buch), das therapeutische, geschrieben, das wir vor allem für ihre Heilung brauchen, während die anderen drei theoretische Untersuchungen enthalten.

2. Was aber besser wäre und viel nützlicher für die vorliegende Abhandlung, das hat Archigenes nicht sorgfältig unterschieden, nämlich wie viele Arten von Funktionsschädigungen es gibt. Denn in dieser Weise könnten die erst- oder eigenaffizierten – oder wie auch immer man es nennen will – Orte des Körpers aufgefunden werden, und wir könnten ihre Heilung auf den Weg bringen. Ich habe dies für die Stimmorgane gezeigt. Und als jemand in der Empfindlichkeit der Finger geschädigt war, ohne dass diese selbst betroffen waren, hat bei ihm die Tatsache, dass das was zuerst erleidend war, am Anfang der Brustwirbelsäule aufgefunden wurde, die passende Behandlung angezeigt.

3. Auf eine Weise nämlich erscheinen bei affiziertem Magen Symptome einer Katarakt; auf eine andere Weise wurde derjenige, der aus der Höhe heruntergefallen ist, an der Stimme geschädigt, ohne dass eines der Stimmorgane betroffen gewesen wäre; und noch einmal verschieden von den beiden in der Art der Mitaffektion war derjenige, der empfindungslose Finger hatte. Im Fall der Augen nämlich wurde etwas zu ihnen nach oben getragen; im Fall der Stimmlosigkeit war es dem Umstand geschuldet, dass die stoffliche Grundlage der Stimme geschädigt war; und in Bezug auf die Symptome der Finger war es so, dass die perzeptive Kraft nicht mehr bis zu ihnen reichte. Und wenn überhaupt, wäre es besser anzunehmen, dass eher die Körperteile mit Bezug zur Stimme und die Finger als die Augen gar nicht betroffen wären. Denn bei diesen besteht die Affektion selbst in einer Anfüllung einer rauchigen Ausdünstung. Bei den (Körperteilen) mit Bezug zur Stimme und den Fingern ist eine Funktion nicht aufgrund der Anwesenheit von etwas Widernatürlichem bei ihnen geschädigt, sondern aufgrund der fehlenden Anwesenheit dessen, was naturgemäß bis zu ihnen reicht. Die perzeptive Kraft fließt nicht mehr bis zu den Fingern, wenn der Rückenmarksauswuchs des Nervs geschädigt ist. Der Kehlkopf erhält die heftig ausgeatmete Luft nicht

140 4 ραλυθέν|των. ἀλλ' ὅμως κἀπὶ τούτων ἐγχωρεῖ λέγειν αὐτὸ τοῦτο πάθος εἶναι τὸ
μὴ παραγίνεσθαι πρὸς τὰ μόρια τὰ πρότερον, ἡνίκ' εἶχε κατὰ φύσιν, ἥκοντα· καὶ
γὰρ τῶν κρηνῶν οὐκ ἄν τις ἀλόγως πάθος εἶναι νομίζοι τὸ μηκέθ' ἥκειν ἐπ' αὐτὰς τὸ ὕδωρ, καὶ τῶν ἐκ τῆς γῆς φυομένων Δημητρείων φυτῶν τὸν ἄμετρον
αὐχμόν, καὶ τῶν ζῴων ἀπορίαν τροφῆς ἢ ποτοῦ· τὸ γὰρ ἐλλεῖπον ὁπωσοῦν ἑκά-
στῳ πρὸς τὴν κατὰ φύσιν αὐτοῦ διοίκησιν εἰκότως ἄν τινα πάθος εἶναι νομίζειν.
ἀλλὰ ταῦτα μέν, ὡς ἔφην, λογικωτέραν ἔχει τὴν ζήτησιν.

5 Ἐπὶ δὲ τῶν βεβλαμμένων τε καὶ ἀπολωλυιῶν ἐνεργειῶν ἀναγκαία σκέψις
ἠμέληται τοῖς πλείστοις τῶν ἰατρῶν. δυοῖν γὰρ ἢ τριῶν ἔσθ' ὅτε τούτων οὐσῶν
ἐνεργειῶν, ἐνίοτε μὲν ἑνὸς μορίου πεπονθότος τἆλλα συμπάσχοντα συμβλάπτε-
ται τὰς ἐνεργείας, ἐνίοτε δὲ πάνθ' ὡσαύτως πέπονθεν· ἔστι δ' ὅτε τὰ μὲν αὐτῶν
ἔχει διάθεσιν ἑκτικήν, ὡς ἄν εἴποι τις, τὰ δὲ λοιπὰ τήν, ὡς ἄν φαίη τις, κατὰ σχέ-
σιν· ὑπὲρ ὧν εἴρηται μὲν ἤδη κἄν τῷ δευτέρῳ Περὶ τῆς τῶν ζώντων ἀνατομῆς,
141 εἴρηται δ' | ἔτι καὶ κατὰ τὸν πρὸ τούτου λόγον, εἰρήσεται δὲ καὶ αὖθις, ὡς ἄν καὶ
τοῦ μέλλοντος ἡμῖν περαίνεσθαι λόγου χρῄζοντος ἐξ ἀνάγκης τοιούτων δι-
ορισμῶν. ὃ δ' ἐστὶ χρήσιμον οὐδὲν ἧττον ἐν τῷδε τῷ τόπῳ προειρῆσθαι· διὰ
τοὺς λόγῳ μὲν ἐπιχειροῦντας ἀποδεικνύειν ἀναγκαίαν τοῖς ἰατροῖς τὴν τῶν
πεπονθότων τόπων ζήτησιν, ἔργῳ δ' ἀνατρέποντας, ἤδη σοι δίειμι προχειρισά-
μενος ἕν τι πάθος ἕνεκα παραδείγματος.

6 Ἔστω δὴ τοῦτο πλευρῖτις, ἐφ' ἧς, ὅτι μὲν ἡ πλευρὰ πέπονθεν, ἔνδειξις ἐκ τοῦ
κατ' αὐτὴν ἀλγήματος γίνεται· πότερον δ' ὁ ὑπεζωκώς, ὀνομαζόμενος εἴθ' ὑμὴν
εἴτε χιτὼν οὐδὲν γὰρ διαφέρει, φλεγμαίνει τοῖς πλευριτικοῖς ἢ καὶ τι μόριον ἄλλο
κατὰ τὰς πλευράς, καὶ πότερον ὁ πνεύμων ἐξ ἀνάγκης καὶ αὐτὸς πέπονθεν κατὰ
τοὺς λοβοὺς ἢ παντάπασιν ἀπαθής ἐστιν, οὐκ ἀναγκαῖον ἐπίστασθαί φασιν οἱ
7 τὴν ἐμπειρίαν πρεσβεύοντες· ἑωρακέναι γὰρ ἤδη παμπόλλους πλευριτικούς,

---

7 ἀλλὰ – ζήτησιν] v. Gal. De locis affectis I 1,11. 20: CMG V 6,1,1, p. 232,18–234,1; 240,11–13   8–13 Ἐπὶ – ἤδη] Empirikerschule, fr. 16a: p. 96,7–13 Deichgräber   11sq. ἔστι – σχέσιν] cf. Gal. Meth. med. VIII 1: X 533,5–10 K., accurate non reperitur   13 κἄν – ἀνατομῆς] non extat, cf. Gal. De libris propr. 4,38: p. 154,2 Boudon-Millot   14 εἴρηται – λόγον] v. Gal. De locis affectis II 10,17: CMG V 6,1,1, p. 376,5–9   14sq. εἰρήσεται – διορισμῶν] v. infra III 7,4: p. 34,15–18   16–10,12 ὃ – εὐδοκιμοῦσιν] Empirikerschule, fr. 16b: p. 96,13–35 Deichgräber   20–22 ὅτι – πλευριτικοῖς] cf. Aret. I 10,1: CMG II, p. 12,9–15   [Gal.] Def. med. 271: CMG V 13,2, p. 102,15sq.

2 πρὸς om. A   ἡνίκ' – ἥκοντα] ras. fere 2 lin. C, ἡνίκ' εἶχε κατὰ φύσιν, ἥκοντα supra ras. scr. C²   ἥκοντα] ἔχοντα Lb   3 νομίζει A   τὸ om. Fc, supra lin. add. F²   4 φυτῶν] καρπῶν Lb   6 τινα] τις A   εἶναι] ἐκείνου ζ   νομίζῃ A   8 βλαμμένων Fc   post ἐνεργειῶν add. ἡ Ald.   9 post ἢ add. καὶ C   9sq. ἔσθ' – ἐνεργειῶν] ἐνεργειῶν οὐσῶν C: ἐνεργειῶν οὐσῶν ἔσθ' ὅτε τούτων A: ἐνεργειῶν ἔσθ' ὅτε τούτων οὐσῶν Q   10 πεπονθότος Fc: παθόντος A βλάπτεται C   11 ante τὰς praem. καὶ Lb   12 εἴπῃ A   ὡς^II in textu om., supra lin. add. Fc φαίει Fc   13 τῆς om. Lb   post τῆς add. ἐπὶ C   ζώων A   14 δ' ἔτι] δέ τι Lb A: δὲ νῦν C   καὶ^I om. A   ante πρὸ scr. et del. πρὸς Lb   15 περαίνεσθαι] περένεται Fc, corr. F²   post ἀνάγκης add. τῶν A   τοιούτου διορισμοῦ C   17 ἀποδεικνύναι A: ἀποδεικνύμαι C   post ἀναγκαίαν add. εἶναι Lb   τὴν om. A   18 τόπων om. Fc C   19 παραδείγματος ἕνεκα Lb   20 ἧς] ἢ Fc Lb, corr. F²   21 ὑπεζωκὸς Lb   ὀνομαζόμενος post ὑμὴν trsp. CQ   εἴθ' om. CQ   ὑμὴν] ὑμῖν Fc Lb   22 post χιτῶν add. ἐστιν C   φλεγμαίνει – ἢ] lac. fere 10 litt. A   ἄλλο post 23 πλευρὰς trsp. Lb   23 post πότερον add. μὲν A   αὐτὸς ex αὐτὸ corr. in Fc   24 ἀπαθεὶς Fc, corr. F² ἐστιν] ἢν ὡς A

mehr, wenn die Zwischenrippenmuskeln gelähmt sind. Aber dennoch kann man auch 4
in diesen Fällen sagen, dass gerade dies eine Affektion (*pathos*) ist: der Umstand, dass
etwas die Körperteile nicht erreicht, was früher, weil es sich von Natur aus so verhält,
dort ankam. Denn es wäre auch von Brunnen nicht unvernünftig zu denken, dass der
Umstand, dass das Wasser nicht mehr zu ihnen reicht, ein Widerfahrnis (*pathos*) von
ihnen ist, die extreme Dürre ein Widerfahrnis der aus der Erde wachsenden demetrischen Pflanzen und ein Mangel an Speise oder Trank ein Widerfahrnis der Lebewesen.
Denn das, was einem jeden fehlt für seinen natürlichen Unterhalt, von dem kann
jemand annehmen, dass es ein Widerfahrnis ist. Aber diese Dinge erfordern, wie
gesagt, eine mehr theoretische Untersuchung.

Eine notwendige Untersuchung der Funktionsschädigungen und -ausfälle wurde 5
von den meisten Ärzten außer Acht gelassen. Wenn es nämlich einmal zwei oder drei
Funktionen mit Funtionsschädigung bzw. -ausfall gibt, kommt es vor, dass manchmal
nur ein Teil betroffen ist, während die anderen mitleidend sind und in Bezug auf
ihre Funktionsausübungen mitgeschädigt werden, manchmal aber auch, dass alle auf
dieselbe Weise betroffen sind. Es kommt vor, dass von ihnen einige einen, wie man
sagen könnte, ‚habituellen' (*hektikē*) Zustand haben, die anderen aber einen, wie man
sagen könnte, ‚temporären' (*kata schesin*). Darüber wurde auch schon im zweiten
(Buch) Über das Sezieren von lebenden (Tieren) gesprochen. Auch in der vorangegangenen Abhandlung wurde etwas darüber gesagt, und es wird auch in der Folge noch
die Rede davon sein, weil die Argumentation, die wir noch zu Ende bringen werden,
solche Differenzierungen notwendigerweise voraussetzt. Nichtsdestoweniger ist es an
dieser Stelle nützlich, schon vorher darüber zu sprechen, denn es gibt Leute, die in der
Theorie zu beweisen versuchen, dass die Suche nach den betroffenen Orten für die Ärzte notwendig sei, diese aber dann in der Praxis auf den Kopf stellen; darum gehe ich das
sogleich für dich durch, indem ich eine einzelne Affektion als Beispiel auswähle.

Nehmen wir die Rippenfellentzündung, für die sich Aufschluss darüber, dass die 6
Rippe betroffen ist, aus dem Schmerz im Bereich der Rippe ergibt. Ob aber die innere
Auskleidung – es macht keinen Unterschied, ob sie ‚Membran' oder ‚Mantel' genannt
wird – bei Patienten mit Rippenfellentzündung entzündet ist oder noch dazu irgendein anderer Teil im Bereich der Rippen, und ob notwendigerweise auch die Lunge an
ihren Flügeln selbst betroffen oder überhaupt nicht betroffen ist, das sei, sagen diejenigen, die die Erfahrung an die erste Stelle setzen, nicht notwendig zu verstehen,
denn da sie bereits eine große Anzahl von Patienten mit Rippenfellentzündung 7

τοὺς μὲν ἅμα τοῖς διδασκάλοις, τοὺς δ' ὑφ' ἑαυτῶν μόνων θεραπευθέντας, ὡς Ἱπποκράτης ἔγραψεν ἐν τῷ Περὶ διαίτης ὀξέων νοσημάτων, ἀκριβῶς τε γινώσκειν ἤδη, τίνα μὲν αὐτοὺς | ὠφελεῖ, τίνα δὲ βλάπτει, καὶ διορισμοὺς ἔχειν ἐπὶ σημείων ἐναργῶς φαινομένων ἀναμιμνήσκοντας, ὧν τε προσήκει φλέβα τέμνειν, ὧν τε μή· καὶ περὶ πυριάσεως δ' αὐτῶν, ἔτι τε καταπλασμάτων καὶ διαιτημάτων, ὑπαγωγῆς τε γαστρός, αὐτάρκη γνῶσιν ἔχειν ἐκ μακρᾶς πείρας. ὅθεν μὲν οὖν Ἱπποκράτης κινηθεὶς ἤ τις ἄλλος πρὸ αὐτοῦ τὴν εὕρεσιν ἐποιήσατο τῶν βοηθημάτων, ἀγνοεῖν ὁμολογοῦσιν· ἑαυτοῖς δ' ἀρκεῖν φασιν τοῖς εὑρημένοις χρῆσθαι προσηκόντως, ὡς καὶ τοὺς ἄλλους τεχνίτας ὁρῶμεν· οὔτε γὰρ ὁ χαλκεὺς οὔθ' ὁ τέκτων οὔθ' ὁ σκυτοτόμος, ὅπως εὑρέθησαν αὐτῶν αἱ τέχναι ζητοῦσιν, ἀλλ' ἄττα παρὰ τῶν διδασκάλων ἔμαθον, αὐτοί τε χρώμενοι τῇ πείρᾳ δοκιμάσαντες ἐβεβαιώσαντο, ταῦτα πράττοντες εὐδοκιμοῦσιν.

Ἐγὼ μὲν οὖν, εἰ χρὴ τἀληθὲς εἰπεῖν, ὅταν ἀκούσω λεγόντων ταῦτα τῶν ἐμπειρικῶν ἰατρῶν, ἡγοῦμαι πάνυ πιθανοὺς εἶναι τοὺς λόγους αὐτῶν εὑρίσκω τε τὰς πρὸς αὐτοὺς ὑπὸ τῶν δογματικῶν εἰρημένας ἀντιλογίας οὐ πάνυ τι γενναίας· ὥσπερ δ' ἐν ἅπασι τοῖς ἄλλοις καθ' ὅλον τὸν βίον ἐμαυτὸν ἀεὶ προπετοῦς συγκαταθέσεως ἐπέσχον, οὕτω καὶ | περὶ τούτων ἐζήτησα πολλῷ χρόνῳ κατ' αὐτὴν τὴν ἐπὶ τῶν νοσούντων εὕρεσιν τῶν βοηθημάτων, εἴτε προσδέομαί τινος ἐνδείξεως λογικῆς, εἴτ' ἀρκεῖ μοι τὰ διὰ τῆς πείρας ἐγνωσμένα παρά τε τοῖς διδασκάλοις καὶ κατ' ἐμαυτόν.

Ἅπερ οὖν ἔκρινα βέλτιστα πολλῷ χρόνῳ ζητήσας, ἐπικαλεσάμενος θεοὺς μάρτυρας, ἀγορεύσω τοῖς ἀληθείας ἐρῶσιν. οὐδὲ γὰρ αἰτίαν ἔχω τοῦ ψεύδεσθαι, καθάπερ οἱ μαθόντες αἵρεσιν μίαν, εἶτα πάντῃ τε καὶ πάντως ἔνδοξοι κατ' αὐτὴν γενέσθαι προῃρημένοι· τούτοις γὰρ ἀναγκαῖόν ἐστι φιλονίκως ἀγωνίζεσθαι περὶ τῆς κατὰ τὴν αἵρεσιν ἀληθείας, ἣν μόνην γινώσκουσιν, ὡς ἂν ἐξ ἄλλης ἀγωγῆς λόγων ἀδυνατοῦσι πορίζεσθαι δόξαν· ἐγὼ δ' ἔργῳ διεδειξάμην ἐν ἐπιδείξεσί τε δημοσίαις καὶ ταῖς τῶν βουληθέντων ἡντινοῦν αἵρεσιν ἐκδιδαχθῆναι

1sq. ὡς – νοσημάτων] cf. Hipp. De diaeta acut. 21–25: p. 44,25–47,3 Joly = II 268,7–278,4 L. accuratius non reperitur (cf. Anastassiou u. Irmer, Testim. z. Corp. Hipp. II,2: p. 24)

1 διδασκάλοις] δακτύλοις A   ἑαυτῶν] ἡμῶν αὐτῶν L_b   2 νοσημάτων om. ζ L_b: νοση F_c, -μάτων in extremo marg. int. scr., ut vid. F² 3 ἤδη] εἴδη F_c, corr. F²   post ἤδη add. προσήκει L_b 4 ἀναμιμνήσκοντας ante 3 ἐπὶ trsp. F_c: ὑπομιμν- A: fort. mavis ἀναμιμνησκόντων sed cf. XI 624,5 K.   ante ὧν¹ scr. et del. ἐν L_b   ὧν] ᾧ F_c   τε προσήκει] τε δὴ τὲ προσήκει A: δῆ F_c (v. l. δεῖ in archetypo ut vid.)   φλέβας A   τέμνην F_c, corr. F²: τεμεῖν L_b   5 τε¹ om. A: δὲ F_c   δ' αὐτῶν] δὲ ὡσαύτως ζ   6 post τε τῆς add. L_b   αὐτάρκην L_b   ἔχειν om. A: ἔχων F_c, corr. F²   μὲν οὖν] γοῦν A   post οὖν scr. et del. ἐκ μακρᾶς L_b   7 τις] τῆς F_c, corr. F²   8 ἑαυτῶν A   εἰρημένοις F_c 9 τεχνίτας in -ήτας mut. F²   11 ἄττα] ἅτε ex ἄτα, ut vid., mut. F_c: ἅ τε Q: ἅ γε Ald.   παρὰ] περὶ ἃ L_b   post χρώμενοι add. καὶ A   13 ἀκούω C   λεγόντων post ταῦτα trsp. L_b   14 εἶναι post αὐτῶν trsp. L_b   15 τε] δὲ C   αὐτοὺς] τοὺς F_c, corr. F²   post δογματικῶν add. ἰατρῶν L_b   ἀντιλογίας εἰρημένας L_b   16 post γενναίας add. οὔσας A   17 ἔπασχον A   18 τὴν om. A προσδεόμεναι A: προσδεόμενα L_b   19 τινος om. L_b   20 κατ' ἐμαυτόν] supra lin. scr. παρ' ἐμοῦ F²   21 οὖν om. A   22 post μάρτυρας add. ταῦτ' A, ταῦτα Q   ἀγορεύσω] ἀληθεύσω A: λέξω Q   τοῖς] τῆς A   post τοῖς supra lin. τῆς add. L_b   23 μανθάνοντες F_c   αἵρεσιν] εὕρεσιν A   πάντῃ τε] πάντοτε C   24 προῃρημένοι e προειρημένοι corr. F_c: προειρημένοι L_b A Ald. (corr. Corn.)   φιλονείκως ζ   ἀγωνίσασθαι C   25 αἵρεσιν] αἴσθησιν F_c, corr. F²   26 πορίσασθαι C   ἐν om. C   ἐπιδείξεσί] ἐπιδείξεστί C   27 ταῖς] τῆς F_c

beobachtet hätten, die einen zusammen mit ihren Lehrern, die anderen von ihnen selbst allein behandelt, wüssten sie, wie Hippokrates in der Abhandlung Über die Diät bei akuten Krankheiten geschrieben hat, schon ganz genau, was ihnen helfe und was sie schädige, und sie hätten Differenzierungsmerkmale für deutlich erscheinende Zeichen, die daran erinnerten, in welchen Fällen man einen Venenschnitt durchführen solle und in welchen nicht; auch über Hitzeanwendungen bei ihnen und ferner über Umschläge, diätetische Anordnungen und Magenspülung hätten sie ausreichend Kenntnis aus langer Erfahrung. Sie geben zu, nicht zu wissen, wodurch veranlasst Hippokrates oder ein anderer vor ihm die Entdeckung der Heilmittel machte. Sie sagen aber, sie seien damit zufrieden, das Entdeckte in der geeigneten Weise zu verwenden, wie wir es auch bei anderen Handwerkern sähen. Schließlich fragen weder der Schmied noch der Schreiner noch der Schuster nach, wie ihre Handwerkstechniken entdeckt worden sind, vielmehr verfestigen sie das, was sie von ihren Lehrmeistern gelernt haben, indem sie es auch selbst mit ihrer Erfahrung prüfend gebrauchen, und durch dieses Vorgehen gewinnen sie Anerkennung.

Wenn ich die Wahrheit sagen soll, so bin ich, wenn ich die die empirischen Ärzte dies vortragen höre, der Meinung, dass ihre Argumente sehr überzeugend sind, und ich finde widersprechende Argumente, die die Dogmatiker gegen sie vorbringen, gar nicht so großartig. Aber wie in allem anderen habe ich mich in meinem ganzen Leben immer vor überstürzter Zustimmung zurückgehalten. Und so habe ich auch in dieser Sache lange Zeit zu ermitteln versucht, gerade bezüglich der Auffindung der Heilmittel für die Kranken, ob ich eine vernunftgeleitete theoretische Herleitung bräuchte oder mit dem zufrieden wäre, was ich durch die Erfahrung wusste, durch die vermittels meiner Lehrer und meiner eigenen.

Was ich nach langer Suche für das Beste halte, will ich, indem ich die Götter als Zeugen herbeirufe, denen kundtun, die Wahrheit lieben. Ich habe keinen Grund, die Unwahrheit zu sagen wie diejenigen, die das Studium einer einzelnen Denkrichtung absolviert haben und daher voreingenommen verkünden, dass die Dinge überall und in jeglicher Hinsicht mit ihr in Übereinstimmung geschähen. Es ist für sie eine Notwendigkeit, rechthaberisch in einen Wettstreit zu treten über die Wahrheit nach ihrer Denkrichtung, die die einzige ist, die sie kennen, als ob sie aus den Ausführungen einer anderen Denkschule nicht zu einer Meinung gelangen könnten. Ich aber habe in der Tat in öffentlichen Darbietungen und (privat) denen, die von mir über irgendeine Denkrichtung unterrichtet werden wollten, gezeigt, dass ich in der Kenntnis von allen

παρ' ἐμοῦ, μηδενὸς ἧττον, ἵνα μή τι μεῖζον εἴπω, γινώσκων ἁπάσας αὐτάς. οὐ μὴν οὐδὲ λόγων αὐτοσχεδίων ἀπορίᾳ, συναγορεύειν ἑλόμενος αἱρέσει μιᾷ, ῥᾳδίως ἂν ὑπό τινος ἐξηλέγχθην· ἔμαθον γὰρ οὐκ ἐξ ὑπομνημάτων αὐτάς ὥς τινες, ἀλλὰ παρὰ τοῖς πρωτεύουσι δι|δασκάλοις καθ' ἑκάστην αἵρεσιν. οὔτ' οὖν πρὸς ἐμπειρικούς ἐστί μοί τι μῖσος, ὧν γε τοῖς λόγοις ἐνετράφην, οὔτε πρὸς δογματικῶν τινας· ὁμοτίμως τε γὰρ ἐσπούδασα τὰ πάντα ἐκμαθεῖν, ἐφοίτησά τε τοῖς ἐνδοξοτάτοις διδασκάλοις καθ' ἑκάστην αἵρεσιν· ἀπό τε τῶν ἔργων τῆς τέχνης ἐγνώσθην, οὐκ ἀπὸ λόγων σοφιστικῶν, τοῖς τ' ἄλλοις τῶν ἐν Ῥώμῃ πρώτων ἀνδρῶν καὶ πᾶσιν ἐφεξῆς τοῖς αὐτοκράτορσιν· ὥστ' οὐδὲν ἄν μοι λείποι πρὸς τὸ μὴ οὐ λέγειν ἀληθῶς ἃ φρονῶ καθ' ἑκάστην αἵρεσιν. εὗρον οὖν ἐπὶ τῶν ἔργων τὴν διὰ τῆς ἀληθοῦς ἐνδείξεως εὕρεσιν τῶν βοηθημάτων ἐν τοῖς σπανίως ἀποβαίνουσι πλεονεκτοῦσαν τῆς ἐμπειρικῆς γνώσεως· καὶ διὰ τοῦτο τοῖς ἐναντιωτάτοις βοηθήμασιν ἐνίοτε τῶν ἐκ τῆς ἐμπειρίας ἐγνωσμένων ἐθεράπευσα πολλὰ τῶν παθῶν, ἅπερ ἐπὶ πλέον ἐν τῇ τῆς Θεραπευτικῆς μεθόδου πραγματείᾳ διέρχομαι.

4. Νυνὶ δ' εἰρήσεται μόνα τὰ πρὸς τὴν ἐνεστῶσαν ὑπόθεσιν χρήσιμα. τὰς γάρ τοι τῶν ἐνεργειῶν βλάβας εὗρον οὐ μόνον ἐπὶ τοῖς ὁμοιομερέσιν, ὑφ' ὧν γίγνονται, | νοσοῦσιν βλαπτομένας, ἀλλὰ κἀπὶ τοῖς ἄλλοις μορίοις, ὧν χρεία μέν τίς ἐστιν, ἐνέργεια δ' οὐκ ἔστιν· εὗρον δὲ καὶ τὰ τῶν ὀργανικῶν μορίων νοσήματα βλάπτοντα τὰς ἐνεργείας. ἐπὶ τούτοις προεγνωσμένοις ἑξῆς εὗρον ἔνια μὲν νοσήματα συνεχῶς γινόμενα τοῖς πολλοῖς τῶν ἀνθρώπων, ἔνια δὲ σπανίως· τὴν δ' ἐμπειρικὴν ἰατρείαν ἑώρων οὐ τὸ σπάνιον, ἀλλὰ τὸ πολλάκις ἀποβαῖνον ἐν μνήμῃ τε καὶ μιμήσει τιθεμένην, καὶ διὰ τοῦτ' ἠμελημένας τῶν σπανίων διαθέσεων οὐ μόνον τὰς θεραπείας, ἀλλὰ καὶ τὰς προηγουμένας αὐτῶν διαγνώσεις. ὅπως οὖν χρὴ διαγιγνώσκειν αὐτὰς πρῶτον ἐξήτησα, καὶ τούτων τινὰς μὲν ἐπιστημονικὴν διάγνωσιν ἐχούσας εὗρον, ἐνίας δὲ ὑποπεπτωκυίας τῷ καλουμένῳ τεχνικῷ στοχασμῷ, καὶ διὰ τοῦτο καὶ αὐτὰς ὡς τὸ πολὺ κατορθουμένας, ἡ γὰρ τοῦ τεχνικοῦ στοχασμοῦ δύναμις τοιαύτη τίς ἐστιν· ἀλλὰ καὶ ταύτας καὶ πρὸ τούτων

2 λόγων αὐτοσχεδίων] cf. Gal. Adv. Iul. 3,2: CMG V 10,3, p. 40,5   14 ἅπερ – διέρχομαι] v. Gal. Meth. med. I–XIV: X 1,1–1021,11 K.   17sq. ὧν – ἔστιν] cf. Gal. De locis affectis I 1,25: CMG V 6,1,1, p. 244,6–8 (ubi coll. loc. sim.)   20–23 τὴν – διαγνώσεις] Empirikerschule, fr. 47: p. 124,13–16 Deichgräber   23–27 ὅπως – ἐστιν] cf. Gal. Ars med. 19,4: p. 332,3–8 Boudon = I 353,10–14 K. In Hipp. de victu acut. comm. II 2: CMG V 9,1, p. 165,30sq.   Meth. med. XII, 7: X 860,9–861,3 K.

1 μηδενός] μηδὲν L_b   2 αὐτοσχεδίων post ἀπορίᾳ trsp. A   ἀπορίᾳ] γρ ἄπειρος supra lin. scr. C   προσαγορεύειν in textu et corr. in marg. L_b   3 ἐξηλέγχθειν F_c, corr. F²: ἐξελέχθην C: ἐξηλέγθην Q   αὐτάς post τινες trsp. L_b   4 πρωτεύουσι] πρώτοις L_b   post πρὸς add. τοὺς L_b A   5 τι om. L_b C   γε] δὲ A   ἐνετράφειν F_c, corr. F²   6 ὁμοτίμος F_c, corr. F²   τε¹ om. AQ: τότε F_c   ἔσπουσα C: ἔσπρυσα A   πάντα] πάντων F_c   7 καθ' ἑκάστην αἵρεσιν om. L_b   7–10 ἀπό – αἵρεσιν om. A   7 τῶν ἔργων post τέχνης trsp. L_b C   9 λείπει L_b: λείπη C   τὸ in textu om. C, supra lin. add. C²   10 τὴν] τῆς F_c, corr. F²   11 ante τῶν add. ἐκ A   12 πλεονεκτοῦσαν] supra lin. scr. πλεονεκτοῦντας F², ὑπερέχουσας C²   13 ἐγνωσμένων] εὕρη- super ἐγνωσ- scr. F²   15 ὑπόθεσιν] πραγματείαν L_b   16 τοι in textu om. et supra lin. add. C   ὑφ'] ἐφ' proposuit Corn., sed cf. 28,16sq.   γίνεται L_b   17sq. τίς μέν ἐστιν L_b: μέν ἐστι τίς C   21 ἰατρείαν] θεωρίαν L_b A: supra lin. scr. γρ θεωρίαν F²   ἑώρων] εὗρον L_b   πολλάκις] πλειστάκις ζ   23 οὐ – τὰς¹ ante 22 ἠμελημένας trsp. A   24 καὶ τούτων] κἂν τούτῳ ζ   25 διάγνωσιν] διάθεσιν in textu, γρ διάγνωσιν in marg. L_b   καλουμένῳ post 26 στοχασμῷ trsp. C   26 κατορθωμένας L_b   ἡ] οὐ A   27 δύναμιν A   ταύτας corr. in F_c (ras. post τ-)

ohne Übertreibung niemandem unterlegen bin. Selbst bei einer Diskussion mit Argumenten aus dem Stegreif wurde ich nach der Zuteilung, für eine einzelne Denkrichtung Partei zu ergreifen, von niemandem mit Leichtigkeit widerlegt. Denn ich lernte die Ansichten nicht wie andere aus Abhandlungen in Büchern, sondern von Lehrern ersten Ranges aus jeder einzelnen Denkrichtung. Ich habe keine Abscheu gegenüber Empirikern, zumal ich mit ihren Lehren aufgewachsen bin, noch auch gegen irgendwelche Dogmatiker. Ich habe mit derselben Aufmerksamkeit das Studium aller verfolgt und die angesehensten Lehrer jeder Denkrichtung frequentiert. Durch Arbeit in der Heilkunst und nicht durch sophistische Reden wurde ich in Rom unter anderem bei den wichtigsten Männern bekannt und in der Folge bei allen Kaisern. Daher fehlt mir nichts, um die Wahrheit darüber zu sagen, was ich über jede Denkrichtung denke. Tatsächlich habe ich über meine Arbeit herausgefunden, dass die Auffindung der Heilmittel durch wahr konkludierende Herleitung bei den seltenen Fällen das empirische Erkennen übertrifft. Und deshalb habe ich mit Heilmitteln, die denen, die aus der Erfahrung bekannt sind, manchmal vollständig entgegengesetzt waren, viele Affektionen behandelt. Ich entwickle das ausführlicher in der Abhandlung Die therapeutische Methode.

4. Jetzt soll nur das besprochen werden, was für das vorliegende Thema nützlich ist. Ich habe herausgefunden, dass Funktionsschädigungen nicht nur bei homoiomeren Teilen, durch die sie entstanden sind, Kranke schädigen, sondern auch bei anderen Teilen, die in einem gewissen Sinn eine Funktionsaufgabe haben, aber keine (aktive) Funktionsausübung. Und ich habe auch herausgefunden, dass die Krankheiten der Teile, die Organe sind, die Funktionen schädigen. Neben diesen zuvor erkannten (Sachverhalten) habe ich anschließend herausgefunden, dass einige Krankheiten bei vielen Menschen immer wieder auftreten, andere hingegen selten. Ich habe gesehen, dass die empirische Medizin nicht das, was selten, sondern das, was oft geschieht, in Gedächtnis und Nachahmung festhält, und daher nicht nur die Behandlung seltener (krankhafter) Zustände, sondern auch das Erkennen der diesen (Zuständen) vorhergehenden (Symptome) außer Acht lässt. Ich fragte dann zuerst, wie man diese (Zustände) erkennen soll, und fand heraus, dass einige von ihnen ein wissenschaftliches Erkennen haben, dass aber andere der sogenannten ‚kunstfertigen Hypothesenbildung' (*stochasmos*) unterliegen, und dass auch sie aus dem Grund in der Regel erfolgreich verlaufen, weil die (Beweis)kraft dieser kunstfertigen Hypothesenbildung eine von dieser Art (d. h. in der Regel gültig) ist. Aber sowohl in Bezug auf diese als auch auf diejenige

ὅσαι τῶν σπανίων διαθέσεων ἐπιστημονικὴν διάγνωσιν ἔχουσιν, εὗρον ἀεὶ δεομένας τῆς τῶν πεπονθότων μορίων διαγνώσεως.

3   Ἐγὼ μὲν οὕτως ἰατρεύων ἄχρι γήρους οὐδαμόθι μέχρι σήμερον ἠσχημόνησα
146 | κατὰ θεραπείαν ἢ πρόγνωσιν, ὡς ἄλλους πολλοὺς εἶδον ἐνδοξοτάτους ἰατρούς· εἰ δέ τις ἐθέλει καὶ αὐτὸς ἀπὸ τῶν ἔργων τῆς τέχνης, οὐκ ἀπὸ λόγων σοφιστικῶν ἔνδοξος γενέσθαι, πάρεστι τούτῳ χωρὶς ταλαιπωρίας ἀναλέγεσθαι τὰ πρὸς ἡμῶν εὑρημένα μετὰ πολλῆς ζητήσεως ἐν ὅλῳ τῷ βίῳ. γινωσκέτω τοιγαροῦν οὗτος ἐν τοῖς σπανίοις πάθεσιν, ἐν οἷς οὔτε διδάσκαλον εἶδον ἰασάμενόν τινα τῶν πασχόντων οὔτ' αὐτός ποτ' ἐπειράθην βοηθήματος, ὁδῷ τοιαύτῃ με χρησάμενον
4   εἰς τὴν τῶν ἰαμάτων εὕρεσιν. ἔστωσαν οὖν μοι καὶ νῦν θεοὶ τοῦ λόγου μάρτυρες· ἐζήτησα γὰρ ἀεί, τίνος τόπου πεπονθότος ἢ τίνος αὐτῷ συμπάσχοντος ἡ τῆς ἐνεργείας ἐγένετο βλάβη, καὶ πείσας ἐμαυτὸν εὑρηκέναι τὸ μόριον, ἐφεξῆς ἐζήτησα τὴν διάθεσιν αὐτοῦ, κἀκ τούτων εὐθὺς ἀμφοτέρων ἔλαβον ἔνδειξιν ὅλου τοῦ τῆς θεραπείας γένους εἴς τε τὸ ποσὸν καὶ τὸ ποιὸν τῶν βοηθημάτων καὶ τὴν τῶν ἐπιτηδείων ὑλῶν εὕρεσιν, ἐπισκοπούμενος ἅμα τοῖσδε τὴν ἡλικίαν τε καὶ φύσιν τοῦ κάμνοντος, ὥραν τε καὶ χώραν, καὶ τἆλλα ὅσα πολλάκις ἤδη λέλεκται
147 5 κατὰ | τὴν Ἱπποκρατείων βιβλίων ἐξήγησιν. ἀλλ' ὁ πεπονθὼς τόπος, εἴ τι μεμνήμεθα τῶν ἐν τοῖς πρὸ τοῦδε δύο βιβλίοις, ἔκ τε τῶν ἐκκρινομένων ἐγνωρίζετο καὶ τῶν ἐπιτρεφομένων τοῖς πάσχουσι μέρεσι καὶ τῶν ἐνεργειῶν τῆς βλάβης [, ἐν οἷς περιέχεται καὶ τὰ παρὰ φύσιν χρώματά τε καὶ σχήματα,] ὄντων τε τῶν ἐκκρινομένων καὶ αὐτῶν τῷ γένει τριττῶν· ἤτοι γὰρ τῶν πεπονθότων τόπων ἐκκρίνεται μέρη, διαλυομένης αὐτῶν ἢ ἀποθρυπτομένης τῆς οὐσίας ἢ τῶν περιεχομένων ἐν αὐτοῖς ἤ τι τῶν ταῖς νοσώδεσι διαθέσεσιν ἑπομένων, ἢ μόναις ἢ διὰ παντὸς ἢ ὡς ἐπὶ τὸ πολύ· τῶν μὲν ἄλλων οὐδὲν εὕρισκον ἐπί τινων παθῶν, μόνη δέ μοι τηνικαῦτα τῆς εὑρέσεως τῶν πεπονθότων μορίων ὁδὸς ὑπελείπετο ἡ διὰ τῆς βεβλαμμένης ἐνεργείας.

17sq. εἴ – βιβλίοις] *v.* Gal. De locis affectis I 5: CMG V 6,1,1, p. 276,6–282,2   20–24 ὄντων – πολύ] *cf.* Gal. De locis affectis I 2,17: CMG V 6,1,1, p. 260,3–5   23sq. ἢ¹ – παντὸς] *cf.* Gal. In Hipp. Prorrh. I comm. I 4: CMG V 9,2, p.15,29–16,2

1 ὅσοι Lb   διάγνωσιν] διάθεσιν *in textu,* γρ διάγνωσιν *in marg.* Lb   ἀεὶ *om.* C   2 διαγνώσεως] γνώσεως Fc   3 *post* μὲν *add.* οὖν C   γείρους Fc Lb, *corr.* F²: γήρως C   οὐδαμόθι Fc, *corr.* F²: οὐδαμόϑ'(*ambig.*) Lb: οὐδαμόθεν A   ἠσχημόνησα] *supra lin. scr.* ἠσχύνθην F²   4 πολλοὺς *om.* Lb   5 ἐθέλῃ Fc, *corr.* F²: ἐθέλ (*ambig.*) Lb: ἐθέλοι ζ   ἔργων] λόγων Lb   6 ἔνδοξος γενέσθαι *ante* 5 ἀπὸ *trsp.* Lb   7 εὑρημένα] ηὑραμένα Fc: εὑρήμενα A: εἰρημένα Lb   *post* πολλῆς *add.* τῆς A   γινωσκέτω e γεν-, *ut vid., corr.* Lb   9 ποτ' *om.* Fc Lb   ἐπειράθη Fc   με *om.* A   10 ἔστωσαν] ἔστω A   οὖν] δέ ζ   τοῦ λόγου *ante* μοι *trsp.* ζ   13 *post* τούτων *add.* εὐθὺς ζ   14 τὸ² *om.* Lb   τῶν βοηθημάτων *ante* καὶ τὸ *trsp.* A   14sq. καὶ² – εὕρεσιν *ante* 14 εἴς *trsp.* C   16 πολλάκις ἤδη] εἴδη πολλάκις A   17 βίβλων C   εἴ] ἢ Fc, *corr.* F²   18 τῶν¹ *om.* Fc, *supra lin. add.* F²   τοῖς *om.* Fc, *supra lin. add.* F²   τοῦδε] τούτου ζ   δύο *om.* Lb   19 ἐπιτρεφομένων *ex* ἐπιστρ- *corr. in* Fc: ἐπιφυομένων *supra lin. scr.* F²: ἐκτρεφομένων A   *post* βλάβης *add.* ἐκκρινομένοις C   20 ἐν – σχήματα *ut interpolationem delevi, cf.* CMG V 6,1,1, p. 370,11sq. οἷς *supra lin. scr.* Lb A, *supra lin. scr.* γρ αἷς F²   καὶ¹ *om.* C   ὄντων τε *postea rasura deletum, ut vid., in* Fc τε[II] δε F²   21 τόπῳ Fc, *corr.* F²   22 μέρη] μόρια C   διαλυομένης Lb: τῆς οὐσίας *supra lin. add.* C   ἀπορρυπτομένης Fc Lb, *corr. in* Fc (fracta Burg.)   *post* ἢ *add.* τοι A   23 *post* τῶν *add.* ἐν Fc   ταῖς] τοῖς Fc Lb   24 τὸ *om.* C   ηὕρισκον Fc C   25 τηνικαῦτα e *corr. in* Lb: τινηκαῦτα Fc, *corr.* F²   ἡ *om.* Fc

der seltenen Zustände zuvor, die ein wissenschaftliches Erkennen haben, fand ich heraus, dass sie immer das Erkennen der betroffenen Teile erfordern.

Auf diese Weise habe ich bis ins hohe Alter als Arzt praktiziert, ohne dass ich mich bis zum heutigen Tag je für eine Behandlung oder eine Prognose geschämt habe, wie ich es (anders) bei vielen anderen höchst angesehenen Ärzten gesehen habe. Aber wenn jemand auch selbst durch Arbeit in der Heilkunst und nicht durch sophistische Reden Ansehen erlangen will, steht es ihm frei, ohne harte Arbeit das aufzunehmen, was wir unsererseits mit viel Forschung über das ganze Leben hin entdeckt haben. Er soll also zur Kenntnis nehmen, dass ich im Falle von seltenen Affektionen, bei denen ich weder einen Lehrer einen der daran Leidenden habe heilen sehen noch selbst je mit einem Heilmittel Erfahrung gesammelt habe, bei der Auffindung von Heilmitteln folgenden Weg nutzte. Mögen die Götter mir auch jetzt Zeugen meiner Darlegung sein: Ich habe nämlich stets erforscht, an welchem betroffenen Ort oder an welchem mit ihm miterleidenden (Ort) der Funktionsschaden entstanden ist. Und wenn ich überzeugt war, dass ich den Teil gefunden hatte, erforschte ich danach seinen Zustand und aus diesen beiden (Faktoren) erhielt ich Aufschluss für die gesamte Art der Behandlung in Bezug auf die Quantität und Qualität der Heilmittel und (in Bezug auf) die Auffindung der geeigneten (medizinischen) Grundstoffe, wobei ich zusammen mit diesen das Alter und die Natur des Patienten berücksichtigte und auch die Jahreszeit, die Gegend und die anderen Faktoren, die ich schon häufig in meiner Auslegung der hippokratischen Bücher genannt habe. Der betroffene Ort wurde also, wenn wir uns an die beiden vorhergehenden Bücher erinnern, aufgrund der Ausscheidungen erkannt, aufgrund der Vergrößerung der affizierten Teile und aufgrund der Schädigung der Funktionen [, bei denen auch widernatürliche Farbe und Gestalt enthalten sind,] wobei es von den Ausscheidungen selbst auch drei Arten gibt: Entweder werden Teile aus den betroffenen Orten ausgeschieden, wobei entweder ihre eigene Substanz aufgelöst oder zerstückelt wird oder die von dem, was in ihnen eingeschlossen ist, oder etwas, was auf die krankhaften Zustände folgt, entweder einmalig oder in jedem Fall oder in der Regel. Bei einigen Affektionen fand ich keines der anderen (Anzeichen), und unter solchen Umständen verblieb mir als einziger Weg für die Auffindung der betroffenen Teile der über die geschädigte Funktion.

5. Εἰς ἀνάγκην οὖν ποτε καταστὰς ἀνακτήσασθαί τινος ἀπολωλυῖαν μνήμην, ἔτι νεώτερος ὤν, οὔτε τῶν διδασκάλων ἑωρακὼς τινα θεραπεύοντα τοῦτο τὸ πάθος οὔτ' ἀνεγνωκὼς παρά τινι τῶν ἀρχαίων τὴν ἴασιν, ἐζήτουν κατ' ἐμαυτὸν πρῶτον μὲν εὑρεῖν, τίς ἂν εἴη ὁ πεπονθὼς τόπος, | ᾧ προσάξω τὰ καλούμενα τοπικὰ βοηθήματα, μετὰ τῆς τοῦ παντὸς σώματος ἐπιμελείας δηλονότι [κοινὸν ἐπὶ πάντων ἐστὶ τῶν παθῶν]· εἶθ' ἑξῆς, ἐκ τίνος ὁδοῦ τῶν ἰαμάτων ἕκαστον εὑρήσω. τὸν μὲν δὴ πεπονθότα τόπον ἡγούμην εἶναι τὸν αὐτὸν τῷ τὸ καλούμενον ἡγεμονικὸν περιέχοντι, τὰ δ' ἰάματα τῇ κατ' αὐτὸν ἐναντία διαθέσει.

2 Παυσαμένους τοίνυν ἀξιῶ πάντας, ὅσοι τοῖσδε τοῖς γράμμασιν ὁμιλοῦσιν, τῆς ψώρας ἢ λύττης ἢ μανίας, ἧς ἔχουσι περὶ τὰς αἱρέσεις, ὡς ἀνθρώπους σώφρονας ἐπισκέψασθαι τὴν ἀκολουθίαν τῶν ἐφεξῆς εἰρησομένων. ἐν ᾧ γὰρ ἐσκοπούμην ἃ εἴρηκα, πυθόμενος τῷ Ἀρχιγένει τι γεγράφθαι βιβλίον, ἔνθα διδάσκει μνήμης βεβλαμμένης ἀνάκτησιν, εὐθέως περιῆλθον ἁπάσας μὲν τὰς βιβλιοθήκας, ἅπαντας δὲ τοὺς βιβλιοπώλας, ἅπαντας δ' οὓς ᾔδειν ἰατροὺς ἐσπουδακότας περὶ τὰ συγγράμματα τἀνδρός, εὐπορῆσαι τοῦ βιβλίου προηρημένος, ὅπως μοί τι συντελέσειε πρὸς τὴν τῶν βοηθημάτων εὕρεσιν, οὐ τοῦ τόπου τοῦ πεπονθότος· ἄντικρυς γὰρ ἡγούμην ὑπ' αὐτοῦ λελέχθαι τὸν τόπον τοῦτον οὐκ | ἄλλον τινὰ παρὰ τὴν καρδίαν, ἐπειδὴ κατὰ ταύτην ἡ αἵρεσις αὐτοῦ τὸ τῆς ψυχῆς ἡγεμονικὸν εἶναι πεπίστευκεν· ἐζήτουν δ' ἐγνωκέναι, τίνα δυσκρασίαν αὐτῆς αἰτίαν ἡγεῖται εἶναι τοῦ πάθους. οὐδὲ γὰρ ὅτι δυσκρασίαν τινὰ εἶναι νενόμικεν, ἠμφί-

3 βαλλον, εἰδὼς τὴν αἵρεσιν τοῦ ἀνδρός· ἀλλ' ἐπειδὴ δυσκρασίας ᾔδειν ὀκτὼ καθ' ἕκαστον μόριον συνισταμένας, τέτταρας μὲν ἁπλᾶς, τέτταρας δὲ συνθέτους, ἐπεθύμουν γνῶναι, τίνα τούτων ὁ Ἀρχιγένης ἀπεφήνατο τῆς βεβλαμμένης ἐνεργείας αἰτίαν εἶναι, πότερα ψῦξιν ἢ ὑγρότητα τοῦ κατὰ τὴν καρδίαν πνεύματος, ἢ σύνθετον ἐκ ψύξεώς τε καὶ ὑγρότητος, ἢ ξηρότητα μετὰ ψύξεως ὑπολαμβάνει δύνασθαι τὸ πάθος ἐργάσασθαι τοῦτο· πρόδηλον γὰρ ἦν, ὅτι τῆς θερμότητος ἀποστήσεται.

4 Τί ποτ' οὖν μοι συνέβη, τοῖς, ὡς ἔφην, ἀποτεθειμένοις τὴν τῆς αἱρέσεως μανίαν, ἐφεξῆς φράσω, παραγράψας αὐτὰς τὰς πρώτας ῥήσεις τοῦ βιβλίου, καθ' ὃ θεραπείαν ὁ Ἀρχιγένης ἔγραψε τῆς ἐπιλησμοσύνης ἢ λήθης ἢ μνήμης ἀπω-

21sq. ἀλλ' – συνθέτους] cf. Gal. De temp. I 8; II 1: p. 31,27–32,4; 40,3–10 Helmr. = I 559,2–9; 572,5–573,1 K. De morb. causis 1: VII 2,8–14 K. De constit. artis med. 9,2: CMG V 1,3: p. 82,13–19

2 ἑωρακὸς Lb   3 ἀνεγνωκὸς Lb   4 post εὑρεῖν add. εἰ Lb   πεπονθὸς Lb   5 τὴν ... ἐπιμέλειαν F² A Ald. fort. recte   5sq. κοινὸν – παθῶν ut interpolationem delevi   5 post κοινὸν add. γὰρ τοῦτο ζ Ald., supra lin. add. F²   6 ἐκ τίνος] ὑπό τινος A   ἑκάστων A   7 δὴ] οὖν Lb   τῷ om. Fc, supra lin. add. F²   τὸ e corr. in Fc ut vid.   8 post ἡγεμονικὸν add. ἐν ἑαυτῷ ζ   10 λύττης e corr. in Lb   12 πυθόμενος e παιθόμενος corr. in Fc   τῷ om. Fc   Ἀρχιγένει] Ἀρχιγένη Fc, corr. F²   13 μὲν om. Fc Lb   14 βιβλιοπώλους ζ Lb fort. recte   ἅπαντες Lb   15 προειρημένος Fc Lb ante corr.: προηρημένος C   17 ἡγούμην om. A   λελέχθη A   τοῦτον om. Lb   18 κατ' αὐτὴν Lb C   19 πεπίστευται C   δ' ἐγνωκέναι om. Fc, supra lin add. F²: δὲ γνῶναι Lb   19sq. δυσκρασίαν – ὅτι om. A   20 ἡγῆται Lb: ἡγεῖτον A   ἠμφίβαλον Fc: ἠμφίβαλον C: ἀμφέβαλλον A (fort. recte)   21 ἐπειδὴ] ἐπεὶ δὲ Fc   24 πότερα C   25 ξηρότητος A   ὑπολαμβάνειν C: ὑπολαμβάνων A   28 συνέβη om. A   ἀποτιθεμένοις Lb: ἀποτεθεμένοις (ut vid.) A: ἀποτεθειμένοις in textu, ἀποτεθησαυρισμένοις supra lin. C   τῆς αἱρέσεως] ἀφαιρέσεως A   29 ὃ] ἦν Lb   30 ἀπολωλυίας C

5. Es ergab sich für mich einmal die Notwendigkeit, das verlorene Gedächtnis einer Person wiederherzustellen, und da ich noch sehr jung war und weder einen der Lehrer diese Affektion behandeln gesehen hatte noch die Heilung aus der Lektüre von einem der alten (Ärzte) kannte, versuchte ich auf eigene Faust zuerst herauszufinden, welches der betroffene Ort wäre, auf den ich die sogenannten ‚örtlichen' Heilmittel anwenden könnte, natürlich zusammen mit der Versorgung des ganzen Körpers. [Dies ist allen Affektionen gemeinsam.] Daran anschließend (versuchte ich herauszufinden), auf welchem Weg ich jedes einzelne Heilmittel auffinden würde. Ich war freilich der Ansicht, dass der betroffene Ort mit dem identisch sei, der den sogenannten ‚führenden Seelenteil' umfasst, und dass, das, was heilt, seinem Zustand entgegengesetzt wäre.

Ich bitte also alle Personen, die sich mit dieser Schrift abgeben, aufzuhören mit Krätze, Raserei und Wahnsinn, die sie in Bezug auf die Schulen haben, und wie vernünftige Menschen die Folgerichtigkeit dessen, was im Folgenden gesagt werden wird, in den Blick zu nehmen. Als ich nämlich bei der Durchsicht dessen, was schon gesagt worden war, erfuhr, dass Archigenes ein Buch geschrieben hatte, in dem er die Wiederherstellung eines geschädigten Gedächtnisses lehrte, ging ich sofort zu allen Bibliotheken, zu allen Buchhändlern und zu allen Ärzten, von denen ich wusste, dass sie ein Interesse für die Schriften des Mannes hatten, um das ausgewählte Buch zu erwerben, damit es mir bei der Auffindung der Heilmittel – nicht des betroffenen Ortes – helfen kann. Ich war nämlich fest überzeugt, dass als dieser Ort von ihm kein anderer als das Herz bezeichnet würde, da seine Schule darauf vertraute, dass der führende (Teil) der Seele im Bereich des Herzens sei. Ich versuchte ein Verständnis davon zu gewinnen, welches Fehlmischverhältnis des Herzens er für die Ursache der Affektion hielt. Ich hatte keinerlei Zweifel, dass er davon ausging, dass irgendein Fehlmischverhältnis vorlag: Ich wusste ja um die Schulzugehörigkeit des Mannes. Aber im Wissen darum, dass sich Fehlmischverhältnisse bei jedem Teil in acht Arten bilden können, vier einfache und vier kombinierte, war ich bestrebt zu erfahren, welche von diesen Archigenes als Ursache der Funktionsschädigung ausmachte, ob Kälte oder Feuchtigkeit des Pneumas beim Herzen, oder eine Kombination von Kälte und Feuchtigkeit, oder ob er vermutete, dass Trockenheit zusammen mit Kälte diese Affektion bewirken könnte. Denn es war offensichtlich, dass er von der Wärme Abstand nehmen würde.

Was mir nun aber passierte, werde ich, wie gesagt, denen, die vom Wahnsinn der Schulsekten abgelassen haben, sagen, nachdem ich die ersten Sätze des Buches wörtlich ausschreibe, in dem Archigenes eine Behandlung des Erinnerungsschwunds beschrieben hat, der Vergesslichkeit, des Gedächtnisverlusts oder der Gedächtnisschä-

λείας ἢ βλάβης ἢ ὅπως ἄν τις ὀνομάζειν ἐθέλῃ τὸ προκείμενον ἐν τῷ λόγῳ πάθος,
ἢ εἰ μὴ πάθος, ἀλλὰ | νόσον ἢ σύμπτωμα ἢ ἀρρώστημα· ταῦτα γὰρ οἱ σοφισταὶ
ζητοῦσιν, μὴ ὅτι μικρόν, ἀλλὰ μηδὲ τοὐλάχιστον εἰς τὴν θεραπείαν συντελοῦντα.
σαφηνείας δ' ἕνεκα τῶν μελλόντων εἰρήσεσθαι τοσοῦτον προειπεῖν ἀναγκαῖόν
ἐστιν, ὅτι βιβλίων Ἀρχιγένει γεγραμμένων ἐπιστολικῶν ἕνδεκα τὸν ἀριθμόν,
ἐν τῷ πρώτῳ γέγραπται πρὸς Μάρσον ἐπιστολή, δι' ἧς αὐτῷ συμβουλεύει
περὶ τοῦ πατρός, ὅπως ἀνακτήσηται τὴν μνήμην αὐτῷ· ἐν ἀρχῇ μὲν οὖν αὐτῆς
μετὰ τὸ προοίμιον, ὁπότε τῆς θεραπείας ἄρχεσθαι μέλλει, γέγραπται ταῦτα κατὰ
λέξιν· «ἀφαίρεσιν μὲν οὖν αἵματος σύμμετρον καὶ ἐπαφαίρεσιν πεποιῆσθαι ὑμᾶς
ἀρχομένης τῆς ἀπολήψεως πέπεισμαι, εἰ μή τις ἀσθένεια γέγονεν ἐμποδών.» εἶθ'
ἑξῆς πάλιν· «οἶμαι δὲ ὅτι καὶ ἐμβρέγμασι [τε] κατὰ καιρὸν ἐχρήσασθε καὶ θάλ-
ψεσι μὲν ὅλου τοῦ σώματος, ψιλώσει δὲ τῆς κεφαλῆς καὶ σικυῶν προσβολῇ.»
Ταῦτ' ἀναγνοὺς ἐσκοτοδινίασα, χρὴ γὰρ ἴσως εἰπεῖν με τἀληθῆ· πῶς δ' οὐκ
ἤμελλον, ἁμαρτὼν τῆς ἐλπίδος, ἣν ἤλπισα παρ' ἀνδρός, ἔσεσθαί μοι, μυριάκις ἐν
πολλοῖς συγγράμμασιν τήν τε τῶν πεπονθότων τόπων ἐπιστήμην | καὶ τὴν τῆς
διαθέσεως αὐτῶν ἀναγκαίαν εἶναι φάσκοντος εἰς τὸ καλῶς ἰᾶσθαι τὰς νόσους;
πῶς γὰρ ἂν ἔτι χρήσιμοι πρὸς τοῦτ' εἶεν, εἰ μὴ τὴν ἀπ' αὐτῶν τις ἔνδειξιν ἐπιδεί-
ξειεν ἡγεῖσθαι τῆς τῶν βοηθημάτων εὑρέσεως; ἐκ τίνος, Ἀρχίγενες, λόγου
πιθανοῦ πεισθέντες τὴν κεφαλὴν ἐπὶ ἀφιξόμεθα τὴν καρδίαν ἀφέντες, ἧς ἓν μέν τι
τῶν συμφύτων ἔργων ἐστὶ τὸ μεμνῆσθαι, τὸ πάθος δὲ τῆς ἐνεργείας ἐστὶν ἡ ταύτης ἀπώλεια; τίνα δὲ διάθεσιν ἡ τῇ κεφαλῇ προσφερομένη σικύα θεραπεύουσα
τὴν μνήμην ἀνακαλέσεται; τίνι λόγῳ τὰ βοηθήματα ταῦτα συνεβούλευσας; ὡς
ἔγωγε καὶ νῦν ἔτι θεῶμαι κατὰ τὰς τῶν νοσούντων ἐπισκέψεις τοὺς ἰατροὺς ἐν
τῇ κοινολογίᾳ πυνθανομένους ἀλλήλων, κατὰ τίνα λόγον τόδε τὸ βοήθημα πρὸ
τοῦδε συνεβούλευσεν, ἄχρι καὶ τῶν σμικροτάτων τοῦτο δρῶντας, οὐ τῶν οὕτως
μεγάλων ὁποῖόν ἐστι σικύα προσφερομένη τῇ κεφαλῇ. ἐγὼ μὲν οὖν οὐδ' εἰ τῷ
θώρακι προσήγετο, καθ' ὃ μέρος ἡ καρδία τέτακται, λόγον εἰπεῖν εὑρίσκω δι' ὃν
ὤνησεν ἄν τι τὸν τοῦ Μάρσου πατέρα, μετὰ τοῦ μηδ', εἰ [τῷ θώρακι προσῆγε]

9sq. ἀφαίρεσιν – ἐμποδών] *cf.* Aret. VII 2,1. 6: CMG II, p. 144,22–145,2; 146,7

1 ἐθέλει Fc: ἐθέλ^λ (ambig.) Lb: ἐθέλοι ζ   πάθος *ante* ἐν *trsp.* ζ   2 ἢ εἰ *ex* εἰ ἢ *corr.* Fc   3 σμικρόν ζ
ἀλλ' οὐδὲ A   4 τοσοῦτον *e corr. in* Fc   5 βιβλίον Lb A   γεγραμμένον (-ων C) ἀρχιγένης ζ
τὸν *e* τῶν *corr.* Lb   6 πρώτῳ] ἃ Lb   7 ἀνακτήσεται A   τῆς μήμης Fc, *corr.* F²   αὐτῷ]
αὐτοῦ ζ   8 ὁπότε] ὁπόται Fc, *corr.* F²: ἀπότε A   μέλοι Lb   9 *post* λέξιν *add.* Ἀρχιγένους Fc,
del. F²   πεποιεῖσθαι Lb   ἡμᾶς Lb A   10 ἀπολήψεως] ἀποθλίψεως Fc(*fort. recte*), *supra lin. scr.*
γρ ἀπολείψεως F²   εἰ] ἢ Fc, *corr.* F²: ἦν Lb   ἐμποδὸν Lb   10sq. εἶθ' ἑξῆς] εἶτ' ἐφεξῆς Fc   11
post ἑξῆς *add.* φησι Lb   τε *in textu om.*, τ *supra lin. scr.* (*pro* σ? *in* ἐμβρέγμασι) Lb: *delevi; fort. mavis
corr. in* τισι *aut* δεῖ ... χρήσασθαι   ἐχρήσασθαι A Fc (*postea in* -σθε *corr.*): ἐγχρήσασθαι C:
χρήσασθαι Lb: χρῆσθε Q   θάλψεως Lb   12 μὲν *om.* Q: τε C   δὲ] τε Lb C   σικυῶν]
σικυών Lb A *et in sequ. praeb. hanc orthogr.*   15 γράμμασιν C   τόπον C   17 ὅπως A   18
ἡγεῖσθαι *in* προηγεῖσθαι *mut. supra lin.* F²   *ante* Ἀρχίγενες *praem.* ὦ Lb   20 ἡ ταύτης] αὐτῆς
C   22 *post* τίνι *add.* δὲ A   λόγῳ] τρόπῳ A   23 τὰς *om.* Lb   24 τόδε *post* βοήθημα *trsp.* C
τὸ *om.* Fc   πρὸ] πρὸς A   25 συνεβούλευσας C   *post* σμικροτάτων *add.* βοηθημάτων C
δρῶντας] *supra lin. scr.* ἐρωτῶντας F²   οὐ τῶν] οὔτ' Fc   27 ὂν] ὧν Lb   28 ἄν *ante* ὤνησεν
trsp. A   εἰ *om.* Fc, *supra lin. add.* F²   τῷ θώρακι προσῆγε *om.* C Q, *seclusi*   προσῆγε]
προσάγων A: ἆρα *supra lin. inseruit* F², πότερον *add.* Bas.

digung, oder wie man auch immer die in der Abhandlung vorliegende Affektion nennen will, oder wenn nicht ‚Affektion' (*pathos*), ‚Krankheit' (*nosos*), ‚Unheil' (*sumptōma*) oder ‚Schwäche' (*arrōstēma*). Denn darüber stellen die Sophisten Untersuchungen an: Dinge, die nicht nur wenig, sondern nicht das Geringste zur Behandlung beitragen. Der Klarheit halber für das, was wir später sagen wollen, ist es notwendig, dass ich so viel vorausschicke, dass – da von Archigenes Bücher, die aus Briefen bestehen, geschrieben wurden, elf an der Zahl – im ersten Buch ein Brief an Marsos steht, durch den er ihm mit Blick auf dessen Vater empfiehlt, wie er ihm sein Gedächtnis wiederherstellen könne. Am Briefanfang nach der Einleitung, wo er beginnt, sich mit der Behandlung zu befassen, steht wörtlich Folgendes: „Ich bin überzeugt, dass ihr eine angemessene Entnahme von Blut gemacht habt und eine erneute Entnahme, sobald die Abführung begonnen hat, es sei denn, eine Schwäche sprach dagegen." Und in der Folge sagt er wieder: „Ich glaube, dass ihr Lotionen zur richtigen Zeit benutzt habt und warme Umschläge um den ganzen Körper, Rasur des Kopfes und das Anlegen von Schröpfköpfen."

Nachdem ich dies gelesen hatte, wurde mir schwindelig, denn ich muss wohl die Wahrheit sagen: Wie hätte ich es nicht sein sollen, nachdem ich alle Hoffnung zu Unrecht in einen Mann gesetzt habe, der tausendmal in vielen Schriften gesagt hat, dass die Kenntnis der betroffenen Orte und die von deren Zustand notwendig sei, um die Krankheiten gut zu heilen? Denn wie könnten sie für die Heilung noch nützlich sein, wenn jemand nicht aufzeigte, dass die auf ihnen basierende Herleitung die Auffindung der Heilmittel anleitete? Aus welchem plausiblen Grund, Archigenes, sollten wir überzeugt sein, unsere Aufmerksamkeit auf den Kopf zu lenken und uns vom Herzen abzuwenden, wenn es eine seiner angeborenen Aufgaben ist, das Gedächtnis auszubilden, und die Affizierung der Funktionstüchtigkeit deren Verlust bedeutet? Welchen Zustand soll das Anbringen von Schröpfköpfen auf dem Kopf zur Behandlung des Gedächtnisses wieder hervorrufen? Aus welchem Grund hast du diese Heilmittel empfohlen? (Ich frage dies), weil ich auch jetzt schon bei Krankenvisiten die Ärzte sehe, wie sie während der Konsultation einander fragen, aus welchem Grund er diese bestimmte therapeutische Maßnahme eher als jene empfehle, und wie sie dies bis hin zu den kleinsten Maßnahmen machen, nicht aber bei so großen, wie es das Anbringen eines Schröpfkopfes am Kopf ist. Wenn es auf dem Brustkorb angebracht worden wäre, bei dem Teil, wo das Herz liegt, fände ich auch keinen Grund zu sagen, warum es Marsos' Vater irgendwie helfen würde, zusätzlich zur Tatsache, dass aus

μετ' ἀμυχῶν τὰς σικύας ἢ χωρὶς τούτων ἐβούλετο προσβεβλῆσθαι, δεδηλῶσθαι
διὰ | τῆς ἀρτίως εἰρημένης ῥήσεως. δυναμένης γάρ, εἰ οὕτως ἔτυχεν, τῆς διαθέ-
σεως ψυχρᾶς καὶ ξηρᾶς εἶναι, τὸ μὲν αἵματος ἀφελεῖν ἔσχατον κακόν ἐστι, τὸ δὲ
σικύαις μόναις χρῆσθαι χάριν μὲν τοῦ θερμῆναι χρήσιμον, ἄλλως δὲ οὐδαμῶς·
ἐπισπῶνται γὰρ ἐκ τοῦ βάθους εἰς αὐτὰς αἱ σικύαι τὴν ὑγρότητα, τοῦτο δ' ἐναν-
τιώτατόν ἐστι διαθέσει ξηρᾷ. μὴ γινωσκόντων οὖν ἡμῶν μηδέπω, τίς ἦν ἡ διάθεσις ἐν τοῖς κατὰ τὸν ἐγκέφαλον καὶ τὰς μήνιγγας χωρίοις, οὐκ ἀσφαλές ἦν ἔξω
τοῦ κρανίου ποιεῖσθαι τὴν ἀντίσπασιν. προειρηκέναι τοιγαροῦν ἐχρῆν αὐτὸν
ὡδί πως· ἐπειδὴ ψυχρόν ἐστι καὶ ὑγρὸν τὸ πάθος ἐν τῇ κεφαλῇ, τοιαύτης γενομένης διαθέσεως, εἴη μὲν ἂν ἐν τῷ θερμαίνειν καὶ ξηραίνειν τὸ τῆς θεραπείας
κεφάλαιον, ὕλαις δ' ἄν τις εἰς τοῦτο [βοηθημάτων] χρήσαιτο τοιαῖσδε.

Μόλις γοῦν ἐπεγείρας ἐμαυτὸν ἐκ τῆς σκοτοδινίας ἐπὶ τὴν τῶν ἐφεξῆς
γεγραμμένων ἀνάγνωσιν ἧκον, ἐνδέχεσθαι νομίζων, εἰ καὶ μὴ κατὰ τάξιν, ἀλλ'
οὖν γε παρὰ τάξιν εἰρῆσθαί τινα τοιοῦτον λόγον, οἷον ἄρτι διῆλθον ἐπὶ παρα-
δείγματος. καὶ τοίνυν εὗρον ἅπαντα τῶν βοηθημάτων [τὸν κατάλογον] | ἱκανῶς
θερμαίνοντά τε καὶ ξηραίνοντα μέχρι τοῦ καὶ τῷ καλουμένῳ πρὸς αὐτοῦ σινα-
πισμῷ τὴν ὅλην κεφαλὴν ἐκθερμῆναι καὶ τούτῳ γ' αὐτῷ σφοδροτάτῳ· κελεύει
γὰρ ἀρθέντος τοῦ νάπυος νίτρῳ καταπάσαντας τὴν κεφαλήν, ἔπειθ' ὕδατι
καταντλεῖν, οὗ βοήθημα βιαιότερον οὐδὲν ἂν εὕροις ἄλλο τῶν κατ' ἰατρικήν·
ὁμοίαν μὲν γὰρ ἔχει τὴν ὀδύνην καυτηρίῳ, πολυχρονιωτέραν δὲ τὴν ἐνέργειαν.
ἀμέλει καὶ αὐτὸς ὁ Ἀρχιγένης ἐπιφέρων ἔφη· «δυσυπομόνητον μὲν οὖν ἔχει
τὴν ὀδύνην, ἀλλ' οὐδενὸς χεῖρόν ἐστι τοῦτο τῶν μεγίστων βοηθημάτων».

Καὶ μὴν καὶ διὰ νάπυος καὶ καρδάμου καὶ κόκκου Κνιδίου καὶ σταφίδος
ἀγρίας ἀποφλεγματισμοὺς ποιεῖσθαι συμβουλεύει, καὶ πταρμικοῖς χρῆσθαι
κελεύει καὶ προποτισμοῖς, διὰ τῶν ἱκανῶς θερμαινόντων τε καὶ ξηραινόντων

16sq. μέχρι – ἐκθερμῆναι] *cf.* Aet. Amid. Libr. med. III 181: CMG VIII 1, p. 352,9–353,30   *ex Antyllo ap.* Orib. Coll. med. rel. X 13: CMG VI 1,2, p. 55,30–56,32   23sq. Καὶ – συμβουλεύει] *cf.* Gal. De comp. med. sec. loc. II,2: XII 565,15–567,7 K.   Aret. VII 2,6: CMG II, p. 146,7sq.

1 προβεβλῆσθαι Lb A: *supra lin. scr.* προσβάλλεσθαι F²   δεδηλῶσθαι *post* 2 ῥήσεως *trsp.* Lb   3 τό¹] τοῦ C   ἀφελεῖν *in* ἀφελεῖ *corr.* Lb   4 χρῆσθαι] κεχρῆσθαι C: *supra lin. scr.* χωρὶς ἀμυχῶν F²   χάριν *ex* -ις *corr., ut vid., in* Fc   μέν *om.* C   θερμῆναι] θερμανθῆναι Lb   5 εἰς αὐτὰς *ante* ἐκ *trsp.* Lb   7 *post* ἐγκέφαλον *add.* τε Lb   χωρίοις] χωρίων Lb   *post* ἦν *add.* ἐκ, *ut vid., Fc et postea erasit*   *post* ἔξω *add.* διὰ Lb A Q   8 αὐτὸν *om.* A   9 ὡδί *ex* ὡδέ *corr. in* Fc: ὡδέ C   *post* πάθος *add.* τὸ Lb   10 ἄν] οὖν Lb   τῷ *in textu om.* Fc, *supra lin. add.* F²   καὶ] ἤ A   11 τοῦτο *e* τούτῳ *corr.* Fc: τοῦτο τῶν Lb   βοηθημάτων *ante* εἰς *trsp.* A: *ut glossema dislocatum ad* ὕλαις *pertinens delevi*   12 Μόλις] μόγις A   ἐμαυτὸν] αὐτόν C   τὴν *om.* A   ἐφεξῆς] ἐξαρχῆς A   14 γε *om.* Fc Lb   14sq. οἷον – κατάλογον *in textu om.* C, *in marg. add.* C²   14 *post* ἐπὶ *add.* τοῦ C   15 τὸν κατάλογον *seclusi*: τῶν κατὰ λόγον *Caius*   16 τοῦ καὶ τῷ] καὶ τοῦ Lb   17 *ante* τὴν καὶ *add.* C   ἐκθερμῆναι *ex* ἐκθερμαίνειν *corr.* F²: ἐκθερμαίνοντα Lb   τούτῳ] τοῦτο Fc Lb, *corr.* F²   γ' *supra lin. add.* Lb   αὐτῷ] αὐτὸ Lb   18 νάπυος *e corr. in* Fc   καταπάσαντας *in* -σσ- *mut.* F²: καταπάττοντας C: καταπλάττειν A: καταπλάττοντας Q (*deest* N)   19 *post* καταντλεῖν *add.* θερμῷ ζ F² (*in marg.*), *quod non vertitur in transl. Arab. sec.* Garofalo, La traduzione, p. 31   ἂν *in textu om., supra lin. add.* Fc   κατ'] κατὰ τὴν Lb   20sq. μέν – δυσυπομόνητον] *om.* A   20 μέν *om.* C *Chart.*   γάρ] οὖν Lb   καυτηρίῳ Fc, *corr.* F²: καυτῆρι Lb   21 οὖν] γὰρ A   22 τῶν *om.* C   μεγίστων *e* μεγίστω *corr.* Fc: μειζόνων Q   23 καὶ¹ *om. Chart.*   καρδαμώμου C   κνιδείου Lb A   24 ἀποφλεγματικοὺς Lb: ἀποφλεγματικὴ A   25 τε *om.* A

der eben zitierten Textstelle auch nicht klargeworden ist, ob er die Schröpfköpfe mit Ritzung oder ohne solche angebracht haben wollte. Denn da der Zustand, wenn es sich so ergibt, kalt und trocken sein kann, ist die Entnahme von Blut äußerst schlecht, Schröpfköpfe allein anzuwenden ist nützlich, um zu erwärmen, anderweitig aber kei-
5 neswegs. Schröpfköpfe ziehen nämlich die Feuchtigkeit aus der Tiefe in sich. Und dies steht am weitesten im Gegensatz zu einem trockenen Zustand. Da wir noch gar nicht 9 wussten, welchen Zustand es in den Regionen des Gehirns und der Hirnhäute gab, war es nicht ungefährlich, aus dem Schädel hinaus die Ableitung vorzunehmen. Er hätte daher vorher etwa Folgendes sagen sollen: Da die Affektion im Kopf kalt und
10 feucht ist, sollte, nachdem ein solcher Zustand entstanden ist, die Hauptbehandlung in Erwärmung und Trocknung bestehen, und man sollte [von den Heilmitteln] solche (medizinische) Grundstoffe dafür verwenden.

Kaum war ich jedenfalls selbst wieder bei Sinnen von meinem Schwindelanfall, 10 kam ich zur Lektüre dessen, was danach geschrieben stand, und glaubte, wenn nicht
15 in geordneter Reihenfolge, wenigstens in ungeordneter irgendeine Erklärung finden zu können, wie die, die ich eben beispielsweise durchgegangen bin. Und ich fand dann alle Heilmittel, die sehr erwärmend und trocknend sind, bis hin zur Erwärmung des gesamten Kopfes mit dem von ihm sogenannten ‚Senfpflaster‘, und in der Tat gerade mit dem heftigsten. Er verordnete nämlich, nach Entfernung des Senfes den Kopf
20 zuerst mit Nitron zu bestreuen und dann mit Wasser zu begießen. Du könntest kein stärkeres Heilmittel unter denen für eine ärztliche Anwendung finden, denn es bringt einen Schmerz ähnlich dem eines Brandeisens hervor, jedoch mit länger anhaltender Wirkung. In der Tat fügte auch Archigenes selbst an: „Dieses (Heilmittel) bringt zwar einen schwer auszuhaltenden Schmerz hervor, aber es ist keineswegs schlechter
25 als die größten Heilverfahren."

Ferner empfiehlt er auch, Schleimentfernung durch Senf, Gartenkresse, knidische 11 Beere (*Daphne gnidium*) und Stephanskraut (*Delphinium staphisagria)* vorzunehmen,

φαρμάκων ἀμφότερα τὰ βοηθήματα ποιούμενος, ὡς εἶναι δῆλον αὐτὸν ὑγρότητα καὶ ψῦξιν ἡγούμενον εἶναι τὴν διάθεσιν ἤτοι κατὰ τὸν ἐγκέφαλον ἢ τὰς μήνιγγας· οὐ γὰρ δὴ κατά γε τὸ κρανίον ἡ τοιαύτη διάθεσις γενομένη τῆς μνήμης ἀφαιρήσεται τὸν ἄνθρωπον. ἀλλὰ ταῦτα μὲν εἰρήσθω κατὰ τὸ πάρεργον, ὡς οὐδαμόθι δείξας ὑγρότητι καὶ ψύξει γίνεσθαι τὴν ἐπιλησμοσύνην, ἔπειτα ξηραίνοντα καὶ θερμαίνοντα βοηθήματα παρέστη· τὸ δὲ τῇ κεφαλῇ τοσαῦτα πράγματα παρέχειν, ἑτέρου πεπονθότος μορίου, πῶς οὐκ ἄν τις ἀγανακτήσειεν; περὶ γοῦν τῶν σικυῶν τῆς προσβολῆς, ὧν ἀδιορίστως ἐμνημόνευσεν ἐν ἀρχῇ τοῦ λόγου, μετὰ ταῦτα προελθὼν ἔγραψε σαφέστατα κατὰ τήνδε τὴν λέξιν· «ἐρεθισμούς τε διὰ νάπυος καὶ σικυῶν κούφων, τὰ πολλὰ μὲν ἠπίων, ὁτὲ δὲ καὶ πάνυ εὐτόνων· ἀνυτικώτεραι δ' εἰσὶν αἱ μετ' ἀμύξεως». ἀλλὰ ταῦτά γε πάντα κατ' οὐδένα λόγον, ὦ Ἀρχίγενες γενναιότατε, τῇ κεφαλῇ προσφέρεις, ἐν καρδίᾳ τοῦ πάθους ὄντος.

Οὐδὲ γὰρ ἐκ πείρας, ἵνα τι καὶ πρὸς τοὺς ἐμπειρικοὺς εἴπω, τῶν τοιούτων εὑρῆσθαί τι δύναται· καυσούμενος μὲν γὰρ ἄνθρωπος ἐν πυρετῷ διακαεῖ ψυχρὸν ὕδωρ ὑπ' ἀκρασίας προσενεγκάμενος ὤνατο μὲν αὐτός ποτε, μιμήσεως δ' ἀρχὴν ἰατροῖς παρέσχεν ἄνευ λογικῆς ἐνδείξεως· ἡ δὲ τῆς σικύας πρόσθεσις οὐδεμίαν ἔχει περίπτωσιν ἡγουμένην, ἀλλ' ἐκ λογικῆς ἐνδείξεως ἅπασα γέγονεν, μήτ' αὐτῆς ποτε δυναμένης τῆς σικύας αὐτομάτως γεννηθῆναι μήτ', εἰ κἂν τοῦτό τις συγχωρήσειεν, κολληθῆναί ποτε τῇ κεφαλῇ κατὰ περίπτωσιν, καὶ μάλιστα ἐπὶ πάθους σπανίου.

Τῶν γοῦν καθ' ἡμᾶς ἰατρῶν, ὅσοι γέροντές εἰσι καὶ τριβακοί, πυνθανόμενος, εἴ τινος ἐθεράπευσάν ποτε τοιοῦτο πάθος, ὀλίγου δεῖν ἁπάντων ἤκουσα μηδ' ἐπικεχειρηκέναι λεγόντων, μόνος δ' εἷς ἔφη τολμῆσαι μὲν ἐπὶ τὴν θεραπείαν ἐλθεῖν, ἀνύσαι δὲ μηδὲν ἐπ' αὐτῆς.

Πῶς οὖν ἐκ πείρας μιμητικῆς τῶν κατὰ περίπτωσιν ὀφθέντων ἡ τοῦ βοηθήματος ἐγένετο γνῶσις, αὐτοῦ γε τοῦ πάθους σπανίως τινὶ συμβαίνοντος, αὐτομάτως τε τῆς σικύας τῇ κεφαλῇ κολληθῆναι κατὰ περίπτωσιν οὐδέπω γε δυναμένης; ψυχροῦ μὲν γὰρ πόσις ἕκαστόν τε τῶν τοιούτων βοηθημάτων, ὧν ὁσημέραι πεῖραν ἔχομεν ἐπὶ πολλῶν πολλάκις, ἐκ πείρας εὑρῆσθαι δύναται μιμητικῶς·

11–24,8 ἀλλὰ – διασημαίνουσι] Empirikerschule, fr. 104: p. 148,13–149,10 Deichgräber

1 φαρμάκων] βοηθημάτων *in textu*, γρ φαρμάκων *in marg.* L_b   *post* ὑγρότητα *add.* τε A   3 γε *om.* A   γιγνομένη C   4 ἀφαιρῆσαι F_c, *supra lin. scr.* γρ σεται F²   5 ἔπειτα] ἐπὶ τὰ ζ L_b   6 παρέστη] πάρεστι F_c L_b C Q (*deest* N), *cf.* p. 148,4: *supra lin. scr.* δίδωσι F²: παρέχει Corn.   *post* δὲ *add.* καὶ ζ   τῆς κεφαλῆς F_c   8 γοῦν] μὲν οὖν ζ   *post* τῆς *add.* κεφαλῆς F_c: τῇ καφαλῇ Ald. (*in* κε- *mut.* Corn.)   9 κατὰ *om.* Bas.   10 τε] δὲ ζ   καὶ¹] ἢ ζ   πάνυ *om.* L_b   11 ἀνυτικώταται ζ   ταῦτα γε πάντα] πάντα τε ταῦτα F_c L_b   12 ὦ *non hab.* F_c   ἐν καρδίᾳ] ἡ καρδ(ία) A   13 ὄντος *ex* -ως *corr. in* F_c, *ante* 12 καρδίᾳ *trsp.* C   15 μὲν *om.* L_b   16 ὑπ' ἀκρασίας] ἐν πυρετῷ δι' ἀκρασίαν L_b   ὤνατο] ὤνητο C: ὤνοιτο A   17 πρόθεσις A   19 μήτ' εἰ] μήτε C   τοῦτό] τούτω A   22 *post* γέροντές *add.* τε ζ   καὶ *om.* A   23 ἐθεράπευσέ A   τοιοῦτον ζ   24 ἐπιχειρηκέναι L_b A   25 αὐτῇ A   27 γε *e corr., ut vid., in* F_c: τε ζ   αὐτομάτου C   28 τε *in textu om., postea add.* F_c, *post* τῆς *trsp.* L_b   τῆς *om.* A Q   κατὰ περίπτωσιν] *supra lin. scr.* κατὰ διάγνωσιν L²   περίπτωσιν] *supra lin. scr.* τύχην F²   οὐδέπω γε] οὐδέπω C: οὐδέποτε A   29 ὁσημέραι *ex* ὡ- *corr.* F_c: ὡς ἡμέραι L_b   30 ἔσχομεν F_c   πολλάκις *ante* ἐπὶ *trsp.* ζ   ἐκ πείρας *om.* A   ηὑρῆσθαι A   δύνανται A

und verordnet die Verwendung von Niesmitteln und Vortränken, wobei er beide Heilmittel mit sehr erwärmenden und trocknenden Arzneien herstellt, sodass deutlich wird, dass er der Meinung ist, Feuchtigkeit und Kälte sei der Zustand entweder beim Gehirn oder den Hirnhäuten. Denn wahrlich würde das Auftreten eines solchen Zustands beim Schädel einen Menschen nicht sein Gedächtnis verlieren lassen. Folgendes aber möchte ich nur nebenbei sagen: Obwohl A r c h i g e n e s nie gezeigt hat, dass Vergesslichkeit aus Feuchtigkeit und Kälte entsteht, bringt er dann trocknende und wärmende Heilmittel an. Aber wie kann man darüber nicht irritiert sein, dass er solche Dinge am Kopf anbringt, obwohl (angeblich) ein anderer Teil des Körpers betroffen sei? Über das Anlegen der Schröpfköpfe, die er am Anfang seiner Schrift ohne weitere Differenzierung erwähnt hatte, schrieb er jedenfalls weiter unten überaus deutlich in diesen Worten: „... Reizmittel durch Senf und leichte Schröpfköpfe in einer meist milden, aber manchmal auch durchaus starken Weise. Effektiver sind die mit Ritzung." Es ergibt aber, oh du hochwohlgeborener A r c h i g e n e s, überhaupt keinen Sinn, dass du all das am Kopf anwendest, wenn die Affektion im Herzen ist!

Denn nicht aus Erfahrung, um auch etwas gegen die E m p i r i k e r zu sagen, kann man solche Dinge entdecken. Wenn nämlich ein Mensch, der in einem brennenden Fieber brennend heiß war, sich durch Unbeherrschtheit kaltes Wasser zugeführt hat, so nützte er sich einerseits manchmal selbst, bot aber andererseits den Ärzten den Startpunkt für eine Nachahmung ohne vernunftgeleitete theoretische Herleitung. Das Anlegen des Schröpfkopfes enthält jedoch keinerlei anleitende zufällige Erfahrung, sondern entstand ausschließlich auf Grundlage vernunftgeleiteter theoretischer Herleitung, da der Schröpfkopf niemals hätte spontan entstehen können, und selbst dann, wenn dies jemand eingestehen würde, könnte sich ein Schröpfkopf unmöglich je zufällig an einen Kopf anheften, und obendrein noch bei einer seltenen Affektion.

Als ich mich erkundigte, ob denn wenigstens einer von den Ärzten bei uns, die im fortgeschrittenen Alter und erfahren sind, jemals solch eine Affektion behandelt hätte, habe ich beinahe von allen die Rückmeldung erhalten, dass sie es nicht einmal versucht hätten. Nur einer sagte, er hätte es gewagt, die Behandlung in Angriff zu nehmen, ohne freilich damit etwas zu erreichen.

Wie könnte denn die Erkenntnis eines Heilmittels aus einer nachahmenden Erfahrung von etwas entstehen, was durch Zufall beobachtet wurde, zumal diese Affektion selten bei jemandem auftritt und sich ein Schröpfkopf wahrlich durchaus nicht aus Zufall von selbst an den Kopf anheften kann? Denn ein kaltes Getränk und ein jedes von denjenigen Heilmitteln, mit denen wir täglich Erfahrung haben, unter vielen Umständen und häufig, können aus Erfahrung nachahmend entdeckt werden. Aber das

ἡ δὲ τῆς σικύας προσβολὴ μετ' ἀμυχῶν ἢ ἄνευ τούτων οὐδεμίαν ἐκ πείρας ἀφορμὴν ἐσχηκέναι δύναται. οὐδὲ γὰρ ὥσπερ ἐπ' ἄλλων παθῶν πολλῶν ὁ πεπονθὼς τόπος, εἰ καὶ μὴ πρὸς ἀκρίβειαν, ἀλλὰ πρός γε τὴν τῶν βοηθημάτων αὐτῷ προσφοράν, αὐτάρκως | φαίνεται δι' αἰσθήσεως, οὕτω κἀπὶ τῆς μνήμης· ἄλλων δὲ λέγω παθῶν τῶν τοιῶνδε, πλευρίτιδος, περιπνευμονίας, νεφρίτιδος, κωλικῆς διαθέσεως, ἡπατικῆς, σπληνικῆς, ἢ κατὰ κύστιν ἢ μήτραν ἤ τι τοιοῦτον μόριον ἕτερον, ἐφ' ὧν ἁπάντων αἵ τ' ὀδύναι καὶ τὰ διὰ τῶν πόρων ἐκκρινόμενα τὸν πεπονθότα τόπον, εἰ καὶ μὴ κατὰ τὸ ἀκριβέστατον, ἀλλ' ἐν πλάτει γε διασημαίνουσι. κατά τε γὰρ τῆς πλευρᾶς ὅλης ἐν πλευριτικοῖς ἐπιθεῖναι ῥᾷστόν ἐστιν ὅ τι περ ἂν βουληθῇς, ἐπί τε τῆς κοιλίας ἐν κωλικοῖς, ὥσπερ καὶ κατὰ τῶν ὑποχονδρίων ἐφ' ἥπατός τε καὶ σπληνὸς φλεγμοναῖς, ὡσαύτως δὲ καὶ τῶν ἄλλων μορίων. ἔνθα δὲ ἀπόλωλεν ἡ μνήμη, σημεῖον οὐδέν ἐστι τόπου πεπονθότος, οὐκ ὄγκος παρὰ φύσιν, οὐκ ὀδύνη τις, οὐκ ἔκκρισις, οὐκ ἄλλο οὐδέν· ὥσπερ γε καὶ ἐπὶ μελαγχολίας καὶ φρενίτιδος καὶ μανίας ἐπιληψίας τε καὶ ληθάργου καὶ κάρου καὶ τῆς ὀνομαζομένης ὑπὸ τῶν νεωτέρων ἰατρῶν κατοχῆς τε καὶ καταλήψεως· ἀλλ' οὐδὲ τῶν ὅλου τοῦ σώματος σπασμῶν ἢ παλμῶν ἢ τῆς ἐξ ἡμίσεος αὐτοῦ μέρους παραλύσεως ἡ οἷον ῥίζα προβάλλει | τι σημεῖον, οὔτε δι' ὄγκου παρὰ φύσιν οὔτε δι' ὀδύνης οὔτε διὰ χρώματος ἐξηλλαγμένου παρὰ τὸ πρόσθεν ἢ διά τινος τῶν ἐκκρινομένων· ὥστ' οὐδ' ἐπὶ τούτων ἡ Ἀρχιγενικὴ τῶν βοηθημάτων εὕρεσις δύναται γενέσθαι, ληρώδους μὲν οὔσης τῆς τῶν ἐμπειρικῶν περιπτώσεως, τοῦ δ' Ἀρχιγενείου λόγου πρὸς τὴν καρδίαν ἡμᾶς ὁδηγοῦντος.

Ἀλλὰ δῆτα καὶ συγκεχωρήσθω τὴν πεῖραν εὑρηκέναι τὰ βοηθήματα τῶν εἰρημένων παθῶν· ἆρ' οὐ φανερὸς ἔλεγχός ἐστι τῆς ψευδοῦς ἀλαζονείας τῶν δογματικῶν ἀνδρῶν, οὐδ' οὗτος αὐτὸς ἁπλοῦς, ἀλλὰ διττός, καὶ ἰσχυρὸς ἑκάτερος; ἐκ γὰρ τοῦ τὴν πεῖραν οὕτως εἶναι χρήσιμον, ὡς μὴ μόνον εὑρίσκειν ἄνευ λόγου τὰς ἰάσεις, ἀλλὰ καὶ διελέγχειν αὐτόν, ὡς ἔστι προφανῶς ψευδής, οὐ μόνον ἄχρηστος ὁ λόγος, ἀλλὰ καὶ πρὸς κακοῦ φαίνεται τοῖς δογματικοῖς ἰατροῖς ἐπιτηδευόμενος. ἤρκει μὲν οὖν, ὥς φασι, καὶ ὁ περὶ τῆς ἀχρηστίας ἔλεγχος· ὁπότε δὲ καὶ βλάπτων ὁ λόγος φαίνεται, τί ἂν ἔτι μεῖζον ἔχοι τις εἰπεῖν εἰς τὴν μοχθηρίαν αὐτοῦ;

---

15 τῆς – καταλήψεως] cf. Gal. De causis puls. IV 16: IX 189,5–7 K.   28 ὁ – ἔλεγχος] cf. Gal. De puls. diff. I 1: VIII 495,13sq.

---

1 ἀμυχῶν] supra lin. scr. ὅτε ἕλκει καὶ αἷμα F²   τούτων] τούτου C   2 πεπονθὸς Lb   3 γε ante πρὸς trsp. A   αὐτῷ om. AQ: αὐτῶν Lb C   6 post σπληνικῆς add. ἢ κατ' ἔντερον ζ Chart., supra μήτραν add. ἢ ἔντερον F²   τι om. Lb   6sq. ἕτερον μόριον ζ   7 τῶν om. A   8 διασημαίνει C   9 τε γὰρ] γε Lb   ἐπιθεῖναι] ἐπιθῆναι Fc Lb, corr. F²   ῥᾷστόν e ῥεῦστόν corr. C   10 ἐν κωλικοῖς] spatium vacuum relictum circa 15 litt. A   καὶ om. C   12 δὲ om. A   τόπου] τοῦ Lb   οὐκ om. A   13 οὐκ¹] οὐδ' Fc   κρίσις A   γε om. Lb   ἐπὶ om. Fc Lb C Q (deest N), supra lin. add. F²   15 τε om. Lb   16 ὅλου] ὅλων C   post αὐτοῦ add. τοῦ Lb   17 ἡ om. Lb A   προσβάλλει Lb C   18 παρὰ] κατὰ Lb   19 ὥστ'] ὡς Fc, corr. F²   Ἀρχιγενικὴ F² ζ fort. recte   τῶν om. ζ, add. C²   21 ποδηγοῦντος C   22 καὶ om. Fc Ald.   23 φανερῶς Fc Ald. (corr. Chart.)   ἐστιν ἔλεχος Lb   24 οὕτως Fc Lb, corr. in Fc   διττός] διπλοῦς Lb   καὶ om. FcQ, supra lin. add. F²   ἑκάτερος] supra lin. scr. ὁ ἔλεγχος ὁ διττός F²   25 οὕτως post χρήσιμον trsp. Lb   χρησίμην Fc, corr. F²   26 καὶ om. Fc Lb   ἐλέγχειν C   ἄχρηστος ex ἄχριστος corr. Lb: ἄχριστος Fc   28 οὖν om. A   τῆς] τὰς A   βλάπων A   29 ἔτι om. ζ   μεῖζον post τις trsp. ζ

Anlegen von Schröpfköpfen mit Ritzungen oder ohne diese kann keinen Startpunkt aus der Erfahrung gehabt haben. Denn der betroffene Körperteil wird nicht wie bei 17 vielen anderen Affektionen, bei denen er, wenn auch nicht mit Genauigkeit, so doch hinreichend für die Auffindung seiner Heilmittel (deutlich wird), von selbst durch Wahrnehmung offenbar, und dies gilt auch beim Gedächtnis. Mit den ‚anderen Affektionen' meine ich solche wie die Rippenfellentzündung, Lungenentzündung, Nierenentzündung, (krankhafte) Zustände des Dickdarms, der Leber, der Milz oder der Blase, der Gebärmutter oder irgendeines anderen solchen Körperteils, bei denen allen die Schmerzen und die Ausscheidungen durch die Durchgänge den betroffenen Ort zwar nicht aufs Genaueste, aber doch ungefähr anzeigen. Es ist nämlich überaus einfach, bei einer Rippenfellentzündung etwas Beliebiges auf der ganzen Rippe aufzutragen, bei Darmbeschwerden auf die Bauchhöhle, wie auch bei Entzündungsschwellungen der Leber und der Milz auf die Teile des Hypochondriums, und in dieser Weise auch (bei Affektionen) der anderen Körperteile. Da, wo das Gedächtnis aber verloren ist, gibt es 18 kein Zeichen des betroffenen Ortes, weder eine widernatürliche Geschwulst noch irgendeinen Schmerz noch eine Ausscheidung noch etwas anderes. Dasselbe gilt in der Tat auch für die Melancholie, die Phrenitis, den Wahnsinn, die Epilepsie, die Lethargie und die Bewusstlosigkeit und das, was von den jüngeren Ärzten ‚Starre' (*katochē*) bzw. ‚Erstarrung' (*katalēpsis*) genannt wird; aber auch von den Krämpfen des ganzen Körpers oder von Zuckungen oder von der Lähmung der einen Hälfte des Körpers gibt gleichsam die Wurzel (dieser Affektionen) kein Zeichen preis, weder durch eine widernatürliche Geschwulst noch durch einen Schmerz noch durch eine Farbveränderung im Vergleich zum vorhergehenden (Zustand) oder durch irgendeine Ausscheidung, sodass auch die A r c h i g e n e i s c h e Auffindung der Heilmittel in diesen Fällen nicht zustande kommen kann, da einerseits der „Zufall" der E m p i r i k e r töricht ist und uns andererseits die Theorie des A r c h i g e n e s zum Herzen führt.

Aber lass uns auch einmal zugestehen, die Erfahrung habe die Heilmittel für die 19 erwähnten Affektionen entdeckt: Ist dies dann nicht eine offensichtliche Widerlegung der trügerischen Überheblichkeit der d o g m a t i s c h e n Männer, und dies gerade nicht nur einfach, sondern gleich doppelt, und jedes Mal eine überaus starke? Wenn nämlich die Erfahrung so nützlich ist, dass sie die Heilmethoden nicht nur ohne rationale Theorie entdeckt, sondern diese auch widerlegt und aufzeigt, dass sie offensichtlich trügerisch ist, dann ist die rationale Theorie nicht nur nutzlos, sondern sogar schädlich, wenn sie von den d o g m a t i s c h e n Ärzten in Anschlag gebracht wird. Es genügt nämlich, wie sie sagen, schon die Widerlegung über die Nutzlosigkeit. Wenn aber die rationale Theorie offensichtlich auch schadet, womit könnte da wohl jemand eine Aussage zu ihrer Unzulänglichkeit noch überbieten?

20 Οἱ πολλοὶ λόγοι περὶ ψυχῆς ἡγεμονικοῦ διαλεκτικῶς ἐρωτηθέντες, ἅμα τοῖς
158 περὶ τῆς τῶν πεπονθότων | τόπων εὐχρηστίας ἐνδεικνύμενοι τῇ καρδίᾳ προσφέ-
ρειν ἐπὶ τῶν ψυχικῶν παθῶν τὰ βοηθήματα, κατεφρονήθησαν ἐξαίφνης ὑπὸ
τοῦ τριβακωτάτου περὶ τὰς θεραπείας Ἀρχιγένους, ὡς ἐᾶσαι μὲν ὅλως τὰ
κατὰ τὸν θώρακα μόρια, τὴν κεφαλὴν δὲ σικυάζειν καὶ κατατέμνειν καὶ κατακαί- 5
ειν οὐδὲν πεπονθυῖαν.

21 Ἆρ' οὖν, ὦ πρὸς Διός, ἐψευσάμην, ὀλίγον ἔμπροσθεν εἰπών, ἐσχάτην προδο-
σίαν γίνεσθαι τῆς λογικῆς ὁδοῦ πρὸς τὴν τῶν βοηθημάτων εὕρεσιν ὑπὸ τῶν τὴν
πατρίδα μᾶλλον ἢ δόγμα προδοῦναι πεπεισμένων; προδοσία γὰρ αὐτοῖς εἶναι
δοκεῖ τἀληθῆ λέγειν, ὅταν μέλλωσι διαφωνεῖν τοῖς ἀπὸ τῆς αὐτῆς αἱρέσεως. ὥσ- 10
περ δ' ἐνταῦθα φιλονεικίαν αἰσχρὰν ἐπιδείκνυνται προφανῶς, οὕτως ἄνοιαν,
ὅταν οἴωνται πάνθ' ἑαυτῶν σαλεύεσθαι τὰ δόγματα, κἂν ἓν ὁτιοῦν ἐλεγχθῇ·
22 τινὰ μὲν γὰρ ἀλλήλοις ἀκολουθεῖ, καθάπερ γε πάλιν ἕτερα μάχεται, τινὰ δὲ οὔτ'
ἀκολουθίαν οὔτε μάχην ἀναγκαίαν ἔχει, καθάπερ αὐτὸ τοῦτο τὸ περὶ τοῦ τῆς
23 ψυχῆς ἡγεμονικοῦ. ἐάν τε γὰρ ἐν καρδίᾳ τις ἐάν τ' ἐν ἐγκεφάλῳ περιέχεσθαι τοῦ- 15
159 το φῇ, δυνατόν ἐστιν αὐτῷ καὶ περὶ τῶν φυσικῶν στοι|χείων ἣν ἂν ἐθελήσῃ
δόξαν ἑλομένῳ μήτε μάχεσθαι τούτῳ μήτ' ἀκολουθεῖν· καὶ περὶ γενέσεως καὶ
φθορᾶς ὁμοίως, ὥσπερ γε καὶ περὶ ψυχῆς οὐσίας καὶ περὶ θεῶν καὶ προνοίας καὶ
εἱμαρμένης καὶ τοῦ γεννητὸν εἶναι τὸν κόσμον ἢ ἀγέννητον ἄπειρόν τε τὸ πᾶν ἢ
πεπερασμένον, ἢ πολλοὺς εἶναι κόσμους ἢ ἀπεριλήπτους κατὰ τὸν ἀριθμὸν ἢ ἕνα 20
μόνον τοῦτον. οὐδενὶ γὰρ ὧν εἴρηκα δογμάτων οὔτ' ἀκολουθία τίς ἐστιν οὔτε
μάχη πρὸς τὸ τῆς ψυχῆς ἡγεμονικόν, ἐάν τ' ἐν καρδίᾳ τις ἐάν τ' ἐν ἐγκεφάλῳ φῇ
περιέχεσθαι.

24 Προδιδόασιν οὖν ὅλην τὴν δογματικὴν αἵρεσιν οἱ τοιαύτας γράφοντες θερα-
πείας· περὶ γὰρ ἡγεμονικοῦ ψυχῆς ἀποδείξεων οὐσῶν ἐναργῶν, ὡς ἅπασιν 25
ἀνθρώποις πεπιστεῦσθαι τὸ μόριον ἐν ᾧ κατῴκισται, μόνοις ἰατρῶν τε καὶ φιλοσόφων τοῖς ἀρίστοις οὐ φαίνεται τοῖς ἐν καρδίᾳ τιθεμένοις αὐτό. τὰς μὲν οὖν
ἀποδείξεις ἐν τοῖς ὑπομνήμασιν εἶπον ἐν οἷς ἔγραψα περὶ τῶν Ἱπποκράτους
25 καὶ Πλάτωνος δογμάτων. ὅτι δὲ καὶ πᾶσιν ἀνθρώποις πεπίστευται τὸ μὲν
160 λογιζόμενον ἐν ἐγκεφάλῳ | καθιδρύσθαι, τὸ δ' ἀνδρεῖόν τε καὶ θυμοειδὲς ἐν καρ- 30

7 ὀλίγον – εἰπών] v. supra III 5,19: p. 24,22–29   17–21 καὶ¹ – τοῦτον] cf. e.g. Gal. De plac. Hipp.
et Plat. IX 7,9: CMG V 4,1,2, p. 588,9–15   De animi cuiusl. pecc. dign. et cur. 7,5–11: CMG V 4,1,1,
p. 66,15–68,4   De exper. med. 19,1–4: p. 121–123 Walzer   De propr. plac. 2,1: CMG V 3,2,
p. 56,12–20 (ubi coll. loc. sim.) = p. 172,31–35 Boudon-Millot – Pietrobelli   27–29 τὰς –
δογμάτων] v. Gal. De plac. Hipp. et Plat. I–VI: CMG V 4,1,2, p. 64,1–426,8

1 post πολλοὶ add. γοῦν Bas.   2 περὶ τῆς om. C   εὐχρηστίας] ἀχρηστίας C, corr. C²   προσ-
φέρειν] supra lin. scr. δεῖν F²   4 τριβακωτάτου] supra lin. scr. ἐμπειρικωτάτου F²   τὰς] τῆς AN
5 δὲ ante κεφαλὴν trsp. A   8 ὁδοῦ] μεθόδου C   10 αὐτῆς] τοιαύτης Fc Lb, corr. F²   11
ἐπιδείκνυται ζ   12 οἴονται Fc Lb A   ἐλεγχθῇ] ἐλεχθῇ Fc Lb C, corr. F²   14 ἀκολουθείαν Fc,
corr. F²: ἀκολουθεῖ Lb: ἀκολουθ A   μάχην] μάχειν Fc, corr. F²   ἔχῃ Fc, corr. F²   τὸ om. Fc, add.
F²   τοῦ om. A   15 ἐν¹ ex ἐὰν corr. Q   16 φῇ] φησι Ald., corr. Caius   ἐθελήσει Lb: ἐθέλης C:
ἐθελήσοι A   17 τοῦτον A   18 περὶ² om. ζ   21 ἐστιν om. Fc Lb   22 ἐν² om. C   φῇ] φησὶ Lb
Ald.   24 αἵρεσιν e corr. in Lb   25 ἀποδείξεως Fc C, corr. F²   ὡς] supra lin. scr. τὰς F²   26
κατώκειται Fc, in -κησται mut. F²   27 τοῖς ἀρίστοις] ἐκείνοις C   post ἀρίστοις add. ἐκείνοις A
post ἐν add. τῇ Lb

Nachdem die vielen Argumente über den führenden Teil der Seele in dialektischer Form vorgebracht worden waren und zugleich mit denen über die Nützlichkeit der betroffenen Orte anzeigten, dass bei den psychischen Affektionen die Heilmittel am Herzen anzuwenden wären, wurden sie plötzlich von dem in den Behandlungen so überaus erfahrenen Archigenes verachtet, sodass er die Teile beim Brustkorb vollständig außer Acht ließ, beim Kopf hingegen die Schröpfung ansetzte, das Einschneiden und das Abbrennen, obwohl er (aus seiner Sicht) in nichts betroffen war.

Habe ich mich, bei Zeus, getäuscht, als ich kurz zuvor gesagt habe, dass der vernunftgeleitete Weg zur Auffindung der Heilmittel den größten Verrat erleidet von denjenigen, die aus Überzeugung eher das Vaterland verraten als eine Lehrmeinung? Die Wahrheit zu sagen erscheint ihnen als Verrat, wenn sie mit den Anhängern derselben Denkrichtung in Widerspruch stehen müssen. Aber so, wie sie damit offensichtlich einen schändlichen Drang zeigen, stets zu obsiegen, so auch ihren Unverstand, wenn sie glauben, dass alle ihre Lehrmeinungen wankten, wenn auch nur eine einzige widerlegt würde. Einige nämlich folgen aufeinander, so wie andere sich wiederum gegenseitig ausschließen, einige wiederum beinhalten weder notwendige Folgebeziehung noch notwendigen Ausschluss, wie z. B. gerade die über den führenden Teil der Seele. Egal nämlich, ob jemand sagt, dieser sei im Herzen oder im Gehirn enthalten, er kann über die natürlichen Elemente die Meinung annehmen, die er will, ohne dass diese damit in einer Ausschluss- oder Folgebeziehung steht. Und ebenso verhält es sich (mit den Meinungen) über das Werden und Vergehen, wie auch über die Substanz der Seele und über die Götter, die Vorsehung, das Schicksal, darüber, ob die Welt erschaffen wurde oder nicht, ob das Universum unendlich ist oder eine Grenze hat, ob es viele Welten gibt, unabzählbar viele oder nur diese eine allein. Denn keine von den dazu geäußerten Meinungen hat mit der über den führenden Teil der Seele eine Folge- oder Ausschlussbeziehung, egal, ob jemand sagt, dieser sei im Herzen oder im Gehirn.

Wer solche Behandlungen verschreibt, verrät also die ganze dogmatische Denkrichtung. Denn obwohl die Beweise über den führenden Teil der Seele evident sind, sodass allen Menschen der Körperteil vertraut ist, dem sie innewohnt, ist er unter den Ärzten und Philosophen allein den ‚besten' nicht offenbar, die ihn im Herzen ansetzen. Die Beweise habe ich in den Abhandlungen gegeben, in denen ich über die Lehrmeinungen von Hippokrates und Platon geschrieben habe. Die Tatsache, dass alle Menschen damit vertraut sind, dass der denkende Teil seinen Sitz im Gehirn hat, der muti-

δία, τὸ δ' ἐπιθυμητικὸν ἐν ἥπατι, μαθεῖν ἔστιν ὁσημέραι λεγόντων αὐτῶν ἀκούοντα, πρὸς μὲν τὸν ἀνόητον, ὡς «ἐγκέφαλον οὐκ ἔχει»· πρὸς δὲ τὸν ἄτολμον καὶ δειλόν, ὡς «ἀκάρδιος εἴη»· τὸν Τιτυὸν δ' ὑπ' ἀετοῦ τὸ ἧπαρ ἐσθιόμενον, οὐ μόνον ἐν ποιήμασι λεγόντων, ἀλλὰ καὶ πλαττόντων τε καὶ γραφόντων.

6. Ὥρα τοίνυν ἐπανελθεῖν ἤδη μοι πρὸς τὸ προκείμενον. ὁμολογουμένου μὲν ἅπασι τοῖς ἰατροῖς αὐτοῖς τοῖς ἔργοις, οἷς δρῶσι κατὰ πάντα τὰ τοῦ λογιστικοῦ πάθη, τὴν κεφαλὴν ὑπάρχειν οἶκον αὐτοῦ, προσῆκον ἦν ἐπισκέψασθαι περὶ τῆς ἑκάστου πάθους διαθέσεως ὁποία τίς ἐστιν· οἷον ἡ τῆς μνήμης βλάβη, ἐπειδὴ προὐθέμην ὑπὲρ αὐτῆς διελθεῖν. ἅμα μὲν γὰρ αὐτὴ φαίνεται πολλάκις γενομένη μετὰ βλάβης τινὸς τοῦ λογισμοῦ, καθάπερ γε καὶ ἡ τοῦ λογισμοῦ βλάβη μετὰ τοῦ καὶ τὴν μνήμην βεβλάφθαι, τῆς μὲν διαθέσεως ἀμφοτέροις τῆς αὐτῆς οὔσης, ἐπιτεταμένης δέ, ὁπότε τῇ μνήμῃ συναπόλωλεν ὁ λογισμός, ὅπερ ὀνομάζεται μώρωσις. |

Ἀπόλλυται δὲ ἄμφω ταῦτα καὶ κατὰ τοὺς ληθάργους τε καὶ τὰ καρώδη πάθη πάντα, καὶ τὴν διάθεσιν αὐτῶν ἀναγκαῖον ὑπάρχειν ὁμογενῆ· κατὰ μὲν τὸ πρῶτον γένος, ὅτι δυσκρασία,— δέδεικται γὰρ αὕτη τῶν ὁμοιομερῶν μορίων, ἃ πρώτως ἐνεργεῖ, διάθεσις εἶναι κοινή·— κατὰ δὲ τὸ δεύτερον, ὅτι ψυχρά τίς ἐστιν ἡ δυσκρασία πάντως,— αὕτη γὰρ ὁρᾶται ναρκοῦσα τὰς ψυχικὰς ἐνεργείας, ὡς τά γε διὰ κρύος ἀναγκαζόμενα φωλεύειν ζῷα σαφῶς ἐνδείκνυται καὶ πάντα τὰ ψύχοντα φάρμακα καὶ τῶν ἐδεσμάτων δὲ τὰ ψυχρά, καθάπερ ἡ θριδακίνη καταφορικοὺς ἐργάζεται τοὺς ὕπνους, εἰ πολλὴν αὐτὴν προσενέγκαιτό τις— ἀλλὰ καὶ τὰ βάρη τῆς κεφαλῆς, ὅσα χωρὶς ὀδύνης δακνώδους συνίσταται, πάνθ' ὑπνώδη τε καὶ καταφορικὰ γίνεται, καὶ φαίνεται δι' ἀποφλεγματισμῶν μεγάλως ὀνινάμενα. πρὸς δὲ τούτοις ἔγκαυσίς τε καὶ ψῦξις τῆς κεφαλῆς ἐνδείκνυται ταὐτόν· ἀγρυπνητικαὶ μὲν αἱ ἐγκαύσεις, καταφορικαὶ δ' αἱ ψύξεις γινόμεναι. καὶ μὴν καὶ τὰ χολώδη τῶν νοσημάτων καὶ θερμὰ τὰς ἀγρυπνίας καὶ παραφροσύνας καὶ

---

4 ἐν – λεγόντων] cf. e.g. Hom. Od. λ 576–581, cit. in Gal. De plac. Hipp. et Plat. III 7,29; VI 8,80: CMG V 4,1,2, p. 218,5–10; 424,24–29   9–15 ἅμα – πάντα] exc. Aet. Amid. Libr. med. VI 23: CMG VIII 2, p. 160,15–20   14 τὰ – πάθη] cf. Gal. In Hipp. Prorrh. I comm. II 28: CMG V 9,2, p. 77,10–78,20   16sq. δέδεικται – κοινή] cf. Gal. De diff. morb. 4: VI 843,13–844,7 K.   Meth. Med. II 6: p. 160,20sq. Lorusso = X 118,8–10 K.   18sq. ὡς – ἐνδείκνυται] cf. Gal. De locis affectis II 23: CMG V 6,1,1, p. 380,2   20sq. καθάπερ – τις] cf. Gal. De locis affectis II 10,21: CMG V 6,1,1, p. 378,11sq.   De temp. II 2: p. 48,20–22 Helmr. = I 585,14–16 K.   24–30,2 πρὸς – καταφοράς] cf. Gal. De locis affectis II 10,20: CMG V 6,1,1, p. 378,6–8 (ubi coll. loc. sim.)

1 ἐπιθυμικὸν C   ἔστιν in ἔνεστιν mut. F_c : ἔν ἐστιν Q   ὁσημέραι] ὡς ἡμέραι F_c L_b, corr. F²   ἀκούονται L_b   2 ἔχει] ἔχη F_c, corr. F² : ἔχοι C   τὸν^II om. A   3 τοῦ Τιτυοῦ Ald.   4 τε om. L_b A   5 ὡμολογημένου ζ   μὲν] γὰρ ζ   6 post αὐτοῖς add. πρὸς L_b   λογικοῦ L_b   7 ἦν] ἐστίν A   8 πάθους om. A   9 γινομένη A   11 τοῦ post καὶ trsp. L_b   ἀμφοτέροις post αὐτῆς trsp. L_b   12sq. ὅπερ – μώρωσις] non accuratum videtur, unde F² super ὅπερ adn.: ἡ ἀπώλεια τοῦ λογισμοῦ· cf. infra III 6,6; 7,1: 30,15; 32,17 cum loc. sim.: nisi erravit auctor, delendum cum 14 καὶ^I   14 καὶ^I om. A   πάθη om. A, post 15 πάντα trsp. ζ   15 post τὴν add. γε ζ   post διάθεσιν (post αὐτῶν Q) add. ἁπάντων A Q N   17 δὲ τὸ δεύτερον] δὲ δεύτερον L_b: δεύτερον F_c, supra lin. scr. γρ δὲ τὸ δεύτερον F²: δεύτερον δὲ Ald.   ὅτι om. F_c, supra lin. add. F²   ἡ om. L_b   19 post φωλεύειν add. τὰ F_c, del. F²   20 δὲ] τὲ A   21 προσενέγκοιτο ζ, οἱ supra -αι- scr. F²   τις e τῆς corr. F²   23 γίνονται καὶ φαίνονται L_b   24 τούτοις] τούτους L_b   ἐγκαύσεις τε καὶ ψύξεις ζ Q   ἐνδείκνυνται Q   ταὐτόν supra lin. in ταὐτὸ, ut vid., mut. F²: ταυτὶ A   25 post μὲν add. γὰρ A   26 τὰς] τῆς A

ge bzw. leidenschaftliche im Herzen und der begehrende in der Leber, kann man jeden Tag lernen, wenn man zuhört, wie sie zu einer Person ohne Verstand sagen, „dass sie kein Hirn habe"; zu einer ängstlichen und furchtsamen, „dass sie kein Herz habe"; den Tityos schließlich, dessen Leber von einem Adler verzehrt wird, beschreiben sie nicht nur in Gedichten, sondern sie fertigen auch Skulpturen und Zeichnungen von ihm an.

6. Es ist Zeit, dass ich wieder zum vorliegenden Untersuchungsgegenstand zurückkomme. Da alle Ärzte durch ihre Praktiken, die sie bei allen Affektionen des rationalen Teils anwenden, darin übereinstimmen, dass dessen Zuhause der Kopf ist, wäre es geboten, über den Zustand jeder einzelnen Affektion eine Untersuchung anzustellen, welcher Art er ist: z. B. der Gedächtnisverlust, da ich mir ja vorgenommen hatte, dies durchzugehen. Er entsteht nämlich offensichtlich oft zusammen mit einer Schädigung des Denkvermögens, so wie die Schädigung des Denkvermögens auch auftritt, wenn das Gedächtnis ebenfalls schon geschädigt ist, wobei der Zustand von beiden derselbe ist, jedoch verstärkt wird, wenn mit dem Gedächtnis das Denkvermögen verloren ist, was Schwachsinn (*mōrōsis*) genannt wird.

Diese beiden (Vermögen) gehen auch in Fällen von Lethargie verloren und bei allen bewusstlosigkeitsartigen Affektionen, und der Zustand ist bei diesen Affektionen notwendigerweise gattungsgleich: nach der primären Gattung, weil (es ein) Fehlmischverhältnis (gibt), – es wurde nämlich gezeigt, dass dieses ein gemeinsamer Zustand der homoiomeren Teile ist, die zuerst wirken –; nach der sekundären aber, weil das Fehlmischverhältnis in allen Fällen ein kaltes ist, – man sieht nämlich, dass dieses die psychischen Funktionen erstarren lässt, wie die Lebewesen, die durch Eiseskälte gezwungen werden, Winterschlaf zu halten, deutlich anzeigen und alle kühlenden Arzneien und von den Lebensmitteln die kalten; so bewirkt etwa der Lattich schlafsüchtigen Schlaf, wenn jemand viel davon zu sich nimmt. Aber auch Affektionen der Schwere des Kopfes, die sich ohne beißenden Schmerz ergeben, machen alle schläfrig und schlafsüchtig. Es ist offensichtlich, dass sie durch Schleimentfernungen stark gelindert werden. Zusätzlich zu diesen zeigen Erhitzung und Abkühlung des Kopfes dasselbe an. Die Erhitzungen sind schlaflos machend, die Abkühlungen machen schlafsüchtig. Und es ist in der Tat offensichtlich, dass die galligen und warmen Krankheiten Schlaf-

φρενίτιδας ἐργαζόμενα φαίνεται· τούτοις δ' ἔμπαλιν τὰ φλεγματικὰ καὶ ψυχρὰ νωθρότητάς τε καὶ καταφοράς. |

Ἡ μὲν δὴ πρώτη δύναμις ἐν τῇ κατὰ τὸ θερμόν τε καὶ ψυχρόν ἐστι δυσκρασία τῶν ἀγρυπνητικῶν τε καὶ καταφορικῶν νοσημάτων· ἐφεξῆς δ' αὐτῆς ἡ καθ' ὑγρότητα καὶ ξηρότητα. τά τε γὰρ λουτρὰ πάντας ὑπνώδεις ἐργάζεται τὴν κεφαλὴν ὑγραίνοντα, καὶ οἴνου πόσις εὔκρατος καὶ ὑγραίνουσαι τροφαὶ πᾶσαι. καὶ τῶν ἡλικιῶν ὑπνώδης μὲν ἡ τῶν παιδίων δι' ὑγρότητα· τῶν γερόντων δ' ἀγρυπνητικὴ διὰ ξηρότητα. ταῦτ' οὖν ἅπαντα τεκμήρια γινέσθω τοῦ δευτέραν μὲν ἔχειν χώραν εἰς ἀργίαν ψυχῆς τὴν παρὰ φύσιν ὑγρότητα, προτέραν δ' αὐτῆς εἶναι τὴν ψυχρότητα· διὸ καὶ μόνη μὲν ὑγρότης πλεονάσασα μακροὺς καὶ βαθεῖς ὕπνους ἐργάζεται, καθάπερ γε καὶ μόνη ξηρότης ἀγρυπνίας, ἐφ' ὧν διαθέσεων εἴρηται πρὸς Ἱπποκράτους, «ὕπνος ἀγρυπνίη ἀμφότερα μᾶλλον τοῦ μετρίου γινόμενα, μοχθηρόν».

Εἰ δὲ μεθ' ὑγρότητος ἱκανῆς ψυχρότης προσέλθοι, καταφορικὰ καὶ καρώδη πάθη συνίσταται· χωρὶς δὲ ταύτης αἵ τε τῆς μνήμης βλάβαι καὶ αἱ μωρώσεις. οὔσης δὲ πολλῆς διαφορᾶς ἐν τῷ μᾶλλόν τε καὶ ἧττον οὐ καθ' ὑγρότητα καὶ ψυχρότητα μόνον, ἀλλὰ καὶ κατὰ ξηρότητα καὶ θερμότητα, ποικιλία | πολυειδὴς γίνεται τῶν βλαπτόντων τὰς ψυχικὰς ἐνεργείας αἰτίων. ἕνεκα δὲ σαφοῦς διδασκαλίας αἱ μὲν τοῦ λογιστικοῦ τῆς ψυχῆς ἐνέργειαι καλείσθωσαν ἡγεμονικαί, αἱ δὲ τῶν ἀλόγων ἠθικαί, περὶ ὧν οὐ πρόκειται λέγειν, ὅτι μηδὲ περὶ τῶν τῆς καρδίας ἢ τοῦ ἥπατος παθῶν. ὥσπερ οὖν ὕπνος καὶ ἀγρυπνία μᾶλλον τοῦ μετρίου γίνεται, τὸ μὲν δι' ὑγρότητα, τὸ δὲ διὰ ξηρότητα κράσεως, οὕτως ἐν αὐτοῖς τούτοις τῷ μᾶλλόν τε καὶ ἧττον ἐν ἀγρυπνίαις τε καὶ ὕπνοις ἕπεται τὸ μᾶλλον καὶ ἧττον ἐν ὑγρότητι καὶ ξηρότητι.

Καὶ διττῶς γε τῶν τοιούτων δυσκρασιῶν γινομένων, ὡς ἐπιδέδεικται, διττὸς ἔσται τρόπος ἑκάστης διαθέσεως, ὁ μὲν ἕτερος ἐπὶ τοῖς ὑγροῖς καὶ ξηροῖς χυμοῖς, ὁ δὲ ἕτερος ἐπ' αὐτοῖς τοῖς στερεοῖς σώμασιν, ὅταν γε εἰς τὰς αὐτὰς ἀφίκηται

5sq. καὶ – πᾶσαι] cf. Gal. De locis affectis II 10,21: CMG V 6,1,1, p. 378,11–16   7sq. καὶ – ξηρότητα] cf. e.g. Gal. De marcore 3: VII 673,2–674,7 K.   De temp. II 2: p. 46,6sq. Helmr. = I 581,14sq. K.   10–18 διὸ – αἰτίων] exc. Aet. Amid. Libr. med. VI 23: CMG VIII 2, p. 161,2–16   10–18 μόνη – αἰτίων] exc. Aet. Amid. Libr. med. VI 23: CMG VIII 2, p. 160,26–161,2   12sq. ὕπνος – μοχθηρόν] Hipp. Aphor. II 3, p. 386,4sq. Magdelaine = IV 470,12sq. L.   cit. etiam in Gal. In Hipp. Aphor. comm. II,3: XVII B 456,16sq. K.   In Hipp. Prorrh. I comm. II 46: CMG V 9,2, p. 88,23sq.   In Hipp. Progn. comm. I 17: CMG V 9,2, p. 231,8sq.   25 ὡς ἐπιδέδεικται] non reperitur, cf. Gal. De locis affectis I 4,4: CMG V 6,1,1, p. 268,1sq.

3 δὴ om. C   ἐν τῇ om. C   4 ἀγρυπνητικῶν] ἀγρυπνικῶν F$_c$ αὐτῆς] αὐτοῖς L$_b$ 5 ὑπνώδης F$_c$, corr. F^2 6 εὔκρατος] ἄκρατος ζ   καὶ^{II}] καὶ αἱ L$_b$: αἵθ Q   7 ante καὶ add. ἀλλὰ L$_b$ ὑπνώδεις A   παίδων A   δ' om. A   8 ἀγρυπνητικαὶ A   ταῦτα γοῦν L$_b$ post ἅπαντα add. σοι ζ   γενέσθω F$_c$ 9 μὲν om. A   10 post μὲν add. ἡ A   βαθεῖς καὶ μακροὺς A Q N   11 γε om. L$_b$ 12 post ὕπνος supra lin. add. καὶ F^2 ἀμφότερα bis scr. et postea alt. del. L$_b$ 13 μοχθηρόν] κακόν Q (cum Hipp. et Gal. In Hipp. Aph., Prorrh., Progn.): χαλεπόν A   14 ψυχρότης προσέλθοι ante μεθ' trsp. ζ   ante καταφορικὰ add. τὰ ζ   15 αἱ, ut vid., in τε, ut vid., mut. F$_c$: αἵ γε Ald.   20 πρόκειται] προσήκει A   post λέγειν supra lin. add. νῦν F^2 22 γίνεται] γινόμενα A   23 τῷ] τὸ ω, correxi   23sq. ἐν – ἧττον in textu om. L$_b$ Q, supra lin. add. ἐν ἀγρυπνίαις τε καὶ ὕπνοις <σ>υνέπεται L$_b$ 23 τε^{II}] μὲν F$_c$ ἕπεται] γίνεται F$_c$, corr. F^2 τὸ in τῷ mut. F^2: τῷ Ald.   post μᾶλλον add. τε C   25 ἐπιδείκνυται A   διττὸς] διττῶς F$_c$ 26 ξηροῖς καὶ ὑγροῖς ζ   27 στερεοῖς om. Q Chart.

losigkeit, Geistesverwirrung und Phrenitis bewirken, die schleimigen und kalten dagegen Trägheit und Schlafsucht.

Das primäre Vermögen, die schlaflos bzw. schlafsüchtig machenden Krankheiten 5 herbeizuführen, hat jedoch das Fehlmischverhältnis des Warmen und Kalten, nach diesem erst folgt das der Feuchtigkeit und Trockenheit. Bäder machen nämlich alle schläfrig, indem sie den Kopf befeuchten, und auch das Trinken von wohl gemischtem Wein und alle befeuchtenden Nahrungsmittel. Unter den Lebensaltern ist das der Kinder schläfrig machend aufgrund der Feuchtigkeit, das der Alten schlaflos machend aufgrund der Trockenheit. All diese Indizien sollen hervorgebracht werden, um zu zeigen, dass die widernatürliche Feuchtigkeit den zweiten Rang einnimmt in Bezug auf die Trägheit der Seele, die Kälte hingegen den ersten. Deswegen bewirkt ein Übermaß an Feuchtigkeit allein langen und tiefen Schlaf, wie auch die Trockenheit allein Schlaflosigkeit bewirkt, Zustände, über die es seitens Hippokrates heißt: „Schlaf und Schlaflosigkeit, wenn sie übermäßig werden, sind beide schlecht."

Wenn zusammen mit starker Feuchtigkeit Kälte hinzukommt, ergeben sich schlaf- 6 süchtige und bewusstlosigkeitsartige Affektionen, ohne ausreichend Feuchtigkeit aber die Gedächtnisschäden und die Fälle von Schwachsinn. Da es viele Unterschiede im Mehr oder Weniger gibt, nicht nur in Bezug auf Feuchtigkeit und Kälte, sondern auch in Bezug auf Trockenheit und Wärme, ergibt sich auch eine vielgestaltige Mannigfaltigkeit von Ursachen, die die psychischen Funktionen schädigen. Für eine eindeutige 7 Unterrichtung sollen die Funktionen des rationalen Teils der Seele ‚führend' (*hēgemonikai*) genannt werden, die der nicht rationalen Teile ‚charakterlich' (*ēthikai*), über die zu sprechen nicht ansteht, ebenso wenig wie über die Affektionen des Herzens oder die der Leber. Wie nun Schlaf und Schlaflosigkeit übermäßig werden, ersteres wegen Feuchtigkeit, letzteres wegen Trockenheit der Mischung, so folgt bei ihnen selbst auch dem Mehr und Weniger in Schlaflosigkeits- bzw. in Schlafzuständen das Mehr und Weniger in der Feuchtigkeit bzw. in der Trockenheit.

Und da solche Fehlmischverhältnisse, wie aufgezeigt wurde, in zweifacher Weise 8 entstehen, wird auch der Modus jedes Zustands ein zweifacher sein, der eine bei den feuchten und trockenen Säften, der andere bei den festen Körpern selbst, wann immer bei den festen dieselben Fehlmischverhältnisse auftreten wie bei den flüssigen. Neben

δυσκρασίας τὰ στερεὰ τοῖς ὑγροῖς. καὶ πρός γε ταῖς εἰρημέναις δυσκρασίαις ἐναντίαις οὔσαις ἄλλη τις ἐξ ἀμφοῖν γίνεται μικτή, καθάπερ ἐν τοῖς ἀγρύπνοις κώμασιν, ἐφ' ὧν φλεγματώδης καὶ χολώδης πλεονάζει χυμός. οἱ δ' αὐτοὶ τρόποι τῶν 9' ἁπλῶν δυσκρασιῶν καὶ τῆς ἐξ ἀμφοῖν μικτῆς ἐν τῇ κατὰ τὸ θερμόν τε καὶ | ψυχρὸν ἐναντιώσει συνίστανται. χολῆς γοῦν– εὔδηλον δ' ὅτι τῆς ξανθῆς λέγω– φλέγματι μεμιγμένης, ἡ κατὰ τὸ θερμόν τε καὶ ψυχρὸν ἐπίμικτος γίνεται διάθεσις· εἰ δὲ κἀν τοῖς στερεοῖς μορίοις αὐτοῖς τοῦ σώματος ἡ ἐκ τῶν ἐναντίων μικτὴ διάθεσις ὁμολογηθείη γίνεσθαι, κατ' ἐκείνην τρεῖς αἱ πρῶται γενήσονται δυσκρασίαι καθ' ἑκατέραν ἀντίθεσιν.

Ἅπαντα μὲν οὖν τὰ τοιαῦτα πάθη κατὰ τὸν ἐγκέφαλον γίνεται, διαφέρει δ' ἀλλήλων οὐ μόνον ταῖς ποικιλίαις τῶν μίξεων οὐδὲ τῷ μᾶλλόν τε καὶ ἧττον ἔν τε ταῖς ἁπλαῖς διαθέσεσι καὶ ταῖς μικταῖς, ἀλλὰ καὶ τῷ ποτὲ μὲν ἐν ταῖς κοιλίαις τοῦ ἐγκεφάλου συνίστασθαι τὰς δυσκρασίας, ποτὲ δ' ἐν τοῖς καθ' ὅλον αὐτὸν ἀγγείοις ἢ κατὰ τὴν παρεσπαρμένην ὑγρότητα τῷ σώματι τοῦ ἐγκεφάλου, καὶ τέταρτον ἐπὶ τούτοις, ὅταν αὐτὸ τὸ σῶμα τοῦ ἐγκεφάλου δύσκρατον γένηται.

7. Παραφυλάττειν οὖν χρὴ τοὺς ὕπνους τῶν ἀπολωλεκότων τὴν μνήμην ἢ τὴν σύνεσιν [ἀπώλεια γὰρ τῆς συνέσεως ἡ μώρωσίς ἐστιν], πότερον ὑπνώδεις ἱκανῶς οἱ κάμνοντές εἰσιν ἢ μετρίως ὑπνώδεις ἢ τὴν ἀρχὴν οὐδ' | ὑπνώδεις, ἀλλ' ὅσον ἐπὶ τούτῳ κατὰ φύσιν ἔχουσιν· οὕτω γὰρ ἂν ἐξεύροις τὴν ἐπικρατοῦσαν δυσκρασίαν. ἐπιθεωρητέον δὲ καὶ πότερον ἐκκρίνεταί τι διά τε ῥινῶν καὶ στόματος ἐκ τῆς κεφαλῆς καταφερόμενον ἢ ξηρὰ φαίνεται τὰ χωρία· δυνήσῃ γὰρ κἀκ τούτου στοχάσασθαι τὴν διάθεσιν, ὥσπερ ἐπὶ κατάρρου καὶ κορύζης· καὶ γὰρ ἐπὶ τούτων ἥ τε ποιότης καὶ ἡ ποσότης τῶν ἐκκρινομένων μετὰ τοῦ συνεπισκέψασθαι τὰς προηγησαμένας αἰτίας, ἐνδείκνυται τὴν διάθεσιν τῆς κεφαλῆς ἤτοι θερμὴν οὖσαν, ὡς ἐπ' ἐγκαύσεως, ἢ ψυχράν, ὡς ἐπὶ ψύξεως· ἄνευ γὰρ τοῦ διορίσασθαι ταῦτα πάντα, τὴν προσήκουσαν ἑκάστῃ διαθέσει θεραπείαν ἀδύνατον εὑρεῖν.

Ἐπὶ γοῦν τῆς ἀπολωλυίας ἢ μεγάλως βεβλαμμένης μνήμης ψυχρὰ μὲν δυσκρασία πάντως ἐστίν, καὶ θερμαίνειν αὐτὴν προσῆκεν, οὐ μὴν ἐξ ἀνάγκης γε καὶ ξηραίνειν ὥσπερ οὐδὲ ὑγραίνειν· ἀλλ' εἰ μὲν μεθ' ὑγρότητος εἴη, ξηραίνειν, εἰ δὲ

2sq. καθάπερ – χυμός] cf. Gal. In Hipp. Prorrh. I comm. III 1: CMG V 9,2, p. 107,8sq.   16–34,8 Παραφυλάττειν – ὠφελεῖτο] exc. Aet. Amid. Libr. med. VI 23: CMG VIII 2, p. 160,26–161,2   17 ἀπώλεια – ἐστιν] cf. Gal. In Hipp. Prorrh. I comm. II 59: CMG V 9,2, p. 101,16–23   28–34,2 Ἐπὶ – φυλάττειν] exc. Orib. Synops. ad Eustath. VIII 1,1: CMG VI 3, p. 244,4–8

2 οὔσαις om. Ald.   3 καὶ χολώδης non vertitur in v. Arab. sec. Garofalo, La traduzione, p. 29 πλεονάζει post χυμός trsp. ζ   4 τῆς] τοῖς Fc   τε om. ζ   5 συνίστανται] συνίσταται Fc Lb A Q (deest N) Ald. (corr. Caius)   γοῦν] οὖν Lb: δ' οὖν A   δ' om. Lb: vix legitur A   8 post γίνεσθαι add. καὶ F²   ἐκεῖνα Lb   9 ἑκατέραν] ἑτέραν ζ   11 τῷ] τὸ A   τε^II om. C   12 τῷ] τὸ A   κοιλίαις] ποικιλίαις A   13 τὴν δυσκρασίαν C Q N   τοῖς] ταῖς Lb   ὅλον αὐτῶν Fc Lb   14 κατὰ om. ω (deest N), supra lin. suppl. F² (Corn. in marg. suppl.)   post ἐγκεφάλου add. συνίστασθαι τὰς δυσκρασίας Lb, συνίστασθαι τὴν δυσκρασίαν Fc, del. F²   15 γί(γ)νεται C Q² N   17 ἀπώλεια – ἐστιν ut interpretamentum imperitum seclusi   17sq. ἱκανῶς ὑπνώδεις Lb   17 ὑπνώδης Fc   19 ἂν om. Lb   21 δυνήσει Fc, corr. F²   γὰρ om. Fc, add. F²   23 συνεπισκέψασθαι] προσεπισκέψασθαι Lb: προεπισκέψασθαι C   24 προηγουμένας A   ἐνδείκνυται Lb   30–34,1 ὑγραίνειν – ξηρότητος om. A

den erwähnten beiden Fehlmischverhältnissen, die einander entgegensetzt sind, entsteht ein weiteres aus beiden gemischtes, wie in den Wachkomas, bei denen es einen Überschuss an schleimartigem und galligem Saft gibt. Dieselben Modi der einfachen Fehlmischverhältnisse und der aus beiden gemischten bilden sich auch bei der Gegenüberstellung des Warmen und Kalten. Wenn etwa die Galle – ich spreche selbstverständlich von der gelben – mit dem Schleim gemischt ist, entsteht der gemischte Zustand des Warmen und Kalten. Wenn es auch Einvernehmen darüber gibt, dass in den festen Teilen des Körpers selbst der aus den entgegengesetzten (Humoralqualitäten) gemischte Zustand entsteht, werden in Bezug darauf drei erste Fehlmischverhältnisse entstehen gemäß jedem Gegensatz.

Alle solche Affektionen entstehen also im Bereich des Gehirns, sie unterscheiden sich aber untereinander nicht nur in der Mannigfaltigkeit der Mischungen und durch das Mehr und Weniger in den einfachen und den gemischten Zuständen, sondern auch darin, dass sich die Fehlmischverhältnisse bald in den Ventrikeln des Gehirns bilden, bald in den Gefäßen des ganzen Gehirns oder im Bereich der neben dem Hirngewebe ausgebreiteten Flüssigkeit, und viertens zusätzlich, wenn das Hirngewebe selbst einem Fehlmischverhältnis unterliegt.

7. Man muss also den Schlaf derjenigen genau beobachten, die das Gedächtnis oder den Verstand verloren haben, [– denn der Schwachsinn ist Verlust des Verstandes – ,] und schauen, ob die Patienten stark schläfrig sind oder nur mäßig oder gar nicht und sich in dieser Beziehung naturgemäß verhalten. Auf diese Weise nämlich wirst du wohl das vorherrschende Fehlmischverhältnis finden. Man muss auch beobachten, ob etwas, das vom Kopf herunterkommt, durch Nase und Mund ausgeschieden wird oder ob sich die Regionen trocken zeigen. Du kannst dadurch auch auf den (krankhaften) Zustand schließen, gleich wie beim Katarrh und beim Schnupfen. Denn auch im Fall von diesen (Erkrankungen) zeigt die Qualität und die Quantität der ausgeschiedenen (Stoffe) zusammen mit der Untersuchung der vorausgehenden Ursachen an, ob der Zustand des Kopfes warm war, wie bei Überhitzung, oder kalt, wie bei der Erkältung. Denn ohne, dass dies alles unterschieden wird, ist es unmöglich, die Behandlung zu finden, die für jeden einzelnen Zustand passend ist.

Beim Verlust oder der schweren Schädigung des Gedächtnisses etwa ist das Fehlmischverhältnis stets kalt, und es ist angebracht, sie zu erwärmen, nicht aber zwingend auch zu trocknen, noch auch zu befeuchten; wenn Feuchtigkeit mit dabei ist, (ist es

μετὰ ξηρότητος, ὑγραίνειν, εἰ δ' ἐν τῷ μέσῳ τούτων, ἐν ταύτῃ τῇ καταστάσει φυλάττειν.

3 Ἐγὼ γοῦν οἶδά τινα καὶ τὴν μνήμην μὲν ὀλίγου δεῖν ἀπολέσαντα καὶ τὸν λογισμὸν δὲ βλαβέντα διὰ φιλοπονίαν τε καὶ ἀγρυπνίαν ἐπὶ | μαθήμασιν· ἕτερον δ' ἀμπελουργὸν ἐπὶ τοῖς κατὰ τὴν ἀμπελουργίαν πόνοις καὶ διαίτῃ λεπτῇ τὰ αὐτὰ τούτῳ παθόντα· καὶ προφανῶς ἑκάτερος αὐτῶν ὑπὸ μὲν τῶν ξηραινόντων τε καὶ θερμαινόντων ἐβλάπτετο πάντως, ὑπὸ δὲ τῶν ὑγραινόντων ἅμα τῷ θερμαίνειν ὠφελεῖτο.

4 Γίνονται μὲν οὖν καὶ μετὰ πυρετοῦ βλάβαι τῶν ἡγεμονικῶν ἐνεργειῶν, ὡς ἐπὶ φρενίτιδός τε καὶ ληθάργου· γίνονται δὲ καὶ χωρὶς πυρετοῦ, καθάπερ ἐπὶ μανίας τε καὶ μελαγχολίας· ὥσπερ γε καὶ κατὰ συμπάθειάν τε καὶ πρωτοπάθειαν ἐγκεφάλου· τὰ μὲν ἠκριβωμένα τοῖς ἰδίοις συμπτώμασι καὶ διηνεκῆ καὶ μὴ προηγησαμένων ἑτέρων γενόμενα κατὰ πρωτοπάθειαν· τὰ δὲ μήτ' ἠκριβωμένα [[τοῖς ἰδίοις συμπτώμασι]] μήτε παραμένοντα διὰ παντός, ἐφ' ἑτέροις τε συστάντα κατὰ συμπάθειαν, μεμνημένων ἡμῶν ὅτι καὶ τῆς συμπαθείας ἡ μὲν ἐν τῷ γίνεσθαι τὸ εἶναι λαμβάνουσα συναποκαθίσταται τοῖς ποιοῦσιν αἰτίοις, ἡ δὲ μόνιμον ἤδη τὴν τῶν συμπαθούντων διάθεσιν ἐσχηκυῖα, κἂν τὰ ποιήσαντα παύσηται, παραμένει.

5 Τὸ μὲν οὖν ἐν ἐγκεφάλῳ πάντα γίνεσθαι τὰ τῶν ἡγεμονικῶν ἐνερ|γειῶν πάθη, πᾶσι τοῖς ἰατροῖς, ὅσοι γε μὴ διὰ φιλονεικίαν αἱρέσεως ἄλλα μὲν ἐν τῇ ψυχῇ φρονοῦσιν, ἄλλα δὲ λέγουσιν, ὡμολόγηται· τὸ δὲ τὴν δυσκρασίαν ὁποία τίς ἐστιν εὑρεῖν, οὐ σμικρὸν ἔργον, ἐν ᾧ χρὴ φιλόπονόν τε καὶ ζητητικὸν εἶναι τὸν ἰατρόν, οὐκ ἐν τῷ σκοπεῖν ὅπως ἀντείπῃ τοῖς καλῶς εἰρημένοις ὑπὸ τῶν παλαιῶν περὶ ψυχῆς ἡγεμονικοῦ, πράγματος οὕτως ἐναργοῦς, ὡς καὶ τοῖς ἰδιώταις πεπιστεῦσθαι κατὰ τὸν ἐγκέφαλον εἶναι.

6 Φιλοσόφοις μὲν οὖν ἐν γωνίᾳ καθημένοις ἁμαρτάνειν ἐν τῷδε τάχ' ἄν τις συγγνοίη· τοῖς γεγηρακόσι δ' ἐν ἔργοις ἰατρικοῖς ἀσύγγνωστος ἡ φιλονεικία, τάχα δ' ἀληθέστερόν ἐστιν εἰπεῖν, ἀναισχυντία· τῶν τε γὰρ ἀγρυπνούντων τὴν κεφαλὴν καταντλοῦσι τῶν τε παραπαιόντων καὶ φρενιτιζόντων καὶ ληθαργικῶν· Ἀρχιγένης δὲ καὶ τῶν τὴν μνήμην βλαβέντων τῇ κεφαλῇ προσφέρει τὰ βοηθήματα,

9–11 Γίνονται – μελαγχολίας] cf. Gal. De foet. form. 4,8: CMG V 3,3, p. 80,29–82,1   15–18 ὅτι – παραμένει] cf. supra III 1,1: p. p. 4,9–11   Gal. De locis affectis I 1,26: CMG V 6,1,1, p. 244,17–19   23 οὐκ – παλαιῶν] cf. infra III 8,4: p. 38,16sq.   27 τοῖς – ἰατρικοῖς] cf. Gal. De locis affectis II 10,1: CMG V 6,1,1, p. 364,6

3 τινα om. Lb   4 δὲ om. A   7 πάντως] πάντων Fc ζ Q N   τῷ] τὲ Fc, corr. F²: τε καὶ Lb   θερμαίνειν] θερμαινόντων Lb   9 πυρετοῦ] πυρετῶν Lb   10 τε om. ζ   11 τε^II – πρωτοπάθειαν om. C   13 γινόμενα Lb   13sq. τοῖς ἰδίοις συμπτώμασι non hab. ζ, seclusi   17 ἐσχηκυῖα ex ἐσηκυῖ corr. C²: ἐσχηκυῖαν Fc   18 παραμένῃ Lb   19 Τὸ] τῷ A   ἐν] om. A   20 post πᾶσι add. γε C   22 post εἶναι add. χρὴ Lb   23 καλῶς in κακῶς mut. Corn.   24 post περὶ τοῦ τῆς add. Lb (sed cf. supra p. 26,1)   26 καθημένοις] καθεζομένοις ζ   συγγνώη Fc Lb C Q (deest N), fort. mavis συγγνώῃ   27 ἐν – ἰατρικοῖς] ἐν τοῖς ἔργοις τῆς τέχνης Lb: ἐν τοῖς ἔργοις τῆς ἰατρικῆς C: ἐν τοῖς ἔργοις τοῖς ἰατρικοῖς A: ἐν τοῖς ἔργοις ἰατρικοῖς Ald.: ἐν τοῖς ἰατρικοῖς ἔργοις Kühn   28 ἐστιν in textu om., supra lin. add. Fc   ante ἀναισχυντία praem. ἡ ζ: ἀναισχυντείαν in -τίαν mut. Fc   post ἀγρυπνούντων add. ἀρρώστων ἁπάντων C Q (deest N), ἀρρώστων A, πάντων ἀρρώστων Chart.   29 ληθαργούντων Lb: λιθαργικῶν ζ

angebracht, sie) zu trocknen, wenn Trockenheit, zu befeuchten, wenn (das Mischverhältnis) dazwischenliegt, es in diesem Zustand zu bewahren.

Ich habe etwa jemanden gekannt, der beinahe das Gedächtnis verloren und eine Schädigung des Denkvermögens erlitten hätte wegen übertriebenen Arbeitseifers und Schlaflosigkeit beim Studium, und einen anderen, einen Weinbauern, der durch Anstrengungen im Weinbau und eine leichte Diät dasselbe erlitt. Offensichtlich wurde jeder von den beiden durch Austrocknendes und Erwärmendes stark geschädigt, durch Befeuchtendes zusammen mit dem Erwärmen hingegen wurde ihnen geholfen.

Schäden der führenden Funktionen entstehen sowohl mit Fieber, wie bei Phrenitis und Lethargie, als auch ohne Fieber, wie beim Wahnsinn und der Melancholie, überdies auch sowohl durch Mitaffektion als auch durch Erstaffektion des Gehirns. Die einen können durch die eigentümlichen Symptome genau erkannt werden, sie sind beständig und entstehen durch Erstaffektion, ohne dass andere vorausgehen; die anderen hingegen sind weder genau erkennbar, noch haben sie durchgängig Bestand, und sie ergeben sich ausgehend von anderen durch Mitaffektion. Dabei sollten wir uns erinnern, dass auch bei der Mitaffektion die eine Art ihre Existenz nur im Entstehen hat und zusammen mit den Wirkursachen auch wieder geheilt wird, die andere aber schon einen miterleidenden Zustand erlangt hat und bleibt, auch wenn das Verursachende aufhört.

Dass die Affektionen der führenden Funktionen also alle im Gehirn entstehen, darüber sind sich alle Ärzte einig, außer diejenigen, die nur, weil sie gerne für ihre Schule gewinnen, eine Sache in ihrer Seele denken, eine andere dann aber aussprechen. Herauszufinden, welcher Art das Fehlmischverhältnis ist, ist keine einfache Aufgabe, bei der der Arzt fleißig und auf der Suche bleiben muss, und nicht darauf schauen soll, wie er dem, was die Alten über den führenden Teil der Seele treffend gesagt haben, widersprechen kann, wenn der Sachverhalt so offenkundig ist, dass sogar die Laien davon überzeugt sind, dass der führende Teil im Gehirn ist.

Vielleicht könnte man leicht entschuldigen, wenn Philosophen, die in ihrer Ecke sitzen, sich darin täuschen, aber bei denjenigen, die in der Ausübung des Ärzteberufes alt geworden sind, ist der Drang, stets obsiegen zu wollen, – vielleicht sollte man besser sagen: die Unverschämtheit – unverzeihlich. Sie begießen nämlich mit Wasser den Kopf derer, die an Schlaflosigkeit leiden, der Verrückten, derer, die an Phrenitis leiden und der Lethargiker. A r c h i g e n e s wendet die Heilmittel auch am Kopf derer an, die

κἂν μωρανθέντα δέ τινα θεραπεύειν ἐπιχειρήσῃ, καὶ τούτου τῇ κεφαλῇ προσοίσει πάντα. τίς δὲ τριβακὸς ἰατρὸς ἀποπλήκτους ἢ ἐπιλήπτους ἢ ὀπισθοτονικοὺς ἢ ἐμπροσθοτονικοὺς ἢ τετανικοὺς ἑτέρως ἰᾶται; | τίς δὲ τοὺς παραλυθέντας τὸ τοῦ σώματος ἥμισυ μέρος; ἆρ' οὐχὶ τῶν μὲν σπασμωδῶν παθῶν ἅπαντες ἤδη κἀξ αὐτῆς τῆς πείρας τὸ κῦρος τῆς θεραπείας κατὰ τοὺς πρώτους ποιοῦνται σπονδύλους, ὥσπερ γε καὶ τῶν παραλελυμένων τὸ ἥμισυ μέρος ὅλου τοῦ σώματος, συνεκθερμαίνουσι δὲ καὶ τὸν ἐγκέφαλον; [ὥσπερ καὶ τῶν ἀποπλήκτων ἰῶνται, καθάπερ γε καὶ τῶν ἐπιλήπτων·] ὅταν μὲν ἐπὶ στομάχῳ γίνηται τὸ πάθος ἢ τινι τῶν ἄλλων μορίων, ἐκεῖνο μὲν μάλιστα καὶ πρῶτον ἐκθεραπεύουσιν, παρασκευάζουσι δὲ καὶ τὸν ἐγκέφαλον εἰς δυσπάθειαν. καὶ χρὴ ταῦτα μᾶλλον ζητεῖν, οὐ περὶ τοῦ σαφέστατα φαινομένου πᾶσι τοῖς ἀδιαστρόφοις τὴν γνώμην ἡγεμονικοῦ, καθάπερ οὐδὲ περὶ τῆς τῶν νεύρων ἀρχῆς, ἣν οὐ χρὴ πορευθέντας εἰς θεοὺς διὰ μαντείας ἐξευρεῖν, ἀλλὰ παρά τινι τῶν ἀνατομικῶν ἀνδρῶν παιδευθέντας.

8. Ἔνιοι γὰρ ἀναπείθουσι σφᾶς αὐτοὺς ἀρχὴν εἶναι τῶν νεύρων τὴν καρδίαν, ἐκ τοῦ μὴ δύνασθαι διακρῖναι σύνδεσμον νεύρου, συντελούσης εἰς τοῦτο καὶ τῆς ὁμωνυμίας, ἐπειδὴ πολλοὶ τῶν ἰατρῶν καὶ τοὺς συνδέσμους ὀνομάζουσι | νεῦρα συνδετικά. τῆς μὲν οὖν προσηγορίας οὐδεὶς αὐτοῖς φθόνος, ἐάν γε μνημονεύωσι τῶν προαιρετικῶν νεύρων, ὡς αὐτοὶ καλοῦσιν, ὧν τὴν ἀρχὴν ἐγκέφαλον εἶναί φαμεν, οὐ τῶν συνδέσμων· οὐδὲ γὰρ οὐδ' αὐτοὶ τῶν συνδετικῶν νεύρων πάθος εἶναί φασι τὸν σπασμὸν ἢ τὴν παράλυσιν, ἀλλὰ τῶν προαιρετικῶν. ὅταν οὖν ὅλον τὸ σῶμα φαίνηται σπώμενον, ἅπασι μὲν εὐθὺς παρίσταται πεπονθέναι τι τοιοῦτον μέρος, ὃ καθάπερ ἐν δένδρῳ τὸ στέλεχος τῶν κλάδων, οὕτως αὐτὸ κοινὸν τῶν νεύρων ἁπάντων οἷον πρέμνον ἐστίν, οὐχ οἷον ὁ κλάδος ὀλίγων τινῶν ἐν ἑνὶ μορίῳ, καθάπερ ὅταν ἤτοι σκέλος ἢ μία χεὶρ ἂν τύχῃ σπωμένη. κώλου μὲν γὰρ ὅλου σπασμὸς τὴν ἀρχὴν τῶν εἰς αὐτὸ καθηκόντων νεύρων ἐνδείκνυται

2–4 τίς – μέρος] cf. Gal. De sympt. caus. I 8: VII 142,12–143,3 K.   14–20 Ἔνιοι – προαιρετικῶν] amplius cf. Gal. De anat. administr. XIV: II 169,3–170,13   De plac. Hipp. et Plat. I 9sq.: CMG V 4,1,2, p. 94,11–100,7

1 κἂν] καὶ A   μωρωθέντα ζ   ἐπιχειρήσῃ ex ἐπιχειρήσει corr. in Fc: ἐπιχειρήσει Lb: ἐπιχειρήσειε C: ἐπιχρήσει A   προσοίσῃ Lb   2 ἀποπλήκτικους C   ἐπιληπτικούς C   ἢ ὀπισθοτονικούς om. A   ὀπισθοτόνους Lb   3 δὲ om. A   τοὺς om. Fc   παραλυθέντος A   τὸ om. A   4 μὲν om. Lb C   5 κἀξ] κατ A   7sq. ὥσπερ – ἐπιλήπτων ut interpolationem delevi   7 post ὥσπερ add. γε Lb   τοὺς ἀποπλήκτους C Chart.: τὸν ἀπόπληκτον Caius   ἰῶνται ex ἰῶντε corr. Fc   8 γε om. A   τῶν ἐπιλήπτων] τοὺς ἐπιληπτικούς C: τοὺς ἐπιπλήτους Chart.   ἐπί] ἀπό Lb   στομάχου Fc: στομάχων Lb   γίνεται Fc: γένηται Lb   τὸ in textu om. et supra lin. add. C   10 χρὴ – ζητεῖν] ζητεῖν χρὴ μᾶλλον ταῦτα A: χρὴ μᾶλλον ζητεῖν ταῦτα Lb   11 περὶ e παρά corr. Lb   σαφέστατα e σαφεστάτου corr. Lb   post πᾶσι add. καὶ A   ἀδιαστρόφοις ex ἀστρόφοις corr. F²   ἡγεμονικοῖς A   12 οὐ] οὖν A   post χρὴ scr. et del. προ Lb   13 τινι τῶν] τινων A   14 σφᾶς ἑαυτούς Lb C: ἑαυτούς Fc   15 διακρίνειν δύνασθαι Lb   νεύρου e νεύρων corr. A   καὶ om. Lb   16 ἐπειδὴ ex ἐπὶ δὲ corr. in Fc et supra lin. praem. τῆς F²   πολλοὶ τῶν ἰατρῶν] τῶν ἰατρῶν Fc, supra lin. πολλοὶ praem. F²: καὶ ἰατρῶν τινες Lb   τοὺς e τοῦ corr. C   17 ἐὰν] ἂν Fc Lb   γε] τε A   μνημονεύουσι Lb: μνημονεύσωσι A   20 τῶν om. Fc   21 φαίνηται ante τὸ trsp. ζ: φαίνεται Lb   ἅπασι] ἅπας Bas., corr. Caius: ἅπαν Chart.   παρίσταται] πεπίστευται C   22 τοιοῦτον e τοιοῦτο corr. F²   στέλεχος] στέλεγχος Fc A Ald. (corr. Bas.)   23 οὐχ οἷον om. Fc, supra lin. add. F²   ὁ om. Lb C Ald. fort. recte   ὀλίγων] ὃ λέγων C   24 ἂν om. ζ   τύχῃ e τύχει corr. Fc: τύχοι ζ

eine Gedächtnisschädigung erlitten haben; und wenn er versucht, einen Schwachsinnigen zu heilen, wird er auch bei diesem alles am Kopf anwenden. Welcher erfahrene 7 Arzt würde diejenigen anders heilen, die einen Schlaganfall erlitten haben oder an Epilepsie, an nach hinten ziehendem oder nach vorne ziehendem Krampf (Opisthotonos bzw. Emprosthotonos) oder an Starrkrampf leiden? Wer die, die am halben Körper gelähmt sind? Ist es nicht so, dass bei den krampfartigen Affektionen alle allein schon durch die Erfahrung das Hauptaugenmerk der Behandlung auf die ersten Rückenwirbel richten, ebenso wie sie bei einer Lähmung einer Hälfte des ganzen Körpers auch das Gehirn mit aufwärmen? [wie sie auch (das Gehirn) von denen, die einen Schlaganfall erlitten haben, wie auch von denen, die an Epilepsie leiden, heilen.] Wenn die Affektion bei der Magenöffnung oder irgendeinem anderen Körperteil entsteht, dann heilen sie diesen vornehmlich und zuerst aus, bereiten aber auch das Gehirn vor auf eine krankhafte Affektion. Und das ist es, was man besser untersuchen muss, und nicht die Frage über den führenden Seelenteil, der allen, die in ihrem Denken nicht unverbesserlich sind, überaus deutlich erscheint; ebenso wenig wie die Frage über den Anfang der Nerven, den man nicht, indem man sich den Göttern zuwendet, durch Wahrsagung entdecken soll, sondern dadurch, dass man sich von jemandem unter den in Anatomie geschulten Männern unterrichten lässt.

8. Einige haben sich nämlich selbst davon überzeugt, dass das Herz der Anfang der Nerven sei, und zwar aus dem Grund, dass sie einen Nerv nicht von einer Sehne unterscheiden konnten, wozu auch eine Homonymie beiträgt, da viele Ärzte auch die Sehnen ‚verbindende Nerven' nennen. Niemand ist ihnen ob dieser Bezeichnung böse, jedenfalls, wenn sie an die ‚willkürlichen Nerven' (*prohairetika neura*), wie sie sie nennen, denken, von denen wir sagen, dass das Gehirn ihr Anfang sei, nicht an die Sehnen. Sie sagen auch selbst nicht, dass der Krampf oder die Lähmung eine Affektion der verbindenden Nerven sei, sondern der willkürlichen. Wenn also offensichtlich der 2 ganze Körper verkrampft ist, ergibt sich für alle direkt, dass ein solcher Körperteil betroffen ist, der – wie bei einem Baum der Stamm der Äste – für alle Nerven gemeinsam wie ein Stamm ist, nicht wie der Ast einiger weniger Nerven in einem einzigen Teil, wie wenn es sich trifft, dass ein Bein oder ein einzelner Arm verkrampft. Denn die Verkrampfung einer ganzen Gliedmaße zeigt an, dass der Anfang der Nerven, die zu

πεπονθέναι, καθάπερ εἰ κλάδου τινὸς ἐν δένδροις· ὅταν δ' ὅλον ἁλῷ τὸ σῶμα τῷ πάθει, τὴν κοινὴν ἁπάντων ἀρχὴν τῶν κάτω τοῦ προσώπου νεύρων, ἀνάλογον τῷ κατὰ τὸ δένδρον πρέμνῳ, πεπονθέναι χρὴ νομίζειν, ἥτίς ἐστι τοῦ νωτιαίου μυελοῦ τὰ πρῶτα μέρη, διὸ καὶ τούτῳ τὰ βοηθήματα προσφέρουσιν οἱ τριβακοὶ πάντες ἰατροί, τῆς καρδίας | οὐδὲ [εἰ] τὴν ἀρχὴν ὅλως [ἐστιν] ἐν τῷ τοιούτῳ πα-θήματι μεμνημένοι. εἰ δὲ καὶ τὰ κατὰ τὸ πρόσωπον ἅμα τῷ παντὶ σώματι φαίνοιτο σπώμενα, τὸν ἐγκέφαλον αὐτὸν ἤδη θεραπεύωμεν, οὐ μόνον τὴν ἔκφυσιν τοῦ νωτιαίου· καὶ γὰρ καὶ χείλη σπώμενα θεώμεθα πολλάκις καὶ ὀφθαλμοὺς καὶ τὸ κατὰ μέτωπον δέρμα καὶ ὅλας τὰς γένυας, ὥσπερ γε καὶ τὴν ῥίζαν τῆς γλώττης· ἀλλ' ἐπειδὴ ταῦτα πάντα διὰ τῆς ἀνατομῆς ἐμάθομεν ὑπὸ μυῶν κινεῖσθαι παρ' ἐγκεφάλου λαμβανόντων νεῦρα, τὸν ἐγκέφαλον ἐπ' αὐτῶν πεπονθέναι πεπείσμεθα· καθάπερ ὅταν ὁρῶμεν ἀπαθῆ μὲν ἐκεῖνα, σπώμενα δὲ τἆλλα σύμπαντα μόρια, τὴν ἀρχὴν τοῦ νωτιαίου πειθόμεθα πεπονθέναι.

Ταῦτα μὲν οὖν, ὅπερ ἔφην, ἑτοίμως ἐχρῆν ἡμᾶς μαθόντας ἐπισκοπεῖσθαι τὰς διαθέσεις αὐτῶν· ἔνιοι δὲ τῶν ἰατρῶν τὰς μὲν διαθέσεις οὐδ' ἐπιχειροῦσι ζητεῖν, ἐρίζουσι δὲ περὶ τῶν ἐναργῶς φαινομένων, ἀπολλύντες ἡμῶν τὸν χρόνον, ὃν ἐχρῆν οὐκ εἰς ἀντιλογίαν τῶν ἀναιρούντων τὰ καλῶς ὑπὸ τῶν παλαιῶν ἰατρῶν εἰρημένα καταναλίσκειν, ἀλλ' εἰς εὕρεσιν ὧν ἐκεῖνοι παρέλιπον ἤτοι παντάπασιν οὐδὲν ἀποφηνάμενοι περί τινων | πραγμάτων ἢ χωρὶς ἀποδείξεως ἢ διορισμοῦ προσήκοντος ἢ ἐλλιπῶς ἀποφηνάμενοι, καθάπερ Ἱπποκράτης «ὑπὸ πληρώσεως ἢ κενώσεως γίνεσθαι τὸν σπασμὸν» εἰπών.

Ἀληθὴς μὲν γὰρ ὁ λόγος, ἀλλ' ὑπὸ τίνων πεισθεὶς οὕτως ἀπεφήνατο, μόνοις τοῖς συνετοῖς ἀνδράσι καὶ νομίμως μεμαθηκόσι τὰ πρῶτα τῆς ἰατρικῆς δῆλόν ἐστιν, οὐ τοῖς ἐπιτυχοῦσιν. ταῦτα γοῦν αὐτὰ κἀγὼ προμεμαθηκὼς ἐπείσθην ὑφ' ὧν εἶπεν Ἱπποκράτης αἰτίων γίγνεσθαι τὸν σπασμόν. εἰ γὰρ ἅπασα μὲν ἡ κατὰ προαίρεσιν κίνησις ὁρᾶται τῶν μυῶν ἐπισπωμένων εἰς ἃ καταφύονται μέρη γιγνομένη, τὸ δ' ἐπισπᾶσθαι χωρὶς τοῦ πρὸς τὴν ἰδίαν ἀρχὴν ἀνασπᾶσθαι τὸν μῦν οὐχ οἷόν τ' ἐστὶ γενέσθαι, μόνῳ τῷ χωρὶς τῆς ἡμετέρας προαιρέσεως γίγνεσθαι τὸν σπασμὸν ἐν τοῖς σπωμένοις μέρεσιν ἡ κίνησις διοίσει τῆς κατὰ φύσιν. ὥσπερ οὖν ἐν τῷ κατὰ φύσιν ἔχειν ἡ κατὰ τὴν ἀρχὴν τῶν νεύρων ἐν ἐγκεφά-

---

16–18 ὃν – καταναλίσκειν] *cf. supra* III 7,5: p. 34,23sq.   20sq. καθάπερ – εἰπών] v. Hipp. Aphor. VI 39: p. 455,9 Magdelaine = IV 572,8 L.   *cf.* Gal. De locis affectis II 8,12: CMG V 6,1,1, p. 338,17sq. (*ubi coll. loc. sim.*)

1 δένδρῳ Q   τῷ σώματι L_b   1sq. τῷ πάθει *ante* 1 τὸ *trsp.* ζ   3 τὸ *in* τῶ *mut. ut vid.* F_c δένδρῳ A   5 οὐδ' F_c L_b C Q N   εἰ ... ἐστιν *seclusi cum* A *ubi haec verba desunt; fort. mavis delere* εἰ – ἐστιν *ut interpretamentum perturbatum*   ἀρχὴν] *supra lin. scr.* οὐδόλως F²   6 κατὰ] *bis scr. et alterum del.* L_b   τὸ *om.* F_c   7 μόνην A: μὴν C   9 *post* κατὰ *add.* τὸ C Q N   10 ἐπεὶ C ἐμάθομεν F_c   *ante* ὑπὸ *supra lin. add.* τὰ F²   11 *post* ἐγκεφάλου *add.* τὰ L_b, *post* λαμβανόντων C   νεῦρον F_c, *corr.* F²   ἐπ' αὐτῶν] ἐν αὐτῷ L_b   12sq. πεπείσμεθα – πεπονθέναι *om.* C   12 ἀπαθῆ ὁρῶμεν A   μὲν *om.* A   ἐκεῖνα] ταῦτα A Q N   σύμπαντα *post* μόρια *trsp.* A   13 πεπείσμεθα L_b A   14 οὖν *om.* A   ἑτοίμως *post* ἡμᾶς *trsp.* L_b   μαθόντας] παθόντας A   17 τὰ *om.* A   παλαιῶν *om.* F_c L_b   19sq. περὶ – ἀποφηνάμενοι *om.* C   20 *ante* Ἱπποκράτης *add.* ὁ ζ   20sq. κενώσεως ... πληρώσεως Q   21 ἢ] καὶ C   22 μὲν *om.* L_b   24 ὑφ'] ἐφ A   25 *ante* Ἱπποκράτης *praem.* ὁ ζ   26 σπωμένων A: 27 τοῦ] τῶ A   28 γίγνεσθαι ζ   τῷ *om.* A   29 *ante* ἐν *supra lin. add.* ἡ L_b   *post* τοῖς *add.* αὐτοῖς Caius   ἡ *ante* ἐν *trsp.* C   τῆς] τοῖς A   30 ἡ *om.* A

ihr reichen, betroffen ist, genau wie (der Anfang) eines Astes bei den Bäumen. Wenn aber der ganze Körper der Affektion erlegen ist, muss man annehmen, dass der gemeinsame Anfang von allen Nerven unterhalb des Gesichts – analog zum Stamm beim Baum – betroffen ist, der aus den ersten Teilen des Rückenmarks besteht, weshalb auch alle erfahrenen Ärzte darauf die Heilmittel auftragen, wobei sie das Herz bei einer solchen Affektion auch nicht im geringsten erwähnen. Wenn aber auch die 3 Bereiche beim Gesicht zusammen mit dem ganzen Körper offensichtlich verkrampft sind, behandeln wir sofort das Gehirn selbst, nicht nur den Auswuchs aus dem Rückenmark. Denn auch oft sehen wir, dass Lippen, Augen, die Haut im Stirnbereich und die ganzen Kieferhälften verkrampft sind, wie in der Tat auch die Zungenwurzel. Aber da wir durch das Sezieren gelernt haben, dass alle diese (Teile) durch Muskeln bewegt werden, die Nerven vom Gehirn erhalten, kamen wir zur Überzeugung, dass bei diesen Fällen das Gehirn betroffen ist. Ebenso, wenn wir sehen, dass jene nicht betroffen, alle anderen Teile aber verkrampft sind, sind wir überzeugt, dass der Anfang des Rückenmarks betroffen ist.

Nachdem wir dies also gelernt haben, müssen wir, wie gesagt, bereitwillig ihre Zu- 4 stände anschauen. Einige Ärzte nämlich sind gar nicht bestrebt, die Zustände zu untersuchen, streiten aber über das, was deutlich erscheint, indem sie uns um die Zeit bringen, die wir brauchen, nicht um sie für eine Widerrede zu verschwenden gegen diejenigen, die das zerstören, was von den alten Ärzten treffend gesagt wurde, sondern für die Auffindung dessen, was jene weggelassen haben, entweder weil sie über einige Dinge gar nichts gesagt haben oder weil sie es ohne Beweis, ohne angemessene Differenzierung oder lückenhaft getan haben, so wie Hippokrates, wenn er sagt, dass der Krampf „aus der Anfüllung oder Entleerung entsteht".

Die Aussage ist zwar wahr, aber aus welchen Gründen kam er zur Überzeugung, sie 5 in dieser Weise auszudrücken? Das ist nur für die intelligenten und in den Prinzipien der Medizin standesgemäß geschulten Männer offensichtlich, nicht für jeden beliebigen. Nachdem ich jedenfalls auch selbst zuvor genau diese (Prinzipien) gelernt habe, bin ich zur Überzeugung gelangt, dass der Krampf aus den Gründen entsteht, die Hippokrates nannte. Wenn man nämlich sieht, dass jede willentliche Bewegung 6 dadurch entsteht, dass die Muskeln zu den Teilen hingezogen werden, in die sie einwachsen, und wenn dieses Hingezogen-Werden unmöglich entstehen kann, ohne dass der Muskel zu seinem eigenen Anfangspunkt zurückgezogen wird, dann unterscheidet sich die Bewegung von der naturgemäßen nur dadurch, dass der Krampf in den verkrampften Teilen ohne unseren Willen entsteht. Wie es sich bei dem, was naturgemäß ist, verhält, wo der Wille, der im Bereich des Anfangs der Nerven im Gehirn seinen Sitz

λῳ τεταγμένη προαίρεσις ἀρχὴν κινήσεως πρώτοις μὲν τοῖς νεύροις, δι' αὐτῶν δὲ καὶ τοῖς μυσὶ δίδωσιν, οὕτως ἄνευ τῆς ἀρχῆς ταύτης ἐὰν εὕρωμεν ὑπὸ τίνος αἰτίας ταθῆναι δύναται τὰ νεῦρα, τῆς τῶν | σπασμῶν γενέσεως ἐπιστήμην ἕξομεν.

Ἀνθρώπῳ τοίνυν ἑωρακότι [νευρώδη σώματα] τὰς ἐν ταῖς λύραις χορδὰς οὕτω σφοδρῶς τεινομένας πολλάκις ὑπὸ τῆς τοῦ περιέχοντος ἀμέτρου κράσεως, ὡς ῥήγνυσθαι, χαλεπὸν οὐδὲν ἐννοῆσαι τὴν αὐτὴν διάθεσιν ἐν τοῖς τῶν ζῴων νεύροις γίνεσθαι. πῶς οὖν ἔχοντος τοῦ ἀέρος αἱ χορδαὶ τείνονταί τε καὶ ῥήγνυνται; ξηροῦ τε πάνυ καὶ λίαν διύγρου γινομένου· τὸ μὲν οὖν ὑγρὸν διαβρέχον αὐτὰς εἰς ὄγκον αἴρει παρὰ φύσιν, ἐφ' ᾧ τείνονται· τὸ δὲ ξηρόν, ὥσπερ ὁ ἥλιος ξηραίνων τὰς βύρσας συσπᾷ, καὶ αὐτὸ τὰς χορδὰς οὕτως ἕλκει τε καὶ τείνει· φαίνονται γοῦν καὶ οἱ ἱμάντες, ὅταν ὑπὸ πυρὸς ξηραίνωνται, συσπώμενοί τε καὶ τεινόμενοι.

Τούτων οὖν προεγνωσμένων, οὐδὲν ἔτι χαλεπὸν ἐπὶ τῶν σπωμένων ἐξευρεῖν, εἴτε διὰ ξηρότητα τὸ πάθος αὐτοῖς γέγονεν, ὅπερ ἐστὶν ἔνδεια τῆς ὑγρᾶς οὐσίας καὶ κένωσις, εἴτε διὰ πλῆθος ὑγρότητος, ὅπερ ἐστὶν ἐναντίον ἐνδείᾳ πάθος ὑφ' Ἱπποκράτους ὠνομασμένον πλήρωσις. ἐκ πόνων μὲν γὰρ καὶ ἀγρυπνιῶν ἐνδείας τε καὶ φροντίδων καὶ πυρετοῦ ξηροῦ καὶ διακαοῦς, οἷος καὶ ὁ τῶν φρενιτικῶν ἐστιν, | ὅταν ὁ σπασμὸς γένηται, ξηρότητά τε καὶ κένωσιν αἰτιάσασθαι χρή· μεθυσκομένῳ δ' ἀνθρώπῳ καὶ διὰ παντὸς ἐμπιπλαμένῳ καὶ ἀργῶς βιοτεύοντι τὴν ἐναντίαν διάθεσιν εὔλογόν ἐστι τὸν σπασμὸν ἐργάσασθαι· κενώσει δ' ἐναντίον ἐστὶ πλήρωσις.

9. Ἀλλὰ καὶ ἡ ἐπιληψία σπασμός ἐστιν ἁπάντων τῶν τοῦ σώματος μορίων, οὐ συνεχὴς ὡς ἐμπροσθότονος καὶ ὀπισθότονος καὶ τέτανος, ἀλλ' ἐκ διαστημάτων χρόνου γιγνόμενος· οὐ μόνον δὲ τούτῳ διενήνοχε τῶν εἰρημένων σπασμῶν, ἀλλὰ καὶ τῇ βλάβῃ τῆς διανοίας καὶ τῶν αἰσθήσεων· ᾧ καὶ δῆλον ὡς ἄνω που κατ' αὐτὸν τὸν ἐγκέφαλον ἡ τούτου τοῦ πάθους ἐστὶ γένεσις. ἐπεὶ δὲ καὶ ταχὺ παύεται, [κατὰ τὰς κοιλίας αὐτοῦ] μᾶλλον εὔλογόν ἐστι παχὺν χυμὸν ἐμφράττοντα τὰς διεξόδους τοῦ πνεύματος ἐργάζεσθαι τὸ πάθος, ἑαυτὴν κλο-

4–10 Ἀνθρώπῳ – τείνει] cf. Gal. De locis affectis II 8,12: CMG V 6,1,1, p. 338,10–17 (ubi coll. loc. sim.)   13–16 Τούτων – πλήρωσις] cf. Gal. De locis affectis II 8,12: CMG V 6,1,1, p. 338,17–19 (ubi coll. loc. sim.)   22–24 Ἀλλὰ – γιγνόμενος] cf. Gal. De sympt. diff. 3,7: CMG V 5,1, p. 222,6–12   23 ὡς – τέτανος] cf. Gal. De trem., palp., convuls. et rig. 8: VI 641,11–15 K.

3 ταθῆναι] σπασθῆναι F$_c$, supra lin. scr. γρ τα F²   4 νευρώδη σώματα ut interpolationem delevi post σώματα add. καὶ Q, supra lin. ἤτοι F²   5 τῆς om. ζ   6 ὡς om. L$_b$, ante 5 ὑπὸ trsp. ζ   7 ἔχοντος] ἔχον C, supra lin. corr. C²   8 ὑγροῦ C   γενομένου L$_b$ οὖν] γὰρ C   9 ἐφ' ᾧ] εἰς ὃ A   post ἥλιος add. καὶ ὁ χρόνος F² (in marg.) ζ   10 ξηραίνον F$_c$ L$_b$, postea corr. in F$_c$ ξηραίνων τὰς] ξηραίνοντας Ald.   αὐτὸ] αὐτὰς C   τε om. L$_b$ 11 οἱ in textu om. et supra lin. add. C   ξηραίνονται F$_c$ L$_b$ C Ald., corr., ut vid., F²(corr. Chart.)   συσπάμενοί C   τε in textu om. et supra lin. add. C   13 οὖν om. F$_c$ L$_b$ Ald., add. F²   προεγνωσμένον om. A   ἔτι] ἐπὶ L$_b$ 14 αὐτῶ A   15–44,20 καὶ – μελαγχολικὸν om. A   16 post πάθος add. ὡς L$_b$ 17 φροντίδων in -ος supra lin. mut. F²   καὶ^{IV} om. M U   18 ὁ om. C   τε om. L$_b$ αἰτιᾶσθαι C   19 μεθυσκομένῳ ex μεν- corr. F²   20 ἐργάσασθαι] εἰργάσασθαι F$_c$ C: εἰργάσθαι M U N   κενώσει] κενώσεως M U   22 ἡ om. M U   23 ante καὶ^I praem. F$_c$ 25 post τῆς add. τε L$_b$ M U   καὶ^{II} om. L$_b$ 25sq. ᾧ – γένεσις] in textu om. et in marg. add. L$_b$ scribendo ἂν κατὰ ταὐτὸν pro ἄνω που κατ' αὐτόν   26 τὸν om. Ald.   ἐπεὶ] ἐπιδὴ F$_c$, in ἐπειδὴ mut. F²   27 κατὰ – αὐτοῦ seclusi ut interpretamentum pertinentem ad 25sq. κατ' αὐτὸν τὸν ἐγέφαλον (cf. infra 42,13)   κατὰ om. F$_c$ L$_b$, supra lin. add. F²   28 κλενούσης L$_b$

hat, den ersten Nerven einen Bewegungsimpuls gibt, und mittels dieser auch den Muskeln, so werden wir ein Verständnis der Entstehung der Krämpfe haben, wenn wir herausfinden, durch welche Ursachen ohne diesen Impuls die Nerven angespannt sein können.

Für einen Menschen, der weiß, dass die Saiten an den Leiern [nervenartige Körper] 7 oft wegen der sie umgebenden unausgeglichenen Mischung so heftig gespannt sind, dass sie reißen, ist es in keiner Weise schwierig zu verstehen, dass derselbe Zustand bei den Nerven der Lebewesen entsteht. Wie also verhält sich die Luft, wenn die Saiten angespannt sind und reißen? (Dies geschieht), wenn (die Luft) sehr trocken und wenn sie überaus feucht wird. Das Feuchte nämlich erhöht dadurch, dass es die Saiten durchtränkt, ihr Gewicht gegen die Natur, wodurch sie sich spannen. Das Trockene hingegen zieht auf dieselbe Weise, wie die Sonne die Lederhäute durch Trocknung zusammenzieht, auch selbst die Saiten und spannt sie. Auch die Riemen etwa werden offensichtlich zusammengezogen und angespannt, wenn sie durch Feuer getrocknet werden.

Wenn man dies also im Voraus weiß, ist es in keiner Weise schwierig, bei denen, die 8 an Krampf leiden, herauszufinden, dass die Affektion entweder durch Trockenheit entstanden ist, was Mangel an feuchter Substanz bedeutet, d. h. ‚Entleerung', oder durch eine Überfülle von Feuchtigkeit, was eine dem Mangel entgegengesetzte Affektion ist und von Hippokrates ‚Anfüllung' genannt wurde. Wenn sich nämlich aus Beschwerden, Schlaflosigkeit, Entbehrungen, Sorgen sowie trockenem und brennendem Fieber von der Art, wie auch das der an Phrenitis Leidenden ist, ein Krampf ergibt, muss man als Ursache große Trockenheit, d. h. Entleerung, annehmen. Für den Menschen, der betrunken und in allem angefüllt ist und einen untätigen Lebensumgang pflegt, ist es wahrscheinlich, dass der Krampf aus dem entgegengesetzten Zustand bewirkt wurde. Das Gegenteil von Entleerung aber ist Anfüllung.

9. Aber auch die Epilepsie ist ein Krampf aller Körperteile, nicht einer, der permanent ist wie der nach hinten und der nach vorne ziehende Krampf (Emprosthotonos bzw. Opisthotonos) sowie der Starrkrampf, sondern einer, der in zeitlichen Intervallen auftritt. Jedoch besteht ihr Unterschied zu den erwähnten Krämpfen nicht nur darin, sondern auch in der Schädigung des Denkvermögens und der Sinne, woraus sich ebenfalls deutlich ergibt, dass die Entstehung dieser Affektion irgendwo oben beim Gehirn selbst ist. Da sie auch schnell aufhört, ist es [bei seinen Ventrikeln] sehr 2 wahrscheinlich, dass ein dicker Saft die Affektion durch Verstopfung der Pneuma-

νούσης τῆς ἀρχῆς τῶν νεύρων ὑπὲρ τοῦ διώσασθαι τὰ λυποῦντα. [τάχα δὲ καὶ διαβρεχομένης τῆς ἐκφύσεως ἑκάστου νεύρου παραπλησίως τοῖς ἀπὸ τοῦ νωτιαίου τὴν ἀρχὴν ἔχουσι σπασμοῖς καὶ ὁ τῶν ἐπιλήπτων γίνεται.] τὸ δ' ἐξαιφνί-
174 διον αὐτοῦ τῆς γενέσεως καὶ τῆς λύσεως ἐνδείκνυ|ται μηδέποτε διὰ ξηρότητά τε καὶ κένωσιν, ἀεὶ δὲ διὰ πάχος χυμοῦ γίνεσθαι τὸ πάθος· ἔμφραξις μὲν γὰρ τῶν 5
πόρων ἐξαίφνης ὑπὸ παχέος ἢ γλίσχρου χυμοῦ γένοιτ' ἄν· εἰς ξηρότητα δὲ τοσαύτην ἐλθεῖν, ὡς βύρσῃ παραπλήσιόν τι παθεῖν, τὸν ἐγκέφαλον ἢ τὴν κατ' αὐτὸν μήνιγγα τὴν λεπτήν, οὐχ οἷόν τε χωρὶς χρόνου πολλοῦ. πρόσεστι δὲ τούτῳ καὶ τὸ μήθ' ὁρᾶν μήτ' ἀκούειν μήθ' ὅλως ἐνεργεῖν αἰσθήσει τινὶ σὺν τῷ μηδὲ παρακολουθεῖν τὸν κάμνοντα τοῖς γινομένοις, ἀλλὰ καὶ τῷ λογισμῷ βεβλάφθαι 10
μετὰ τῆς κατὰ τὴν μνήμην δυνάμεως. ἐκ τούτων οὖν ἁπάντων εὔλογόν ἐστι κατὰ τὸν ἐγκέφαλον γεγονέναι τὸ πάθος, ἐμποδίζοντος τοῦ χυμοῦ ταῖς διεξόδοις τοῦ ψυχικοῦ πνεύματος, ὃ κατὰ τὰς κοιλίας ἐστὶν αὐτοῦ.

3   Διὰ τί δ' ὀνομάζεται τοῦτο τὸ πνεῦμα ψυχικὸν ἥτις τε δύναμίς ἐστιν αὐτοῦ, κατὰ τὰ Περὶ τῶν Ἱπποκράτους καὶ Πλάτωνος δογμάτων ὑπομνήματα δέδεικ- 15
ται. τοῖς γὰρ ἐκ τῆς ἀνατομῆς φαινομένοις ἀκολουθοῦσιν ἡμῖν εὔλογον ἐφαίνετο, τὴν μὲν ψυχὴν αὐτὴν ἐν τῷ σώματι τοῦ ἐγκεφάλου κατῳκῆσθαι, καθ' ὃ καὶ τὸ
175 λογίζεσθαι γίγνεται καὶ ἡ τῶν αἰσθητι|κῶν φαντασιῶν ἀπόκειται μνήμη· τὸ πρῶτον δ' αὐτῆς ὄργανον εἰς ἁπάσας τὰς αἰσθητικάς τε καὶ προαιρετικὰς ἐνεργείας εἶναι τὸ κατὰ τὰς κοιλίας αὐτοῦ πνεῦμα καὶ μᾶλλόν γε κατὰ τὴν ὄπισθεν· 20
οὐ μὴν οὐδὲ περὶ τῆς μέσης κοιλίας ἀπογινώσκειν προσῆκεν ὡς οὐ κυριωτάτης· πολλὰ γὰρ εὔλογα καὶ πρὸς ταύτην ἡμᾶς ἄγει, καθάπερ γε τῶν ἐμπροσθίων δυοῖν ἀπάγει.

4   Εἴς γε μὴν τὴν τῆς θεραπείας εὕρεσιν οὐδὲν ὀνίνησιν ἡ περὶ τούτων ἀκριβὴς γνῶσις· ἱκανὸν γὰρ εἰς τὸ καλῶς θεραπεύειν ἐπίστασθαι τὸν μὲν πεπονθότα 25
τόπον ἐγκέφαλον εἶναι, χυμὸν δὲ τὸν γλίσχρον ἢ παχὺν ἐν ταῖς κοιλίαις ἀθροιζόμενον αὐτοῦ. καθάπερ δὲ ταῦτα χρήσιμα πρὸς τὰς ἰάσεις ἐστίν, ὧν ἕνεκα καὶ τοὺς πεπονθότας τόπους καὶ τὰς ἐν αὐτοῖς διαθέσεις ζητοῦμεν, οὕτω καὶ τῶν παχέων χυμῶν αἱ διαφοραὶ πότερα φλεγματώδεις εἰσὶν ἢ μελαγχολικοί· μεμνημένων αὖ πάλιν ἡμῶν ἐνταῦθα φλεγματικοὺς μὲν ὀνομάζεσθαι πάντας, ὅταν 30
ἁπλῶς οὕτως λέγωμεν, ἐφ' ὧν ἐπικρατεῖ κατὰ τὴν κρᾶσιν ὑγρότης καὶ ψῦξις·

7 ὡς – παθεῖν] cf. supra III 8,7: p. 40,9sq.   14sq. Διὰ – δέδεικται] v. Gal. De plac. Hipp. et Plat. VII 3,14–30: CMG V 4,1,2, p. 444,30–446,17   18–20 καὶ – πνεῦμα] cf. Gal. De propr. plac. 7,4: CMG V 3,2, p. 80,10–12 = p. 179,31–34 Boudon-Millot – Pietrobelli

1–3 τάχα – γίνεται seclusi ut interpolationem argumentum disturbantem   3 ὁ] ἡ M U   4 μηδέπω L$_b$ τε om. L$_b$ 5 πάχος] πλάτος C   6 ἐξαίφνης post παχέος trsp. M U   7 βύρσει L$_b$ 10 καὶ om. F$_c$, supra lin. add. F^2, post τῷ trsp. L$_b$ τὸν λογισμὸν ζ F^2 11 οὖν om. L$_b$ 12 τοὺς (e ταῖς corr.) διεξόδους C   13 κοιλίας] κυλίας F$_c$, corr. F^2 14 τὸ om. ζ   πνεῦμα post ψυχικὸν trsp. L$_b$ ἥτις τε] τίς τε ἡ L$_b$: ἥτις γε ἡ M U   ἐστιν om. L$_b$, post αὐτοῦ trsp. C   15 τὰ om. F$_c$, supra lin. add. F^2 post Ἱπποκράτους add. τε ζ   17 κατῳκῆσθαι] κατωκίσθαι M U: κατωκεῖσθαι L$_b$ F$_c$, corr. F^2 ὃ] ὅτι C: ὅ τε N   18 αἰσθητῶν L$_b$ M U   20 post γε supra lin. add. τὸ F^2 22 γε om. L$_b$ post γε add. καὶ Caius   26 τὸν om. L$_b$ ἢ] καὶ M U   27 ταῦτα post χρήσιμα trsp. F$_c$ post ἰάσεις add. αὐτοῦ M U   29 πότερον L$_b$: ποτὲ M U   μελαγχολικαί F$_c$ M U: μελαγκολι^κ (ambig.) L$_b$ 30 ἡμῶν ante αὖ trsp. ζ   μὲν om. M U   31 λέγωμεν] λέγομεν F$_c$ L$_b$ τὴν om. M U   31–44,1 ὑγρότης – τε om. U: ὑγρότης M   31 post ὑγρότης add. τε ζ (deest U)

durchgänge bewirkt, und der Anfang der Nerven sich selbst schüttelt, um sich von dem, was die Beschwerden erzeugt, zu befreien. [Vielleicht entsteht der (Krampf) der Epileptiker aber auch dadurch, dass ähnlich wie bei den Krämpfen, die ihren Anfang beim Rückenmark haben, der Auswuchs jedes Nervs durchnässt wird.] Die Plötzlichkeit ihrer Entstehung und Auflösung zeigt an, dass die Affektion nie durch Trockenheit bzw. Entleerung entsteht, sondern stets durch einen dicken Saft. Denn die Verstopfung der Durchgänge kann plötzlich durch einen dicken oder zähflüssigen Saft entstehen. Es geschieht jedoch nicht, ohne dass viel Zeit verstreicht, bis das Gehirn oder die es umgebende dünne Membran so große Trockenheit erreichen, dass etwas Ähnliches wie bei Leder geschieht. Dazu kommt auch, dass der Patient weder sieht noch hört noch überhaupt irgendeinen Sinn betätigt und überdies den Ereignissen auch nicht bewusst folgt, sondern auch in seinem Denkvermögen geschädigt ist einschließlich des Gedächtnisvermögens. Mit Blick auf all dies also ist es wahrscheinlich, dass die Affektion im Bereich des Gehirns entstanden ist, weil der Saft die Durchgänge des psychischen Pneumas behindert.

Warum dieses Pneuma ‚psychisch' genannt wird und welches Vermögen es hat, wurde in den Abhandlungen Über die Lehren des Hippokrates und Platon gezeigt. Für uns, die wir dem folgen, was aus dem Sezieren deutlich erscheint, schien es wahrscheinlich, dass die Seele selbst ihren Sitz im Hirngewebe hat, dort wo auch das Denken entsteht und das Gedächtnis der Sinneseindrücke aufbewahrt wird, und dass ihr erstes Werkzeug in allen sensitiven und willentlichen Funktionsausübungen das Pneuma ist im Bereich ihrer Ventrikel, und vor allem im Bereich der hinteren. Es ist jedoch durch und durch unpassend, den mittleren Ventrikel als unwichtig zu disqualifizieren. Viele gute Gründe führen uns auch zu ihm, wie sie uns in der Tat von den vorderen beiden wegführen.

Für die Auffindung der Behandlungsweise nützt die genaue Kenntnis über diese Dinge jedoch nichts. Um gut zu behandeln, ist es nämlich ausreichend zu verstehen, dass der betroffene Ort das Gehirn ist und sich ein zähflüssiger oder dicker Saft in seinen Ventrikeln angesammelt hat. Wie diese (Faktoren) für die erfolgreichen Behandlungen nützlich sind, deretwegen wir die betroffenen Orte und ihre Zustände auch suchen, so auch die Unterschiede der dicken Säfte, ob sie schleimartig oder schwarzgallig sind. Wir rufen uns hier auch wieder ins Gedächtnis, dass alle ‚schleimig' genannt werden, wenn wir darunter einfach ‚diejenigen, bei denen in der Mischung Feuchtigkeit und Kälte Überhand haben' verstehen, unter ‚schwarzgallig' aber ‚diejeni-

176 μελαγχολικοὺς δέ, ἐφ' ὧν ξηρότης τε καὶ ψῦξις, ἐπεί τοι διαφοραὶ | μεγάλαι κατά τε τοὺς φλεγματικούς εἰσι καὶ τοὺς μελαγχολικοὺς ἑκατέρους ἴδιαι.

Τοῦ γοῦν φλέγματος τὸ μὲν ἐφ' ἡμέρα πολλοῖς ἀναχρεμπτομένοις καὶ ἀνεμοῦσι καὶ ἀπομυττομένοις ἐκκρινόμενον ἀτμώδους πνεύματος ὑπάρχει μεστόν, ὡς μηδὲ πρὸς αἴσθησιν ὁμοιομερὲς εἶναι· ἕτερον δέ τι φλέγμα φαίνεται μὲν ὁμοιομερές, ἴσως δ' οὐκ ἔστιν, ἐξ οὗ γένους ἐστὶν ὅ τ' ἐν τοῖς οὔροις ὑφιστάμενος ὠμὸς χυμὸς ὅ θ' ὑπὸ Πραξαγόρου κληθεὶς ὑαλώδης· ἀλλὰ καὶ τὸ μὴ λίαν ὑγρὸν μηδ' ὑδατῶδες σίαλον ἐκ τούτου τοῦ γένους εἶναι φαίνεται. καὶ μέντοι καὶ κατὰ τὴν γευστικὴν αἴσθησιν οὐ μίαν ἔχον οὐδ' αὐτὸ τὸ σίαλον ποιότητα φαίνεται, μή τι γε δὴ τὸ σύμπαν φλέγμα· καὶ γὰρ ἁλυκοῦ καὶ ὀξέος καὶ ἁλμυροῦ πολλάκις αἰσθανόμεθα σαφῶς τοῦ κατὰ τὸ στόμα σιάλου, καθάπερ καὶ ἀποίου τε καὶ οἷον ὑδατώδους τὴν γεῦσιν, ὅταν ἀμεμπτότατα διάγωμεν.

Ὡσαύτως δὲ καὶ ὁ μελαγχολικὸς χυμὸς ἐν τῇ συστάσει σαφεῖς ἔχει τὰς διαφοράς, ὁ μὲν οἷον τρὺξ αἵματος ἐναργῶς φαινόμενος ἱκανῶς παχύς, ὥσπερ ἡ τοῦ

177 οἴνου τρύξ· ὁ δὲ πολλῷ μὲν τούτου λεπτότερος κατὰ τὴν | σύστασιν, ὀξὺς δὲ καὶ τοῖς ἐμέσασιν αὐτὸν φαινόμενος καὶ τοῖς ὀσμωμένοις· οὗτος καὶ ξύει τὴν γῆν, ἐξαίρων τε καὶ ζυμῶν καὶ πομφόλυγας ἐγείρων, οἷαι τοῖς ζέουσι ζωμοῖς ἐφίστανται. ὃν δ' ἔφην ἐοικέναι παχεία τρυγί, τήν τε ζύμωσιν οὐκ ἐργάζεται κατὰ τῆς γῆς ἐκχυθείς, πλὴν εἰ πάνυ σφόδρα τύχοι ποτὲ κατοπτηθεὶς ἐν διακαεῖ πυρετῷ, καὶ ἥκιστα μετέχει ποιότητος ὀξείας, οὕνεκα καὶ καλεῖν αὐτὸν εἴωθα μελαγχολικὸν χυμὸν ἢ μελαγχολικὸν αἷμα, μέλαιναν γὰρ χολὴν οὐδέπω δικαιῶ τὸν τοιοῦτον ὀνομάζειν. γεννᾶται δ' ὁ χυμὸς οὗτος ἐνίοις πολὺς ἢ διὰ τὴν ἐξ ἀρχῆς κρᾶσιν ἢ δι' ἔθος ἐδεσμάτων εἰς τοιοῦτον χυμὸν ἐν τῇ κατὰ τὰς φλέβας πέψει μεταβαλλόντων. ὥσπερ δ' ὁ παχὺς χυμὸς τοῦ φλέγματος οὕτως καὶ οὗτος ἐπιληψίας ποτ' ἐργάζεται κατὰ τὰς ἐκροὰς τῶν ἐν ἐγκεφάλῳ κοιλιῶν ἰσχόμενος, ἤτοι τῆς μέσης ἢ τῆς ὄπισθεν· ὅταν δ' ἐν αὐτῷ πλεονάσῃ τῷ τοῦ ἐγκεφάλου σώματι, μελαγχολίαν ἐργάζεται, καθάπερ ὁ ἕτερος χυμὸς τῆς μελαίνης χολῆς, ὁ κατωπτημένης |

5–7 ἕτερον – ὑαλώδης] Prax. fr. 95: p. 90 Steckerl   cf. Gal. De locis affectis II 5,5: CMG V 6,1,1, p. 320,2sq. (ubi coll. loc. sim.)   14sq. ὥσπερ – τρύξ] cf. e.g. Gal. De locis affectis VI 2,6: CMG V 6,1,3, p. 378,9   In Hipp. Aphor. comm. VI 11: CMG V 12,6, p. 100,19sq. (ubi coll. loc. sim.)

1 τε om. Lb   ἐπεί] ἐπί Fc, corr. F²   2 εἰσι – μελαγχολικοὺς om. M   ἑκατέρους] ἑκατέρων Ald.
3 μὲν e γουν corr. Lb   post ἀναχρεμπτομένοις add. τε ζ   4 ὑπάρχον M U   5 εἶναι – ὁμοιομερές om. U   6 ἐστὶν om. CN   7 κληθεὶς e -θῆς corr. F²: ῥηθεὶς Lb   ὑαλώδεις C   post ὑαλώδης add. ἐστὶν Fc C, del. F²   8 μηδ'] μηθ M U   τούτου τοῦ] τοῦτού Lb: ταυτοῦ C N   αὐτ¹¹ om. C
9 οὐ] οὐδε Caius   9sq. μή τι γε] μήτοιγε Lb M U   10 δὴ om. C   ἁλυκοῦ] καὶ γλυκέος Q   post ἁλυκοῦ suppl. καὶ πικροῦ Corn.   ὀξέος] ὀξέως Fc   post ἁλμυροῦ add. καὶ γλυκέος CN   11 σαφῶς om. Lb   post καθάπερ add. γε ζ   ἀποίου] ἀπόου Fc, corr. F² et supra lin. scr. τοῦ ἄπο τοῦ F²   12 post ὑδατώδους add. ὡς πρὸς ζ   ἀμεμπτότατα om. C   διάγωμεν Lb   13 χυμὸς om. M U   16 ἐμέδασιν Lb   ὀσμωμένοις] ὁ ἀμωμένοις M; ὁμωμένοις U   17 ἐγεῖρον Fc, corr. F²
19 post εἰ add. μὴ Kühn   ποτὲ post κατοπτηθεὶς trsp. C: τότε Lb   20 οὕνεκα] ἡνίκα ω, correxi   καὶ om. C   εἴωθα om. Lb: εἴωθε M U   21 δίκαιον C Q N   23 post εἰς add. τὸν A   πέψει] πέψεις A   μεταβαλλόντων] μεταβαλόντων Fc Ald.: μεταβαλ[Lb   24 χυμὸς post φλέγματος trsp. Lb   post οὗτος add. παχὺς χυμὸς ὁ μελαγχολικὸς Kühn   ποτ' om. A, post 25 ἐργάζεται trsp. Lb   25 ἐν om. Fc, supra lin. add. F²   26 πλεονάσει Lb   27 κατωπτημένης om. Lb

gen, bei denen Trockenheit und Kälte (Überhand haben)', auch wenn es große Unterschiede gibt bei den schleimigen und bei den schwarzgalligen, spezifisch eigene in beiden Fällen.

Der Schleim etwa, den viele täglich absondern, indem sie ausspeien, erbrechen und schnäuzen, ist voll von dampfigem Pneuma, sodass er auch für die Wahrnehmung nicht homoiomer ist. Ein anderer Schleim aber scheint homoiomer, auch wenn er es vielleicht nicht ist: Von dieser Art ist der rohe Saft, der bei Urinproben ausfällt und von Praxagoras ‚glasig' genannt wird. Aber auch der nicht zu flüssige und auch nicht wässrige Speichel scheint von dieser Gattung zu sein. Jedoch scheint auch der Speichel selbst mit Bezug auf die Geschmackswahrnehmung nicht nur eine einzige Eigenschaft zu haben, und noch viel weniger jede Art von Schleim. Denn oft nehmen wir deutlich einen salzigen, scharfen und brackigen Speichel im Mund wahr, auch wenn er qualitätslos und wie wässrig ist für den Geschmackssinn, wenn wir in tadelloser Gesundheit sind.

Auf diese Weise hat auch der schwarzgallige Saft deutliche Unterschiede in seiner Konsistenz, der eine erscheint deutlich überaus dick, wie der Hefesatz des Weines, der andere ist viel dünner als jener in seiner Konsistenz und erscheint denjenigen scharf, die ihn erbrechen und riechen. Er reißt auch die Erde auf, geht auf, gärt und lässt Blasen hochsteigen, ähnlich wie die, die sich auf einer kochenden Suppe bilden. Jener (schwarzgallige Saft), von dem ich sagte, dass er einem dicken Hefesatz gleiche, bewirkt keine Gärung, wenn er auf die Erde ausgegossen wird, außer wenn es sich einmal trifft, dass er in einem brennenden Fieber sehr heftig erhitzt wurde; auch hat er nicht im Geringsten Anteil an der Qualität der Schärfe, weshalb ich ihn auch ‚schwarzgalligen Saft' oder ‚schwarzgalliges Blut' zu nennen pflegte, denn ich halte es nicht für richtig, einen solchen schon als ‚schwarze Galle' zu bezeichnen. Dieser Saft entsteht bei manchen in großer Menge entweder durch eine originäre Mischung oder durch Essgewohnheiten mit Nahrung, die durch die Verdauung in den Venen in einen solchen Saft umgewandelt wird. Wie der dicke Saft des Schleims, so bewirkt auch dieser manchmal Epilepsien, wenn er zurückgehalten wird bei den Ausflussmündungen der Ventrikel im Gehirn, der mittleren oder der hinteren. Wenn er im Hirngewebe selbst im Überfluss vorhanden ist, bewirkt er Melancholie, genauso wie der andere Saft der schwarzen Galle, der durch die Verbrennung der gelben Galle entsteht, wilde Geistes-

178 τῆς ξανθῆς χολῆς γενόμενος, τὰς θηριώδεις παραφροσύνας ἀποτελεῖ χωρὶς πυρετοῦ τε καὶ σὺν πυρετῷ, πλεονάζων ἐν τῷ σώματι τοῦ ἐγκεφάλου.

9   Καὶ διὰ τοῦτο καὶ τῆς φρενίτιδος ἡ μέν τίς ἐστι μετριωτέρα, τὴν γένεσιν ἐκ τῆς
ὠχρᾶς ἔχουσα χολῆς· ἡ δέ τις σφοδροτέρα τῆς ξανθῆς ἔγγονος ὑπάρχουσα· καὶ
τις ἄλλη θηριώδης τε καὶ μελαγχολικὴ παραφροσύνη γίνεται, κατοπτηθείσης 5
10 τῆς ξανθῆς χολῆς. ὅσαι δ' ἐν ταῖς ἀκμαῖς τῶν πυρετῶν γίγνονται παραφροσύναι,
κατὰ συμπάθειαν αὗται πάσχοντα τὸν ἐγκέφαλον, οὐ κατ' ἰδιοπάθειαν ἔχουσιν·
καὶ διὰ τοῦτο παραπαῖσαι μὲν καὶ παραφρονῆσαι καὶ παρακόψαι τούτους οὐ
μόνον οἱ ἰατροὶ λέγουσιν, ἀλλὰ καὶ ἰδιῶται, φρενιτικοὺς δ' οὐκ ὀνομάζουσιν, οὐ
γὰρ συναποκαθίστανται ταῖς ἀκμαῖς τῶν πυρετῶν αἱ φρενιτικαὶ παραφροσύ- 10
ναι. καθάπερ οὖν ὁ τῶν φρενιτικῶν πυρετὸς ἕν τι τῶν συμπτωμάτων τῆς ἐν
ἐγκεφάλῳ διαθέσεώς ἐστιν, οὕτω τῶν διακαῶν πυρετῶν ἡ παραφροσύνη, πολλῶν ἀτμῶν θερμῶν ἀναφερομένων εἰς αὐτόν.

11 Παραπλησία δ' ἐστὶ τῇδε καὶ ἡ τῶν ὁμοίων τοῖς ὑποχεομένοις συμπτωμάτων
γένεσις, ἐκ τῶν τῆς γαστρὸς ὁρμωμένη διαθέσεων· ἥ τε γὰρ κοιλία τῇ κεφαλῇ | 15
179 καὶ ἡ κεφαλὴ τῇ κοιλίᾳ μεταδίδωσι τῶν παθημάτων, διὰ τὸ μέγεθος τῶν ἐξ ἐγκεφάλου καθηκόντων νεύρων εἰς τὸ στόμα τῆς γαστρός, ὑφ' ὧν καὶ τὸ περιττὸν
12 τῆς αἰσθήσεως ὑπὲρ τἆλλα μέρη τοῦ σώματος ὑπάρχει τῷ μορίῳ τῷδε. καὶ διὰ
τοῦτο τοῖς κατὰ τὴν κεφαλὴν κατάγμασιν, ὅσα πρὸς τὰς μήνιγγας ἐξικνεῖται,
χολεμεσίαι παρακολουθοῦσι· καὶ τοῖς ὁπωσοῦν γενομένοις ἀλγήμασι τῆς κεφα- 20
λῆς ἀνατροπή τε τοῦ στομάχου καὶ δῆξις ἐνίοτε· τοῖς δὲ ὑποχονδριακοῖς καὶ
φυσώδεσιν ὀνομαζομένοις πάθεσι δυσθυμίαι μελαγχολικαί, καὶ γὰρ καὶ τοῦτο
τοιοῦτόν ἐστιν, ὁποῖον ἡ τοῖς ὀξέσι πυρετοῖς ἐπιγινομένη παραφροσύνη, καί τισι
διαθέσεσι τοῦ στόματος τῆς κοιλίας ἡ τῶν τοῖς ὑποχεομένοις ὁμοίων συμπτωμάτων. οὕτω δὲ καὶ τοῖς νευρώδεσι μορίοις φλεγμήνασιν ἑτοιμότερον ἢ τοῖς ἄλλοις 25
ἐπιγίγνονται παραφροσύναι, ποτὲ μὲν αὐτῆς μόνης τῆς θερμασίας κατὰ τὸ συνεχὲς ἐπὶ τὴν κεφαλὴν ἀνερχομένης, ποτὲ δὲ πνεύματος ἀτμώδους ἢ καπνώδους ἢ
αἰθαλώδους.

10. Ὥσπερ δ' ἐν τοῖς κατὰ συμπάθειαν οὐ σμικρὰ διαφορὰ γίνεται τοῖς πάθε-
180 σι τῆς κεφαλῆς, οὕτω κἂν | αὐτοῖς τοῖς κατὰ πρωτοπάθειαν. οἱ γοῦν κατ' αὐτὴν 30

6–13 ὅσαι – αὐτόν] cf. Gal. De locis affectis II 10,24: CMG V 6,1,1, p. 380,12–16   9sq. οὐ – παρ-
αφροσύναι] cf. Gal. De locis affectis V 4,5: CMG V 6,1,3, p. 318,19sq.   21sq. τοῖς – πάθεσι] cf. infra
III 10,14. 24: p. 52,25sq.; 60,12sq.   Gal. De locis affectis V 6,8: CMG V 6,1,3, p. 334,5sq.   In Hipp.
Epid. VI comm. III 12: CMG V 10,2,2, p. 137,1sq.   De sympt. causis II 7: VII 204,2–4 K.

1 γινόμενος L$_b$Q: γεννώμενος ζ   ante τὰς add. κατωπτηθείσης L$_b$ 3 καὶ om. F$_c$ Ald.   post ἐκ
add. τῆς [5 fere litt.] χολῆς L$_b$ 4 χολῆς om. L$_b$ post τις add. ἐστὶ Q   post ξανθῆς add. χολῆς ζ
ἔκγονος L$_b$ 6 χολῆς om. C   γίγνωνται F$_c$ 7 πάσχοντα post ἔχουσιν trsp. A: συμπάσχοντα
C   τοῦ ἐγκεφάλου L$_b$ 9 οἱ om. C   post καὶ add. οἱ L$_b$ 10 γὰρ om. A   11sq. ἐν ἐγκεφάλῳ]
ἐγκεφάλῳ F$_c$ in -ου mut. F^2: ἐνκεφάλου A   12 post οὕτω add. καὶ L$_b$ 12sq. θερμῶν ἀτμῶν
πολλῶν ζ   14 ἥ om. F$_c$ L$_b$ 15 ὁρμημένη L$_b$ 16 μεταδίδοσι L$_b$ 17 τὸ^{II} om. C   18
ὑπάρχῃ F$_c$: ὑπάρχ[..] A   19 κατὰ τὴν κεφαλὴν] ἐν κεφαλῇ L$_b$ 20 χολεμεσίαι] χολομεσίαι
F$_c$ A N ante corr., mavis fort. χολήμεσίαι cum LSJ   καὶ om. A   post τοῖς add. θ' A   21sq.
φυσώδεσι ... ὑποχονδριακοῖς L$_b$ 22 καὶ^{II} om. F$_c$ 23 post ἡ add. ἐν F^2 (supra lin.), ἐπὶ A   24
ἡ] ἢ C   post συμπτωμάτων add. γένεσις L$_b$ 26 ἐπιγίνεται παραφροσύνη A   27 post
πνεύματος add. ἤτοι γε ζ   27sq. ἢ αἰθαλώδους om. A   29 μικρὰ ζ   post γίνεται add. ἐν L$_b$
30 κἂν C N] καὶ F$_c$ L$_b$ A Q   αὐτοῖς om. C

verwirrung ohne und mit Fieber dadurch hervorruft, dass er sich im Überfluss im Hirngewebe ansammelt.

Und daher ist die eine Phrenitis, die ihre Entstehung in der blassgelben Galle hat, 9 gewissermaßen die moderatere. Die andere ist etwas stärker, weil sie ein Abkömmling der gelben ist. Es entsteht auch eine andere wilde und melancholische Geistesverwirrung, wenn die gelbe Galle verbrannt wird. Bei den Fällen von Geistesverwirrung, die 10 beim Höhepunkt der Fieber entstehen, ist das Gehirn durch Mitaffektion affiziert, nicht durch Eigenaffektion. Und daher sagen nicht nur die Ärzte, dass diese Personen ‚gestört', ‚geistesverwirrt' und ‚verrückt' sind, sondern auch Laien; ‚an Phrenitis leidend' aber nennen sie sie nicht, denn die mit Phrenitis verbundenen Geistesverwirrungen enden nicht zusammen mit den Fieberhöhepunkten. Wie also das Fieber derjenigen, die an Phrenitis leiden, eines der Symptome des Zustands im Gehirn ist, so ist die Geistesverwirrung (ein Symptom) der brennenden Fieber, da viele warme Dämpfe zu ihm hochgetragen werden.

Vergleichbar damit ist auch die Entstehung ähnlicher Symptome wie bei denen, 11 die an Katarakt leiden, die von den Zuständen des Magens ausgelöst wird. In der Tat überträgt die Magengrube Affektionen auf den Kopf und der Kopf auf die Magengrube, wegen der großen Anzahl an Nerven, die vom Gehirn zum Magenmund reichen, wodurch diesem Teil ein Maß an Empfindlichkeit zukommt, das dasjenige aller anderen Körperteile übertrifft. Und daher folgt bei Schädelbrüchen, die bis zu den Hirn- 12 häuten reichen, Erbrechen von Galle. Und bei Kopfschmerzen jeglichen Ursprungs folgt ein Umdrehen der Magenöffnung und manchmal Beißen. Bei den ‚hypochondrial' (*hupochondriaka*) und ‚blähend' (*phusōdē*) genannten Affektionen folgen Anfälle melancholischer Niedergeschlagenheit, die vergleichbar ist mit der Geistesverwirrung, die mit akuten Fiebern entsteht; und bei einigen Zuständen des Magenmundes folgt die (Geistesverwirrung) mit den Symptomen, die ähnlich sind wie die bei denen, die an Katarakt leiden. So entstehen Geistesverwirrungen auch eher bei entzündeten Teilen mit Nerven als bei anderen, manchmal, weil die Hitze allein zum Kopf aufsteigt aufgrund des inneren Zusammenhangs, manchmal wegen eines dampfigen, rauchigen oder rußigen Pneumas.

10. Wie es bei den Affektionen des Kopfes durch Mitaffektion eine nicht unerhebliche Varianz gibt, so auch bei denen durch Erstaffektion. Die dicken Säfte, die sich in

τὴν οὐσίαν τοῦ ἐγκεφάλου πλεονάσαντες παχεῖς χυμοὶ ποτὲ μὲν ὡς ὀργανικῷ μορίῳ λυμαίνονται, ποτὲ δ' ὡς ὁμοιομερεῖ· κατὰ μὲν τὰς ἐμφράξεις τῶν πόρων ὡς ὀργανικῷ, κατὰ δὲ τὰς ἀλλοιώσεις τῆς κράσεως ὡς ὁμοιομερεῖ. καὶ διὰ τοῦτο καὶ ἥδε ἡ λέξις ἐπὶ τῇ τελευτῇ γέγραπται τοῦ ἕκτου τῶν Ἐπιδημιῶν· « οἱ μελαγχολικοὶ καὶ ἐπίληπτοι εἰώθασι γίγνεσθαι ὡς ἐπὶ τὸ πολὺ καὶ οἱ ἐπίληπτοι μελαγχολικοί· τούτων δ' ἑκάτερον μᾶλλον γίνεται, ἐφ' ὁπότερα ἂν ῥέψῃ τὸ ἀρρώστημα· ἢν μὲν εἰς τὸ σῶμα, ἐπίληπτοι· ἢν δὲ εἰς τὴν διάνοιαν, μελαγχολικοί».

2   Κατὰ ταύτην τὴν ῥῆσιν πρῶτον μὲν ὅτι μὴ διὰ παντός, ἀλλ' ὡς τὸ πολὺ μετάπτωσις εἰς ἄλληλα γίνεται τοῖς πάθεσιν ἐδήλωσεν· οὐ γὰρ ὑπὸ μελαγχολικοῦ χυμοῦ μόνον, ἀλλὰ καὶ φλεγματικοῦ τῆς ἐπιληψίας ἀποτελουμένης, ἡ μὲν ὑπὸ τοῦ μελαγχολικοῦ χυμοῦ γινομένη μεταπίπτει ποτὲ εἰς μελαγχολίαν, ἡ δ' ὑπὸ τοῦ φλεγματικοῦ πρὸς ἄλλο μέν τι μεθίσταται πάθος, ὑπὲρ οὗ μικρὸν ὕστερον ἐρῶ, μελαγχολίαν δ' οὐκ ἐργάζεται. δεύτερον δ' ἐπὶ | τῷδε τῷ θεωρήματι 3 περιέχεται κατὰ τὸν εἰρημένον ὑφ' Ἱπποκράτους λόγον οὐ σμικρόν. ἐπεὶ γὰρ ἤτοι κρᾶσίς ἐστιν ἡ ψυχὴ τῶν δραστικῶν ποιοτήτων, ἢ ὑπὸ τῆς κράσεως αὐτῶν ἀλλοιοῦται, τὴν μὲν ὡς ὀργανικῷ μορίῳ τῷ ἐγκεφάλῳ λυμαινομένην χολὴν ἐπὶ τὸ σῶμα τετράφθαι φησὶ τοῦ ἐγκεφάλου, γίνεται δὲ τοῦτο κατὰ τὰς ἐμφράξεις· τὴν δ' ὡς ὁμοιομερεῖ τὴν κρᾶσιν ἀδικοῦσαν ἐπὶ τὴν διάνοιαν.

4   Ἀλλ' ἐκεῖνό γε διορίσασθαι πρότερον ἀναγκαῖον εἶναί μοι δοκεῖ τὸ παραλελειμμένον τοῖς ἰατροῖς· ὥσπερ γὰρ ἐν τοῖς φαινομένοις μέρεσι τοῦ σώματος ἐνίοτε μὲν ἅπασιν ἡ αὐτὴ φαίνεται κρᾶσις, ὡς ἐν ἰκτέροις τε καὶ κατὰ τὸν καλούμενον ἐλέφαντα καὶ τοὺς ὑδέρους, ἔτι τε καχεξίας καὶ πρὸς ταύταις ἐν ἡπατικαῖς τε καὶ σπληνικαῖς ἀχροίαις, ἐνίοτε δ' ἕν τι μόριον ἤτοι πικρόχολον ἢ φλεγματικὸν ἢ μελαγχολικὸν ὑποδεξάμενον χυμὸν αὐτὸ μόνον ἐξαλλάττεται τὴν κρᾶσιν, οὕτως ἐγχωρεῖ καὶ τὸν ἐγκέφαλον ἐνίοτε μέν, ἅπαντος τοῦ κατὰ τὰς φλέβας αἵματος μελαγχολικοῦ γενομένου, τῷ κοινῷ λόγῳ τῆς βλάβης καὶ αὐτὸν βλαβῆναι· καθ' ἕτερον δὲ τρόπον ἀπαθοῦς διαμένον|τος τοῦ καθ' ὅλον τὸν ἄνθρωπον αἵματος, 5 ἀλλοιωθῆναι τὸ κατὰ μόνον τὸν ἐγκέφαλον· καὶ συμβῆναι τοῦτο διττῶς, ἢ ῥυέντος εἰς αὐτὸν ἑτέρωθεν ἢ γεννηθέντος ἐν τῷ τόπῳ τοῦ μελαγχολικοῦ χυμοῦ·

4–7 οἱ – μελαγχολικοί] Hipp. Epid. VI 8,31: p. 192,13–194,4 Manetti – Roselli = V 354,19–356,3 L. 12sq. ὑπὲρ – ἐρῶ] non reperitur   19–23 Ἀλλ' – τι] cf. Gal. De sympt. diff. 5,2: CMG V 5,1: p. 244,18–246,10

1 πλεονάσαντες ante τοῦ trsp. C   2 λυμένονται Fc, corr. F²: λοιμαίνονται Lb   post μὲν add. γὰρ A   ἐμφράξις Fc, corr. F²   3 post ὀργανικῷ add. μορίῳ Ald.   τῶν κράσεων A   4 τῇ τελευτῇ post γέγραπται trsp. A   τῇ om. Lb   ἕκτου] ἐκ τοῦ C   5 καὶ¹ del. F²   ἐπίληπτοι¹] ἐπιληπτικοί A Ald. Hipp.CHK   τὸ om. Fc   ἐπίληπτοι^II (cum Hipp.CHK)] ἐπιληπτικοί A Ald.   post ἐπίληπτοι add. δὲ Lb   6 ante τούτων add. καὶ Lb   ἑκάτερον] ἑκατέρων Fc, corr., ut vid., supra lin. F²: ἑκάτερον in -ρων mut. Q²   ἐφ'] ὑφ' A   ὁπότερα] ὁπότερον Lb: ὁπότερ (ambig.) A: ῥέψῃ (cum Hipp.MVR)] ῥέπῃ LbCQN (cf. ῥεύσῃ Hipp.^IH)   7 τὸ σῶμα] τὰς κοιλίας (+ 5 fere litt.) Lb: supra lin. scr. κοιλίας τοῦ ἐγκεφάλου F²   τὴν διάνοιαν in textu, τὴν κρᾶσιν supra lin. Lb   8 Κατὰ ταύτην] κατ' αὐτὴν C   9 post γὰρ add. ὡς A   11 γινομένη] γενομένη Lb   ἡ] εἰ Fc   12 πρός] εἰς Q: εἰς τὸν A   μέν τι om. CN   τι] τοι Lb   13 τῷδε – θεωρήματι] τῷδε θεωρήμά τι Fc C Ald. fort. recte: τῷ θεωρήματι A   14 γὰρ om. C   16 τοῦ ἐγκεφάλου A   17 τὸ] τῷ Lb   21 ἐν om. A   22 ταύταις] ταῦτ' Lb   τε^II om. ζ   23 post τι ras. fere 2 litt. Fc   24 ὑπαλλάττεται Lb   25 ἅπαν C   26 τῷ – βλάβης] fort. ut glossema delendum   27 τρόπον] καιρὸν Fc Lb C, del. et supra lin. corr. F²   28 συμβαίνει Lb   post διττῶς add. τὸν ἄνθρωπον Lb

der Substanz des Gehirns selbst angesammelt haben, schädigen es etwa manchmal als organischen Teil, manchmal als homoiomeren: in Form von Verstopfungen der Durchgänge als organischen, in Form von Veränderungen der Mischung als homoiomeren. Und deshalb steht auch folgender Passus am Ende des sechsten Buches der Epidemien: „Die Melancholiker werden für gewöhnlich auch Epileptiker und die Epileptiker in der Regel Melancholiker. Von diesen ergibt sich entweder eher der eine oder eher der andere, je nachdem in welche der beiden Richtungen die Schwäche geht: wenn zum Körper hin, Epileptiker, wenn zum Denkvermögen hin, Melancholiker."

Aus dieser Textstelle wird zunächst deutlich, dass die Umwandlung dieser Affektionen nicht in allen Fällen, sondern nur „in der Regel" geschieht. Denn nicht nur durch den schwarzgalligen Saft, sondern auch durch den schleimigen wird die Epilepsie hervorgerufen. Diejenige, die vom schwarzgalligen Saft entsteht, wandelt sich manchmal in Melancholie um; diejenige aber, die vom schleimigen entsteht, transformiert sich in eine andere Affektion, über die ich etwas später sprechen werde, sie bewirkt aber nicht Melancholie. Über diese These hinaus ist auch eine zweite nicht unbedeutende im zitierten Satz von Hippokrates enthalten: Da nämlich die Seele entweder eine Mischung kausal aktiver Qualitäten ist oder durch die Mischung dieser verändert wird, sagt er, dass die Galle, die dem Gehirn als organischem Teil schadet, sich zum Körper des Gehirns (dem Hirngewebe) hin wende, was bei den Verstopfungen geschieht, (die Galle) aber, die als homoiomerer Teil die Mischung schädigt, zum Verstand.

Zuerst scheint es mir nun notwendig, das differenzierend zu bestimmen, was von den Ärzten ausgelassen wurde. Wie nämlich bei den sichtbaren Körperteilen manchmal alle offenkundig dieselbe Mischung haben, etwa bei Fällen der Gelbsucht, bei der sogenannten ‚Elephantiasis' und dem Wasserkopf, auch bei schlechter Verfasstheit sowie darüber hinaus bei Fällen von Farblosigkeit der Leber und Milz, manchmal dagegen nur ein einziger Teil in seiner Mischung verändert wird, nachdem er bittergalligen, schleimigen oder schwarzgalligen Saft aufgenommen hat, so ist es auch möglich, dass das Gehirn, wenn alles Blut in den Venen schwarzgallig geworden ist, – im allgemeinen Sinn von ‚Schaden' – selbst geschädigt wird, dass auf eine andere Weise aber, wenn nicht das Blut im ganzen Menschen betroffen ist, nur das Blut des Gehirns verändert wird. Und dies geschieht auf zweifache Weise, entweder dadurch, dass der schwarzgallige Saft von anderswoher in es hineinfließt, oder wenn er vor Ort entstan-

γεννᾶται δ' ὑπὸ θερμασίας πολλῆς ἐγχωρίου κατοπτώσης ἤτοι τὴν ξανθὴν
6 χολὴν ἢ τὸ παχύτερόν τε καὶ μελάντερον αἷμα. διαφέρει δ' εἰς τὴν θεραπείαν οὐ
σμικρὸν ὁ διορισμὸς οὗτος· ὅταν μὲν γὰρ ὅλον τὸ σῶμα μελαγχολικὸν ἔχῃ τὸ
αἷμα, τὴν ἀρχὴν τῆς θεραπείας ἀπὸ φλεβοτομίας ποιεῖσθαι προσῆκεν· ὅταν δὲ
τὸ κατὰ μόνον τὸν ἐγκέφαλον, οὐ χρῄζει φλεβοτομίας ὁ κάμνων, ὅσον γε ἐπὶ τῇ
διαθέσει ταύτῃ, κατ' ἄλλο γάρ τι δυνατόν ἐστι χρῄζειν αὐτόν.

7 Ἡ γοῦν διάγνωσις ἀπὸ τῶνδέ σοι γιγνέσθω, πότερον ὅλον τὸ σῶμα μελαγχολικὸν ἔχει χυμόν, ἢ κατὰ τὸν ἐγκέφαλον μόνον ἤθροισταί τις τοιοῦτος, καὶ ἀξιῶ
σε πρῶτον μὲν ἐπισκέψασθαι τὴν τοῦ σώματος ἕξιν ὁποία τίς ἐστι μεμνημένον,
ὡς οἱ μὲν ἁπαλοὶ καὶ λευκοὶ καὶ πίονες ἥκιστα μελαγχολικὸν ἴσχουσι χυμόν, οἱ δ'
ἰσχνοὶ καὶ μελάντεροι καὶ δασεῖς καὶ φλέβας εὐρείας ἔχοντες, ἐπιτηδειότατοι
183 πρὸς τὴν τοῦ | τοιούτου χυμοῦ γένεσιν ὑπάρχουσιν, ἔσθ' ὅτε δὲ καὶ οἱ ἐξέρυθροι
τὴν χρόαν ἄνθρωποι μεταπίπτουσιν ἀθρόως ἐπὶ τὴν μελαγχολικὴν κρᾶσιν· ἐφεξῆς δ' αὐτῶν οἱ ξανθοί, καὶ μάλισθ' ὅταν ἐν ἀγρυπνίαις καὶ πόνοις πλείοσι καὶ
8 φροντίσι καὶ λεπτῇ διαίτῃ προωδεδιῃτημένοι τύχωσιν. ὁμογενῆ δὲ τούτοις ἐστὶ
καὶ τὰ τοιαῦτα γνωρίσματα· πότερον ἐπέσχηταί τις αἱμορροῒς ἢ καί τις ἄλλη
9 συνήθης αἵματος κένωσις ἢ καταμήνια ταῖς γυναιξί· καὶ τούτων ἐφεξῆς ὁποίαις
ἐχρήσαντο τροφαῖς, ἆρά γε ταῖς μελαγχολικὸν αἷμα γεννώσαις ἢ ταῖς ἐναντίαις·
λέγω δὲ μελαγχολικὸν αἷμα γεννᾶν αἰγείων καὶ βοείων ἐδωδὴν κρεῶν, καὶ μᾶλλον ἔτι τῶν τραγείων τε καὶ ταυρείων, ἔτι δὲ μᾶλλον ὀνείων τε καὶ καμηλείων,
ἐσθίουσι γὰρ ἔνιοι καὶ τούτων, ὥσπερ γε καὶ ἀλωπεκείων καὶ κυνείων. οὐχ ἥκιστα δὲ καὶ ἡ τῶν λαγωῶν ἐδωδὴ τοιοῦτον αἷμα γεννᾷ, καὶ πολὺ μᾶλλον ἡ τῶν
ἀγρίων συῶν· καὶ οἱ κοχλίαι δὲ μελαγχολικὸν αἷμα γεννῶσιν, εἴ τις ἐν αὐτοῖς πλε-
ονάσειεν, καὶ πάντα τὰ ταριχευθέντα κρέα τῶν ἐπιγείων ζῴων· ἐνύδρων δὲ τά
184 τε τῶν θύννων καὶ φαλαίνης καὶ φώκης καὶ δελφῖνος καὶ κυνὸς | καὶ τῶν κητωδῶν

3–17 ὅταν – γυναιξί] *exc.* Aet. Amid. Libr. med. VI 9: CMG VIII 2, p. 145,6–19   3–5 ὅταν – κάμνων] *exc.* Orib. Synops. ad Eustath. VIII 6,1: CMG VI 3, p. 248,12–14   19–52,8 λέγω – χυμόν] *exc.* Orib. Coll. med. rel. III 9,1sq.: CMG VI 1, p. 73,15–26 Synops. ad Eustath. IV 8,1sq.: CMG VI 3, p. 127,11–22 Ad Eunap. I 25,1sq.: CMG VI 3, p. 336,10–19 Aet. Amid. Libr. med. II 246: CMG VIII 1, p. 241,18–26   20sq. ἔτι[II] – τούτων] *cf.* Gal. De alim. fac. I 2,8: CMG V 4,2, p. 220,8sq.   24 πάντα – κρέα] *cf.* Gal. De alim. fac. I 18,7: CMG V 4,2, p. 245,11–13

1 ἐγχωρίου] ἐγχωρούσης A   1sq. τὴν ξανθὴν χολὴν *e* τῆς ξανθῆς χολῆς *corr.* F² Lb   3 μικρὸν C   μὲν *om.* Lb   γὰρ *om.* C   ἔχει Fc Lb, *corr.* F²   4 ποιεῖσθαι *post* προσῆκεν *trsp.* Fc   προσῆκεν (*etiam* Orib.F)] προσῆκει Lb A Orib.P: προσῆκον Orib.A   5 τὸ *om.* A   φλεβοτομίας] φλεβοτομίαν A   γε *om.* Lb   6 τι] τοι LbC   αὐτόν] αὐτῆς Lb: αὐτὴν C   7 Ἡ] εἰ Fc, *corr.* F² γοῦν] δ' οὖν Fc Ald.   8 μόνον *ante* τὸν *trsp.* Fc   8sq. ἀξιῶ σε] ἀξιῶσαι Fc C, *corr.* F²   9 πρῶ-τον] πρότερον Lb   ἐπισκέπτεσθαι Lb C Q   ἕξιν] *supra lin. scr.* κρᾶσις ὡς παχὺς λευκός F² 10 μὲν *om.* A   ἴσχουσι] ἔχουσι C: *supra lin. scr.* γρ ἔχουσι F²   12 δὲ *om.* Lb A   13 χρόαν] χροίαν CQN   τὴν[II] *om.* A   14 αὐτῶν] αὐτοὶ A   καὶ[II]] ἢ A   15 λεπτῇ διαίτῃ] λεπτοὶ τὴν δίαιταν Lb   προδιῃτημένοι (προσδ. A) ω *corr.* Chart.   16 τὰ τοιαῦτα] τὰ τοιάδε ζ   17 αἵματος *post* κένωσις *trsp.* C   κένωσις] ἔκκρισις Lb   18 ἐχρήσατο Fc   ταῖς[I] *e* τὰς *corr. in* Fc 19 *post* μελαγχολικὸν *add.* μὲν Fc Ald.   βοίων Fc   ἐδωδὴ Lb   20 ἔτι[I] *om.* A   ταβρείων καὶ τραγείων Lb   ταυρείων Fc A, *corr.* F²: ταύρων Q   δὲ *om.* Lb   καμιλέων Fc: καμήλων A 21 γε *om.* Lb   *post* καὶ[II] τῶν *add.* ζ   ἀλωπεκείων] ἀλωπέκων τε Fc   καὶ κυνείων *om.* Lb, *add.* L²   κυνείων] κοινῶν, *ut vid.*, Fc, *in* κυνῶν *mut.* F²: κυνῶν Q   22 πολὺ *e* πολοῖ, *ut vid.*, *corr.* F²: πολὺ δὴ Lb   23 οἱ] αἱ A   24 κρέα] κράα Fc, *corr.* F²: κρέη Lb A   24sq. δὲ τά τε] τε τά τε Lb: δὲ τά C   25 θύννων *e* θύνων τε *corr.* Lb: θύνων Fc

den ist. Er entsteht vor Ort durch große Hitze, die entweder die gelbe Galle oder das dickere und schwärzere Blut verbrennt. Diese Differenzierung macht einen nicht geringfügigen Unterschied bei der Behandlung: Wenn nämlich der ganze Körper schwarzgalliges Blut hat, muss man den Anfang der Behandlung mit dem Venenschnitt machen, wenn aber nur beim Gehirn, bedarf der Patient nicht des Venenschnittes; – (dies gilt nur) mit Blick auf diesen Zustand, denn mit Bezug auf einen anderen ist es möglich, dass er (ihn) braucht.

Jedenfalls solltest du die Erkenntnis darüber erlangen, ob der ganze Körper schwarzgalligen Saft hat, oder ob sich ein solcher nur im Bereich des Gehirns gesammelt hat. Und ich fordere dich auf, zunächst zu untersuchen, wie die Disposition des Körpers ist, und dich dabei zu erinnern, dass die weichen, hellen und fetten am wenigsten schwarzgalligen Saft haben, die mageren, dunkleren und haarigen und solche mit weiten Venen am ehesten für die Entstehung dieses Saftes gemacht sind; manchmal wechseln aber auch die Menschen mit rötlicher Hautfarbe auf einmal zur schwarzgalligen Mischung; nach diesen die hellen, vor allem, wenn sie Schlaflosigkeit und viele Belastungen und Sorgen haben und zuvor eine leichte Diät zu sich genommen hatten. Von gleicher Art sind auch folgende Erkennungszeichen: ob jemand Hämorrhoidenblutung unterdrückt hat oder auch irgendeine andere übliche Blutentleerung oder die Regelblutung bei den Frauen. Und danach, welche Nahrungsmittel verwendet wurden, ob solche, die das schwarzgallige Blut produzieren, oder die gegenteiligen. Ich behaupte, schwarzgalliges Blut produziert die Einnahme von Ziegen- und Rindfleisch, und mehr noch das von Böcken und Stieren, noch mehr Esel- und Kamelfleisch – es essen nämlich einige auch davon, wie auch Fuchs- und Hundefleisch. Keineswegs in geringem Ausmaß verursacht auch die Einnahme von Hasenfleisch solches Blut, und mehr noch das Verspeisen von Wildschweinen. Schnecken verursachen auch schwarzgalliges Blut, wenn man von ihnen zu viel isst, und alle gesalzenen Fleischarten von Landtieren. Von den Wassertieren macht von Natur aus solches Blut das Fleisch von Thunfischen, des Blauwals, des Seelöwen, des Delfins, des Seehundes und aller Wal-

ἁπάντων· ἐκ δὲ τῶν λαχάνων σχεδὸν ἡ κράμβη μόνη τοιοῦτον αἷμα γεννᾶν πέφυκεν, ὥσπερ γε καὶ τῶν δένδρων οἱ βλαστοὶ δι' ἅλμης καὶ ὀξάλμης συντιθέμενοι, σχίνου λέγω καὶ τερμίνθου καὶ βάτου καὶ κυνοσβάτου· καὶ μέν τοι καὶ τῶν ὀσπρίων ἥ τε φακὴ μελαγχολικώτατόν ἐστιν ἔδεσμα καὶ μετὰ ταύτην οἱ πιτυρῖται καλούμενοι τῶν ἄρτων, οἵ τ' ἐκ τῆς τίφης καὶ τῶν μοχθηρῶν σπερμάτων, οἷς ἀντὶ πυρῶν ἔνια τῶν ἐθνῶν χρῆται, διώρισται δὲ περὶ αὐτῶν ἐν τῷ πρώτῳ Περὶ τῶν ἐν ταῖς τροφαῖς δυνάμεων. ἀλλὰ καὶ τῶν οἴνων οἵ τε παχεῖς καὶ μέλανες ἐπιτηδειότατοι γεννῆσαι τὸν μελαγχολικὸν χυμόν, ἐάν τις ἐν αὐτοῖς πλεονάζων ὑπὸ περιστάσεώς τινος ἐν θερμασίᾳ πλείονι τὸ σῶμα σχῇ· καὶ οἱ παλαιοὶ δὲ τυροὶ ῥᾷστοι γεννῆσαι τὸν τοιοῦτον χυμόν, ὅταν ἐν τῷ σώματι τύχωσιν ὑπερθερμανθέντες.

Εἰ μὲν οὖν ἐν τοιαύτῃ διαίτῃ πρὸ τοῦ νοσεῖν ὁ ἄνθρωπος εἴη γεγενημένος, ἔξεστι κἀκ ταύτης στοχάσασθαί τι πλέον· εἰ δ' ἐν εὐχύμοις ἐδέσμασιν, ἐπισκέπτεσθαι περί τε γυμνασίων αὐτοῦ καὶ | λύπης καὶ ἀγρυπνίας καὶ φροντίδος· ἔνιοι δὲ καὶ κατ' αὐτὰ τὰ πυρετώδη νοσήματα, καθότι προείρηται, τὸν μελαγχολικὸν ἴσχουσι γεννώμενον χυμόν. εἰς δὲ τὴν βεβαιοτέραν διάγνωσιν οὐ σμικρὰ συντελεῖ καὶ ἡ ὥρα τοῦ ἔτους καὶ ἡ γεγενημένη τε καὶ οὖσα κατάστασις, ἔτι τε τὸ χωρίον ἥ τε τοῦ κάμνοντος ἡλικία. ταῦτα πάντα προδιασκεψάμενος, ὅταν ἐλπίσῃς ἐν ταῖς καθ' ὅλον τὸ σῶμα φλεψὶ μελαγχολικὸν αἷμα περιέχεσθαι, τὴν βεβαιοτάτην ἔπαγε διάγνωσιν ἐκ τοῦ τέμνειν τὴν κατ' ἀγκῶνα φλέβα· βέλτιον δὲ τὴν μέσην τέμνειν, ἐπειδὴ κοινὴ πρὸς ἀμφοτέρας ἐστί, τήν τε ὠμιαίαν ὀνομαζομένην καὶ τὴν διὰ τῆς μασχάλης ἐπὶ τὴν χεῖρα φερομένην· εἶτα εἰ μὲν μὴ φαίνοιτο μελαγχολικὸν εἶναι τὸ ῥέον, ἐπίσχες εὐθέως· εἰ δὲ τοιοῦτον φαίνοιτο, κένωσον ὅσον ἂν ὑπολάβοις αὔταρκες ἔσεσθαι τῇ τοῦ πάσχοντος ἕξει σώματος.

Ἔστι δέ τις καὶ τρίτη διαφορὰ μελαγχολίας, ὅταν ὥσπερ ἐπιληψία τὴν ἀρχὴν ἀπὸ τῆς κοιλίας ἴσχῃ· καλοῦσι δ' ἔνιοι τῶν παλαιῶν ἰατρῶν ὑποχονδριακόν τε καὶ φυσῶδες νόσημα τὴν τοιαύτην διάθεσιν. ἀρκέσει δέ μοι παραθέ-

arten. Vom Gemüse kann beinahe nur der Kohl ein solches Blut verursachen, wie auch 10
die Triebe von Bäumen, vermengt mit Salzwasser und Essig, ich meine die Triebe vom
Mastixstrauch, der Therebinthe, dem Brombeerstrauch und der Wildrose. Von den
Hülsenfrüchten ist die Linse das schwarzgalligste Lebensmittel und nach ihr die sogenannten Kleiebrote, die aus Einkorn und minderwertigen Körnern, die einige Völker
anstelle von Weizen gebrauchen. Differenzierende Ausführungen darüber haben wir
im ersten Buch Über die Vermögen in den Nahrungsmitteln gegeben. Von den Weinen 11
aber sind die dicken und schwarzen am meisten darauf ausgelegt, den schwarzgalligen
Saft hervorzubringen, wenn einer viel davon eingenommen hat und unter diesen Umständen sich mit seinem Körper in größerer Hitze aufhält. Auch gealterte Käse führen
leicht zu einem solchen Saft, wenn sie im Körper überhitzt werden.

Wenn sich ein Mensch also, bevor er erkrankt ist, in dieser Weise ernährt hat, kann 12
man auch daraus etwas Zusätzliches vermutend folgern. Wenn er sich aber mit ausge-
wogenen Lebensmitteln ernährt hat, muss man seine Leibesübungen in den Blick
nehmen sowie Betrübnis, Schlaflosigkeit und Sorgen. Einige haben den schwarzgalligen Saft auch gerade mit fieberartigen Krankheiten erhalten, wie vorher gesagt wurde.
Nicht Weniges wirkt unterstützend für eine sicherere Diagnose: die Jahreszeit, die ver-
gangene und gegenwärtige Wetterlage, zusätzlich der Aufenthaltsort und das Lebensalter des Patienten. Wenn du, nachdem du all dies vorher genau untersucht hast, ver- 13
mutest, dass in den Venen über den ganzen Körper schwarzgalliges Blut enthalten ist,
dann wende die sicherste Diagnose durch Venenschnitt der Ellbogenvenen an. Besser
ist es, den Venenschnitt an der mittleren (*Vena mediana cubiti*) vorzunehmen, da sie
gemeinsam für beide ist, die sogenannte ‚Schulterhauptvene' (ōmiaia; *Vena cephalica*)
und die, die über die Achselhöhle (*Vena basilica*) zum Arm führt. Wenn dann der
Ausfluss offensichtlich nicht schwarzgallig sein sollte, stoppe sofort. Wenn er aber
offensichtlich von der Art sein sollte, leere so viel, wie du denkst, dass es für den Zustand des Körpers des Patienten angemessen ist.

Es gibt aber auch einen dritten Unterscheidungstyp von Melancholie, wenn sie, 14
wie eine Form von Epilepsie, ihren Anfang in der Magenhöhle hat. Einige der alten
Ärzte nennen einen derartigen (krankhaften) Zustand ‚hypochondriumsbezogene'

σθαι τὰ ὑπὸ Διοκλέους γεγραμμένα συνεδρεύειν αὐτῷ συμπτώματα, κατὰ τὸ
βιβλίον ὃ ἐπιγράφεται | Πάθος, αἰτία, θεραπεία· κατὰ τοῦτο γὰρ ὁ Διοκλῆς
ἔγραψεν αὐτοῖς ὀνόμασιν οὕτως· « ἄλλο δὲ γίνεται μὲν περὶ τὴν κοιλίαν, ἀνό-
μοιον δ' ἐστὶ τοῖς προειρημένοις, καλοῦσι δ' αὐτὸ οἱ μὲν μελαγχολικόν, οἱ δὲ
φυσῶδες. ἕπονται δὲ τούτῳ μετὰ τὰς ἐδωδάς, καὶ μάλιστα τῶν δυσπέπτων τε
καὶ καυστικῶν, ὀξυρεγμίαι πτύσεις ὑγραὶ καὶ πολλαί, πνεῦμα, καῦμα πρὸς ὑπο-
χονδρίοις, ἐγκλύδαξις οὐκ εὐθύς, ἀλλ' ἐπισχοῦσιν· ἐνίοτε δὲ καὶ πόνοι κοιλίας
ἰσχυροί, διήκοντες ἐνίοις εἰς τὸ μετάφρενον· πραΰνονται δὲ πεφθέντων τῶν σιτίων πάλιν τε μετὰ τὸ φαγεῖν τὰ αὐτὰ συμβαίνει, πολλάκις δὲ καὶ νήστεσι καὶ
μετὰ τὸ δεῖπνον ἐνοχλεῖ, καὶ ἐμοῦντες ὠμὰ τὰ σιτία ἐμοῦσι, καὶ φλέγματα ὑπό-
πικρα καὶ θερμὰ καὶ ὀξέα, ὥστε καὶ τοὺς ὀδόντας αἱμωδιᾶν. καὶ τὰ πολλὰ γίνεται τούτων εὐθὺς ἐκ νέων, μηκύνει δὲ ὅπως ἂν γένηται πᾶσιν. »

Ταῦτα προειπὼν ὁ Διοκλῆς ἐφεξῆς αὐτοῖς προσέθηκε τὴν αἰτίαν ὧδέ πως
γράψας· « τοὺς δὲ φυσώδεας καλουμένους ὑπολαμβάνειν δεῖ πλεῖον ἔχειν τὸ
θερμὸν τοῦ προσήκοντος ἐν ταῖς φλεψὶ ταῖς ἐκ τῆς γαστρὸς τὴν τροφὴν δεχομέ-
ναις, καὶ τὸ | αἷμα πεπαχύνθαι τούτων. δηλοῖ γὰρ ὅτι μέν ἐστιν ἔμφραξις περὶ
ταύτας τὰς φλέβας, τὸ μὴ καταδέχεσθαι τὸ σῶμα τὴν τροφήν, ἀλλ' ἐν τῇ γαστρὶ
διαμένειν ἀκατέργαστον, πρότερον τῶν πόρων τούτων ἀναλαμβανόντων τὰ δὲ
πολλὰ ἀποκρινάντων εἰς τὴν κάτω κοιλίαν· καὶ τὸ τῇ δευτεραίᾳ ἐμεῖν αὐτοὺς ὡς
οὐχ ὑπαγόντων εἰς τὸ σῶμα τῶν σιτίων. ὅτι δὲ τὸ θερμὸν πλεῖόν ἐστι τοῦ κατὰ
φύσιν, μάλιστ' ἄν τις κατανοήσειεν ἔκ τε τῶν καυμάτων τῶν γινομένων αὐτοῖς
καὶ τῆς προσφορᾶς· φαίνονται γὰρ ὑπὸ τῶν ψυχρῶν ὠφελούμενοι σιτίων, τὰ δὲ
τοιαῦτα τὸ θερμὸν καταψύχειν καὶ μαραίνειν εἴωθεν » .ἐφεξῆς δὲ τούτων καὶ
τἆλλα προσέγραψεν ὁ Διοκλῆς ἐν τῇδε τῇ λέξει· « λέγουσι δέ τινες ἐπὶ τῶν
τοιούτων παθῶν τὸ στόμα τῆς γαστρὸς τὸ συνεχὲς τῷ ἐντέρῳ φλεγμαίνειν, διὰ
δὲ τὴν φλεγμονὴν ἐμπεφράχθαι καὶ κωλύειν καταβαίνειν τὰ σιτία εἰς τὸ ἔντερον
τοῖς τεταγμένοις χρόνοις· τούτου δὲ γινομένου, πλείονι χρόνῳ τοῦ δέοντος ἐν τῇ

11 ὥστε – αἱμωδιᾶν] cf. Gal. De sympt. caus. I 5: VII 108,15–18 K.

1 γεγραμμένα] εἰρημένα L_b   2 ἐπιγράφεται] ἐπιγέγραπται L_b: supra lin. add. οὕτως F²   3 post ἄλλο add. γένος ἢ εἶδος μελαγχολίας add. L_b, supra lin. scr. πάθος μελαγχολίας F²   post μὲν add. αὐτοῖς L_b   ἀνόμοιον] ὅμοιον vertit v. Arab. sec. Pormann/v. der Eijk, p. 278   5 ἕπονται] ἕπεται ω Ald., corr. Chart. (cf. etiam cj. QN pro τούτῳ)   τούτῳ in τοῦτο mut. Q: τοῦτο N: supra lin. scr. τῷ πάθει F²   ἐδωδάς] supra lin. scr. αἰδωδάς F²   δυσπέπτων τε] δυσπέπτωνται F_c, corr. F²   6 ὀξυρεγμίαι post πολλαὶ trsp. F_c   post πτύσεις add. γάρ F_c, del. F²   πνεύματα F_c   post καῦμα add. τε L_b   ὑποχόνδριον L_b   7 post ἐγκλύδαξις add. δ' L_b   8 πρηΰνονται L_b: παύονται CQ   δὲ om. L_b   9 τε] δέ L_b A   10 τὸ om. F_c   13 προσειπὼν F_c   14 φυσώδεις C   ἔχειν post 15 θερμὸν trsp. ζ   15 ἐκ] ἐν A   16 ἐστιν om. CQN   ἔμφραξις] τὸ αἷμα F_c, del. et ἔμφραξις supra lin. scr. F²   post ἔμφραξις add. δηλονότι ἐστί C, ἐστὶ Q, δῆλον ὅτι ἐστὶν N: ἔκφραξις Caius   17 τὸ¹] τῷ L_b C   19 ἀποκρινόντων CQN   τὸ om. F_c C Q N fort. recte   ἐμεῖν] ἀνεμεῖν CQN   ὡς om. A   20 πλεῖόν ἐστι post 21 φύσιν trsp. L_b CN   23 τούτων] τούτοις C   24 προέγραψεν F_c L_b   Διοκλεῖς F_c, corr. F²   λέξῃ F_c, corr. F²   ἐπὶ om. F_c, supra lin. add. F²   24sq. τοῦ τοιούτου πάθους L_b   25 post συνεχὲς add. ἤτοι τὸν πυλωρὸν Q   26 συμπεφράχθαι L_b: συμπεφράχθαι CQ: συμπεφραχθὲν N   καταβαίνειν post σιτία trsp. L_b   τὰ ἔντερα L_b   27–60,20 χρόνοις – ἑτέρου om. A   27 γινομένου] γενομένου L_b   πλείονι] πλείωνι F_c (finem verbi in marg. scr. F² vel F_c), corr. Ald.: πλείονα L_b Q: πλείω ζ N()   χρόνον L_b CQN   τοῦ δέοντος om. L_b

und ‚blähende' Krankheit. Es wird für mich genügen, die Symptome anzuführen, von denen Diokles geschrieben hat, dass sie damit einhergingen, und zwar in seinem Buch, das mit „Krankheit, Ursache, Behandlung" überschrieben ist. Dazu schreibt Diokles nämlich in seinen eigenen Worten Folgendes: „Es gibt eine andere (Krankheit) im Bereich der Magenhöhle und sie unterscheidet sich von den vorher genannten. Die einen nennen sie ‚melancholisch', die anderen ‚blähend'. Es begleiten sie nach dem Essen – und am meisten von schwerverdaulichem und Brennen verursachendem (Essen) – saures Aufstoßen, viele flüssige Ausspeiungen, Luft, Brennen im Hypochondrium, Auswaschungen, nicht sofort, sondern mit Aufschub. Manchmal treten aber schwere Magenschmerzen auf, die sich bei einigen bis in den mittleren Rückenbereich ausbreiten. Sie nehmen ab, wenn die Nahrungsmittel verdaut sind, und nach dem Essen ergibt sich wieder dasselbe. Oft ergeben sich die Beschwerden aber sowohl, wenn sie fasten, als auch nach dem Essen, und wenn sie erbrechen, erbrechen sie die Lebensmittel unverdaut und etwas bitteren, warmen und scharfen Schleim, sodass auch die Zähne stumpf werden. Und meistens geschieht dies sofort von Kindheit an, aber wie auch immer es entsteht, es bleibt bei allen."

Nachdem Diokles dies vorausgestellt hatte, fügte er gleich darauf die Ursache hinzu, indem er in etwa Folgendes schrieb: „Man muss annehmen, dass die sogenannten ‚Blähenden' mehr Wärme als zuträglich in den Venen haben, die aus dem Magen die Nahrung erhalten, und ihr Blut dick wird. Anzeichen dafür, dass es eine Verstopfung bei diesen Venen gibt, ist die Tatsache, dass der Körper die Nahrung nicht aufnehmen kann, und diese unverdaut im Magen verbleibt, während die Durchgänge sie zuvor aufnahmen und das meiste in den Bereich unter dem Magen abschieden, und die Tatsache, dass sie am zweiten Tag erbrechen, weil keine Nahrung in den Körper abgeleitet wurde. Dass es mehr Wärme gibt als von Natur aus, kann man einfach verstehen aus den Hitzewallungen, die bei ihnen entstehen, und aus der Nahrungsaufnahme. Denn offensichtlich helfen ihnen kalte Nahrungsmittel; diese kühlen für gewöhnlich das Warme und lassen die Hitze abklingen." Danach fügte Diokles auch Weiteres in folgender Textstelle an: „Einige sagen, dass bei solchen Affektionen die Mündung des Magens, die an den Darm anschließt (i. e. der Magenpförtner), anschwellend entzündet und wegen der Entzündungsschwellung verstopft ist und die Nahrungsmittel hindert, in den Dünndarm hinunterzugehen in den vorgegebenen Zei-

γαστρὶ μένοντα, τούς τε ὄγκους παρασκευάζει καὶ τὰ καύματα καὶ τἆλλα τὰ προειρημένα».

Ταῦτα μὲν οὖν ὁ Διοκλῆς ἔγραψε | παραλιπὼν ἐν τῷ καταλόγῳ τῶν συμπτωμάτων τὰ κυριώτατα τῆς ὅλης συνδρομῆς, ὅσα τήν τε μελαγχολίαν χαρακτηρίζει καὶ τὸ φυσῶδες καὶ ὑποχονδριακὸν πάθος· καί μοι δοκεῖ, διότι ταῦτα ἐκ τῆς προσηγορίας τοῦ νοσήματος ἐνδεικτικῶς ἐδηλοῦτο, παραλελοιπέναι, μεμαθηκότων γ' ἡμῶν ὑφ' Ἱπποκράτους, «ἢν φόβος καὶ δυσθυμίη πολὺν χρόνον ἔχοντα διατελέῃ, μελαγχολικὸν τὸ τοιοῦτο». διὰ τί δὲ ἐν τῇ τῆς αἰτίας ἀποδόσει τῶν μὲν ἄλλων συμπτωμάτων ἔγραψε τὰς αἰτίας, αὐτοῦ δὲ τοῦ βλάπτεσθαι τὴν διάνοιαν οὐκ ἔγραψεν, ἄξιον ζητῆσαι. εἴτε γὰρ τὸ θερμὸν ἐν ταῖς κατὰ τὴν γαστέρα φλεψὶ πλέον ἐπ' αὐτῶν ἐστιν εἴτε φλεγμονὴ τῶν κατὰ τὸν πυλωρὸν μερῶν, διὰ τί τούτοις ἀκολουθεῖ τὰ μελαγχολικὰ συμπτώματα, παραλέλειπται. τὸ μὲν γὰρ ἐμπίπλασθαι τὴν γαστέρα φυσώδους πνεύματος, εἶτα ταῖς ἐρυγαῖς αὐτοῦ κουφίζεσθαι, καὶ προσέτι τοῖς εἰρημένοις ὑπὸ τοῦ Διοκλέους ἐμέτοις, εὔδηλόν ἐστι, κἂν ἐκεῖνος μὴ λέγῃ· τὰ δὲ τῆς μελαγχολίας ἴδια χαλεπὸν ἦν αὐτῷ συνάψαι τῇ κατὰ τὴν γαστέρα λελεγμένῃ διαθέσει. προσθῶμεν οὖν ἡμεῖς τοῦτο, τὴν διά|θεσιν τῆς γαστρὸς ὁποία τις ἐν τοῖς τοιούτοις γίνεται πάθεσιν ἑρμηνεύσαντες σαφῶς. ἔοικε μὲν γὰρ εἶναί τις ἐν αὐτῇ φλεγμονή, τὸ δ' ἐν τῷ φλεγμαίνοντι μορίῳ περιεχόμενον αἷμα παχύτερόν τε καὶ μελαγχολικώτερον ὑπάρχειν. ὥσπερ οὖν ἐπὶ τοὺς ὀφθαλμοὺς ἀναφερομένης ἐκ τῆς γαστρὸς αἰθαλώδους τινὸς ἢ καπνώδους ἀναθυμιάσεως ἢ ὅλως ἀτμῶν τινων παχέων, ὅμοια τοῖς τῶν ὑποχεομένων γίγνεται συμπτώματα, κατὰ τὸν αὐτὸν λόγον καὶ νῦν ἐπὶ τὸν ἐγκέφαλον ἀναφερομένης τῆς μελαγχολικῆς ἀναθυμιάσεως οἷον αἰθάλης τινὸς ἢ καπνοῦ τὰ μελαγχολικὰ γενήσεται περὶ τὴν διάνοιαν συμπτώματα. καὶ μὴν καὶ συνεχέστατα θεώμεθα τὴν κεφαλὴν ὀδυνωμένην ἐπὶ ξανθῇ χολῇ κατὰ τὴν γαστέρα περιεχομένῃ, καθάπερ γε καὶ παραχρῆμα γινομένην ἀνώδυνον, ἐμεθείσης τῆς χολῆς· καὶ τά γε τοιαῦτα τῶν ἀλγημάτων δακνώδη τ' ἐστὶ καὶ διαβρωτικά, καθάπερ ἄλλα μέν τινα μετὰ βάρους, ἄλλα δὲ μετὰ τάσεως ἢ καταφορᾶς ὁρᾶται

7sq. ἢν – τοιοῦτο] Hipp. Aphor. VI 23: p. 453,1sq. Magdelaine = IV 568,11sq. L.   cf. Gal, In Hipp. Aphor. comm. VI 23: CMG V 12,6, p. 118,6–14   cit. etiam in Gal. De sympt. causis II 7: VII 203,3sq. et In Hipp. Aphor. comm. VII 40: XVIII A 143,4sq. K.   27 τὰ – διαβρωτικά] cf. Gal. De locis affectis I 4,14: CMG V 6,1,1, p. 272,26

1 παρασκευάζειν M U   3 παραλιπών] παραλειπᾶν Fc, corr. F²   καταλόγῳ] λόγῳ M U   6 παραλελυπέναι Fc   7 γ' om. Fc   ὑφ'] παρ(ὰ) ζ   8 ἔχοντι Lb   διατελοίη Lb: διατελῇ C τοιοῦτον Lb   10 ἄξιον post ζητῆσαι trsp. Fc   κατὰ om. M U   11 τὸν πυλωρόν] τὰς πύλας ζ τὸν e τῶν corr. Lb   12 μερῶν om. et in marg. add. Lb   ἀκολουθῆσαι Lb C fort. recte παραλέλιπται Fc: παρέλιπε Lb   15 ἐκεῖνο M U   λέγει Fc C   χαλεπόν] δύσκολον Lb C   16 συνάψαι] συγγράψαι Fc Ald., supra lin. scr. γρ συνάψαι F²   τῇ e τὴν, ut vid., corr. in Fc   17 τῆς – πάθεσιν om. Ald. (add. Chart.)   post τις add. ἐστιν Fc   γίνεται om. Fc Q: δείκνυται Lb 18 μὲν om. ζN, post εἶναι trsp. Lb   19 ὑπάρχην Fc, corr. F²: ὑπάρχει M U   20 τινὸς ante ἐκ trsp. Lb   21 τῶν ὑποχεομένων] ὑπὸ τῶν χεομένων M U   τῶν om. Fc   22 post συμπτώματα add. τὰ Lb   καὶ νῦν om. Fc   23 ἀναφερομένης ante 22 ἐπὶ trsp. Lb   αἰθάλης] ἐθαλώδους Fc in αἰθ- mut. F²   καπνοῦ] καπνώδους ἀναθυμιάσεως Fc   25 post κεφαλὴν add. ὅλην C Q N   post ἐπὶ add. τῇ Fc   28 ὁρᾶτε Fc, corr. F²

ten. Wenn dies aber geschieht, bleiben sie länger als erlaubt im Magen und verursachen Geschwülste, Hitzewallungen und die anderen Dinge, die vorher genannt wurden."

Dies also hat Diokles geschrieben, wobei er in der Aufzählung der Symptome die wichtigsten der gesamten Liste weggelassen hat, die die Melancholie bzw. die blähende und hypochondriale Affektion charakterisieren. Mir scheint, dass sie weggelassen wurden, weil sie durch Herleitung aus der Bezeichnung der Krankheit deutlich werden, da uns ja von Hippokrates gelehrt wurde: „Wenn Angst und Niedergeschlagenheit lange anhalten, ist dies melancholisch." Weshalb er aber in seiner Ausführung zur Ursache die Ursachen der anderen Symptome beschrieben hat, die der Schädigung des Denkvermögens selbst aber nicht, ist eine Frage, die es zu untersuchen gilt. Denn egal ob es bei ihnen eine übermäßige Hitze in der Magenvene gibt oder eine Entzündungsschwellung der Teile im Bereich des Magenpförtners, ausgelassen wurde die Frage, warum die melancholischen Symptome auf diese (Zustände) folgen. Es ist nämlich klar, dass der Magen mit blähender Luft angefüllt ist, und dann davon durch Aufstoßen und darüber hinaus durch das von Diokles erwähnte Erbrechen erleichtert wird, auch wenn er es selbst nicht sagt. Es war für ihn schwierig, die definierenden Eigenschaften der Melancholie mit dem beschriebenen Zustand des Magens in Verbindung zu bringen. Wir wollen dies also dazusetzen und bezüglich des Zustands des Magens deutlich erklären, wie er bei diesen Affektionen entsteht. Es zeigt sich nämlich, dass es in ihm eine Entzündungsschwellung gibt und dass das Blut im entzündeten Teil dicker und schwarzgalliger ist. Wie also die Symptome entstehen, die denjenigen der an Katarakt Leidenden ähnlich sind, wenn aus dem Magen eine rußige oder rauchige Ausdünstung zu den Augen hochsteigt oder einfach dichte Dämpfe, nach derselben Erklärung werden jetzt auch die melancholischen Symptome um das Denkvermögen entstehen, indem die schwarzgallige Ausdünstung wie Ruß gewissermaßen oder Rauch zum Gehirn hinaufgebracht wird. Und sehr oft beobachten wir, dass Kopfschmerzen, die von gelber Galle im Magen herrühren, sofort verschwinden, wenn die Galle erbrochen wird. Und solche Schmerzen sind in der Tat beißend und ätzend, wie bei anderen beobachtet wird, dass sie mit Schwere, wieder andere mit Anspannung

γινόμενα. [συμπεφώνηται δὲ τοῖς ἀρίστοις ἰατροῖς, οὐ ταῦτα μόνον ἀπὸ τῆς γαστρὸς τῇ κεφαλῇ συμπίπτειν, ἀλλὰ καὶ τὴν ἐπιληψίαν.]
Ἀεὶ μὲν οὖν | οἱ φόβοι συνεδρεύουσι τοῖς μελαγχολικοῖς, οὐκ ἀεὶ δὲ ταὐτὸν εἶδος τῶν παρὰ φύσιν αὐτοῖς γίγνεται φαντασιῶν, εἴγε ὁ μέν τις ὀστρακοῦς ᾤετο γεγονέναι, καὶ διὰ τοῦτ᾽ ἐξίστατο τοῖς ἀπαντῶσιν, ὅπως μὴ συντριβείη· θεώμενος δέ τις ἄλλος ἀλεκτρυόνας ᾄδοντας, ὥσπερ ἐκεῖνοι τὰς πτέρυγας σείουσιν, οὕτω καὶ αὐτὸς τοὺς βραχίονας προσκρούων ταῖς πλευραῖς ἐμιμεῖτο τὴν φωνὴν τῶν ζῴων. φόβος δ᾽ ἦν ἄλλῳ, μή πως ὁ βαστάζων τὸν κόσμον Ἄτλας ἀποσείσηται κεκμηκὼς αὐτόν, αὐτός τε οὕτως συντριβείη καὶ ἡμᾶς αὐτῷ συναπολέσειεν· ἄλλα τε μυρία τοιαῦτα φαντασιοῦνται. διαφέρουσι δὲ ἀλλήλων οἱ μελαγχολικοί, τὸ μὲν φοβεῖσθαί τε καὶ δυσθυμεῖν καὶ μέμφεσθαι τῇ ζωῇ καὶ μισεῖν τοὺς ἀνθρώπους ἅπαντες ἔχοντες, ἀποθανεῖν δ᾽ ἐπιθυμοῦντες οὐ πάντες, ἀλλ᾽ ἔστιν ἐνίοις αὐτῶν αὐτὸ δὴ τοῦτο τὸ κεφάλαιον τῆς μελαγχολίας, τὸ περὶ τοῦ θανάτου δέος· ἔνιοι δὲ ἀλλόκοτοί σοι δόξουσιν, ἅμα τε καὶ δεδιέναι τὸν θάνατον καὶ θανατᾶν, ὥστ᾽ ὀρθῶς ἔοικεν ὁ Ἱπποκράτης εἰς δύο ταῦτ᾽ ἀναγαγεῖν τὰ συμπτώματα αὐτῶν πάντα· φόβον καὶ δυσθυμίαν. ἐπί γέ τοι τῇ τοιαύτῃ δυσθυμίᾳ | μισοῦσιν πάντας, οὓς ἂν βλέπωσιν, σκυθρωποὶ διὰ παντός εἰσιν, δειμαίνοντες, ὥσπερ ἐν σκότῳ βαθεῖ τά τε παιδία φοβεῖται καὶ τῶν τελείων οἱ ἀπαίδευτοι. καθάπερ γὰρ τὸ ἔξωθεν σκότος εἰς φόβον ἄγει σχεδὸν ἅπαντας ἀνθρώπους, πλὴν τῶν ἤτοι φύσει πάνυ τολμηρῶν ἢ πεπαιδευμένων, οὕτω καὶ τῆς μελαίνης χολῆς τὸ χρῶμα παραπλησίως σκότῳ τὸν φρονοῦντα τόπον ἐπισκιάζον ἐργάζεται τοὺς φόβους.

3sq. Ἀεὶ – αὐτοῖς] *cf. infra* III 11,1: p. 62,9–12   18 ὥσπερ – ἀπαίδευτοι] *exc.* Aet. Amid. Libr. med. VI 9: CMG VIII 2, p. 143,14sq.   20–22 οὕτω – φόβους] *exc.* Aet. Amid. Libr. med. VI 9: CMG VIII 2, p. 143,15sq.

1sq. συμπεφώνηται – ἐπιληψίαν] *ut interpolationem argumentum perturbantem delevi; cf. supra* 52,24sq.   1 ταῦτα *post* μόνον *trsp.* L$_b$ 3 οὖν] γὰρ M U   4 εἴγε] *supra lin scr.* ἐπεὶ F²   ὀστρακοῦς] ὀστράκινος C   5 ὅπως] ὅμως U   6 ἄλλος *om.* ζ: ἅ L$_b$ σείουσιν] *om.* F$_c$ ζ Q N: προσέκρουον πρὸ ᾠδῆς *Ald.*   7 αὐτός] οὗτος C: οὕτος N U: οὕτοι M   προσκρούων] προσκρούον F$_c$, *corr.* F²: προσφέρων C N: προσκρύων M   ταῖς] τῶν F$_c$, *corr.* F²   8 ἀποσείσηται] ἀποσίσητε F$_c$, *corr.* F² *et supra lin. scr.* ρίψει F²: ἀπόσηται M U   9 οὕτως ... αὐτὸς F$_c$, *corr.* F² τε] τε καὶ F$_c$: δὲ L$_b$ οὕτως] οὗτος M U   *post* ἡμᾶς *add.* σὺν ζ   αὐτῷ] ἑαυτῷ L$_b$ συναπολέσειεν e συναπολέσιεν *corr. in* F$_c$: ἀπολέσειεν ζ   10 φαντασιοῦνται] φαντασιοῦντε F$_c$, *corr.* F²: συμφαντασιοῦνται Q   διαφέρουσι F$_c$ C, *supra lin. scr.* γρ διαφέρουσι F²   *om.* Q N   11 τε *om.* F$_c$ τὴν ζωὴν L$_b$ 12 πάντες L$_b$ C   δ᾽ *om.* M U   οὐ πάντες *in textu om. et in marg.* μὴ ἅπαντες *add.* M; γρ οὐ πάντες *in marg.* M   ἔστιν] ἔστι γὰρ F$_c$ 13 ἐνίοις] ἐνίοι F$_c$, *corr.* F² τὸ¹] *om.* F$_c$Q *Ald., supra lin. add.* F²   14 σοι] σι L$_b$N   *post* τε *add.* θανατᾶν L$_b$ καὶ¹ *om.* ζ N   τὸν θάνατον *om.* M U   καὶ θανατᾶν L$_b$ θανατᾶν] κακοθανατᾶν M U   15 ἀνάγειν L$_b$ C   16 *post* πάντα *add.* εἰς C Q N   γέ τοι] δὲ L$_b$: δέ γε N   τοιαύτῃ *om.* L$_b$, *supra lin. add.* F²   17 βλέπουσιν L$_b$ *post* βλέπουσιν *add.* καὶ *Ald.*   *post* σκυθρωποὶ *add.* τε L$_b$ M U Q, τε καὶ C N   δειμαίνοντες *ras. in principio* F$_c$, *suppl.* F²: διαμένοντες L$_b$, γρ δειμαίνοντες *in marg.* L²: διαμαίνοντες C   *post* δειμαίνοντες *add.* φοβούμενοι F$_c$, *del.* F²   18 ἀπαίδευτοι] ἀπέδυτοι F$_c$, *corr.* F²   19 γὰρ] γε καὶ F$_c$ *post* ἅπαντας *add.* τοὺς L$_b$ 20 τῶν *om.* F$_c$, *supra lin. add.* F²   ἤτοι *in* ἤτι, *ut vid., corr.* F²   φύσει *post* πάνυ *trsp.* F$_c$ πάνυ] πάνοι F$_c$, *corr.* F²   τολμηρὸν F$_c$, *corr.* F²   21 *post* τὸ φλέγμα *add. et del.* L$_b$

oder Schlafsucht entstehen. [Die besten Ärzte stimmen untereinander überein, dass nicht nur diese aus dem Magen in den Kopf kommen, sondern auch die Epilepsie.]

Ständig also begleiten die Melancholiker Ängste, aber nicht immer unterliegen sie derselben Art von widernatürlichen Vorstellungen. So glaubte der eine, tönern geworden zu sein, und ging daher allen aus dem Weg, damit er nicht zerbreche. Ein anderer, der die Hähne beim Krähen beobachtet hatte, wie sie die Flügel schütteln, bildete die Stimme der Tiere nach und schlug sich auch selbst die Arme gegen die Rippen. Ein dritter hatte Angst, dass der die Welt tragende Atlas sie ermüdet abschüttle, und er so selbst zerdrückt würde, und wir alle mit ihm untergingen. Und tausend andere solcher Vorstellungen haben sie. Die Melancholiker unterscheiden sich zwar untereinander, haben aber alle Angst, sind niedergeschlagen, tadeln das Leben und verachten die Menschen. Sterben hingegen wollen nicht alle, für einige von ihnen ist vielmehr gerade dies der hauptsächliche Punkt der Melancholie, die Furcht vor dem Tode – einige werden dir seltsam erscheinen, weil sie zugleich den Tod fürchten und ihn herbeisehnen –, sodass Hippokrates all ihre Symptome wahrscheinlich zurecht unter zwei Überschriften brachte: Angst und Niedergeschlagenheit. Aufgrund einer solchen Niedergeschlagenheit hassen sie alle, die sie sehen, sind ständig mürrisch und fürchten sich wie Kinder und ungebildete Erwachsene im tiefen Dunkel. Denn wie auch die Dunkelheit von außen fast alle Menschen zum Fürchten bringt, außer die von Natur aus sehr waghalsigen oder gebildeten, so bewirkt auch die Farbe der schwarzen Galle Ängste, wenn sie wie Finsternis den denkenden Ort verdunkelt.

23 Ὅτι γὰρ οἵ τε χυμοὶ καὶ ὅλως ἡ τοῦ σώματος κρᾶσις ἀλλοιοῖ τὰς ἐνεργείας τῆς ψυχῆς, ὡμολόγηται τοῖς ἀρίστοις ἰατροῖς τε καὶ φιλοσόφοις, ἐμοί τε δι' ἑνὸς ὑπομνήματος ἀποδέδεικται, καθ' ὃ ταῖς τοῦ σώματος κράσεσιν ἀκολουθούσας ἀπέδειξα τὰς τῆς ψυχῆς δυνάμεις· ὅθεν οὐδὲ γράψαι τι περὶ μελαγχολίας ἐτόλμησαν οἱ τὴν τῶν χυμῶν δύναμιν ἀγνοήσαντες, ἐξ ὧν εἰσι καὶ οἱ περὶ τὸν Ἐρα-
24 σίστρατον. ἄξιον δέ ἐστι κἀν τούτῳ θαυμάσαι τὰς κοινὰς ἐννοίας τῶν ἀνθρώπων, ὥσπερ καὶ ἄλλα πολλὰ δόγματα, περὶ ὧν ἠγνόησαν οὐκ ὀλίγοι φιλοσόφων τε καὶ ἰατρῶν· ἅπαντες γοῦν ὀνομάζουσι τὸ πάθος τοῦτο μελαγχολίαν, ἐνδεικνύμενοι διὰ | τῆς προσηγορίας τὸν αἴτιον αὐτοῦ χυμόν. ἐὰν μὲν οὖν ἄρξηταί γε πρῶτα τὰ κατὰ τὴν γαστέρα συμπτώματα καὶ μείζοσιν αὐτοῖς γινομένοις ἀκολουθήσῃ τὰ μελαγχολικὰ πάθη κουφίζηταί τε ταῖς διαχωρήσεσι καὶ τοῖς ἐμέτοις καὶ ταῖς εὐπεψίαις καὶ ταῖς ἐρυγαῖς ὁ ἄνθρωπος, ὑποχονδριακὸν μὲν ὀνομάζομεν οὕτως γε καὶ φυσῶδες τὸ νόσημα, συμπτώματα δ' εἶναι φήσομεν αὐτοῦ τήν τε
25 δυσθυμίαν καὶ τὸν φόβον· ὅταν δὲ τὰ μὲν τῆς μελαγχολίας ἴδια συμπτώματα φαίνηται μεγάλα, κατὰ δὲ τὴν κοιλίαν ἤτοι μηδὲν ἢ σμικρά, τὸν ἐγκέφαλον ἡγητέον ἐπὶ τούτων πρωτοπαθεῖν, ἠθροισμένης ἐν αὐτῷ μελαίνης χολῆς. ἐξ ὧν δὲ χρὴ διορίζεσθαι, πότερον ἐν αὐτῷ μόνῳ τῷ ἐγκεφάλῳ περιέχεται τοιοῦτός τις χυμὸς ἢ καθ' ὅλον ἐστὶ τὸ σῶμα, λέλεκται μικρὸν ἔμπροσθεν.
26 Ἀναμιμνήσκω δὲ τοὺς ἰδόντας ἑταίρους διά τε λουτρῶν πολλῶν καὶ διαίτης εὐχύμου τε καὶ ὑγρᾶς τὴν τοιαύτην μελαγχολίαν ἐκθεραπεύοντά με χωρὶς ἑτέρου βοηθήματος, ὅταν γε μήπω διὰ χρόνου μῆκος δυσεκκένωτος ᾖ ὁ λυπῶν χυμός· ὡς ὅταν γε ἤδη κεχρονικὸς ὑπάρχῃ τὸ νόσημα, μειζόνων ἑτέρων ἐπὶ | τοῖς εἰρημένοις δεῖται βοηθημάτων. ἐπιγίνεται δὲ ἡ τοιαύτη μελαγχολία προηγησα-

---

1sq. οἵ – φιλοσόφοις] cf. Gal. Quod animi mores corp. temp. sequ. 1: p. 7,1–6 Bazou = IV 767,4–10 K. 2–4 ἐμοί – δυνάμεις] v. Gal. Quod animi mores corp. temp. sequ.: p. 7–89 Bazou = IV 767–822 K. 4sq. ὅθεν – Ἐρασίστρατον] Erasistr. fr. 192: p. 131 Garofalo 5 οἵ¹ – Ἐρασίστρατον] cf. Gal. De atra bile 7,15: CMG V 4,1,1, p. 88,5–7 De fac. nat. II 11: Scr. min. III 197,3sq. Helmr. = II 132,6sq. K. 9–16 ἐὰν – χολῆς] exc. Orib. Synops. ad Eustath. VIII 6,3: CMG VI 3, p. 248,17–25 12sq. ὑποχονδριακὸν – νόσημα] cf. supra III 9,11, p. 46,21sq. 14–16 ὅταν – πρωτοπαθεῖν] exc. Aet. Amid. Libr. med. VI 9: CMG VIII 2, p. 146,13–16 17 ἐγκεφάλῳ – τοιοῦτός] v. supra III 10,9: p. 46,28–48,18 18 λέλεκται – ἔμπροσθεν] v. supra III 10,9: p. 46,28–48,18 19–22 Ἀναμιμνήσκω – χυμός] exc. Orib. Synops. ad Eustath. VIII 6,4: CMG VI 3, p. 248,25–28

1 κράσεις Fc, corr. F² 2 ἀρίστοις post φιλοσόφοις trsp. Lb ἰατρῶν … φιλοσόφων ζ 3 ὑπομνήματος] ὑποδείγματος M U δέδεικται Lb: ἐπιδέδεικται Q 4 ἐπέδειξα C 6 τούτοις Lb 7 post καὶ add. κατ' Fc C, add. κατὰ Lb ἄλλα] postea τ supra lin. add. Lb: τἆλλα M U Q N post πολλὰ add. ἄττα Lb περὶ ὧν] ὑπὲρ U: ὑπερ- M 9 γε om. Lb CN (non hab. Orib.): τε Caius 10 πρῶτα] πρῶτον Lb: supra lin. scr. ὡς εἶπε Διοκλῆς F² γαστέρα – γινομένοις om. U γενομένοις Orib.AF ἀκολουθήσει Fc Lb, corr. F² 11 πάθει Fc, corr. F² κουφίζεται Lb C Orib.FP 12 εὐπεψίαις] ἀπεψίαις ζ (cod. Orib.), corr. C² (Bussemaker/Daremberg in ed. Orib.): κάτω φύσαις cj. Kühn post μὲν add. οὖν Lb ὀνομάσομεν C 13 οὕτως γε non hab. Orib. γε] δὲLb συμπτώμα Orib. 14 ἴδια om. Lb 15 σμικρά, τὸν] σμικρότατον Orib. 16 ἐπὶ] ἐπεί Fc, corr. F² ὧν e corr. in Fc 17 post ἐγκεφάλῳ add. μὲν C Q N τοιοῦτός τις] ὁ τοιοῦτος C Q N 18 post ἢ add. καὶ C Q N post λέλεκται add. μὲν C Q N 19 ἰδόντας] ὀδόντας Fc, corr. F²: εἰδότας Lb: ἰδότας C ἑταίρους ex ἑτέρους corr. M: ἑτέρους N λουτρῶν] supra lin. scr. γλυκέων F² 20 ἐκθεραπεύοντας Lb με om. Q 21 post διὰ add. τε Fc ἢ post λυπῶν trsp. ζ Lb 22 κεχρονικὸς] καὶ χρονικὸς Fc Ald., corr. Corn. ὑπάρχει Fc C, corr. F²

Dass nämlich die Säfte und insgesamt die Mischung des Körpers die Funktionen 23
der Seele verändern, darüber sind die besten Ärzte und Philosophen einig, und von
mir wurde es durch eine Abhandlung in einem Buch bewiesen, in dem ich bewiesen
habe, dass die Vermögen der Seele den Mischungen des Körpers folgen. Daher wagten
auch diejenigen, die nichts über das Vermögen der Säfte wussten, nichts über die
Melancholie zu schreiben. Zu diesen zählen auch Erasistratos und seine Anhänger.
Es lohnt sich, auch dafür die allgemeinen Begriffe der Menschen zu bewundern, wie 24
auch viele andere Meinungen, von denen nicht wenige Philosophen und Ärzte keine
Ahnung haben. Alle nennen diese Affektion jedenfalls ‚Melancholie' und zeigen
durch die Bezeichnung den dafür ursächlichen Saft an. Wenn als erstes tatsächlich die
Symptome im Magen beginnen und ihnen, sobald sie größer werden, die melancholischen Affektionen folgen und der Mensch durch Ausscheidungen, Erbrechen, gute
Verdauung und Aufstoßen Erleichterung erfährt, so nennen wir die Krankheit ‚hypochondrial' und ‚blähend', und wir werden sagen, dass ihre Symptome die Niedergeschlagenheit und die Angst sind. Wenn die der Melancholie eigenen Symptome groß 25
sind, in der Bauchhöhle aber keines oder nur wenige (Symptome sind), ist anzunehmen, dass bei diesen das Gehirn erstaffiziert ist, weil sich in ihm schwarze Galle angesammelt hat. Daher muss man, wie wir bereits sagten, unterscheiden, ob dieser Saft in
ihm allein enthalten ist oder ob er über den ganzen Körper hin verteilt ist.

Ich erinnere meine Freunde daran, die es gesehen haben, dass ich durch häufiges 26
Baden und eine ausgewogene und feuchte Diät diese Art von Melancholie ausgeheilt
habe ohne andere Hilfsmittel, wenn der betrübliche Saft nicht schon über eine lange
Zeit schwer auszuscheiden war. Wenn die Krankheit hingegen chronisch geworden ist,
bedarf es anderer, stärkerer Hilfsmittel als der genannten. Eine solche Melancholie
folgte auf vorhergehende warme Zustände des Kopfes, entweder aufgrund einer Über-

μέναις θερμαῖς διαθέσεσι τῆς κεφαλῆς, ἤτοι γ' ἐξ ἐγκαύσεως, ἢ φλεγμονώδους ἐν αὐτῇ γενομένου πάθους, ἢ καὶ φρενίτιδος· ἐπιγίνεται δὲ καὶ φροντίσι καὶ λύπαις μετ' ἀγρυπνιῶν. περὶ μὲν οὖν μελαγχολίας ἱκανὰ καὶ ταῦτα.

11. Περὶ δὲ τῶν ἐπιληπτικῶν παθῶν, ἐπειδὴ καὶ ταῦτα γίνεται ποτὲ μὲν αὐτῆς τῆς κεφαλῆς πασχούσης, ποτὲ δ' ἄλλοις συμπασχούσης, διοριστέον ἐπιμελῶς· ἠμέληται γὰρ ἅπασι σχεδὸν τοῖς ἰατροῖς, ὥσπερ ὁ τῶν τριῶν μελαγχολιῶν διορισμός, οὕτω καὶ ὁ τῶν ἐπιληψιῶν, τρεῖς ἐχουσῶν καὶ αὐτῶν διαφοράς. ἀπασῶν μὲν οὖν αὐτῶν κοινόν ἐστι παθεῖν τὸν ἐγκέφαλον, ἤτοι δ' ἐν αὐτῷ τοῦ πάθους συστάντος, ὡς τοῖς πλείστοις γίνεται τῶν ἐπιλήπτων, ἢ ἀπὸ τοῦ τῆς γαστρὸς στόματος, ὃ δὴ καὶ στόμαχον εἰώθασι καλεῖν οἱ ἰατροί, κατὰ συμπάθειαν ἀνιόντος ἐπὶ τὸν ἐγκέφαλον, ἀνάλογον τοῖς γινομένοις συμπτώμασιν περὶ τοὺς ὀφθαλμοὺς ἀπὸ τοῦ στομάχου παραπλησίως τοῖς ὑποχεομένοις.

Ἐν δὲ τῷ σπανίῳ γίνεταί τι καὶ ἕτερον ἐπιληψίας εἴτ' εἶδος, εἴτε γένος, εἴτε διαφορὰν ἐθέλοις ὀνομάζειν, ἀπὸ μορίου τινὸς οὗ ἔτυχεν ἀρχομένου τοῦ πάθους, εἴτ' αἰσθητῶς αὐτῷ τῷ κάμνοντι τὴν ἄνοδον ἐπὶ τὴν κεφαλὴν ποιουμένου· καὶ τοῦτ' ἐθεασάμην ἐπὶ πρώτου μὲν παιδὸς ὡς ἐτῶν τρισκαίδεκα, μειράκιον ὢν αὐτός, ἅμα τοῖς ἀρίστοις ἰατροῖς τῶν παρ' ἡμῖν συνελθοῦσιν ἐπὶ τὴν τῆς θεραπείας αὐτοῦ σκέψιν. ἤκουον οὖν τοῦ παιδὸς διηγουμένου τὴν ἀρχὴν τῆς διαθέσεως αὐτῷ κατὰ τὴν κνήμην γίνεσθαι, κἄπειτ' ἐντεῦθεν ἀνιέναι κατ' εὐθὺ διά τε τοῦ μηροῦ καὶ τῆς ὑπερκειμένης λαγόνος τε καὶ πλευρᾶς, ἐπὶ τὸν τράχηλον ἄχρι τῆς κεφαλῆς· ἐπειδὰν δὲ πρῶτον ἐκείνης ψαύσῃ, μηκέτι παρακολουθεῖν ἑαυτῷ. τὴν μέντοι ποιότητα τοῦ φερομένου πρὸς τὴν κεφαλὴν ἐρωτώμενος ὑπὸ τῶν ἰατρῶν ὁποία τις εἴη, λέγειν οὐκ εἶχεν ὁ παῖς· ἀλλ' ἕτερός γέ τις ἐκείνου νεανίσκος, οὐκ ἄφρων, ἀλλ' ἱκανῶς αἰσθάνεσθαι τοῦ γιγνομένου δυνάμενος, ἑρμηνεῦσαί τε ἑτέρῳ δυνατώτατος, οἷον αὔραν τινὰ ψυχρὰν ἔφασκεν εἶναι τὴν ἀνερχομένην.

Ἐδόκει δὴ τῷ διδασκάλῳ Πέλοπι δυοῖν θάτερον, ἤτοι ποιότης ἀναδίδοσθαι ἀλλοιουμένων τῶν μορίων κατὰ τὸ συνεχές, ἢ πνευματική τις οὐσία. θαυμαστὸν δ' οὐδὲν ἔφασκε δύναμιν ἰσχυρὰν ἴσχειν τὸν ἐν τῷ πάσχοντι μορίῳ γεννη-

---

4sq. Περὶ – ἐπιμελῶς] *cf.* Aret. VII 4,4sq.: CMG II, p. 153,12–15   7–64,17 οὕτω – δύναμιν] *exc.* Aet. Amid. Libr. med. VI 13: CMG VIII 2, p. 153,3–18   9sq. ἀπὸ – ἰατροῖ] *cf. infra* III 11,13: p. 68,4sq.   Gal. De locis affectis II 9,16: CMG V 6,1,1, p. 362,13sq.   Meth. med. VIII 5: X 573,8sq. K.   De ven. sect. adv. Erasistr. 9: XI 242,14sq. K.   In Hipp. De victu acut. comm. I 43: CMG V 9,1, p. 157,30 = p. 84,18–85,1 Pietrobelli

1sq. ἐν αὐτῇ] ἐξ αὐτῆς Lb   4–6 Περὶ – ἰατροῖς *deest* N   5 ἄλλοις] ἄλλης A   συμπασχούσοις Lb   διοριστέων Fc   6 ἠμέληται Fc   μελαγχολικῶν A   7 ὁ] ἡ A   καὶ αὐτῶν *om.* Fc Ald.   8 οὖν *om.* A   αὐτῶν κοινόν] κοινῶν αὐτῶν Lb   9 ἐπιληπτικῶν A   τοῦ *om.* C   11 ἰόντος A   12 τοῦ *om.* Lb   παραπλησίως *iter. et prius verbum del.* Lb   13 εἴτ' *om.* Fc   εἴτε γένος *om.* A   14 ἐθέλοις] ἐθέλῃς Fc, *in* -εις *mut.* F²: ἐθέλεις C   οὗ] *supra lin.* ὁποίου ἂν F²   15 ποιουμένῳ A   17 ἰατροῖς *hic om. sed post* ἡμῖν *praeb.* ἰατρῶν ζ   τῶν – ἡμῖν *om.* Lb   τῶν] ὧν A   18 αὐτοῦ *post* σκέψιν *trsp.* Lb   ἤκουον] ἤκουσα Lb   οὖν] γοῦν Lb: δὲ A   διαθέσεως] αἰσθήσεως Fc, *corr.* F²: αἰσθή(σε)ως A   19 κατ' εὐθὺ *om.* Lb   21 πρῶτον *om.* A   *post* ἐκείνης *add.* πρώτως A   ψαύσει Lb: *supra lin. scr.* ἔψαυσεν F²   μηκέτι] μὴ μέντοι *scr. et postea* μέντοι *del.* Lb   22 ἀναφερομένου Lb   22sq. ὑπὸ – ἰατρῶν *om.* Lb   23 *post* τις^II *add.* ὕστερον Lb C Q N   24 *post* αἰσθάνεσθαι *add.* τε C, γε A   25 ἑτέρου Kühn   δυνατώτερος Fc   τὸ ἀνερχόμενον   26 δή] δὲ A   Πέλοπι Fc Lb   ἢ ποιότητα Lb   *post* ποιότης *add.* τίς ζ   27 *post* ἢ *add.* κατὰ τὸ συναμφότερον καὶ Fc, *del.* F²: *add.* καὶ ζ   *ante* θαυμαστὸν *add.* καὶ Lb   28 οὐδὲ Lb   ἔχειν Lb   γεννηθέντα *post* 64,1 φύσιν *trsp.* Lb

hitzung oder entzündeten Affektionen in ihm oder auch Phrenitis. Sie folgt auch auf Sorgen und Betrübnis mit Schlaflosigkeit. Über die Melancholie ist damit nun auch genug gesagt.

11. Bei den epileptischen Affektionen ist vorsichtig zu differenzieren, da sich auch diese manchmal ergeben, wenn der Kopf selbst erleidend ist, manchmal aber, wenn er mit anderen (Teilen) miterleidend ist. Fast allen Ärzten ist sowohl die Differenzierung zwischen den drei Arten von Melancholie entgangen, als auch die der Epilepsie, von der es ebenfalls drei Unterscheidungstypen gibt. Ihnen allen ist gemeinsam, dass das Gehirn daran leidet, entweder dadurch, dass sich die Affektion in ihm bildet, wie es bei den meisten Epileptikern der Fall ist, oder dadurch, dass sie vom Magenmund (*stoma gastros*), was die Ärzte für gewöhnlich auch ‚*stomachos*' (Magenöffnung) nennen, durch Mitaffektion zum Gehirn hinaufsteigt, analog zu den Symptomen, die die Augen betreffen und von der Magenöffnung her entstehen ähnlich wie bei denen, die an Katarakt leiden.

In seltenen Fällen entsteht eine andere Art von Epilepsie – oder eine Gattung oder ein Unterscheidungstyp, wenn du es so nennen willst –, wenn die Affektion von irgendeinem Teil aus anfängt und dann, vom Patienten bewusst wahrgenommen, den Aufstieg in den Kopf macht. Und dies habe ich zum ersten Mal bei einem dreizehnjährigen Jungen beobachtet, als ich selbst ein Jugendlicher war, zusammen mit den besten Ärzten bei uns, die zusammenkamen, um nach einer Behandlung für ihn zu suchen. Ich hörte also den Jungen erzählen, dass ihm der Anfang des Zustands beim Schienbein entstand, dass er dann von dort schnell hochging durch den Oberschenkel und der darüber liegenden Beckengegend und Rippen über den Hals bis zum Kopf, und dass er, nachdem er diesen zum ersten Mal befallen habe, er sich selbst nicht mehr bewusst wahrnahm. Als einer der Ärzte ihn fragte, welche Qualität das gehabt hätte, was zum Kopf hinaufgetragen worden war, konnte der Junge keine Antwort geben. Aber ein anderer Jüngling, der nicht des Verstands beraubt war, sondern das, was sich ereignete, sehr gut wahrnehmen und es im Vergleich zum anderen ausgezeichnet in Worte fassen konnte, sagte, dass das, was emporgestiegen sei, wie ein kalter Luftzug wäre.

Meinem Lehrer Pelops schien eines von zwei Dingen vorzuliegen: Entweder würde eine Qualität hinaufgereicht, wobei sich die in sich zusammenhängenden Teile wandelten, oder eine pneumaartige Substanz. Er sagte, dass es in nichts erstaunlich sei, dass der im erleidenden Teil gegen die Natur entstehende Saft eine starke Wirkkraft

θέντα παρὰ φύσιν χυμόν, ὁποῖοι τοῖς πονηροῖς θηρίοις εἰσὶν οἱ ἰοί. τίς γὰρ οὐκ ἂν ἠπίστησεν, εἰ μὴ πολλάκις ἑωρῶμεν αὐτὸ γιγνόμενον ἐπί τε σκορπίων ἐγχριψάντων τῷ κέντρῳ καὶ φαλαγγίων μικροτάτων δακόντων, [μεγάλην] ἐξαίσιόν τινα μεταβολὴν ἴσχειν ὅλον τὸ σῶμα, καίτοι βραχυτάτης οὐσίας εἰς αὐτὸ καταβαλλομένης ὑπὸ τῶν θηρίων; ἐπὶ μὲν τοῦ δακόντος φαλαγγίου, κἂν εἰ μικρὸν εἴη τὸ ζῷον, ὅμως δ' οὖν ἐπινοεῖν ἡμᾶς ἰόν τινα διὰ τοῦ στόματος αὐτοῦ καθιέναι τῷ δηχθέντι σώματι.

5   Τὸ δὲ τῆς θαλαττίας τρυγόνος κέντρον, ὥσπερ καὶ τὸ τοῦ χερσαίου σκορπίου, φαίνεται σαφῶς εἰς ὀξύτατον πέρας τελευτῶν, ὃ μηδὲν ἔχει κατὰ τὸ πέρας τρῆμα, δι' οὗ προΐησι τὸν ἰόν· ἀλλ' ὅμως ἀναγκαῖον ἐννοεῖν ἡμᾶς εἶναί τινα οὐσίαν ἤτοι πνευματικὴν ἢ ὑγράν, ἥ τις ὄγκῳ μέν ἐστιν ἐλαχίστη, μεγίστη δὲ τῇ δυνάμει. πεπληγὼς γοῦν τις ἔναγχος ὑπὸ σκορπίου χαλάζαις ἔφη δοκεῖν βάλλεσθαι, καὶ ἦν ὅλος ψυχρὸς | ἵδρου τε ψυχρὸν ἐσώθη τε μόγις βοηθούμενος.

7   Οὔκουν ἀδύνατον ἔφασκεν ὁ Πέλοψ εἶναι καὶ κατὰ τὸ σῶμα τοιαύτην τινὰ οὐσίαν γεννηθῆναι χωρὶς τῆς ἔξωθεν αἰτίας, καὶ ταύτην, ὅταν ἐν νευρώδει μορίῳ τὴν σύστασιν σχῇ, κατὰ τὸ συνεχὲς ἐπὶ τὴν ἀρχὴν τῶν νεύρων ἀναπέμπειν τὴν δύναμιν, ἤτοι κατ' ἀλλοίωσιν, ὡς ἔφην, ἢ καί τινος οὐσίας πνευματικῆς ἀναφερομένης ὥσπερ αὔρας. καὶ γάρ τοι καὶ φαίνονται πολλάκις ἐναργῶς, ὅταν ὁ σκορπίος ἀπερείσηται τὸ κέντρον εἰς νεῦρον ἢ ἀρτηρίαν ἢ φλέβα, σφοδροτάτοις συμπτώμασιν οἱ πληγέντες οὕτως ἁλισκόμενοι. τὸ μὲν οὖν τοῦ σκορπίου κέντρον ἐγχωρεῖ καὶ μέχρι βάθους τοῦ σώματος ἐξικέσθαι, διεξελθὸν ὅλον τὸ δέρμα. τὸ δὲ τῶν μικρῶν φαλαγγίων δῆγμα περὶ τὴν ἐπιφάνειαν μόνην γίνεται τοῦ δέρματος· ὥστε δῆλον ἐκ τοῦδε, καὶ διὰ τοῦ δέρματος ἐνίοτε μόνου τὴν δύναμιν τοῦ ἰοῦ φέρεσθαι πρὸς ὅλον τὸ σῶμα. συνεχές τε γὰρ ἑαυτῷ τὸ δέρμα πᾶν ὑπάρχει καὶ νευρῶδες· οὔκουν οὐδαμῶς ἀδύνατον εἰς ὅλον αὐτὸ διαδιδομένην ἐν τάχει τὴν ἐκ τοῦ καταβληθέντος ἰοῦ δύναμιν, ἐξ αὐτοῦ πάλιν τοῦδε κατὰ τὴν αὐτοῦ ψαῦσιν εἰς ἕκαστον τῶν ὑποκειμένων αὐτῷ | μεταλαμβάνεσθαι, πάλιν τ' ἐξ ἐκείνων εἰς

1–13 τίς – βοηθούμενος] *cf.* Gal. De locis affectis VI 5,14: CMG V 6,1,3, p. 418,17–24   1–7 τίς – σώματι] *cf.* Diocl. fr. 177 : I, p. 288,16–26 van der Eijk   8–15 Τὸ – γεννηθῆναι] *cf.* Gal. De locis affectis VI 5,14: CMG V 6,1,3, p. 418,17–24

2 μὴ] μήτε A   ἑωρῶμεν] ἑωρακὼς L_b   γιγνόμενον] *supra lin. scr.* τὸ F²   τε] τῶν F_c   ἐγχρεψάντων L_b   3 καὶ] κατὰ , *ut vid.*, F_c   μικροτάτων *om.* F_c: μικρῶν L_b   δακόντων L_b   μεγάλην *om.* L_b C, *ut glossema delevi*   *post* μεγάλην *add.* καὶ F² A   4 ἑαυτὸ L_b   5 ἐπὶ *e corr. in* F_c   *post* μὲν *add.* οὖν F_c C *fort. recte*   δακόντος L_b   εἰ *om.* Q: *e corr. in* F_c   6 κατιέναι L_b: καθίεσθαι ζ   8 θαλασσείας L_b   τρυγόνος *e* τρυγῶν *corr.* L_b: τρυγῶνος F_c   τὸ *om.* L_b A   10 *ante* ἀλλ' *lacuna aut in textu aut in argumento esse videtur*   ἡμᾶς *om.* L_b C *fort. recte*   11 *post* μὲν *add. et del.* κατασυμβεβηκὸς L_b   ἐστιν *om.* L_b   τῇ *om.* C   12 πεπληγὸς F_c, *corr.* F²   γοῦν *om.* A   χαλάζες F_c, *corr.* F²: χαλάζας C   βάλεσθαι F_c   13 *post* ἦν *add.* γοῦν A   ὅλως F_c, *corr.* F²   τε¹] δὲ A   14 Πέλωψ F_c   τινὰ *om.* L_b   15 νευρώδη F_c A   16 ἴσχῃ A   ἐπὶ] εἰς F_c Ald. *fort. recte*   19 ἀπερείσηται] ἀκουμβήσεται F_c, *in* -ηται *corr. et postea lin. del. et* ἀπερείσηται *supra lin. scr.* F²: ἐναπερείσηται CQN   φλέβα] φλέβαν F_c L_b   21 *post* μέχρι *add.* τοῦ A   βάθους *e corr. in* F_c   ἐξικνεῖσθαι F_c Ald., ἀφικέσθαι *supra lin. scr.* F²   διεξελθὸν F_c L_b Q   τὸ^II] τῶν A   23 μόνον ἐνίοτε L_b   24 τε *om.* Q   ἑαυτῷ] αὐτῷ F_c   πᾶν ὑπάρχει *om.* L_b   πᾶν] ἅπαν ζ   25 οὐδαμῶς *om.* ζ L_b *fort. recte*   αὐτὸ *e corr in* F_c   26 *post* αὐτοῦ¹ *add.* δὲ F_c, *del.* F²   αὐτοῦ^II] αὐτὴν F_c C: τοιαύτην L_b   27 ὑπερκειμένων L_b   αὐτῷ] αὐτῶν L_b

habe von der Art, wie die Gifte der Schadtiere sind. Denn wer würde nicht ungläubig sein, hätten wir nicht oft gesehen, dass bei Skorpionen, wenn sie mit dem Stachel angreifen, und kleinsten Witwenspinnen (*fallangia*), wenn sie beißen, es sich ergibt, dass der ganze Körper einen [großen] außerordentlichen Umschlag erfährt, obwohl nur eine sehr kleine Substanz von den Tieren in ihn eingedrungen ist? Auch wenn das Lebewesen klein sei, würden wir also bei der Witwenspinne, wenn sie gebissen hat, dennoch annehmen, dass etwas Gift über ihren Mund in den gebissenen Körper übergehe.

Der Stachel des Stechrochens im Meer aber läuft genauso wie der des Skorpions an Land deutlich zu einem überaus spitzen Ende zusammen, das am Ende keine Öffnung hat, durch die das Gift austreten könnte. Gleichwohl müssen wir in Erwägung ziehen, dass es eine Substanz gibt, entweder pneumaartig oder flüssig, die an Ausdehnung zwar überaus klein, an Wirkkraft aber äußerst groß sei. Neulich sagte jedenfalls jemand, nachdem er von einem Skorpion gestochen worden war, es schiene ihm, wie wenn er von Hagelkörnern getroffen worden wäre, und er war ganz kalt, hatte kalten Schweiß und, obwohl ihm geholfen wurde, wurde er nur knapp gerettet.

Es ist also nicht unmöglich, sagte Pelops, dass auch beim Körper irgendeine Substanz dieser Art entsteht ohne Ursache von außen, und dass diese, wenn sie sich in einem Teil mit Nerven bildet, die Wirkkraft gestützt durch den inneren Zusammenhang zum Anfang der Nerven hochschickt, entweder durch Austausch, wie er sagte, oder auch dadurch, dass irgendeine pneumaartige Substanz hochgetragen wird wie ein Luftzug. Und tatsächlich, wenn der Skorpion den Stachel in einen Nerv, eine Arterie oder eine Vene setzt, haben oft deutlich diejenigen die heftigsten Symptome, die durch einen Stich so erwischt wurden. Es ist möglich, dass der Stachel des Skorpions auch bis in die Tiefe des Körpers gelangt ist, weil er die ganze Haut durchdrungen hat. Der Biss der kleinen Witwenspinnen hingegen ereignet sich nur an der Oberfläche der Haut, sodass daraus deutlich wird, dass manchmal die Wirkkraft des Gifts auch durch die Haut allein zum ganzen Körper geführt wird. Die ganze Haut ist nämlich in sich zusammenhängend und hat Nerven. Daher ist es keineswegs unmöglich, dass sich die Wirkkraft aus dem abgegebenen Gift mit Geschwindigkeit über die ganze Haut ausbreitet, und dass sie von dieser durch Kontakt mit ihr auf jedes der unter ihr liegenden (Teile) wechselt, und wiederum von jenen durch den inneren Zusammenhang in ande-

ἄλλα κατὰ συνέχειαν, εἶτ' αὖθις ἐκ τῶν παθόντων εἰς ἄλλα, κἀπειδὰν ἐπί τι τῶν κυρίων μορίων ἀφίκηται, κινδυνεύειν ἀπολέσθαι τὸν ἄνθρωπον.

10 Ἐνάγουσι δ' εἰς τοῦτο μάλιστα μὲν καὶ οἱ τοῖς ὑπερκειμένοις μέρεσι δεσμοὶ προσφερόμενοι, φανερωτάτην ὠφέλειαν ἐνδεικνύμενοι. καὶ γὰρ ἐπὶ τῶν ἐχιδνῶν ἐπειράθημεν τούτου καὶ τῶν σκορπίων, ἤδη δὲ καὶ ἀσπίδων, ᾧ καὶ μάλιστ' ἄν τις ἠπίστησε διὰ τὸν ἐπικείμενον αὐτίκα θάνατον. ἀλλ' ὅμως ἐπὶ τῆς Ἀλεξανδρείας ὄντος μου, δηχθείς τις ἄγροικος οὐ πόρρω τῆς πόλεως ἕνα τῶν κατὰ τὴν χεῖρα δακτύλων, ἔδησέ τε δεσμῷ σφοδροτάτῳ τὴν πρὸς τῷ μετακαρπίῳ ῥίζαν αὐτοῦ, καὶ δραμὼν ἐπὶ τὴν πόλιν πρὸς ἰατρὸν συνήθη, παρέσχεν ἀποτεμεῖν ὅλον τὸν δάκτυλον ἀπὸ τῆς εἰς τὸ μετακάρπιον διαρθρώσεως, ἐλπίζων ἐκ τούτου μηδὲν πείσεσθαι· καὶ μέντοι καὶ προὐχώρησεν αὐτῷ κατὰ τὴν ἐλπίδα τὸ

11 πρᾶγμα, διεσώθη γὰρ οὐδὲν ἄλλο πραγματευσάμενος ἔτι. καθάπερ ἕτερον οἶδα πιόντα τοῦ διὰ τῶν ἐχιδνῶν φαρμάκου μετὰ τὸ τὸν δάκτυλον ἀποτεμεῖν ὑγια-

198 σθέντα· καὶ μέντοι | καὶ ἄλλον ἐθεασάμην ἄγροικον ὅλον τὸν δάκτυλον ὑπ' ἐχίδνης δηχθέντα δρεπάνῳ μέν, ὃ τότ' εἶχεν, ἦν γὰρ ἀμπελουργός, ἀπὸ τῆς ὑστάτης διαρθρώσεως ἀποτεμόντα τὸ δεδηγμένον μέρος, ἄνευ δὲ πόσεως φαρμάκου διασωθέντα, τοῦ δακτύλου συνουλωθέντος ὑπὸ τῶν συνηθῶν φαρμάκων.

12 Ἀλλὰ καὶ τὸν ἀπὸ τῆς κνήμης ἐπίληπτον παῖδα θεραπεύειν ἐπιχειρήσαντες οἱ τότε συναθροισθέντες εἰς τὴν σκέψιν ἰατροί, δόξαν αὐτοῖς προκαθήραντας ὅλον τὸ σῶμα προσενεγκεῖν τῷ μέρει τὸ διὰ θαψίας ἢ νάπυος φάρμακον, ἐν τῷ μεταξὺ δήσαντες τὸ κῶλον ἀνωτέρω τοῦ πρωτοπαθοῦντος μορίου, διεκώλυσαν γενέσθαι τὸν παροξυσμὸν καίτοι καθ' ἑκάστην ἡμέραν γινόμενον.

13 Ἀλλὰ ταῦτα μὲν ἐκ περιουσίας εἰρήσθω μοι τοῦ μὴ θαυμάζειν ἕνεκα, ὅπως ἀπὸ μορίου τινὸς ἀκύρου γένεσιν ἴσχει τηλικοῦτον πάθος· ὑπολείπεται δ' ἔτι ζητῆσαι τὴν αἰτίαν τῶν ἐπὶ ταῖς τοιαύταις συμπαθείαις γινομένων ἐπιληπτικῶν σπασμῶν· οὐδὲ γὰρ ὁ Πέλοψ εἰς τοῦτο πιθανὸν οὐδὲν εἶπεν, ὥσπερ οὐδ' ἄλλος οὐδεὶς οἷς ἐκοινωνήσαμεν. ἐμοὶ γοῦν θεασαμένῳ ποτὲ τὴν ἐπὶ τῇ τοιαύτῃ συμ-

199 παθείᾳ κατάπτωσιν | τοῦ κάμνοντος ἀνθρώπου χωρὶς σπασμῶν σφοδρῶν γινομένην ἐν βραχείαις κατὰ διαλείμματα παλμώδεσι κινήσεσι, πιθανὸν ἐφαίνετο

---

1 ἄλλα¹ e corr. in F_C   κἀπειδάν] κἂν ἐπειδὰν A   2 κυριωτέρων L_b   ἀφίκειται F_C, corr. F²   3 ante μάλιστα praem. με A   μὲν om. L_b C   post ὑπερκειμένοις add. τοῖς F_C   4 ἐπιδεικνύμενοι ζ   post γὰρ supra lin. add. καὶ F²   5 post καὶ¹ add. ἐπὶ L_b   ἀσπίδος L_b C fort. recte   6 ἑπόμενον L_b C   αὐτίκα] αὐτῇ F_C, in αὐτίκα mut. F²   7 ἄγροικος] ἄγρηκος F_C, corr. F²: ἄγροικος ἄνθρωπος A   7sq. τὰς χεῖρας A   8 δακτύλων] δάκτυλον F_C, corr. F²   ἔδησέ e corr. F_C: ἔδεισέ L_b   ῥίζαν] χεῖρα L_b   9 ἰατρὸν post συνήθη trsp. L_b   συνήθει F_C, corr. F²   10 εἰς τὸ om. F_C, supra lin. add. F²   εἰς] πρὸς L_b C Q N   τῷ μετακαρπίῳ L_b   11 καὶ μέντοι] καίτοι μὲν L_b   post μέντοι add. γε F_C Ald.   ἐλπίδα] ἐπίδα A   11sq. τὸ πρᾶγμα om. F_C   12 πραγματευόμενος F_C Ald.   ἔτι om. L_b   13 πιόντα post ἐχιδνῶν trsp. ζ   τὸ] τοῦ F_C   14 post μέντοι add. γε F_C   ὅλον om. C: κατὰ L_b   post τὸν add. ἄκρον L_b   15 δειχθέντα C   μέν] τε L_b   ὃ] ᾧ F_C L_b: ᾧ C Q   ἦχεν L_b   ὑστάτου A   16 ἀποτεμῶν F_C   φαρμάκου πόσεως ζ   17 καταλωθέντος F_C, in -τουλ- mut. F²: κατουλωθέντος Ald.   19 εἰς] ἐπὶ ζ   δόξαν] ἔδοξεν L_b: supra lin. add. ὄντος F²   προκαθήραντες F_C, corr. F²: προκαθήρασιν L_b C   20 ante θαψίας add. τῆς F_C Ald.   21 δείσαντες L_b   22 τὸν] τὸ F_C, corr. F²   post καίτοι add. καὶ F_C   23 ἕνεκεν ζ   24 ἴσχῃ A: ἔχειν L_b   τηλικοῦτο F_C, corr. F²   26 Πέλωψ F_C   post τοῦτο add. ἔτι L_b   οὐδὲν om. L_b   27 οἷς] ὧν F_C C Q N   γοῦν] δ' οὖν A   28 γενομένων C: γενομένη A   29 βραχείας F_C, corr. F²   post κατὰ add. τὰ L_b   παλμώδεσι] σπασμώδεσι L_b: supra lin. scr. μικραῖς F²

re, schließlich wiederum von den affizierten in andere und dass der Mensch dann, nachdem sie bei den wichtigsten Körperteilen angekommen ist, Gefahr läuft zu sterben.

Hingeführt zu diesem Punkt haben vor allem auch die an den weiter oben liegenden Körperteilen angebrachten Bandagen, indem sie überaus deutlichen Nutzen angezeigt haben. Wir haben damit nämlich Erfahrungen gemacht bei den Vipern und auch bei den Skorpionen, und sogar bei den Uräusschlangen, bei der man es am wenigstens für möglich gehalten hat wegen des sofort eintretenden Todes. Gleichwohl: als ich mich in Alexandria aufhielt, band ein Bauer, dem nicht fern von der Stadt in einen der Finger gebissen worden war, mit einem Band fest die Wurzel des Fingers bei der Mittelhand ab, rannte in die Stadt zum gewohnten Arzt und ließ zu, dass dieser den ganzen Finger oberhalb des Gelenks zur Mittelhand abschnitt, in der Hoffnung, deshalb nichts zu erleiden. Und wahrlich ging die Sache für ihn, wie erhofft, gut aus, denn er wurde gerettet, ohne etwas anderes zusätzlich zu unternehmen. Ähnlich sah ich einen anderen, der (nach einem Vipernbiss) die Arznei mit dem Wirkstoff der Vipern trank, nach der Amputation des Fingers gesunden. Und in der Tat habe ich noch einen weiteren Bauern gesehen, dem der ganze Finger von einer Viper abgebissen worden war. Mit einem Schnittmesser, das er zum Zeitpunkt dabei hatte – er war nämlich Weinbauer –, schnitt er den Teil mit dem Biss oberhalb des nächsten Gelenks ab und wurde, ohne eine Arznei zu trinken, gerettet, wobei der Finger mithilfe der üblichen Arzneien vernarbte.

Aber auch als die damals zur Untersuchung versammelten Ärzte versuchten, den vom Schienbein an epileptischen Jungen zu heilen, waren sie der Meinung, dass nach vorheriger Reinigung des ganzen Körpers am (betroffenen) Teil die Arznei mit dem Wirkstoff von Giftrübe oder Senf aufzutragen sei. Und indem sie unterdessen die Gliedmaße oberhalb des erstaffizierten Teils abbanden, verhinderten sie, dass der heftige Anfall entstand, obwohl dieser (zuvor) täglich auftrat.

Diese Fälle sollen von mir nur zum Überfluss erwähnt sein, damit sich niemand wundere, wie eine derartige Affektion seine Entstehung von einem unscheinbaren Teil aus nimmt. Es bleibt noch übrig, die Ursache derjenigen epileptischen Krämpfe zu untersuchen, die bei derartigen Mitaffektionen entstehen. Denn weder Pelops hat dazu etwas Überzeugendes gesagt, noch auch irgendein anderer von denen, mit denen ich Umgang pflegte. Wie ich jedenfalls einmal beobachtete, dass ein Patient einen epileptischen Anfall bei derartiger Mitaffektion ohne heftige Krämpfe in zuckenden Bewegungen mit Intervallen hatte, schien es plausibel, dass etwas von der Art

γίνεσθαί τι τοιοῦτον, οἷον ὁρᾶται συνεχέστατα καὶ ἐπὶ τοῦ στομάχου συμβαῖνον ἐν τοῖς λυγμοῖς. ἐγὼ γοῦν αὐτός, ὅταν ποτὲ πεπέρεως προσενέγκωμαι πλέον,
εὐθέως λύζω, καὶ ἄλλοις δέ τισιν οὐκ ὀλίγοις εἶδον τοῦτο συμβαῖνον, ὧν αἰσθητι-
κὸν ἱκανῶς ἦν τὸ τῆς γαστρὸς στόμα· προείρηται δ' ὅτι καὶ τοῦτο συνήθως ὀνομάζουσιν οὐκ ἰατροὶ μόνον, ἀλλὰ καὶ πάντες ἄνθρωποι στόμαχον· εἶδον γοῦν ἐν
τῇ καταπτώσει τῶν κατὰ συμπάθειαν, οὐκ ἰδιοπάθειαν ἐγκεφάλου πασχόντων
ἐπιλήπτων οἷον παλμώδη τινὰ κλόνον ἐκ διαστημάτων γινόμενον, οὐ συνεχῆ
σπασμόν, ὥστε με τεκμαίρεσθαι παραπλησίαν τινὰ κίνησιν γίνεσθαι κατὰ τὸν
ἐγκέφαλον τῇ κατὰ τὸν στόμαχον ἐπὶ τοῖς ἀνιῶσιν αὐτὸν ἐνίοτε συμπιπτούσῃ.
καὶ γὰρ ἐπὶ τροφῆς πλήθει βαρυνόμενος, ὥσπερ οὖν καὶ δακνόμενος ἐπὶ ταῖς δια-
φθοραῖς αὐτῆς, φαίνεται λύζων· καὶ διὰ δριμὺν δὲ χυμὸν οὐ μόνον λυγμόν, ἀλλὰ
καὶ σπασμὸν εἶδον οὐκ ὀλιγάκις ὅλῳ τῷ σώματι γιγνό|μενον· ἐμεθέντος τοῦ δά-
κνοντος, εὐθέως ἐπαύσατο. θαυμαστὸν οὖν οὐδέν ἐστι καὶ τὴν ἀρχὴν τῶν νεύρων εἰς τοιαύτην κίνησιν ἀχθῆναι, διώσασθαι σπεύδουσαν, ὅ τί περ ἂν ᾖ τὸ ἐπ'
αὐτὴν ἀπὸ τοῦ πρωτοπαθοῦντος μέρους ἀναφερόμενον· οὕτω δέ μοι δοκεῖ καὶ
τἆλλα πάντα τὰ κλονοῦντα τὸ νευρῶδες γένος ἐπιγίγνεσθαι συμπτώματα, τὰ
δ' εἰς κατάπτωσιν ἀναίσθητον ἄγοντα χωρὶς κινήσεως σπασμώδους ἢ παλμώδους ἐπὶ καταψύξει γίνεσθαι σφοδρᾷ. τούτου δὲ γένους ἐστὶ καὶ ὁ λήθαργος.

Ἡ δ' ἀποπληξία διὰ τὴν ἐξαίφνης γένεσιν ἐνδείκνυται ψυχρὸν χυμὸν ἢ παχὺν
ἢ γλίσχρον ἀθρόως πληροῦντα τὰς κυριωτέρας τῶν κατὰ τὸν ἐγκέφαλον κοιλιῶν, οὐ κατὰ δυσκρασίαν ὅλης τῆς οὐσίας αὐτοῦ γίνεσθαι, καθάπερ ὅ τε λήθαργος καὶ ἡ φρενῖτις, αἵ τε μανίαι καὶ αἱ μελαγχολίαι καὶ αἱ μωρώσεις, ἀπώλειαί τε
τῆς μνήμης, ἀμυδρότης τε τῶν αἰσθήσεων καὶ τῶν κινήσεων ἐκλύσεις. ἐπὶ δ' οὖν
ἁπάντων τῶν τοιούτων παθῶν, ὁποῖόν ἐστι καὶ τὸ τῆς ἀποπληξίας, τὸ μέγεθος
τοῦ κινδύνου τεκμαίρου τῷ μεγέθει τῆς κατὰ τὴν ἀναπνοὴν βλάβης. ὥσπερ γὰρ
ἐπὶ τῶν κοιμωμένων ἡ ἀναπνοὴ γίνεται, καίτοι μηδεμίαν | ἄλλην ἐνέργειαν ἐνερ-
γούντων <τῶν> προαιρετικῶν, ἀλλ' ὑπτίων ἐπὶ τῆς κλίνης ἀκινήτων κειμένων,
οὕτω κἂν τοῖς καρώδεσι πάθεσιν ἅπασιν μήτ' αἰσθανομένου μήτε κινουμένου

4sq. τὸ – στόμαχον] *cf.* Gal. De locis affectis II 9,16: CMG V 6,1,1, p. 362,13sq. (*ubi coll. loc. sim.*)
4sq. προείρηται – στόμαχον] *cf. supra* III 11,1: p. 62,10   19–70,10 Ἡ – γεγονέναι] *exc.* Aet.
Amid. Libr. med. VI 27: CMG VIII 2, p. 170,3–9   24sq. τὸ^{II} – βλάβης] *cf. infra* III 14,8:
p. 78,28sq.; IV 3,6: p. 100,12sq.   25–27 ὥσπερ – κειμένων] *cf.* Gal. De locis affectis V 1,7: CMG V
6,1,3, p. 288,10–12

---

1 οἷον] ὁποῖον L$_b$ 2 πεπέρεος F$_c$ C   3 *post* λύζω *add.* τὴν γαστέρα L$_b$ ὧν] οἷς ζ   αἰσθη-
τικὸν] *spatium vacuum relinq.* A   4 στόμα *ante* τῆς *trsp.* L$_b$ 5 οὐκ] οὐχ οἱ F$_c$ γοῦν] τὲ οὖν ζ
6 καταπτῶσι F$_c$, *corr.* F²   7 διαστημάτων] διαλειμ(μ)άτων L$_b$ C Q N *fort. recte*   8
τεκμήρασθαι C   γίνεσθαι κίνησιν ζ   9 ἀνιοῦσιν A   10 τροφῇ A   πλήθους A   οὖν] γε
L$_b$ C Q N   διαφθοραῖς] διαφοραῖς F$_c$ ζ, *corr.* F² C²   11 δριμὺ L$_b$ δὲ] τε F$_c$ Ald.   12 ὅλον τὸ
σῶμα F$_c$, *supra lin. scr.* κατὰ *et scr.* γρ ὅλῳ τῷ F²   *post* γιγνόμενον *add.* ὡς L$_b$, ὃς C N, ὃν Q
post ἐμεθέντος *add.* δὲ F$_c$ Ald.   14 *post* εἰς *add.* τὴν L$_b$ τοιαύτην] τὴν αὐτὴν ζ   τί] τε C   15
μέρος A: μορίου L$_b$ 17 δ'] τοῦ C   παλμώδους ἢ σπασμώδους L$_b$ ἢ παλμώδους *om.* A   18
δὲ] τοῦ L$_b$ A   19 ἀποπληξία] ἐπιληψία L$_b$ N: λέγεται· καὶ ἀποπληξία *in marg. scr.* L²
ψυχρὸν *post* χυμὸν *trsp.* L$_b$ C   20 κοιλίας A   25 ὥσπερ] ὡς L$_b$ C   γὰρ] γε F$_c$, *corr., ut vid.,* F²
27 τῶν *supplevi*   προαιρετικῶν *in* -κὴν *mut.* F²: προαιρετικὴ L$_b$ C Q (*deest* N)   ἀκινήτων *om.*
F$_c$ ἀνακειμένων F$_c$ Ald.   28 κἂν] καὶ ἐν A: καὶ L$_b$C   πάθεσιν *post* ἅπασιν *trsp.* ζ L$_b$

geschieht, das man im engsten Zusammenhang mit der Magenöffnung auch beim Schluckauf auftreten sieht. Ich selbst jedenfalls bekomme schnell Schluckauf, wenn ich einmal viel Pfeffer eingenommen habe, und ich habe gesehen, dass dies auch nicht wenig anderen zustieß, die einen sehr empfindlichen Magenmund hatten. Ich habe zuvor schon gesagt, dass dies nicht nur Ärzte, sondern alle Menschen gewöhnlich auch ‚*stomachos*' nennen. Ich habe etwa gesehen, wie in einem Anfall bei Epileptikern, die durch Mitaffektion und nicht durch Eigenaffektion des Gehirns betroffen waren, etwas wie ein in Intervallen zuckendes Schütteln entstand, kein durchgehender Krampf, sodass ich es als Anzeichen dafür wertete, dass beim Gehirn eine ähnliche Bewegung entsteht wie diejenige, welche bei Widrigkeiten manchmal die Magenöffnung befällt. Denn es ist offensichtlich, dass der Schluckauf entsteht, wenn jemand durch eine Menge an Nahrung belastet ist, wie auch wenn jemand durch Nahrungsverderb ein Beißen erfährt. Und wegen eines scharfen Saftes habe ich oft nicht nur Schluckauf, sondern auch einen Krampf am ganzen Körper entstehen sehen. Nachdem derjenige, der ein solches Beißen hatte, sich übergeben hatte, hörte der Krampf sogleich auf. Es ist also keineswegs verwunderlich, dass auch der Anfang der Nerven an einer solchen Bewegung teilhat, indem er sich bemüht, sich von allem zu befreien, was vom erstaffizierten Teil hochgebracht wird. Es scheint mir vielmehr, dass auch alle anderen Symptome, die das durchschütteln, was gattungsmäßig den Nerven zugeordnet wird, auf diese Weise sich danach ergeben, dass aber diejenigen, die zu einem nicht wahrnehmbaren Anfall ohne krampfartige oder zuckende Bewegung führen, bei heftiger Kälte entstehen. Von dieser Gattung ist auch die Lethargie.

Ein Schlaganfall hingegen zeigt wegen seiner plötzlichen Entstehung an, dass ein kalter, dicker oder zähflüssiger Saft die wichtigen Ventrikel im Gehirn anfüllt und dass sein Entstehen nicht mit einem Fehlmischverhältnis in der ganzen Substanz zusammenhängt, wie die Lethargie, die Phrenitis, Fälle von Wahnsinn, Melancholie, Schwachsinn und Gedächtnisverlust, die Ermattung der Sinne und die Beweglichkeitseinbußen. Bei all den Affektionen dieser Art also, zu denen auch der Schlaganfall gehört, soll dir das Ausmaß der Atmungsschädigung Indiz für das Ausmaß der Gefahr sein. Denn wie bei den Schlafenden die Atmung (weiter) entsteht, obwohl sie keine andere Funktion aktivieren von den willentlichen, sondern unbewegt auf dem Rücken im Bett liegen, auf diese Weise wird auch bei allen bewusstlosigkeitsartigen Affektionen, obwohl der Körper weder wahrnehmungs- noch bewegungsfähig ist, nur die

τοῦ σώματος, ὅμως ἡ ἀναπνοὴ μόνη διασῴζεται, τῶν κινούντων τὸν θώρακα μυῶν ἔργον οὖσα· τούτου γὰρ ἐπιστήμην ἔχομεν βεβαίαν ἀποδεικτικῷ νόμῳ γεγονυῖαν, ὥσπερ γε καὶ ὅτι τοῖς μυσὶν ἅπασιν ἡ ἀρχὴ τῆς κινήσεως ἐκ τῶν ἐμφυομένων αὐτοῖς γίνεται νεύρων· ἡ δ' ἀνατομὴ σαφῶς ἡμᾶς ἐδίδαξεν, ἁπάντων τῶν νεύρων τὴν πρώτην ἀρχὴν εἶναι τὸν ἐγκέφαλον. οὐχ ἁπλῶς δ' εἶπον ἀρχήν, ἀλλὰ πρώτην τῷ λόγῳ προσέθηκα διὰ τὸν νωτιαῖον· ὁρᾶται μὲν γὰρ ἐκφυόμενα τούτου νεῦρα πάμπολλα, τὴν χορηγίαν δ' ὧν ἔχει δυνάμεων, αὐτὸς ὁ ἐγκέφαλος ἐπιπέμπει καὶ τῷ νωτιαίῳ. τὴν τοίνυν ἀναπνοὴν ὅταν ἱκανῶς ἐμποδιζομένην ἴδῃς καὶ μόγις γινομένην, οὐ μικρὰν τεκμαίρου τὴν νοσώδη διάθεσιν ἐν ἐγκεφάλῳ γεγονέναι, κατὰ πάσας τὰς καρώδεις νόσους.

12. Ταῦτά τε οὖν ἅπαντα σαφῶς τὰ πάθη περὶ τὴν κεφαλὴν γίνεται, καὶ προσέτι τὸ καλούμενον σκοτωμα|τικόν, εὔδηλον ὂν κἀξ αὐτῆς τῆς προσηγορίας, ὁποῖόν ἐστι. σκοτοῦνται γὰρ ἐπὶ μικραῖς προφάσεσιν οἱ πάσχοντες, ὡς καὶ καταπίπτειν ἐνίοτε, μάλιστα μὲν ὅταν αὐτοί ποτ' ἐν κύκλῳ περιστραφῶσιν· ὅπερ γὰρ τοῖς ἄλλοις ἐπὶ πολλαῖς περιστροφαῖς συμβαίνει, τοῦτ' ἐκείνοις ἐπὶ μιᾶς. κἂν ἕτερον δέ τινα περιστρεφόμενον ἴδωσι σκοτοῦνται, κἂν τροχὸν ἤ τι τοιοῦτον περιδινούμενον αὐτάς τε τὰς καλουμένας δίνας ἐν τοῖς ποταμοῖς. συμβαίνει δ' αὐτοῖς ταῦτα μᾶλλον, ὅταν ἡλιωθῶσιν ἢ πως ἄλλως θερμανθῶσι τὴν κεφαλήν. ἔοικεν οὖν ὅπερ ἐν τοῖς ἄλλοις ἐκ τοῦ περιστραφῆναι πολλάκις ἐν κύκλῳ συμβαίνει, τοῦτ' ἐκείνοις ἄνευ τοῦ περιστραφῆναι γίνεσθαι· τοῖς δὲ περιστρεφομένοις πολλάκις ἐν κύκλῳ ἀνώμαλός τε καὶ ταραχώδης καὶ ἄτακτος κίνησις τῶν τε χυμῶν καὶ τοῦ πνεύματος ὡμολόγηται γίνεσθαι.

Εὔλογον οὖν καὶ τοῖς ἐν τῷ σκοτωματικῷ πάθει καθεστῶσι τοιοῦτόν τι συμβαίνειν, διὸ καί τινες αὐτῶν ἀρτηριοτμηθέντες ὤνηντο, διαιρουμένων δηλονότι τῶν ὀπίσω τῶν ὤτων ἀρτηριῶν ὅλων ἄχρι βάθους, ὡς οὐλὴν μεταξὺ γενέσθαι

2sq. τούτου – γεγονυῖαν] cf. Gal. De plac. Hipp. et Plat. VIII 1,1: CMG V 4,1,2, p. 480,7sq.   4sq. ἡ – ἐγκέφαλον] cf. Gal. De locis affectis II 10,16: CMG V 6,1,1, p. 374,22sq. (ubi coll. loc. sim.)   4–8 ἁπάντων – νωτιαίῳ] cf. Gal. De plac. Hipp. et Plat. II 6,14: CMG V 4,1,2, p. 150,25–30   6–8 ὁρᾶται – νωτιαίῳ] cf. infra III 14,4: p. 78,6–8   7sq. τὴν – νωτιαίῳ] cf. infra IV 10,21: p. 150,22–152,1   Gal. De locis affectis V 1,4: CMG V 6,1,3, p. 286,1–3   In Hipp. Epid. VI comm. I 3: CMG V 10,2,2, p. 16,9sq.   13–22 σκοτοῦνται – γίνεσθαι] cf. Archigenes (et Posidonius), ut dicitur, apud Aet. Amid. Libr. med. VI 7: CMG VIII 2, p. 134,19–27   23sq. Εὔλογον – ὤνηντο] cf. Aret. VII 3,3: CMG II, p. 149,24sq.

1 ἡ] ἤ τ' ζ: ἤ γε Q   2 post ἔργον add. οἶον Fc, in οἵων mut. et postea del. F²   3 ἐκ] ἀπὸ Ald.   4 ἐκφυομένων C   5 τῶν om. Fc   εἶναι ante τὴν trsp. Fc   7 χορηγίαν e corr. Fc   δυναμένων Lb   8 τῷ om. Lb   ἀναπνοεῖν Fc, corr. F²   ὅταν om. Fc   9 ἴδῃς] εἰδὼν Fc   μόλις Fc   σμικρὰν Lb   ἐν om. Fc, supra lin. add. F²   10 γεγονέναι] in ras. et spatium vac. A   καρώσεις Fc, corr. F²   νόσους om. Fc   11 ἅπαντα] πάντα C: πάντα post πάθη trsp. A   σαφῶς om. ζ Lb fort. recte   περὶ] κατὰ Lb   12 ὂν om. A   13 πάσχοντες] κάμνοντες Lb   καὶ om. Fc, supra lin. add. F²   14 περιστραφῶσιν] περιγραφῶσιν A   γὰρ] γε Fc, corr. F²   15 μιᾷ Lb C Q N   16 ἴδωσι om. A: εἴδωσι Fc   post τοιοῦτον add. ἄλλο Lb   περιδονούμενον Fc, corr. F²   18 ἡλιασθῶσιν A: ἡλιθίωσιν A   ἄλλος Fc, corr. F²   19 ἐν¹ om. ζ   πολλάκις om. A   ἐν² om. Fc Lb   κύκλῳ om. Fc   συμβαίνουσιν A   20–22 γίνεσθαι – ὡμολόγηται om. A   20 τοῖς] supra lin. scr. τὸ F²   post δὲ add. γε Lb Q N, supra lin. C²   21 ἐν κύκλῳ om. Lb C Q N fort. recte   ante κίνησις praem. ἡ Lb   τε² om. Lb   22 ὡμολόγειται Fc, corr. F²   23 καθεστῶσι – τι] καθεστῶσιν. τὸ τοιοῦτον Lb   τι om. Fc A   24 ἀρτηριοτμηθέντες Fc C Q N: ἀρτηριωτομηθέντες Lb   ὤναντο Fc, ὀνίναντο supra lin. scr. F²   25 μεταξὺ post γενέσθαι trsp. ζ

Atmung trotzdem aufrechterhalten, die Aufgabe der Muskeln ist, die den Brustkorb bewegen. Denn davon haben wir nach wissenschaftlicher Vorgabe sicheres Wissen erlangt, wie auch davon, dass alle Muskeln den Anfang ihrer Bewegungen von den in sie eingewachsenen Nerven haben. Das Sezieren hat uns deutlich gelehrt, dass das Gehirn der erste Anfang von allen Nerven ist. Ich sage aber nicht einfach ‚Anfang', sondern füge den Ausdruck ‚erster' wegen des Rückenmarks hinzu. Man sieht nämlich, dass sehr viele Nerven davon auswachsen, die anleitende Versorgung aber mit den Vermögen, über die es verfügt, das Gehirn selbst auch dem Rückenmark schickt. Wenn du also siehst, dass die Atmung stark eingeschränkt ist und kaum stattfindet, sollst du dies bei allen bewusstlosigkeitsartigen Krankheiten als Indiz dafür werten, dass der krankhafte Zustand im Gehirn nicht geringfügig ist.

12. All diese Affektionen entstehen klar im Bereich des Kopfes, und zusätzlich auch das sogenannte ‚Schwarz-vor-Augen-Werden', wobei auch schon von der Bezeichnung her deutlich ist, welcher Art es ist. Denn aus kleinem Anlass wird es denen, die daran leiden, schwarz vor den Augen, wie sie auch manchmal umfallen, meistens, wenn sie sich selbst irgendwie im Kreis drehen. Denn was anderen bei vielen Umdrehungen widerfährt, das geschieht diesen bei einer einzigen. Es wird ihnen sogar schwarz, wenn sie jemand anderen drehen sehen oder ein Rad oder etwas von der Art, das im Kreis umhergewirbelt wird, gerade die sogenannten ‚Wirbel' in Flüssen. Es widerfährt ihnen dies eher, wenn sie in der Sonne waren oder sich sonst irgendwie den Kopf erwärmt haben. Es scheint also, dass das, was bei anderen auftritt, wenn sie sich oft im Kreis drehen, diesen, ohne sich zu drehen, geschieht. Es besteht Übereinstimmung darin, dass sich bei denjenigen, die sich oft im Kreis drehen, eine ungleichmäßige, konfuse und ungeordnete Bewegung der Säfte und des Pneumas ergibt.

Es ist also verständlich, dass denjenigen, die die Affektion des Schwarz-vor-Augen-Werdens haben, genau dies widerfährt, weshalb einigen von ihnen auch durch einen Arterienschnitt geholfen wird, und zwar indem die Arterien hinter den Ohren gänzlich bis in die Tiefe getrennt werden, sodass eine Narbe zwischen den zwei Teilen ent-

203 τῶν δύο μερῶν. | ὅτι δ' οὐ πάντες ὑπὸ τοῦ βοηθήματος τοῦδε θεραπεύονται, δηλόν ἐστιν· ἕτεραι γὰρ ἀρτηρίαι πολὺ μείζους τούτων ἐπὶ τὸν ἐγκέφαλον ἀνέρχονται κατὰ τὴν βάσιν αὐτοῦ διὰ τοῦ καλουμένου δικτυοειδοῦς πλέγματος, ὑφ' ὧν γίνεσθαι τὸ πάθος εὔλογόν ἐστιν, ἀτμώδους καὶ θερμοῦ πνεύματος δι'
4 αὐτῶν ἀναφερομένου καὶ πληροῦντος τὸν ἐγκέφαλον· ἐγχωρεῖ δὲ καὶ κατ' αὐτὸν τὸν ἐγκέφαλον ἀνώμαλόν τινα δυσκρασίαν γενέσθαι τοιούτου πνεύματος γεννητικήν. ἀλλ' ὅτι γε καὶ τοῦτο τῆς κεφαλῆς ἐστι τὸ πάθος, ἐξ αὐτῆς τῶν σκοτουμένων τῆς αἰσθήσεώς ἐστι δῆλον· γίνεται δὲ καὶ αὐτό, ποτὲ μὲν πρωτοπαθούσης τῆς κεφαλῆς, ποτὲ δὲ συμπαθούσης τῆς κατὰ τὸ στόμα τῆς κοιλίας.

5 Ὁμολογεῖ δὲ τοῦτο καὶ ὁ Ἀρχιγένης ἐν τῷ πρώτῳ τῶν Χρονίων παθογνωμονικῶν γράψας ὡδὶ περὶ τοῦ σκοτωματικοῦ τούτου πάθους. « λαμβάνει δὲ τὴν κατασκευὴν διχόθεν καὶ αὐτό, ἤτοι ἀπὸ κεφαλῆς ἢ τῶν κατὰ τὰ ὑποχόνδρια χω-
6 ρίων». καὶ μέντοι καὶ διορίζειν αὐτὰ πειρᾶται, τοῖς μὲν ἀπὸ τῆς κεφαλῆς πρωτοπαθούσης σκοτωματικοῖς ὤτων ἤχους καὶ κεφαλῆς ὀδύνας καὶ βάρη προηγεῖ-
204 σθαι λέγων, ὡς καὶ τῆς | ὀσφρήσεως ἢ τινος ἄλλης βλάβην αἰσθήσεως τῶν ἐντεῦθεν· αὐτὸς γὰρ προσέθηκε τῷ λόγῳ τὸ τῶν ἐντεῦθεν, τὰς ἀπὸ τῆς κεφαλῆς ὁρμωμένας ἐμοὶ δοκεῖν ἐνδείξασθαι βουλόμενος· τοῖς δ' ἀπὸ τοῦ στόματος τῆς κοιλίας σκοτωματικοῖς καρδιωγμοὺς καὶ ναυτίας προηγεῖσθαί φησιν. ἀλλ' ὡς εἴρηταί μοι καὶ πρόσθεν ἤδη πολλάκις, εἰ καὶ κατὰ συμπάθειαν ἑτέρου μορίου πάσχοι ποθ' ἡ κεφαλή, τὰ γινόμενα γοῦν πάθη ταύτης εἶναι νομιστέον ἐστίν.

13. Οὐ μὴν οὐδὲ περὶ τῆς ὀνομαζομένης ὑπὸ τῶν ἰατρῶν κεφαλαίας ἀμφισβητήσειεν ἄν τις, ὡς οὐκ ἂν εἴη τῆς κεφαλῆς [τὸ νόσημα]. ἔστι γάρ, ὡς ἄν τις συλλαβὼν εἴπῃ λόγῳ βραχεῖ, τὸ πάθος τοῦτο κεφαλαλγία χρόνιός τε καὶ δύσλυτος, ἐπὶ μικραῖς προφάσεσι μεγάλους ἴσχουσα παροξυσμούς, ὡς μήτε ψόφων ἀνέχεσθαι μήτε φωνῆς σφοδροτέρας μήτε λαμπροῦ φωτὸς μήτε κινήσεως, ἀλλ' ἐν ἡσυχίᾳ καὶ σκότῳ κατακεῖσθαι βούλεσθαι διὰ τὸ μέγεθος τῶν ἀλγημάτων. ἔνιοι μὲν γὰρ αὐτῶν ὡς ὑπὸ σφύρας πλήττεσθαι δοκοῦσιν, ἔνιοι δὲ ὡς θλωμένων ἢ δια-
205 τεινομένων αἰσθάνον|ται τῶν κατὰ τὴν κεφαλήν, οὐκ ὀλίγοις δ' εἰς τὰς ῥίζας τῶν

4sq. ἀτμώδους – ἐγκέφαλον] cf. Archigenes (et Posidonius), ut dicitur, apud Aet. Amid. Libr. med. VI 7: CMG VIII 2, p. 134,11–13   13–15 τοῖς – ἐντεῦθεν] cf. Aret. VII 3,4: CMG II, p. 149,28–30
14 ὤτων ἤχους] cf. Archigenes (et Posidonius), ut dicitur, apud Aet. Amid. Libr. med. VI 7: CMG VIII 2, p. 134,14   18sq. ἀλλ' – πολλάκις] sic non reperitur, cf. e.g. supra IV 1,2: p. 4,17–19   22–74,5 ἔστι – μόρια] eadem fonte (Archigene, ut vid.) exc. Gal. De comp. med. sec. loc. II 2: XII 561,16–562,14 K.

1 τοῦδε] τούτου L_b   2 πολὺ] πολλῷ L_b   τούτων ante πολὺ trsp. F_c   3sq. ὑφ' ὧν] 4 post γίνεσθαι add. τε L_b   δι'] ἐξ ζ L_b fort. recte   5sq. ἐγχωρεῖ – ἐγκέφαλον om. C   6 γίγνεσθαι CN   ante τοιούτου praem. τοῦ L_b   7 τὸ om. L_b   ἐσκοτομένων F_c, in -τωμ- corr. et supra lin scr. γρ σκοτουμένων F²: σκτομένων C   8 ποτὲ post μὲν trsp. A   9 συμπασχούσης L_b   τῆς^II in τοῖς mut. F² L_b   τὸ om. C   10 ὁμολογεῖ F_c Ald.   τοῦτο post καὶ trsp. L_b   παθογνωμονικῷ A   11 ᾧδε L_b   τῶν σκοτωματικῶν A   12 ἀπὸ] πρὸς, ut vid., F_c, ἀπὸ supra lin. scr. F²: ἀπὸ τῆς L_b   post ἢ add. καὶ A Q N   13 καὶ μέντοι bis scr. C   πειρᾶ(σ)θαι A   14 βάρει F_c C, corr. F²: βάρος A   15 ὡς] ἢ ζ   βλάβης F_c C, corr. F²   16 ante τῷ praem. τοῦτο (ex -το mut.) in F_c   τοῦτο F_c, supra lin. add. F²   17 δοκεῖ N¹   21 οὐδὲ] δὲ L_b   22 ἂν om. F_c   ἂν τὸ νόσημα ante τῆς trsp. ζ L_b, ut glossema delevi   post συλλαβὼν add. εἴπῃ ζ   23 λόγῳ βραχεῖ εἴποι F_c Q N   τὸ om. F_c   24 σμικραῖς L_b   μεγάλους] μεγίστους ζ   ψόφον F_c: ψόφου Caius   28 ὀλίγοι F_c, corr. F²

steht. Es ist klar, dass nicht alle durch diese Hilfsmaßnahme (erfolgreich) behandelt wurden. Denn es gibt andere Arterien, die viel größer sind als diese und zum Gehirn steigen, unter seine Basis durch das sogenannte ‚netzartige Geflecht' (*diktuoeides plegma*; *Rete mirabile*). Man versteht leicht, dass die Affektion durch diese (Arterien) entsteht, da ein dampfiges und warmes Pneuma durch diese hindurch aufsteigt und das Gehirn anfüllt. Es ist auch möglich, dass im Gehirn selbst ein ungleichmäßiges Fehlmischverhältnis entsteht, das ein solches Pneuma produziert. Aber dass auch dies eine Affektion des Kopfes ist, ist deutlich aus der Wahrnehmung selbst, die diejenigen haben, denen es schwarz vor Augen wird. Auch sie entsteht manchmal, wenn der Kopf erstaffiziert ist, manchmal, wenn er in Bezug auf den Magenmund mitaffiziert ist.

Damit stimmt auch Archigenes überein, der im ersten Buch Über Anzeichen chronischer Affektionen Folgendes über diese Affektion des Schwarz-vor-Augen-Werdens schreibt: „Auch diese (Affektion) hat die zweifache Entstehungsweise, entweder vom Kopf oder aus den Regionen der Teile des Hypochondriums her." Und er versuchte auch, diese auseinanderzuhalten, indem er sagte, dass bei den einen, denen vom erstaffizierten Kopf her schwarz vor Augen wird, Ohrensausen, Kopfschmerzen und -schwere vorausgehen, wie auch eine Schädigung des Geruchssinns oder einer Schädigung eines anderen Sinnes „aus diesem Bereich". Er hat nämlich den Ausdruck ‚aus diesem Bereich' hinzugefügt, weil er, so denke ich, anzeigen wollte, dass die Schädigungen vom Kopf her ausgelöst werden. Von denjenigen, denen vom Magenmund her schwarz vor Augen wird, sagt er, dass bei ihnen Sodbrennen und Übelkeit vorausgehen. Aber wie ich vorher schon oft gesagt habe, müssen jedenfalls die entstandenen Affektionen als Affektionen des Kopfes aufgefasst werden, auch wenn er durch Mitaffektion mit einem anderen Teil irgendwie affiziert wurde.

13. Niemand würde wohl bestreiten, dass die von den Ärzten sogenannte ‚*kephalaia*' zum Kopf gehört. Sie ist nämlich, um es in einem konzisen Ausdruck zusammenzufassen, ein chronischer, sich nicht auflösender Kopfschmerz, der aus kleinem Anlass zu überaus großen Anfällen führt, sodass (die darunter Leidenden) weder Lärm ertragen noch eine kräftige Stimme noch helles Licht noch Bewegung, sondern wegen der Größe der Schmerzen in Ruhe und im Dunkeln liegen wollen. Einigen von ihnen nämlich scheint es, als ob sie von einem Hammer geschlagen würden, andere nehmen den Bereich beim Kopf wahr, als ob er gequetscht und gestreckt würde; nicht wenigen

2 ὀφθαλμῶν διήκει τὸ ἄλγημα. καὶ μέντοι καὶ διαλείπουσιν οἱ τοιοῦτοι παροξυσμοὶ [καθάπερ καὶ τοῖς ἐπιλήπτοις] καί τις χρόνος γίνεται μεταξὺ τελέως ἄμεμπτος. εὔδηλον οὖν ὅτι τὸ νόσημα τοῦτο τὴν μὲν εὐπάθειαν ἔχει τῆς κεφαλῆς ὁμογενῆ τοῖς κεφαλαλγικοῖς, ἐπὶ μᾶλλον δ' ἐκείνων ἀσθενείας ἥκει τὰ κατὰ τὴν κεφαλὴν πάσχοντα μόρια.

3 Διαφορὰ δέ τίς ἐστι καὶ αὐτῶν τῶν κεφαλαλγικῶν· ἐνίων μὲν εὐπλήρωτον τὴν κεφαλὴν ἐχόντων ἐπιτήδειόν τε τὴν ὅλην ἕξιν τοῦ σώματος εἰς τὸ πληροῦν αὐτήν, ἐνίων δὲ καὶ αὐτὰ τὰ πεφυκότα πάσχειν ἐπιτήδεια· καὶ συμβαίνει γε ταῖς 4 τοιαύταις φύσεσι κακῶς διαιτωμέναις εἰς τὸ τῆς κεφαλαίας ἐμπίπτειν πάθος. οὐκ ἀπεικὸς δέ, τοῖς μέν τισιν αὐτῶν τὰς περὶ τὸν ἐγκέφαλον ὀδυνᾶσθαι μήνιγγας, ἐνίοις δὲ τὸ περικράνιον· ἡ διάκρισις δ' αὐτῶν ἐν τῷ διήκειν ἢ μὴ διήκειν τὰς ὀδύνας εἰς τὰς ῥίζας τῶν ὀφθαλμῶν. εὔλογον γάρ ἐστιν οἷς ἡ διάθεσίς ἐστιν ἔνδον τοῦ κρανίου, τούτοις εἰς τὰς τῶν ὀφθαλμῶν βάσεις ἀφικνεῖσθαι τὸν πόνον, ἐπειδὴ καθήκουσιν εἰς αὐτὰς ἀποφύ|σεις ἐξ ἐγκεφάλου τε καὶ ἀμφοτέρων τῶν μηνίγγων, ἔτι τε τῶν ἐν αὐταῖς ἀγγείων.

5 Ἀλλὰ καὶ τῶν ὀδυνωμένων τὸ τῆς κεφαλῆς ἥμισυ μέρος, καλουμένων δὲ συνήθως ἡμικρανικῶν, ἐνίοις μὲν ἔξωθεν τοῦ κρανίου τὴν αἴσθησιν τῆς ὀδύνης γίνεσθαι συμβαίνει, τισὶ δὲ εἰς τὸ βάθος τῆς κεφαλῆς διήκουσαν· ὁρίζει δ' ἑκάτερον μέρος τῆς κεφαλῆς, ἀριστερόν τε καὶ δεξιόν, ἡ κατὰ μῆκος ἐκτεταμένη ῥαφή, καθ' ἣν ἐντὸς τῶν ὀστῶν τῆς κεφαλῆς ἡ μέσον τὸν ἐγκέφαλον διαιροῦσα γραμμὴ τέτακται, πρὸς ἣν ἀνήκει τὸ διάφραγμα τῶν ἐμπροσθίων δυοῖν κοιλιῶν.

6 Ἐπιτήδειοι δὲ φύσεις σωμάτων εἰσὶν εἰς τὸ πληροῦν τὴν κεφαλήν, ἐν αἷς ἀτμῶδες πνεῦμα γεννᾶται θερμὸν ἢ χολώδη περιττώματα κατὰ τὸ στόμα τῆς κοιλίας ἀθροίζεται· γίνεται δὲ τὰ μὲν ἀπὸ τῶν πνευμάτων ἀλγήματα τονώδη, καλεῖται δ' οὕτως οἷς αἴσθησις συνέζευκται τάσεως· τὰ δ' ἀπὸ τῶν χολωδῶν περιττωμάτων δακνώδη· τὰ δ' ὑπὸ πλήθους γινόμενα βάρους αἴσθησιν ἔχει,

9–15 οὐκ – ἀγγείων] *eadem fonte (Archigene, ut vid.) exc.* Gal. De comp. med. sec. loc. II 2: XII 562,14–563,10 K.   18–21 ὁρίζει – κοιλιῶν] *cf.* Gal. De anat. administr. IX 3: p. 565,12–20 Garofalo = II 719,5–11 K.   18sq. ὁρίζει – ῥαφή] *eadem fonte (Archigene, ut vid.) exc.* Gal. De comp. med. sec. loc. II 3: XII 591,10sq. K.

1 τοσοῦτοι Fc   2 καθάπερ – ἐπιλήπτοις *ut interpolationem seclusi*   καὶ] ἐπὶ Lb   τις] μήτις A   ἄμεμπτος] ἄπεπτος A   4 κεφαλαργικοῖς A   κεφαλὴν] κεφαλαίαν *e corr. in* Fc Ald. (*cf.* κεφαλὴν *in loc. sim.* XII 562,14 K.)   6 κεφαλαλγικῶν] κεφαλαργικῶν A   εὐπλήρωτον *post* 7 κεφαλὴν *trsp.* Fc   7 *ante* τὴν¹ *add.* τε Q   ἐπιτήδιον Fc C, *corr.* F²: ἐπιτηδείαν A   τε] δὲ Fc ζ Lb N (τε *e cj.* Q)   ἕξιν *post* σώματος *trsp.* Fc   εἰς *e corr.* Fc   8 αὐτήν] ταύτην Lb   9 εἰς *ex* ἢ *corr. in* Fc   10 *post* αὐτῶν *add.* καὶ *Caius*   11 τὸ] τὸν Fc Lb   *post* περικράνιον *add.* ἡ διακράνιον Fc *in textu, del.* F²   ἢ – διήκειν² *om.* A   τὰς ὀδύνας *om.* Lb   12 ἐστιν¹ *om.* Fc   ἐστιν² *post* 13 κρανίου *trsp.* A   13 τούτοις *post* βάσεις *trsp.* A   14 ἐξ *om.* C   τε *om.* A   15 *post* τε *add.* καὶ Fc *fort. recte*   αὐτοῖς A   16 ὀδυνωμένων Fc Lb A   μέρος *om.* C   συνήθως *post* 17 ἡμικρανικῶν *trsp.* Lb   17 ἔνιοι C   ἔξωθεν] ἔξω Lb   18 διήκουσαν *om.* Fc: διήκουσιν A   ὁρίζει] διορίζει Fc Ald.: *supra lin. scr.* διαιρεῖται F²   19 ἀριστερόν] *supra lin.* τὸ *add.* F²   *post* κατὰ *add.* τὸ Fc Ald.   20 ἐντὸς] ἔνδον Fc Ald.: ἐν τὸ A   21 ἐμπροσθείων Fc, *corr.* F²: προσθίων Lb Q N   δυοῖν *e corr.* Fc: δύο Lb   κοιλιῶν] κυλιῶν Fc Lb, *corr.* F²   22 φύσεις] φύσις Fc, *corr.* F²: *supra lin. scr.* ἕξεις F² (*fort. recte cf. supra* 7)   εἰς τὸ πληροῦν] πληροῦν Fc: πληροῦντες Lb: τὸ πληροῦσθαι Q: εἰς τὸ πληροῦσθαι ζ N, *correxi cum* 7sq.; *fort. mavis scr.* εἰς τὸ *pro* εἰσὶν   23 *post* ἀτμῶδες *add.* τί Lb   χολῶδες Lb   περίττομα Lb   25 καλῆται Fc Lb, *corr.* F²   ἔζευκται Lb   26 ὑπό] ἀπό Fc πλῆθος Fc, *corr.* F²

schließlich reicht der Schmerz bis hinauf zu den Wurzeln der Augen. Diese Anfälle 2
haben jedoch auch Unterbrechungen [wie auch für die Epileptiker] und es gibt eine
Zeit dazwischen, die vollkommen beschwerdefrei ist. Es ist also völlig klar, dass diese
Krankheit das Wohlergehen des Kopfes betrifft, dass aber im Vergleich zu denjenigen,
die an Kopfschmerzen leiden (*kephalgikoi*), die Teile, die am Kopf affiziert sind, ein
größeres Ausmaß an Schwäche aufweisen.

Es gibt aber auch einen Unterschied unter denen selbst, die an Kopfschmerzen 3
leiden. Einige haben einen leicht anfüllbaren Kopf und die ganze habituell ausgeprägte Disposition des Körpers ist geeignet, diesen anzufüllen, bei anderen hingegen ist es
das, was angeboren ist, selbst, das eine Eignung dazu hat, dies zu erleiden. Und solchen Naturen widerfährt es in der Tat, wenn sie einen schlechten Lebenswandel
haben, dass sie in die Affektion der chronischen Kopfschmerzen kippen. Es ist nicht 4
unwahrscheinlich, dass einigen von ihnen die Hirnhäute um das Gehirn Schmerzen
bereiten, anderen die Schädeldecke. Die Unterscheidung dafür ergibt sich daraus, ob
die Schmerzen in die Wurzeln der Augen hinausreichen oder nicht. Denn es ist wahrscheinlich, dass der (krankhafte) Zustand im Schädel drinnen ist bei denen, deren
Schmerz in der Basis der Augen ankommt, da Auswüchse aus dem Gehirn und von
beiden Hirnhäuten zu ihnen hinausreichen, und auch die Blutgefäße in ihnen.

Aber auch von denen, die Schmerzen haben an der Hälfte des Kopfes, die man für 5
gewöhnlich ‚halbschädelig' (Migräne) nennt, entsteht den einen die Wahrnehmung
des Schmerzes außen am Schädel, den anderen aber als ein (Schmerz), der in die Tiefe
des Kopfes hineinreicht. Abgegrenzt wird jede Seite des Kopfes, die linke und die rechte, durch die Naht, die sich der Länge nach erstreckt, nach der innerhalb der Schädelknochen die mittlere Linie gezogen ist, die das Gehirn teilt, zu der die Trennwand
(*Septum pellucidum*) der beiden vorderen Ventrikel hochreicht.

Geeignet, den Kopf anzufüllen, sind Naturen von Körpern, in denen ein warmes, 6
dampfiges Pneuma entsteht oder sich gallige Ablagerungen beim Magenmund sammeln. Aus diesen Arten von Pneuma entstehen die ‚anspannenden' Schmerzen. So
werden diejenigen genannt, deren Wahrnehmung mit einer Anspannung einhergeht.
Die durch eine Ablagerung von Galle (werden) ‚beißend' (genannt). Diejenigen, die
durch Anfüllung entstehen, haben ein Schweregefühl, mit Rötung und Hitze ein-

μετὰ μὲν ἐρεύθους τε καὶ θερμασίας συμβάντα θερμῶν χυμῶν, ἄνευ δὲ τούτων οὐ θερμῶν. ἐνίοις δὲ συμβαίνει συνεχῶς ἀλγεῖν τὴν κεφαλὴν ἔκ | τε πόσεως οἴνου βραχεῖ πλείονος ἢ ἀκρατεστέρου ποθέντος, ἔτι τε μᾶλλον, εἰ θερμὸς εἴη φύσει· πασῶν τε τῶν θερμῶν ὀσμῶν, ὅσαι στύρακος ἢ κύφεως ἢ ὅλως ἀρωμάτων θερμῶν θυμιωμένων γίνονται· τινὲς δ' οὐδὲ τὴν ἀπὸ τοῦ λιβανωτοῦ φέρουσιν ὀσμήν.

Εὔλογον δὲ καὶ διὰ περιττὴν αἴσθησιν ἐνίοις γίνεσθαι τὰς ὀδύνας, ὥσπερ ἐπὶ τοῦ στόματος τῆς κοιλίας οὐκ ὀλίγοις· τισὶ μὲν γὰρ οὕτως ἐστὶν αἰσθητικόν, ὡς μήτ' ὄξος φέρειν δριμὺ μήτε νᾶπυ μήτ' ἄλλο τι τῶν τοιούτων, ἐνίοις δ' ἐγγὺς ἀναισθησίας ἥκει. φαίνονται γοῦν ἐρυγγάνοντες ἢ ἐμοῦντες ἔνιοι μὲν δεινῶς ἄτοπα ταῖς ποιότησιν, ὡς ἡμῶν τῶν ὀσμωμένων αὐτὰ μηδένα δύνασθαι φέρειν, αὐτοὶ δὲ μηδεμίας ἀξιολόγου δήξεως αἰσθανόμενοι. δυνατὸν οὖν ἐστι καὶ κατὰ τὸν ἐγκέφαλον εἶναι τοιαύτας διαφορὰς τοῖς ἀνθρώποις, ὡς τῶν αὐτῶν ὀσμῶν ἐνίους μὲν ἀλύπως ἀνέχεσθαι, καθάπερ εἰ καὶ μηδ' ὅλως αὐτοῖς ἐπλησίασαν, ἐνίους δ' ἀνιαρῶς. ἀλλ' ὅτι γε τὰ τοιαῦτα πάθη πάντα τῆς κεφαλῆς ἐστιν, ἐναργῶς φαίνεται. |

14. Τό γε μὴν τῆς παραλύσεως νόσημα καὶ τὸ τῶν δι' ὅλου τοῦ σώματος σπασμῶν, ἐξ οὗ γένους ἐστὶ καὶ ὁ τέτανος, οὐκ ἔθ' ὁμοίως τοῖσδε δι' αἰσθήσεως γνωστόν, ἀλλὰ λόγου δεῖται τοῦ διδάξοντος. ὅταν οὖν ὅλον τὸ σῶμα βλάπτηταί ποτ' εἰς τὰ τῶν νεύρων ἔργα, τὴν ἀρχὴν αὐτῶν πεπονθέναι δηλοῖ· ταύτην δ' ἐξ ἀνατομῆς μόνης ἔνεστι γνῶναι. πάντων μὲν οὖν ἅμα τῶν νεύρων ἀπολεσάντων <τὴν> αἴσθησίν τε καὶ κίνησιν, ἀποπληξία τὸ πάθος ὀνομάζεται· κατὰ θάτερον δὲ μέρος, ἤτοι τὸ δεξιὸν ἢ τὸ ἀριστερόν, εἰ συμβαίη τοῦτο, παράλυσις καλεῖται, τοῦ μέρους ἐκείνου δηλονότι καθ' ὃ συνέστη, ποτὲ μὲν τοῦ δεξιοῦ, ποτὲ δὲ θατέρου· καθάπερ εἰ καὶ κατά τι τῶν κώλων ἐγγένοιτο, τοῦ μέρους ἐκείνου παράλυσίς ἐστι· καὶ γὰρ καὶ χεὶρ ὅλη καὶ σκέλος ὅλον παραλύεταί ποτε καὶ ποὺς μόνος ἐν σκέλει καὶ τὰ μετὰ τὸ γόνυ καὶ κατὰ τὸ τῆς χειρὸς ὅλης κῶλον ἀνάλογον. ἐμάθομεν δ' ἐν ταῖς ἀνατομαῖς, ἁπάντων τῶν καθ' ὁρμὴν τοῦ ζῴου κινουμένων μορίων ὅσα κάτω τοῦ τραχήλου τὰ κινητικὰ νεῦρα τὴν ἔκφυσιν ἔχειν ἐκ τοῦ καλουμέ-

19–22 πάντων – συνέστη] exc. Orib. Synops. ad Eustath. VIII 13,1: CMG VI 3, p. 252,7–10   exc. Aet. Amid. Libr. med. VI 27: CMG VIII 2, p. 172,11–15   cf. Aret. III 7,1: CMG II, p. 44,7–11   19sq. πάντων – ὀνομάζεται] cf. Gal. De sympt. diff. 3,7: CMG V 5,1, p. 222,10–12

1 τε om. F$_c$ συμβάντα] γινόμενα L$_b$ 2 post δὲ add. τούτων L$_b$ 3 βραχεῖ] βραχέων A: supra lin. scr. γρ βραχύ F^2 ἢ om. L$_b$ 4 ὀδμῶν L$_b$ ὅσοι C   ἢ κύφεως om. A   θερμῶν^{II}] πολλῶν L$_b$ 5 θυμιωμένων] ἀναθυμιωμένων A   γίνεται L$_b$ οὐδ' ἀπὸ τὴν L$_b$ τὴν om. C τοῦ om. F$_c$ ὀδμὴν L$_b$ 6 δὲ] τε L$_b$ 7 τισὶ om. F$_c$ L$_b$, supra lin. add. F^2 γὰρ om. A   8 ὄξους F$_c$ μήτε] τε A   τι om. A, supra lin. add. L$_b$ τῶν τοιούτων] τοιούτον F$_c$ 9 ἐρυγγάνοντες L$_b$ A   δεινὸς F$_c$, corr. F^2 10 μηδένα δύνασθαι om. A   10sq. δὲ μηδεμίας] μίας F$_c$, in marg. praem. δὲ μὴ δὲ F^2: μηδεμίας L$_b$ 11 οὖν] γοῦν ζ   12 τῶν] τὸν C   αὐτῶν bis scr. C   ὀδμῶν L$_b$ 13 ἀλύπους A   εἰ] οἱ C   14 πάθη πάντα] πάντα πάθη C: παντάθη A   15 τὸ om. L$_b$ τοῦ in textu om. et in marg. add. C   σπασμῶν in -ὸν mut. F^2 16 ὁμοῖος F$_c$, corr. F^2 17 οὖν om. F$_c$ L$_b$, supra lin. add. F^2 βλάπτειταί L$_b$ 18 τῶν νεύρων] οἰκέα C   ἀρχὴν post αὐτῶν trsp. F$_c$ fort. recte   αὐτῶν] τῶν νεύρων C   πεπονθέη F$_c$ δηλοῖ om. F$_c$ L$_b$, in marg. add. F^2 19 μόνης om. A   μὲν om. A   20 τὴν om. ω, supplevi cum Orib.   τε om. F$_c$ ὀνομάζεται] νομίζεται L$_b$ 21 εἰ om. A: ἡ F$_c$, corr. F^2 συμβαίη] (etiam Orib.)] συμβαίνει F$_c$: συμβαίνη CN   22 συνέστηκεν Orib.   23 post κώλων add. ἓν C   ἐγένοιτο F$_c$ 24 καὶ^{II} om. F$_c$ post ποτε add. δὲ L$_b$ 25 τὰ μετὰ τὸ] τὸ κατὰ CQ   τὰ μετὰ] τὸ κατὰ L$_b$ Q   ὅλης χειρὸς ζ   κῶλον om. F$_c$, supra lin. add. F^2 27 κάτω post τραχήλου trsp. ζ L$_b$ fort. recte   post τραχήλου add. τοῦ Chart., τούτων Kühn   ἔχειν] ἔχει L$_b$

hergehend von warmen Säften, ohne diese von nicht warmen. Einige haben anhaltend 7
Kopfschmerzen, nachdem sie ein wenig zu viel Wein oder ungemischten Wein getrunken haben, vor allem, wenn er von Natur aus warm ist; auch von allen warmen Gerüchen, wie Storax oder Kuphi oder allgemein von warm rauchenden Aromen, entstehen sie. Einige aber können den Geruch von Räuchermittel überhaupt nicht ertragen.

Wahrscheinlich ist, dass einige die Schmerzen auch wegen übermäßiger Sensibilität 8
haben, wie das beim Magenmund bei nicht wenigen der Fall ist: Bei einigen nämlich ist er so empfindlich, dass er weder starken Essig ertragen kann noch Senf noch auch etwas anderes von derartigen Dingen, bei anderen erreicht er fast Unempfindlichkeit. Einige jedenfalls spucken und erbrechen offensichtlich etwas aufgrund seiner Beschaffenheit furchtbar Widerliches, sodass wir nicht einmal die Gerüche davon ertragen können, sie hingegen kein nennenswertes Beißen wahrnehmen. Es ist möglich, dass es 9
diese Unterschiede auch im Gehirn der Menschen gibt, sodass von denselben Gerüchen gilt, dass die einen sie schmerzfrei aushalten, wie wenn sie gar nicht bei ihnen in der Nähe wären, andere aber darunter leiden. Dass diese Affektionen aber in der Tat alle Affektionen des Kopfes sind, erscheint deutlich.

14. Die Krankheit der Lähmung und die des auf den ganzen Körper bezogenen Krampfes, von welcher Art auch der Starrkrampf ist, können nicht gleich wie diese durch Wahrnehmung erkannt werden, sondern es bedarf einer argumentativen Darlegung dessen, der lehrt. Wenn einmal der ganze Körper in Bezug auf die Nervenaktivitäten geschädigt ist, zeigt dies an, dass ihr Anfang betroffen ist. Dieser lässt sich allein aus dem Sezieren erkennen. Wenn alle Nerven zugleich <die> Wahrnehmungs- und 2
Bewegungsfähigkeit verlieren, wird die Affektion ‚Schlaganfall‘ (*apoplēxia*) genannt. Wenn es nur auf einer Seite auftreten sollte, der rechten oder der linken, heißt es ‚Teillähmung‘ (*paralusis*), und zwar (Lähmung) jener Seite, an der sie sich ergibt, manchmal an der rechten, manchmal an der linken, genauso wie sie, wenn sie an einer der Gliedmaßen entsteht, eine Lähmung jener Gliedmaße ist. Denn manchmal ist der ganze Arm gelähmt, manchmal das ganze Bein, manchmal nur der Fuß am Bein, manchmal nur (die Teile) nach dem Knie, und analog für die Gliedmaße des ganzen Arms. Wir haben beim Sezieren gelernt, dass die Bewegungsnerven von allen willentlich 3
bewegten Teilen des Lebewesens, die unterhalb des Halses sind, ihren Auswuchs aus

209 νου | νωτιαίου μυελοῦ· καὶ μέντοι καὶ ὅτι ποτὲ μὲν ἅμα τῇ τοῦ μυελοῦ προσηγο-
ρίᾳ καλοῦσι τὸ μόριον τοῦτο, νωτιαῖον μυελὸν ὀνομάζοντες, ἔστι δ' ὅτε χωρὶς
4 προσθήκης ἁπλῶς νωτιαῖον, ἀκηκόατε πολλάκις. ἐθεάσασθε δὲ κἀν ταῖς ἀνατομαῖς τὰ τὸν θώρακα κινοῦντα νεῦρα ἐκ τοῦ κατὰ τὸν τράχηλον ἐκφυόμενα νωτιαίου, καὶ πρὸς τούτῳ γε τὰς ἐγκαρσίας τομὰς αὐτοῦ, καθ' ἃς ὅλως διακόπτεται 5
τὰ κατωτέρω μέρη πάντα τοῦ σώματος ἀναίσθητά τε καὶ ἀκίνητα ποιούσας, ὡς
ἂν καὶ αὐτοῦ τοῦ νωτιαίου τήν τε τῆς αἰσθήσεως καὶ τὴν τῆς καθ' ὁρμὴν κινήσεως
δύναμιν ἐξ ἐγκεφάλου λαμβάνοντος. ἀλλὰ καὶ τοῦτ' ἔτι κατὰ τὰς ἀνατομὰς ἐθεάσασθε, τὰς ἐγκαρσίας τομὰς τοῦ νωτιαίου, μέχρι τῆς μέσης ἐν αὐτῷ κατὰ τὸ
μῆκος χώρας, οὐ πάντα τὰ κάτω παραλυούσας, ἀλλὰ μόνα τὰ κατ' εὐθὺ τῆς το- 10
μῆς, δεξιὰ μὲν ἐπὶ τῷ δεξιῷ μέρει τοῦ νωτιαίου τμηθέντι, θάτερα δ' ἐπὶ τῷ λοιπῷ.
5   Εὔδηλον οὖν ὅτι κατὰ τὴν πρώτην ἔκφυσιν τοῦ νωτιαίου γενομένης τινὸς διαθέσεως, ὑφ' ἧς εἰς αὐτὸν αἱ παρ' ἐγκεφάλου δυνάμεις ἀφικνεῖσθαι κωλυθήσονται,
210 πάντα τὰ κάτω πλὴν | τῶν κατὰ τὸ πρόσωπον ἀκίνητα ἔσται καὶ ἀναίσθητα·
καθάπερ εἰ καὶ τὸ ἥμισυ μέρος πάθοι τῆς ἐκφύσεως, οὐ πάντων ἔσται τῶν κάτω 15
6 παράλυσις, ἀλλ' ἤτοι τῶν ἀριστερῶν μόνων ἢ τῶν δεξιῶν. ὁρῶνται δὲ τῶν τοιούτων παραλύσεων ἔνιαι καὶ τὰ κατὰ τὸ πρόσωπον βλάπτουσαι, καὶ παρα-
σπᾶταί γε τὸ παραλυθὲν ἐπὶ θάτερον μέρος τοῦ προσώπου. μεμαθηκότες οὖν
ἐν ταῖς ἀνατομαῖς, ἐξ αὐτοῦ τοῦ ἐγκεφάλου τὰ νεῦρα τοῖς κατὰ τὸ πρόσωπον
ἐπιπέμπεσθαι μορίοις, ἔνθα μὲν καὶ τούτων τι συμπαρελύθη τῷ παντὶ σώματι, 20
κατὰ τὸν ἐγκέφαλον αὐτὸν εἴσεσθε τὴν διάθεσιν εἶναι τῆς παραλύσεως· ἡνίκα δ'
7 ἀπαθῆ διαφυλάττεται ταῦτα, κατὰ τὴν ἀρχὴν τοῦ νωτιαίου. συμβαίνει δ' ἐνίοις
μόνα τὰ κατὰ τὸ πρόσωπον πάσχειν, ὥσπερ γε καὶ μόριον ἕν τι, γλῶτταν ἢ
ὀφθαλμὸν ἢ γένυν ἢ χεῖλος, ὡς ἂν οὐκ ἐχόντων αὐτῶν ἁπάντων ἕνα τόπον ἀρχήν,
ἀλλ' ἐκ διαφερόντων μορίων ἐγκεφάλου λαμβανόντων τὰ νεῦρα· φαίνεται γὰρ 25
τοῦτο σαφῶς ἐν ταῖς ἀνατομαῖς.
8   Ἡ τοίνυν ἀποπληξία πάσας ὁμοῦ τὰς ψυχικὰς ἐνεργείας βλάπτουσα, σαφῶς
211 ἡμῖν ἐνδείκνυται τὸν ἐγκέφαλον αὐτὸν πάσχειν. ἡ διά|γνωσις δὲ τοῦ κατὰ τὸ
μέγεθος πάθους ἐκ τοῦ ποσοῦ τῆς κατὰ τὴν ἀναπνοὴν γίνεται βλάβης· ἐφ' ὧν

1–3 καὶ¹ – πολλάκις] cf. Gal. De locis affectis V 4,1: CMG V 6,1,3, p. 316,22–318,2   3–6 ἐθεάσασθε – ποιούσας] cf. Gal. De locis affectis I 6,22: CMG V 6,1,1, p. 298,9sq. (ubi coll. loc. sim.)   6–8
ὡς – λαμβάνοντος] cf. supra III 11,19 : p. 70,6–8   9–11 τὰς – λοιπῷ] cf. Gal. De locis affectis I
6,22: CMG V 6,1,1, p. 298,10–12 (ubi coll. loc. sim.)   15sq. καθάπερ – δεξιῶν] cf. infra IV 14,10: p.
112,9–12   27sq. Ἡ – πάσχειν] cf. supra III 11,16: p. 68,24   27 Ἡ – βλάπτουσα] cf. Aret. III 7,1:
CMG II, p. 44,7sq.

2 τοῦτο] ἐκείνῳ F_c, in ἐκεῖνο mut. F²   3 ἀκηκόαται F_c, corr. F²   ἐθεάσασθαι F_c, corr. F²:
ἐθεασάμεθα A   4 ἐκ om. ζ   5 τούτῳ] τοῦτο F_c A   γε om. F_c   ὅλας L_b: ὅλος A Q N   6 ποι-
ούσας] ποιοῦντα L_b   7 τῆς αἰσθήσεως] αἴσθησιν A   τὴν om. L_b   8 λαμβάνοντες e corr. C
ἔτι] ἔστιν ὃ F_c, corr. F²   ἐθεάσασθαι F_c, corr. F²   9 ἄχρι L_b   11 τμηθέντος A   θάτερον L_b
12 πρώτην] δευτέραν L_b, πρώτην supra lin. L²   τινὸς om. L_b   14 post κάτω add. κῶλα
F_cQ Ald.   15 πάθη L_b   16 μόνον F_c   ἢ] ἡ F_c, corr. F²   17 καὶ τὰ om. F_c, in marg. add. F²
18 θατέρῳ μέρει L_b   οὖν] γοῦν L_b   19 τὸ om. A   20 ἐπέμπεσθαι A   21 εἴσεσθε]
ἔσεσθαι F_c, corr. F²: εἴσεσθαι A: ἡγεῖσθαι L_b: οἴεσθε Caius   22 ταῦτα om. L_b   νωτιαίου]
νωτίου C   23 μόνα] μόνοις A   post τι supra. lin. add. ὡς F²   post γλῶτταν add. μόνον A   24
ἀρχῆς Corn.   25 post ἀλλ' add. οὐκ A   διαφόρων ζ   post μορίων supra lin. add. τοῦ F²   28
κατὰ τὸ] κατὸ A   29 τῆς] τοῦ L_b

dem sogenannten ‚Rückenmark' (nōtiaios muelos) haben. Und obwohl diejenigen, die diesen Körperteil ‚Rückenmark' nennen, ihn manchmal zugleich mit den Ausdruck ‚Mark' (muelos) bezeichnen, ist es durchaus möglich, dass ihr oft auch ohne Zusatz einfach ‚zum Rücken gehörig' (nōtiaios) dafür hört. Ihr habt beim Sezieren auch gesehen, 4
dass die Nerven, die den Brustkorb bewegen, aus dem Rückenmark im Bereich des Halses auswachsen, und zudem habt ihr in der Tat die Schrägschnitte des Rückenmarks gesehen, mit denen ganz klar gezeigt wurde, dass sie alle Teile des Körpers weiter unten empfindungs- und bewegungslos machen, sodass wohl auch das Rückenmark selbst das Vermögen der Wahrnehmung und der willentlichen Bewegung aus dem Gehirn erhalten muss. Ihr habt aber beim Sezieren auch noch beobachtet, dass die Schrägschnitte des Rückenmarks bis zur mittleren Region in ihm gemäß der Länge nicht alles darunter lähmten, sondern nur das gerade unter dem Schnitt, rechts, wenn beim rechten Teil des Rückenmarks geschnitten wurde, auf der anderen Seite aber, wenn beim verbleibenden.

Es ist also klar, dass, wenn irgendein Zustand entsteht beim ersten Auswuchs des 5 Rückenmarks, durch den die Vermögen vom Gehirn daran gehindert werden bei ihm anzukommen, alle Glieder dann darunter, mit Ausnahme von denen im Gesicht, unbeweglich und empfindungslos werden. In gleicher Weise auch, wenn die Hälfte des Auswuchses betroffen ist, werden nicht alle Teile darunter die Lähmung haben, sondern entweder nur die linken oder die rechten. Man sieht, dass einige von diesen Läh- 6 mungen auch die Gesichtsteile schädigen, und in der Tat wird der gelähmte Teil zum anderen hinübergezogen. Da ihr beim Sezieren gelernt habt, dass die Nerven vom Gehirn selbst zu den Teilen des Gesichts führen, werdet ihr da, wo auch ein (Teil) davon zusammen mit dem ganzen Körper gelähmt ist, wissen, dass sich der Zustand, der für Lähmung verantwortlich ist, im Gehirn selbst befindet; wenn aber beobachtet wird, dass diese (die Teile des Gesichts) nicht betroffen sind, (ist dieser Zustand) am Anfang des Rückenmarks. Bei einigen Personen passiert es, dass allein die Gesichtsteile 7 betroffen sind oder auch nur ein einzelner Teil: die Zunge, das Auge, der Kieferbereich oder die Lippen, sodass sie wohl nicht alle einen einzelnen Ort als Anfang haben, sondern aus verschiedenen Hirnteilen die Nerven aufnehmen. Denn dies erscheint deutlich beim Sezieren.

Die Tatsache aber, dass der Schlaganfall zugleich alle psychischen Funktionen schä- 8 digt, zeigt uns deutlich an, dass das Gehirn selbst affiziert ist. Die Diagnose der Schwere der Affektion ergibt sich aus dem Grad des Schadens bei der Atmung. In den Fällen,

μὲν γὰρ ἐπὶ πλεῖστον ἐκβέβηκε τοῦ κατὰ φύσιν ῥυθμοῦ, μεγάλην ἡγητέον εἶναι τὴν κατὰ τὸν ἐγκέφαλον διάθεσιν· ἐφ' ὧν δ' ὀλίγον ἐμποδίζεται, βραχεῖαν. ἀπασῶν δὲ χειρίστην ἀναπνοὴν ἡγητέον εἶναι τὴν διαλείπουσάν τε καὶ μετὰ βίας μεγάλης γινομένην. καὶ τό γ' ἀποθνήσκειν τοὺς ἀποπλήκτους συμβαίνει διὰ τὴν ἀπώλειαν τῆς ἀναπνοῆς, ὡς τό γε μὴ κινεῖν τὰ μόρια τοῦ σώματος εἰς μὲν τὰς κατὰ τὸν βίον πράξεις ἄχρηστον ἀποδείκνυσι τὸν ἄνθρωπον, οὐ μὴν ὀξὺν ἐπιφέρει τὸν θάνατον. εἴδομεν γοῦν ἤδη τινὰ τὰ μὲν ἄλλα πάντα παραλελυμένον, ἐνεργοῦντα δὲ κατὰ φύσιν ἅπασιν τοῖς κατὰ τὸ πρόσωπον μέρεσιν. ἐσῴζετο δ' αὐτῷ δηλονότι καὶ ἡ ἀναπνοή· πῶς γὰρ ἂν ἠδύνατο ζῆν ἐπὶ πλεῖστον, ἀπολωλυίας αὐτῆς; τούτῳ πρωτοπαθεῖν ἐλογιζόμεθα τοῦ νωτιαίου τὸ κατωτέρω βραχεῖ τῆς ἐπὶ τὸ διάφραγμα τῶν νεύρων ἐκφύσεως· εὔδηλον δ' ὅτι καὶ οὖρα καὶ διαχωρήματα χωρὶς προαιρέσεως ἀπεκρίνετο. καὶ μέντοι | καὶ ἄλλον ἐκ καταπτώσεως ἐθεασάμεθα πλὴν τῶν χειρῶν τὰ κάτω πάντα παραλυθέντα.

Καθάπερ δὲ παράλυσις, ὅταν ἐν ὅλῳ τῷ σώματι γένηται, τῶν κατὰ τὸ πρόσωπον ἀβλαβῶν διαμενόντων, ἐν ἀρχῇ τοῦ νωτιαίου τὸ πάθος εἶναι δηλοῖ, κατὰ τὸν αὐτὸν λόγον, εἰ καὶ σπασμὸς ἐν ὅλῳ τῷ σώματι γένοιτο, τὸν αὐτὸν τόπον τοῦ νωτιαίου πεπονθέναι δηλώσει, τῶν γε κατὰ τὸ πρόσωπον ἀπαθῶν διαμενόντων· εἰ δὲ καὶ ταῦτα πάσχει, κατὰ τὸν ἐγκέφαλον εἶναι τὸ πάθος ἐνδείξεται· μορίου δέ τινος σπωμένου, τὸ κινητικὸν ἐκείνου νεῦρον ἢ τοὺς μῦς ἀναγκαῖόν ἐστι πάσχειν. ἐπιστάμενος οὖν τις ἐξ ἀνατομῆς τὰς ἀρχὰς τῶν εἰς ἕκαστον μόριον ἀφικνουμένων νεύρων, ἄμεινον ἰάσεται τὰς ἀναισθησίας καὶ ἀκινησίας ἑκάστου μέρους. ἀδιόριστον δὲ τοῦτο καταλειφθὲν ὑφ' Ἡροφίλου τε καὶ Εὐδήμου, τῶν πρώτων μεθ' Ἱπποκράτην νεύρων ἀνατομὴν ἐπιμελῶς γραψάντων, οὐ σμικρὰν ζήτησιν παρέσχε τοῖς ἰατροῖς, ὅπως ἔνιαι μὲν τῶν παραλύσεων αἴσθησιν μόνην, ἔνιαι δὲ τὴν προαιρετικὴν κίνησιν, ἔνιαι δ' ἀμφοτέρας διαφθείρουσιν. μάλιστα μὲν οὖν ἡ παράλυσις | ἐπὶ τῇ τῆς κινήσεως ἀπωλείᾳ λέγεται, τῶν τὴν αἴσθησιν ἀπολωλεκότων μορίων ἀναισθήτων μὲν εἶναι, παραλελύσθαι δ' οὐ πάνυ τι συνήθως λεγομένων· ἤδη μέντοι τινὲς καὶ τοῦτο τὸ πάθημα παράλυσιν αἰσθήσεως ὀνομάζουσιν· ὑμεῖς δέ, ὡς ἀεὶ παρακελευόμεθα, συγχωρεῖτε μὲν ὀνομάζειν ἑκάστοις ὡς ἂν ἐθέλωσιν. ὁ σκοπὸς δ' ὑμῖν ἔστω τὸν πεπονθότα τόπον εὑρεῖν, ἅμα δηλονότι τῇ κατ' αὐτὸν διαθέσει· χωρὶς γὰρ τοῦ ταῦτα γνῶναι βεβαίως ἀδύνατόν ἐστι θεραπεύειν ὀρθῶς τὰ βεβλαμμένα κίνησιν ἢ αἴσθησιν μόρια.

4sq. καὶ – ἀναπνοῆς] cf. Gal. De locis affectis V 1,6: CMG V 6,1,3, p.286,16–22

2 τὴν om. Lb   διάθεσιν] βλάβην Fc   4 post καὶ add. διὰ τοῦτο Lb   γ'] τε Lb   5 τὰς om. Fc, supra lin. add. F²   7 ἴδομεν Fc Ald.   τινα μὲν ἤδη τὰ Lb   παραλελημένον Fc   8 ἅπαντα A   9 ἂν om. AQ   10 τό] τῷ Lb   βραχεῖ] βραχύ supra lin. F²   11 τό] τῶ A   13 τὰ om. A   14 γένηται ante τῷ trsp. Fc   15 νωτιαίου] νώτου Lb   16 γένηται Lb   17 τοῦ νωτιαίου om. Lb   γε om. Fc: τε Lb   18 ταῦτα πάσχει om. Fc, supra lin. add. F²   πάσχῃ Lb: πάσχοι AQN   19 δέ τινος] δ' ἑνὸς ζLb   20 τις e corr. Fc, om. C   τὰς ἀρχὰς ante ἐξ trsp. A   τὰς om. Lb   21 post τὰς τε add. Q   post ἀναισθησίας add. τε ζ Lb   post καὶ add. τὰς Lb   22 καταληφθὲν Fc: παραλειφθὲν C   Ἡροφίλου C   24 παρέσχε Lb C Q N   25 ἀμφότερα C Q N   26 post ὅπως add. δὲ C   27 ἀπολωλεκότων ex ἀπωλωλεκώτων corr. Lb: ἀπολελωκότων Fc   27sq. οὐ πάνυ] οὐδέπω Lb   28 μέντοι] μέν τι A   29 αἰσθήσεων Lb   ὑμεῖς] ὑμᾶς Fc: ἡμεῖς Lb   συγχωρεῖται Fc C, corr. F²: συγχωρῆτε Lb   ὀνομάζουσιν Fc   30 ἕκαστος A   ὁ del. F²   δ' om. Fc, add. F²   ὑμῖν post ἔστω trsp. Lb: supra lin. in ἡμῖν corr. F²: ἡμῖν A   31 βεβαίως γνωσθῆναι CN: βιαίως γνωσθῆναι A   32 ἔσται Fc fort. recte   μόρια ante κίνησιν trsp. ζ

in denen sie bei weitem den natürlichen Rhythmus übertrifft, muss angenommen werden, dass der Zustand im Gehirn schwerwiegend ist; in den Fällen, in denen sie aber nur wenig behindert wird, wenig erheblich. Von allen aber als schlimmste der Atmungen anzusehen ist die, die sich unterbricht und die mit großer Kraftanstrengung geschieht. Und in der Tat sterben diejenigen, die einen Schlaganfall erlitten haben, am Atmungsausfall. Denn die Tatsache, dass sich die Körperteile nicht bewegen, macht zwar deutlich, dass die Person unfähig ist, die (normal) zum Leben gehörenden Handlungen auszuüben, führt aber nicht den sofortigen Tod herbei. Wir 9 haben jedenfalls schon jemanden gesehen, der an allen anderen (Teilen) gelähmt war, sich aber mit Bezug auf alle Gesichtsteile naturgemäß betätigte. Bei ihm blieb offensichtlich auch die Atmung erhalten: Denn wie hätte er lange weiterleben können, wenn sie verloren gewesen wäre? Wir schlossen daraus, dass (der Teil) vom Rückenmark erstaffiziert war, der ein wenig weiter unten ist als der Auswuchs der Nerven zum Zwerchfell. Es ist klar, dass sowohl Urin als auch Kot unwillkürlich ausgeschieden wurden. Und noch einen anderen haben wir beobachtet, der aufgrund eines Sturzes an allen (Körperteilen) unterhalb der Arme gelähmt war.

Wie eine Lähmung, wenn sie im ganzen Körper entsteht, während die Gesichtsteile 10 unbeschadet bleiben, zeigt, dass sich die Affektion am Anfang des Rückenmarks befindet, so wird auch, wenn ein Krampf im ganzen Körper entsteht, analog angezeigt, dass derselbe Ort des Rückenmarks betroffen ist, sofern die (Teile) des Gesichts unbetroffen bleiben. Wenn aber auch diese affiziert sind, wird angezeigt, dass die Affektion beim Gehirn ist. Wenn irgendein Körperteil einen Krampf hat, ist es notwendig, dass ent- 11 weder sein Bewegungsnerv oder die Muskeln affiziert sind. Wer also durch Sezieren die Anfänge der Nerven kennt, die in jedem einzelnen Teil ankommen, wird die Empfindungs- und Bewegungsausfälle eines jeden Teils besser heilen. Da dies aber von He rophilos und Eudemos, den ersten, die nach Hippokrates sorgfältig über das Sezieren der Nerven geschrieben haben, undifferenziert zurückgelassen wurde, bereitete es den Ärzten keinen geringfügigen Aufwand zu untersuchen, wie einige der Lähmungen nur die Wahrnehmungsfähigkeit, andere aber die willentliche Bewegungsfähigkeit, wieder andere beide zerstören. Meistens wird also der Begriff ‚Lähmung' für 12 den Verlust der Bewegungsfähigkeit gebraucht; man sagt von den Teilen, die die Wahrnehmungsfähigkeit verloren haben, sie seien ‚empfindungslos'. Nicht ganz gebräuchlich hingegen ist es zu sagen, sie wären ‚gelähmt'. Trotzdem nennen einige auch dieses Leiden ‚Wahrnehmungslähmung'. Wie wir es immer empfehlen, sollt ihr zulassen, dass alle es so nennen, wie sie wollen. Euer Ziel aber muss es sein, den betroffenen Ort aufzufinden, und zwar zusammen mit dem Zustand, den er hat. Denn ohne dies sicher zu wissen, ist es unmöglich, die an Bewegungs- oder Wahrnehmungsfähigkeit geschädigten Teile richtig zu behandeln.

13   Παυσανίας γοῦν ὁ ἀπὸ τῆς Συρίας σοφιστὴς εἰς Ῥώμην ἀφικόμενός ποτε, τοὺς μικροὺς δύο δακτύλους τῆς ἑτέρας χειρὸς καὶ τοῦ μέσου τὸ ἥμισυ δυσαισθήτους μὲν τὸ πρῶτον, ὕστερον δὲ καὶ ἀναισθήτους ἔσχεν, κακῶς θεραπευόμενος ὑπὸ τῶν ἰατρῶν. ἐπεὶ δ' ἐγὼ θεασάμενος αὐτὸν ἠρώτων τε τὰ προγεγονότα πάντα σὺν αὐτοῖς τ' ἤκουσα κατὰ τὴν ὁδὸν τοῦ ὀχήματος ἐκπεσόντα τὸν ἄνδρα πληγῆναι τὴν ἀρχὴν τοῦ μεταφρένου, καὶ τὸ μὲν πληγὲν μέρος ἐν τάχει θεραπευθῆναι, κατὰ βραχὺ δ' αὐξηθῆναι τὴν ἐν τοῖς δακτύλοις βλάβην τῆς
214   αἰσθήσεως· ἃ τοῖς δακτύλοις ἐκεῖνοι προσέφερον | φάρμακα, ταῦτ' ἐκέλευσα κατὰ τοῦ πληγέντος τίθεσθαι μορίου, καὶ οὕτως ὁ ἀνὴρ διὰ ταχέων ὑγιάσθη. τὴν ἀρχὴν δ' οὐδ' ὅτι τῶν μὲν εἰς τὸ δέρμα τῆς ὅλης χειρὸς διασπειρομένων νεύρων, ἐξ ὧν ἔχει τὴν αἴσθησιν, ἴδιαί τινές εἰσιν αἱ ῥίζαι, τῶν δὲ τοὺς μῦς κινούντων ἕτεραι, γιγνώσκεται τοῖς ἰατροῖς.
14   Ἴσως δ' ἐπὶ πλέον ἢ προὔκειτο τὸν λόγον ἰόντα καταπαύειν ἤδη προσήκει. προὔκειτο μὲν γὰρ ἐν τῷδε τῷ γράμματι τὰ κατὰ τὴν κεφαλὴν καὶ μάλιστα τὸν ἐγκέφαλον εὑρεῖν πάθη πάντα· διότι δ' ἐστὶν οὗτος ἀρχὴ νεύρων, ἐξ ἀκολουθίας ὁ λόγος ἧκεν ἐπὶ τὰ πάθη τῶν νεύρων· ὥστ' ἤδη περιγράψαντες καὶ τοῦτον τὸν λόγον ἐνταῦθα περὶ τῶν ἐν τοῖς μετὰ τὴν κεφαλὴν μορίοις γινομένων παθῶν
15   ἐφεξῆς σκεψόμεθα, τοσοῦτον ἔτι προσθέντες, ὡς καὶ τῆς ὀσφρήσεως ἡ βλάβη πάθος ἐστὶν οὐ τῶν κατὰ τὴν ῥῖνα πόρων, ἀλλ' ἤτοι τῶν ἐμπροσθίων τοῦ ἐγκεφάλου κοιλιῶν εἰς δυσκρασίαν ἀγομένων ἢ τῶν ἐν τοῖς ἠθμοειδέσιν ὀστοῖς πόρων
215   ἐμφραττομένων, εἴπερ γε καὶ ἡ | τῶν ὀσφρητῶν αἴσθησις ἐν ταῖς ἐμπροσθίαις τοῦ ἐγκεφάλου κοιλίαις γίνεται, τῶν ἀτμῶν εἰς αὐτὰς ἀναφερομένων διὰ τῶν ἐν τοῖς ἠθμοειδέσι τρημάτων, ὡς ἐν τῷ Περὶ τοῦ τῆς ὀσφρήσεως ὀργάνου δέδεικται γράμματι.

1–12 Παυσανίας – ἰατροῖς] *cf. supra* III 2: p. 6,12–15   Gal. De locis affectis I 6,13–16: CMG V 6,1,1, p. 292,1–294,6 (*ubi coll. loc. sim.*)   23sq. ὡς – γράμματι] *v.* Gal. De instr. odor. 16–21: CMG Suppl. V, p. 54,4–56,11

1 γοῦν] οὖν F_c   2 ἑτέρας] ἀριστερᾶς F_c   μέσου] *supra lin. scr.* δακτύλου F²   3 πρῶτον] πρότερον A   ἔσχεν *post* μὲν *trsp.* F_c   θεραπευσάμενους F_c: θεραπευσάμενος Ald.   4 ἠρώτων *in* -τοῦν *mut.* F²   5 τ'] δ' ζ   τοῦ *om.* F_c   ἐκπεσόντας L_b   6 πληγὲν] *supra lin. scr.* φλεγμονὴ F²   7 βραχεῖ A   *post* αὐξηθῆναι *add.* τοῖς L_b: αὐξονθῆναι A   ἐν τοῖς δακτύλοις] τῶν δακτύλων F_c Ald.   7sq. βλάβην – δακτύλοις] *om.* C   8 *post* ἐκεῖνοι *supra lin. add.* μὲν C²   *ante* φάρμακα *supra lin. praem.* τὰ C²   ταῦτ'] *ras. fere 4 litt.* C, *supra quam* ἐγὼ δ' *scr.* C²   9 τιθέναι ζ   10 *ante* τὴν *supra lin. add.* ὅλως F²   διασπωμένων A   11–24 εἰσιν – γράμματι *deest* C   11 αἱ *om.* ζ   12 γινώσκονται F_c   14 γὰρ *om.* L_b W   *post* μάλιστα *add.* τὰ κατὰ L_b   15sq. ἐξ – νεύρων *om.* A   16 τοῦτον] τόνδε L_b   17 ἐνταῦθα *om.* A   μετὰ] κατὰ F_c L_b, *del. et supra lin. scr.* γρ μετὰ F²   18 σκεψόμεθα W Q] ἐπισκεψόμεθα L_b: σκεψώμεθα F_c A (*desunt* C N) τῆς] τῇ F_c   19 τῶν¹ *om.* F_c, *supra lin. add.* F²   προσθίοις ζ L_b   τοῦ *om.* ζ L_b   20 ἠθμοειδέσιν] [.]θμυνειδέσειν F_c, *in* ἠθμυνειδέσιν *mut.* F²: ἠσθμοειδέσι L_b: ἰθμοειδέσιν W: ἰσθμοειδέσιν Q   ὀστοῖς *om.* F_c   21 εἴπερ] *supra lin.* ἐπεὶ *scr.* F²   ἡ *om.* A   ἐμπροσθίαις] προσθίαις ζ   τοῦ *om.* ζ L_b   22 αὐτὰς] ταύτας A   *post* ἀναφερομένων *ras. fere 3 litt.* F_c   23 ἰθμοειδέσιν F_c W, *corr.* F²: ἠσθμοειδέσι L_b: ἰσθμοειδέσι Q   τῷ] τοῖς L_b   τῶν ... ὀργάνων L_b   τοῦ *om.* W

Bei Pausanias etwa, dem Sophisten aus Syrien, der einmal nach Rom gekom- 13
men war, waren die beiden kleinen Finger an einer Hand und die Hälfte des mittleren
zunächst in der Empfindlichkeit beeinträchtigt, später dann empfindungslos, weil er
von den Ärzten schlecht behandelt wurde. Nachdem ich ihn gesehen hatte, habe ich
ihn gefragt, was alles zuvor vorgefallen sei, und ich habe unter anderem vernommen,
dass der Mann unterwegs vom Wagen gefallen und mit dem (unteren) Anfang der
Brustwirbelsäule aufgeschlagen sei und dass der angeschlagene Teil zwar in Kürze
geheilt wäre, die Empfindlichkeitsschädigung in den Fingern aber mehr und mehr
zugenommen hätte. Ich habe angeordnet, dass die Arzneien, die jene (Ärzte) an den
Fingern auftrugen, am angeschlagenen Teil angebracht werden, und so wurde der
Mann in kurzer Zeit gesund. In der Tat wissen die Ärzte nicht einmal, dass die sich über
die Haut der ganzen Hand ausbreitenden Nerven, aus denen sie die Empfindlichkeit
hat, eigene Wurzeln haben, die Nerven, die die Muskeln bewegen, hingegen andere.

Vielleicht ist es aber angebracht, die laufende Abhandlung, die länger wurde als 14
geplant, nun abzuschließen. Geplant nämlich war in dieser schriftlichen Ausarbeitung,
alle Affektionen zu finden, die am Kopf und vor allem im Gehirn auftreten. Und weil
dieses der Anfang der Nerven ist, betraf die Abhandlung folgerichtig auch die Affektionen der Nerven. Und deshalb werden wir jetzt auch nach Abschluss dieser Abhandlung hier Untersuchungen anstellen über die Affektionen, die in den Teilen unterhalb
des Kopfes entstehen, wobei wir dies aber noch anfügen, dass auch die Schädigung des 15
Geruchssinns nicht eine Affektion der Nasengänge ist, sondern entweder der vorderen
Hirnventrikel, wenn sie in ein Fehlmischverhältnis gebracht wurden, oder der ver-
stopften Durchgänge bei den perforierten Knochen, da auch die Wahrnehmung des
Geruchs in den vorderen Hirnventrikeln dadurch entsteht, dass die Dämpfe durch die
Öffnung der perforierten (Knochen) in diese hochgetragen werden, wie in der Schrift
Über das Geruchsorgan gezeigt wurde.

ΓΑΛΗΝΟΥ

ΠΕΡΙ ΔΙΑΓΝΩΣΕΩΣ ΤΟΠΩΝ ΠΕΠΟΝΘΟΤΩΝ

ΒΙΒΛΙΟΝ Δ΄

1. Ἐν μὲν τοῖς πρώτοις ὑπομνήμασι δύο τὴν καθόλου μέθοδον, ᾗ χρώμεθα πρὸς τὰς τῶν πεπονθότων τόπων διαγνώσεις, αὐτάρκως ἐπεσκεψάμεθα σὺν πολλοῖς παραδείγμασιν ὡρισμένων μορίων. ἐπεὶ δέ, ὡς εἴρηταί μοι καὶ δέδεικται πολλάκις ἤδη δι' ἄλλων ὑπομνημάτων, ἀσκεῖσθαι χρὴ γυμναζόμενον ἐν τοῖς κατὰ μέρος, εἰ μέλλοι τις ἀσφαλῶς τε ἅμα καὶ ταχέως ἐπὶ τῶν ἔργων τῆς τέχνης ἕκαστα πράττειν, ἃ διὰ τῶν καθόλου μεθόδων ἐμάθετε, διὰ τοῦτο καὶ νῦν ἔδοξεν ἄμεινον εἶναι πάντων τῶν ἐν τῷ σώματι | μορίων, ὅσα μὴ φαίνεται ταῖς αἰσθήσεσιν, λογικὰς διαγνώσεις εἰπεῖν, ὅταν ὁπωσοῦν πάσχωσιν, τὴν ἀρχὴν ἀπὸ τῆς κεφαλῆς ποιησαμένους. περὶ μὲν οὖν τῆς γενομένης βλάβης τῇ τε μνήμῃ καὶ τῇ νοήσει καὶ ταῖς ἄλλαις ἐνεργείαις, ἃς ἡγεμονικὰς εἰώθαμεν ὀνομάζειν, ἐν τῷ τρίτῳ τῶνδε τῶν ὑπομνημάτων διῆλθον, ἅμα τῷ γεγυμνάσθαι κατὰ τὴν μέθοδον ἐν εἴδεσι παθῶν οὐκ ὀλίγοις. εἴρηται γὰρ ἐν αὐτῷ καὶ περὶ παραφροσύνης, τῆς τ' ἐν τοῖς φρενιτικοῖς πάθεσι καὶ τῆς ἄνευ πυρετῶν, ἣν μανίαν ὀνομάζουσιν· ὡσαύτως δὲ καὶ περὶ ληθάργου καὶ κάρου καὶ τῶν ἐπιληπτικῶν καὶ μελαγχολικῶν καὶ σκοτωματικῶν παθῶν, ὥσπερ γε καὶ περὶ κεφαλαίας καὶ ἡμικρανίας ἀποπληξίας τε καὶ τῶν ὁμοίων αὐτοῖς.

2. Ἐν δὲ τῷ νῦν ἐνεστῶτι τετάρτῳ τῆς ὅλης ὄντι πραγματείας ὁ λόγος ἔστω μοι περὶ τῶν κατὰ τὸ πρόσωπον μορίων τῶν ἐν βάθει πεπονθότων, τὴν ἀρχὴν ἀπὸ τῶν ὀφθαλμῶν ποιησαμένῳ. τούτων γὰρ ἐνίοτε μὲν ὁ ἕτερος, ἐνίοτε δ' ἀμφότεροι παραλύονται τῆς κινήσεως ἢ αἰσθήσεως ἢ ἀμφοτέρων. [ἐνίοτε δὲ καὶ κατ' αὐτὸν τὸν ἕνα | ποτὲ μὲν τὸ βλέφαρον ἔπαθε μόνον· ἔστι δ' ὅτε καὶ τὰ κατ'

6–9 ἐπεὶ – ἐμάθετε] cf. Gal. De locis affectis II 10,8; V 8,26: CMG V 6,1,1, p. 368,13sq.; CMG V 6,1,3, p. 362,1–3   De sympt. caus. I 3: VII 102,6–8 K.   In Hipp. Prorrh. I comm. I 4: CMG V 9,2, p. 16,11–13   9–11 διὰ^II – πάσχωσιν] cf. infra IV 3,9–4,1: p. 102,13–19   13sq. ἐν – διῆλθον] v. supra III,5–6   15–17 εἴρηται – κάρου] v. supra III,7   17 τῶν ἐπιληπτικῶν] v. supra III, 9. 11   μελαγχολικῶν] v. supra III, 10   18 σκοτωματικῶν παθῶν] v. supra III, 12   κεφαλαίας – ἡμικρανίας] v. supra III, 13   18sq. ἀποπληξίας – αὐτοῖς] v. supra III, 14

1–3 ΓΑΛΗΝΟΥ – Δ΄] non praeb. ω: tit. et trsl. huius editionis proposuit Gärtner, cf. supra app. crit. ad tit. libr. III   4–10 Ἐν – φαίνεται] deest C   4 μὲν om. W   δύο ὑπομνήμασιν Lb   6 ὡρισμένων Fc   7 ἀσκεῖσθαι] ἀρκεῖσθαι A   8 μέλοι Fc Lb: μέλλει A   ἅμα om. Lb   9 ἐμάθετε e -το, ut vid., corr. Fc: ἐμάθομεν A Q (desunt C N): ἐμάθετο Ald.   10 τῆς αἰσθήσεως A   11 post ὁπωσοῦν add. τοῦτο Fc, del. F²   ἀπὸ] ἐκ C   12 ποιησαμένῳ C   γι(γ)νομένης ζ   14 γυμνάσασθαι C   15 ἐν¹ om. Lb   τῆς] τοῖς Lb   16 τῆς] τοῖς ζ Lb   μανίας Lb   17sq. σκοτωματικῶν καὶ μελαγχολικῶν C   18 post ἡμικρανίας add. καὶ A   19 supra αὐτοῖς scr. γρ αὐταῖς F², cf. eius [= αὐτῇ] Burg.^codd.   20 τετάρτης A   21 τὸ om. A   22 ἀπὸ] ἐκ C   23–86,1 ἐνίοτε – ἐβλάβη ut interpolationem seclusi   23 καὶ om. Fc Lb, supra lin. add. F²   24 αὐτὸν] αὐτῶν Caius   ἔστι δ' ὅτε] ἐνίοτε δὲ C   post καὶ add. τὰ Fc, supra lin. scr. γρ ἄνευ τοῦ τὰ F²

GALEN

ÜBER DAS ERKENNEN ERKRANKTER KÖRPERTEILE

BUCH IV

1. In den ersten beiden Büchern haben wir die allgemeine Methode, die wir für die jeweiligen Bestimmungen der betroffenen Orte anwenden, ausreichend untersucht mit vielen Beispielen von abgegrenzten Körperteilen. Da man sich aber, wie ich es oft schon in anderen Abhandlungen gesagt und gezeigt habe, mit Übungen an Einzelfällen schulen muss, wenn man fehlerlos und zugleich auch schnell bei allen Aufgaben der Kunst das tun will, was ihr durch die allgemeine Methode gelernt habt, schien es deshalb nun auch besser zu sein, von allen Teilen des Körpers, die sich den Sinnen nicht zeigen, vernunftgeleitete theoretische Bestimmungen vorzunehmen, wann immer die Teile in irgendeiner Form affiziert sind, indem wir den Anfang beim Kopf gemacht haben. Über die Schädigung, die dem Gedächtnis, dem Verstand und den anderen Funktionen, die wir für gewöhnlich ‚führend' nennen, entstand, habe ich im dritten Buch berichtet und zugleich bei nicht wenigen Affektionsarten methodengetreu geübt. Es wurde darin nämlich auch über die Geistesverwirrung gesprochen, diejenige in den phrenitischen Affektionen und diejenige ohne Fieber, die sie ‚Wahnsinn' (*mania*) nennen; ebenso auch über Lethargie und Bewusstlosigkeit und epileptische, melancholische Affektionen, Affektionen des Schwarz-vor-Augen-Werdens, wie auch über chronische Kopfschmerzen und Halbkopfschmerzen, Schlaganfall und Affektionen, die diesen ähnlich sind.

2. Im hier vorliegenden Buch, das das vierte der ganzen Abhandlung ist, will ich über die Teile des Gesichts sprechen, die in der Tiefe betroffen sind, indem ich bei den Augen beginne. Von diesen nämlich verlieren manchmal eines von beiden, manchmal beide die Bewegungs- oder Wahrnehmungsfähigkeit oder beides. [Manchmal war auch bei einem einzelnen (Auge) nur das Augenlid betroffen; es ist aber auch möglich,

αὐτὸν τὸν κυρίως ὀνομαζόμενον ὀφθαλμὸν ἢ εἰς αἴσθησιν ἢ εἰς κίνησιν ἐβλάβη.]
2 ὅταν μὲν οὖν μηδενὸς φαινομένου κακοῦ περὶ τὸν ὀφθαλμὸν ἀπολέσθαι τὴν ὀπτικὴν αἴσθησιν συμβῇ, τὸ καθῆκον ἐξ ἐγκεφάλου νεῦρον εἰς αὐτὸν ἔχει τὴν αἰτίαν, ἤτοι φλεγμαῖνον ἢ σκιρρούμενον ἢ ὁπωσοῦν ἄλλως ἐξ ἐπιρροῆς ὑγρῶν βλαπτόμενον, ἢ χωρὶς τούτων ἐμφραττομένου τοῦ πόρου τοῦ κατ' αὐτό. καὶ ταῦτα μὲν ὡς ὀργανικῷ μορίῳ συμβαίνειν ἀναγκαῖον αὐτῷ, τὰ δ' ὡς ὁμοιομερεῖ κατὰ τὰς ὀκτὼ δυσκρασίας, ἔξωθεν δὲ τούτων, ὅταν ἤτοι μηδ' ὅλως ἢ παντάπασιν ὀλίγον
3 ἐπιπέμπηται τὸ αὐγοειδὲς πνεῦμα παρὰ τῆς κατὰ τὸν ἐγκέφαλον ἀρχῆς. τῆς κινήσεως δ' ἀπολωλυίας μόνης ὁποτέρου τῶν ὀφθαλμῶν, τὸ κατὰ τὴν δευτέραν συζυγίαν νεῦρον ἀποφυόμενον τοῦ ἐγκεφάλου πεπονθέναι τι πάθος ἀναγκαῖόν ἐστιν, ὧν διῆλθον ἀρτίως ἐπὶ θατέρου νεύρου τοῦ κατὰ τὴν πρώτην συζυγίαν ἐκφυομένου.
4 Ἐπεὶ δέ, ὡς ἐμάθομεν ἐν ταῖς ἀνατομαῖς, ἓξ μέν εἰσιν οἱ τὸν ὀφθαλμὸν αὐτὸν 219 κινοῦντες μύες, ἄλλοι δὲ περιλαμβάνουσι τὴν ῥίζαν τοῦ καθήκοντος εἰς αὐτὸν πόρου, καλοῦσι γὰρ οὕτως οἱ ἀνατομικοὶ τὸ κατὰ τὴν πρώτην συζυγίαν νεῦρον, ὅτι μόνῳ σαφές ἐστιν ἐν αὐτῷ τὸ τρῆμα, συμβαίνει δὲ πολλάκις αὐτὸ μὲν τοῦτο μηδὲν πεπονθέναι, τῶν δὲ μυῶν τινα πάσχειν ἤτοι κατὰ τὴν οἰκείαν οὐσίαν ὁτιοῦν πάθος [ὧν ἀρτίως εἶπον] ἢ τοῦ νεύρου τοῦ καθήκοντος εἰς αὐτὸν βλαβέντος. εἰς ἕκαστον γάρ τοι τῶν μυῶν τούτων ἀφικνεῖταί τις μοῖρα τοῦ κατὰ τὴν δευτέραν συζυγίαν ἀποφυομένου νεύρου, καθάπερ γε καὶ εἰς τοὺς περιλαμβάνοντας τὸν πόρον μύας, εἴτε δύο χρὴ τούτους, εἴτε τρεῖς, εἴθ' ἕνα λέγειν, οὐδὲν γὰρ διαφέρει πρός γε τὰ παρόντα, γινωσκόντων ἡμῶν ὅτι τοῖς μυσὶ τούτοις ἔργον ἐστὶν ἀνασπᾶν τε ἅμα καὶ στηρίζειν τὸν ὀφθαλμόν, ὡς μὴ περιτρέποιτο κατὰ μηδένα τρόπον τῆς ὁδοιπορίας τὸ μαλακὸν νεῦρον, ὃ δὴ καὶ ὀπτικὸν ὀνομάζεται καὶ πό-
5 ρος. ἓξ οὖν ὄντων τῶν κινούντων τὸν ὀφθαλμὸν μυῶν, εἰ μὲν ὁ ἀνασπῶν αὐτὸν πάθοι, κατεσπασμένος φαίνεται τηνικαῦτα ὁ σύμπας ὀφθαλμός· εἰ δὲ ὁ κατα-
220 σπῶν, ἀνεσπασμένος· εἰ δὲ ὁ πρὸς τὸν μικρὸν κανθὸν ἀπάγων, ὡς πρὸς τὸν | μείζονα παρεσπασμένος· εἰ δ' ὁ πρὸς τοῦτον, ὡς πρὸς τὸν ἕτερον· εἰ δὲ τῶν περιστρεφόντων μυῶν ὁποτεροσοῦν παραλυθείη, λοξὴν ἕξει τὴν διαστροφὴν ὁ σύμπας

6sq. τὰ – δυσκρασίας] cf. supra III 5,3: p. 16,21sq.(ubi coll. loc. sim.)   7sq. ὅταν – ἀρχῆς] Chrys. fr. 856: SVF II, p. 231,20sq. v. Arnim   15sq. καλοῦσι – τρῆμα] cf. Heroph. T 85, p. 203 v. Staden = Gal. De sympt. causis I 2: VII 88,17–89,3 K.   18 ὧν – εἶπον] non reperitur cf. app. crit.   21sq. εἴτε¹ – παρόντα] cf. Gal. De anat. administr. X: II 28,20–24 Simon   De usu part. X 8: II 83,1–8 Helmr. = III 798,8–15 K.   De musc. dissect. 4,1: p. 123,5–9 Garofalo = XVIII B 932,12–933,1 K.   25–28 ἓξ – ἕτερον] cf. Gal. De musc. dissect. 4,2: p. 123,1–17 Garofalo = XVIII B 933,1–8 K.

1 ἢ¹ om. L_b A Q N: supra lin. scr. γρ γέγονεν F²: γέγονεν ἢ Ald.   ἐβλάβη] ἡ βλάβη ζ Ald.: γρ ἡ βλάβη supra lin. scr. F²   4 σκηρούμενον F_c, corr. F²   5 χωρὶς τούτων om. L_b, in marg. add. L²: ὁπωσοῦν ἄλλως F_c   ἐμφραττομένου – αὐτό] ἐμφραττόμενον τὸν κατ' αὐτὸ πόρον C   6 ὁμοιομερῆ ζ L_b   7 ὅταν … 8ἐπιπέμπηται] ὅτε … ἐπιτέμπει A   12 post ἐκφυομένου add. λεχθέντων C   16 post ὅτι add. ἐν τούτῳ C   σαφές] συμφυές A   pro ἐν αὐτῷ ante μόνῳ ins. ἐν τούτῳ C   16sq. συμβαίνει – πεπονθέναι om. F_c, συμβαίνει δὴ αὐτὸ μὲν τοῦτο μηδὲν πεπονθέναι πολλάκις supra lin. et in marg. add. F²   16 μὲν om. L_b, ante αὐτὸ trsp. ζ   post τοῦτο add. τῷ L_b   17 κατὰ τὴν] κατ A   18 ὧν – εἶπον ut interpretamentum dislocatum ad 17 τῶν δὲ μυῶν pertinens seclusi   20 ἀποφυομένου] ἀποφαινομένου A   23 ἀνασπᾶσαι C   στηρίξαι C   μὴ in textu om. et supra lin. add. F_c   26 πάθη C N   27 κανθὸν e καθὸν corr. A   28 ὡς supra ras., ut vid., scr. F_c   29 παραλυθεὶς L_b; παραλυθῇ C Q N   ἔχει L_b

dass die (Teile) beim Auge im eigentlichen Wortsinn (d. h. beim Augapfel) in der Wahrnehmungs- oder die Bewegungsfähigkeit geschädigt wurden.] Wenn es nun zutrifft, dass ohne sichtbares Übel um das Auge herum die optische Wahrnehmungsfähigkeit verloren gegangen ist, ist der entsprechende Nerv vom Gehirn zum Auge die Ursache, weil er entweder entzündet, verhärtet bzw. irgendwie anders durch den Zufluss von Flüssigkeiten beschädigt ist oder weil abgesehen davon der Durchgang bei ihm verstopft ist. Und Letzteres widerfährt ihm notwendigerweise als organischem Teil, die zuvor genannten (Arten der Schädigung) aber als homoiomerem nach den acht Fehlmischverhältnissen, und abgesehen davon, wenn das lichtartige Pneuma entweder gar nicht oder nur in äußerst geringer Menge vom Anfang beim Gehirn ausgesendet wird. Wenn die Bewegungsfähigkeit eines der beiden Augen verloren ist, ist notwendigerweise der Nerv, der beim zweiten Paar aus dem Gehirn auswächst, von einer Affektion betroffen, die ich eben gerade beim anderen Nerv durchgegangen bin, der beim ersten Paar auswächst.

Da es, wie wir beim Sezieren gelernt haben, zum einen sechs Muskeln gibt, die den Augapfel bewegen, weitere aber, die die Wurzel des zu ihm reichenden Kanals umfassen – denn die Anatomen nennen den Nerv beim ersten Paar so, weil nur bei ihm die Öffnung deutlich erkennbar ist –, geschieht es auch oft, dass dieser (Nerv) in nichts betroffen ist, sondern einer der Muskeln, entweder an der eigentlichen Substanz durch irgendeine Affektion [von denen, die ich soeben erwähnte], oder weil der Nerv, der in ihn hineinreicht, geschädigt ist. Denn in jedem dieser Muskeln kommt ein Teil des Nervs an, der beim zweiten Paar auswächst, so wie in der Tat auch in den Muskeln, die den Kanal umgeben. Ob man sagen muss, dass es zwei (Muskeln) sind oder drei oder einer, macht für das, was vorliegt, keinen Unterschied, weil wir wissen, dass die Aufgabe dieser Muskeln darin besteht, das Auge nach hinten zu ziehen und zugleich zu fixieren, damit der weiche Nerv, der auch ‚optischer' (Nerv) bzw. ‚Kanal' (*poros*) genannt wird, in keiner Weise aus seiner Bahn gebracht wird. Es gibt also sechs Muskeln, die das Auge bewegen. Wenn der hebende (Muskel) betroffen ist, dann zeigt sich das ganze Auge gesenkt; wenn aber der senkende, gehoben. Wenn der beim kleinen Winkel (Nasenwinkel) wegziehende (betroffen ist), (zeigt sich das Auge) als zum größeren Winkel (Schläfenwinkel) zur Seite gezogen; wenn aber der bei diesem (dem Schläfenwinkel), als zum anderen (dem Nasenwinkel). Wenn aber einer der beiden umge-

6 ὀφθαλμός. ὄντων δέ, ὡς ἔφην, καὶ ἄλλων μυῶν, τῶν περιεχόντων τὸ μαλακὸν νεῦρον, εἰδέναι χρὴ τὴν παράλυσιν αὐτῶν ὅλον τὸν ὀφθαλμὸν ἐργαζομένην προπετῆ· καὶ βλέπουσί γε τούτων οἱ πλείους ἀβλαβῶς, ἐπεκτεινομένου μὲν ἠρέμα τοῦ νεύρου τοῦ μαλακοῦ, πάσχοντος δ' οὐδέν, ὡς ἄν γε πάθῃ τι, χεῖρον ὁρῶσιν οἱ οὕτω παθόντες· εἰ δὲ καὶ μεῖζον αὐτῷ συμβαίη οὕτω τὸ πάθημα, πρόδηλον 5
7 ὡς οὐδ' ὅλως ὄψονται. καὶ κατὰ τὰς διαστροφὰς δὲ τῶν ὀφθαλμῶν ἡ μὲν ἐφ' ὁποτερονοῦν κανθὸν ἐκτροπὴ φυλάττει τὴν κατὰ φύσιν ἐνέργειαν τὴν ὀπτικήν· ἡ δ' ἄνω καὶ κάτω, καθάπερ γε καὶ αἱ λοξαί, διπλᾶ φαίνεσθαι ποιοῦσι πάντα τὰ ὁρώμενα.
8 Τῶν δὲ τὸ ἄνω βλέφαρον κινούντων μυῶν, ἀκίνητον γάρ ἐστι τὸ κάτω, μικρο- 10 τάτων ὄντων, ὡς μόγις ἐπὶ μεγάλων ζῴων φαίνεσθαι σαφῶς, εἰκότως ἡ τῶν νεύ-
221 ρων ἔμφυσις εἰς αὐτούς ἐστι δυσθεώρητος· | ἀλλὰ κἀνταῦθα καθάπερ ἐπὶ τῶν προειρημένων μυῶν, οὕτω κἀπὶ τούτων ἀναγκαῖόν ἐστι πολλάκις μὲν αὐτοὺς τοὺς μῦς ἴδιόν τι πάθημα πάσχειν [ὁπόσα τὰ τῶν μυῶν ἴσμεν], ἐνίοτε δὲ τῶν
9 ἐμφυομένων εἰς αὐτοὺς νεύρων τι πεπονθέναι. ὁ μὲν οὖν ἀνατείνων αὐτὸ παρα- 15 λυθεὶς χαλαρὸν ἀποδείξει τὸ βλέφαρον, ὡς μὴ δύνασθαι διανοίγειν τὸν ὀφθαλμόν· οἱ κατασπῶντες δέ, δύο γάρ εἰσιν αὐτοί, κλείειν ἀδυνατήσουσιν· εἰ δ' ὁ ἕτερος αὐτῶν πάθοι μόνος, ἐπὶ τὸν ἀντικείμενον αὐτῶν μῦν παρασπασθήσεται τὸ βλέφαρον, ὡς δοκεῖν κεκλάσθαι κατὰ μέσην τὴν ἐπὶ τῷ πέρατι περιγραφὴν αὐτοῦ, καὶ τὸ μὲν ἕτερον μέρος, ὃ κατὰ τὸν πεπονθότα μῦν ἐστιν, ἀνεσπάσθαι, τὸ 20 δ' ἕτερον, ὃ κατὰ τὸν ἀπαθῆ, κατεσπάσθαι.
10 Ταῦτα μὲν οὖν ἴδια πάθη τῶν κατὰ τὸν ὀφθαλμόν ἐστι μορίων, ἀφανεῖς ἔχοντα τοὺς πάσχοντας τόπους, ἕτερα δ' ἐξ ἄλλων ἐπ' αὐτὸν ὁρμᾶται κατὰ συμπάθειαν. τοῖς γοῦν τῶν ὑποχεομένων φαντάσμασιν ὅμοια φαίνεται, μηδεμιᾶς οὔσης ἰδιοπαθείας κατὰ τὸν ὀφθαλμόν, ἀλλ' ἐπὶ συμπαθείᾳ τῇ κατὰ τὸ στόμα τῆς κοι- 25 λίας ἢ κατὰ τὸν ἐγκέφαλον αὐτόν. ἀλλὰ καὶ ταῦτα διορίζεσθαι χρὴ τῶν ἀπὸ τῆς
222 γαστρὸς ἀρχομένων, πρῶτον | μὲν τῷ τὸν ἕτερον ὀφθαλμὸν μόνον ἢ ἀμφοτέρους ὁμοίως φαντάζεσθαι· τοὐπίπαν γὰρ αἱ μὲν ἐπὶ τῇ κατὰ τὴν γαστέρα κακοχυμίᾳ

1–6 ὄντων – ὄψονται] cf. Gal. De usu part. X 8: II 82,20–83,1 Helmr. = III 797,17–798,8 K.   6–9 καὶ – ὁρώμενα] cf. Gal. De sympt. causis I 2: VII 87,8–11 K.   10–12 Τῶν – δυσθεώρητος] cf. Gal. De anat. administr. IV 5: p. 237,10–12 Garofalo = II 443,17–444,2 K.   De usu part. X 9: II 87,5–20; 90,3–16 Helmr. = III 804,9–805,5; 808,6–18 K.   15–21 ὁ – κατεσπάσθαι] cf. Gal. De usu part. X 9: II 87,20–88,19 Helmr. = III 805,5–10 K.   24sq. τοῖς – κοιλίας] cf. Gal. De locis affectis I 1,26; 2,1; 6,6: CMG V 6,1,1, p. 246,1–3; 248,20–250,1; 286,14–16

1 μυῶν] μὲν A   3 τούτων] τοῦτον Fc   4 τοῦ¹ – μαλακοῦ] τοῦ μαλακοῦ νεύρου Lb   πάθει Fc, corr. F²   5 οὕτω^II om. CQ, del. F² fort. recte   6 τὰς om. Lb C   δὲ om. A   post μὲν add. οὖν A   7 κανθὸν] καθὸν A   ἡ] ὁ A   8 φαίνεσθαι post ποιοῦσι trsp. Lb   πάντα om. C   12 ἔκφυσις Lb   14 ὁπόσα – ἴσμεν ut glossam ad ἴδιόν τι seclusi   ὁποῖα C   τὰ om. Lb   14sq. τὸ ἐμφυομένον ... νεῦρον A   14 τῶν^II] supra lin. scr. τί F² (fort. recte pro 15 τι)   15 τι om. Lb   πεπονθότων Lb   αὐτό] αὐτῶν Fc: αὐτός Lb   16 διανοίγειν] διοίγην Fc, corr. F²   17 δέ e γε corr. AQ   αὐτοί] οὗτοι ζ   δ' ὁ ἕτερος] δὲ θάτερος C   18 αὐτῶν^II] αὐτὸν Lb A: αὐτῷ CQN   19 post κατὰ add. τὴν Lb   μέσην e μέσων corr. A, e corr., ut vid., in Fc   ἐπὶ] ἐν Lb   αὐτοῦ] αὐτῶν Bas.   20 post ὃ add. καὶ Q   ἐστιν om. Lb   22 τοὺς ὀφθαλμοὺς C   ἔχοντας A   23 πάσχοντας] περιέχονας Lb   ἐπ' αὐτῶν] ἀπ' αὐτῶν Lb: ἐπ' αὐτῶν Fc, corr. F²   26 ἢ – αὐτόν] fort. ut interpolatio delenda quia argumentum subsequens pertubat, cf. infra 92,21–94,21   post ἢ add. τῇ A   ἐγκέφαλον] κέφαλον Ald., corr. Corn.: supra lin. adn. ὅταν φρενιτίζῃ F²   αὐτόν] om. Fc   27 πρῶτον ζ   ἢ om. A   28 ὁμοίους C   ἐπὶ e corr. in A   κατὰ om. A

benden Muskeln gelähmt ist, wird das ganze Auge die schräge Verdrehung haben. Da 6
es aber, wie ich gesagt habe, andere Muskeln gibt, die den weichen Nerv umgeben, ist
es notwendig, zu wissen, dass ihre Lähmung das Vorfallen des ganzen Auges bewirkt.
Und es sehen die meisten von diesen ohne Beeinträchtigung, wenn der weiche Nerv
leicht auseinandergezogen wird, aber nichts erleidet. Wenn er aber etwas erleidet, sehen
diejenigen, die so affiziert sind, schlechter. Und wenn ihn das Leiden auf diese Weise
noch stärker trifft, ist klar, dass sie gar nicht mehr sehen. Und bei den Verdrehungen der 7
Augen bewahrt die Abweichung zu jedem der beiden Augenwinkel die natürliche
Funktionsausübung des Sehsinns. Die (Verschiebungen) nach oben und unten hingegen, wie auch die schrägen, bewirken, dass alles Gesehene doppelt erscheint.

Da die Muskeln, die das obere Augenlid bewegen – das untere Augenlid ist nämlich 8
unbeweglich – so klein sind, dass sie sich auch bei großen Lebewesen kaum deutlich
zeigen, ist der Umstand, dass die Nerven in sie eingewachsen sind, wahrscheinlich nur
schwer beobachtbar. Aber wie für die oben erwähnten Muskeln gilt auch hier und für
diese notwendig, dass die Muskeln oft selbst an einer eigenen Affektion leiden [, von
denen wir wissen, dass sie Affektionen der Muskeln sind,] dass manchmal aber auch
einer der in sie einwachsenden Nerven betroffen ist. Während sein Hebemuskel, wenn 9
er gelähmt ist, das Augenlid lockermachen wird, sodass es das Auge nicht freilegen
kann, können die Senkmuskeln, von denen es zwei gibt, (das Auge) nicht schließen.
Wenn nur einer von ihnen betroffen ist, wird das Augenlid in Richtung des ihm
gegenüberliegenden Muskels gezogen, sodass es an seiner mittleren Linie gegen das
Ende hin gebrochen erscheint. Der eine Teil, wo sich der betroffene Muskel befindet,
wird nach oben gezogen, während der andere, wo sich der Muskel befindet, der nicht
betroffen ist, nach unten gezogen wird.

Das sind also die eigentümlichen Affektionen derjenigen Teile des Auges, in denen 10
die erleidenden Orte nicht sichtbar sind; andere (Affektionen) hingegen werden bei
ihm von anderen (Teilen) durch Mitaffektion ausgelöst. Etwas den Fehlbildern derer,
die an Katarakt leiden, Ähnliches erscheint etwa ohne jegliche Eigenaffektion des
Auges, sondern bei Mitaffektion mit dem Magenmund oder dem Gehirn selbst. Man
muss (die Fehlbilder) aber auch darin von denen, die ihren Anfang im Magen haben,
unterscheiden: erstens in Bezug darauf, ob sie in einem oder in beiden Augen auf gleiche Weise erscheinen: Im Allgemeinen nämlich treten die Eindrücke, die aus einem

γινόμεναι φαντασίαι τοῖς ὀφθαλμοῖς ἀμφοτέροις ὡσαύτως συμβαίνουσιν, αἱ δ' ἐπὶ ταῖς ὑποχύσεσιν οὔτ' ἄρχονται κατ' ἀμφοτέρους, οὔθ' ὁμοίως φαίνονται· δεύτερον δ' ἐφεξῆς τῷ κατὰ τὸν χρόνον· εἰ γὰρ ἤτοι τριῶν ἢ τεττάρων μηνῶν ἢ καὶ πλειόνων ἤδη φαίνοιτο τὰ τῶν ὑποχεομένων συμπτώματα, σοὶ δὲ κατασκεψαμένῳ τὰς κόρας μηδὲν ἀχλυῶδες ἐμφαινόμενον εὑρίσκοιτο, διὰ τὸ στόμα τῆς 5
κοιλίας αὐτοὺς πάσχοντας εὑρήσεις· οὔπω δ' ὄντος ἀξιολόγου τοῦ χρόνου, πρῶτον μὲν ἐρωτήσεις, εἰ διηνεκῶς ἐν ἁπάσαις ταῖς ἡμέραις ἀφ' ἧς ἤρξατο πάσχειν οὕτω διατελεῖ φαινόμενα, μηδεμιᾶς ἡμέρας μεταξὺ γενομένης ἀμέμπτου τελέως, ἢ παρενέπεσόν τινες ἀμέμπτως ὑγιεῖς· τὸ μὲν γὰρ διηνεκὲς ἔνδειξιν ὑποχύσεως ἔχει, τὸ δὲ διαλεῖπον ὑποψίαν τῶν κατὰ τὴν γαστέρα, καὶ μᾶλλον ὅταν ἐπὶ ταῖς 10
ἀκριβέσιν εὐπεψίαις μηδὲν ἑαυτῷ λέγῃ φαίνεσθαι φάντασμα, πολὺ δὲ μᾶλλον
223 ὅταν ἅμα τῇ γενέσει τῶν φαντασμάτων αἰσθά|νηταί τινος ἐν τῷ στόματι τῆς κοιλίας δήξεως, ἔτι δὲ μᾶλλον ὅταν ἐπὶ τοῖσδε τῶν δακνόντων ἐμεθέντων παύη-
11 ται τὰ συμπτώματα. ταῦτα μὲν οὖν εὐθέως κατὰ τὴν πρώτην ἡμέραν, ἐν ᾗπερ ἂν ἴδῃς τὸν ἄνθρωπον, ἐξ ἀνακρίσεως ὑπάρξει σοι μαθεῖν, ὅταν, ὡς ἔφην, ἀκρι- 15
βῶς κατὰ φύσιν ἔχωσιν οἱ ὀφθαλμοί· τῆς δὲ θατέρου κόρης ἀχλυωδεστέρας ἢ θολωδεστέρας ἢ συνελόντι φάναι μὴ καθαρᾶς ἀκριβῶς φαινομένης, ὑποχύσεώς ἐστιν ἀρχή· ἐὰν δ' ἔνιοι φύσει τὰς κόρας μὴ πάνυ τι καθαρὰς ἔχωσιν, ἐπισκεπτέον ἐστίν, εἰ ἀμφότεραι παραπλησίως φαίνονται διακείμεναι, καὶ εἰ πρὸς τούτῳ μηδέπω χρόνος ἱκανὸς ἐπὶ τοῖς τῆς ὑποχύσεως συμπτώμασι προγεγονόσιν 20
12 ὑπάρχει· κἂν ταῦθ' οὕτως ἔχῃ, κέλευσον ἀρκεσθῆναι τροφῇ τῆς συνήθους ἐλάττονι, μηδὲν ἐχούσῃ κακόχυμον. εἶτα κατὰ τὴν ὑστεραίαν εὐπεπτηκότος ἀκριβῶς αὐτοῦ, πυθοῦ περὶ τῶν κατὰ τὴν ὄψιν φαντασμάτων· εἰ μὲν γὰρ ἤτοι μηδ' ὅλως ἢ ἀμυδρῶς φαίνοιτο, στομαχικὸν ἦν τὸ σύμπτωμα· μενόντων δ' ὁμοίων αὐτῶν, οὐ κατὰ συμπάθειαν, ἀλλὰ κατὰ διάθεσιν οἰκείαν εἰδέναι χρὴ ταῦτα συμπίπτον- 25
224 τα τοῖς ὀφθαλμοῖς, ἔτι δὲ μᾶλλον, ἐὰν τοῦ | δι' ἀλόης φαρμάκου λαβών, ὁμοίως ἔχῃ· λέγω δὲ διὰ τῆς ἀλόης, ὃ προσαγορεύουσιν ἔνιοι μὲν ἱερὰν πικράν, ἔνιοι δὲ

---

15 ὡς ἔφην] v. supra IV 2,10: lin. 4sq.   **27–92,1** λέγω – ἁπλῶς] cf. e.g. Gal. De locis affectis I 4,11: CMG V 6,1,1, p. 272,1sq.   De san. tuenda V 9,6: CMG V 4,2, p. 153,10sq.   Meth. med. XII 7: X 857sq. K.

1 ἐπισυμβαίνουσιν C   αἱ δ'] spatium vacat in A   **2** post ἐπὶ add. δὲ A   **3** δεύτερον] δευτέρῳ F$_c$ ζ L$_b$ N, supra lin. scr. γρ δεύτερον F^2 (unde vel ex cj. sic scr. Q)   **4** φαίνονται L$_b$ σοὶ] σὺ F$_c$, corr. F^2 **5** post κόρας add. εἰ C   ἀχλυῶδες ἐμφαινόμενον] ἐμφερόμενον ἀχλυῶδες C   εὑρίσκοιτο e corr. F$_c$: εὕροις Q   **7** ἐρωτήσεις e corr. F$_c$: supra lin. scr. τὸν κάμνοντα F^2 **8** post ἡμέρας add. ἐν τῷ L^2 (in marg) CN Ald.   γεναμένης F$_c$: γινομένης L$_b$N   **9** ὑγιεῖς om. L$_b$ C   post ὑγιεῖς add. ὡς ἀκριβῶς ὑγιὴς εἶναι δοκεῖν Q, in marg. add. A^2: supra lin. scr. γρ ὡς δοκεῖν ἀκριβῶς ὑγιὴς εἶναι F^2 τὸ] εἰ C   διηνεκὲς] διηνεκῶς ω, supra lin. scr. γρ διηνεκές F^2: διηνεκὲς ὡς Ald.   **11** ἑαυτῷ] αὐτῶ CQN   λέγειν F$_c$ L$_b$, corr., ut vid., F^2 **13** ὅταν om. A   **15** ὑπάρξῃ L$_b$ **17** χολοδεστέρας L$_b$ συνελόντ. F$_c$, in -τα mut. F^2: συνελόντα A   **18** δ'] τ' F$_c$, corr. F^2: δὲ καὶ L$_b$ τι om. A   ἔχουσιν L$_b$ **19** φαίνονται] ἔχουσι in textu, φαίνονται supra lin. L$_b$ εἰ^{II} om. C, post τούτῳ trsp. A   τούτῳ] τοῦτο L$_b$ **20** προγεγονώς F$_c$ ζ Q N: προγεγονὸς L$_b$, correxi   **21** ὑπάρχει in -η mut. F$_c$: ὑπάρξη C   κἂν supra lin. in καὶ mut. in F$_c$ post ταῦθ' add. εἰ L$_b$ ἔχη] ἔχει F$_c$ L$_b$, corr. F^2: ex ἔχει corr. Q: ex ἔχοι corr. C   **23** αὐτοῦ ante ἀκριβῶς trsp. C   πυθοῦ] πύθου F$_c$ C Q N: πείθου A   **25** οἰκείαν] οἰκίαν F$_c$, corr. F^2: ἰδίαν L$_b$ χρὴ post ταῦτα trsp. A   **26** δι'] διὰ τῆς Q   **27** ἔχει F$_c$ L$_b$ διὰ τῆς] τῆς δι' L$_b$: δι' N   ὃ] ὅπερ A   καλοῦσιν C   πικράν om. L$_b$, cf. app. sim. Gal. De san. tuenda

schlechten Säfteverhältnis im Magen resultieren, in beiden Augen auf gleiche Weise auf; die Eindrücke bei den an Katarakt Leidenden hingegen beginnen nicht in beiden Augen und erscheinen nicht auf gleiche Weise. Zweitens dann in Bezug auf die Zeit: Können drei, vier Monate oder noch später nach dem Auftreten von Symptomen der Katarakt, wenn du die Pupillen untersuchst, keinerlei Anzeichen für eine Trübung entdeckt werden, wirst du herausfinden, dass sie wegen des Magenmundes daran leiden. Falls noch nicht nennenswert viel Zeit verstrichen ist, wirst du zuerst fragen, ob die Erscheinungen so beständig jeden Tag seit dem Beginn der Affizierung fortbestehen, ohne Unterbrechung durch einen einzigen vollkommen beschwerdefreien Tag, oder ob sich einige beschwerdefreie gesunde Tage eingeschoben haben. Denn der beständige Zustand bietet Aufschluss über eine Katarakt, der intermittierende hingegen einen Verdacht, dass die Beschwerden aus dem Magen kommen, vor allem dann, wenn (die Person) von sich sagt, dass sie bei vollständiger und guter Verdauung kein Fehlbild hat, und noch mehr, wenn sie gleichzeitig mit dem Entstehen der Fehlbilder ein Beißen im Magenmund wahrnimmt, und vollends, wenn darüber hinaus mit dem Erbrechen der beißenden Stoffe die Symptome aufhören. Du wirst dies aus der Untersuchung vom ersten Tag an, an dem du den Menschen siehst, sofort in Erfahrung bringen können, wenn die Augen, wie ich sagte, genau in ihrem naturgemäßen Zustand sind. Wenn eine der beiden Pupillen ein wenig getrübt oder verschleiert ist, oder kurzum, wenn sie nicht vollkommen rein erscheint, liegt ein Anfang einer Katarakt vor. Wenn einige aber von Natur aus keine sehr reinen Pupillen haben, muss untersucht werden, ob beide offensichtlich einen ähnlichen Zustand haben, und ob außerdem noch nicht genug Zeit verstrichen ist, bis sich die Symptome der Katarakt ausgebildet haben. Wenn es sich so verhält, verschreib weniger Essen als üblich und Essen, das keinen schlechten Saft enthält. Frage dann am nächsten Tag, wenn die Verdauung erfolgreich war, nach den Fehlbildern im Sehsinn. Wenn sie gar nicht aufgetreten sind oder nur sehr schwach wahrnehmbar waren, so stammte das Symptom von der Magenöffnung; wenn die Fehlbilder aber gleich bleiben, so muss man wissen, dass sie nicht durch Mitaffektion, sondern durch einen eigentümlichen Zustand in den Augen auftreten, und noch mehr, wenn es sich ähnlich verhält, nachdem sie die Arznei mit dem Wirkstoff Aloe Vera eingenommen haben. Ich sage ‚mit dem Wirkstoff Aloe Vera'(*dia tēs aloēs*) zu dem, was einige als die ‚bittere heilige' (*hiera pikra*), andere einfach als die

πικράν ἁπλῶς. εἰ γὰρ στομαχικὸν εἴη τὸ σύμπτωμα, θεραπευθήσεται ῥᾷστα διὰ τῆς τοῦ φαρμάκου τούτου πόσεως, ἅμα ταῖς εὐπεψίαις, ὡς συνελθεῖν εἰς ταὐτὸν ἀμφότερα, τήν τε διάγνωσιν τοῦ πεπονθότος τόπου καὶ τὴν θεραπείαν αὐτοῦ.

13   Ἐγὼ δέ, ὡς ἴστε, καὶ χωρὶς τοῦ θεάσασθαι τοὺς οὕτω πάσχοντας ἐθεράπευσα διὰ γραμμάτων ἐνίους ἐν ἄλλοις ὄντας ἔθνεσιν· καὶ γὰρ ἐκ τῆς Ἰβηρίας καὶ τῆς Κελτικῆς καὶ Ἀσίας καὶ Θράκης καὶ ἄλλων χωρίων ἐπιστειλάντων μοί τινων, εἴ τι πρὸς ἀρχὰς ὑποχύσεως μήπω μηδεμιᾶς ἐναργῶς φαινομένης βλάβης ἐν τῇ κόρῃ φάρμακον ἔχοιμι δόκιμον ἀποστέλλειν αὐτοῖς, ἠξίωσα δηλωθῆναί μοι πρότερον, εἰ ἐκ πολλοῦ χρόνου πάσχουσι καὶ τἆλλα περὶ ὧν ὀλίγον ἔμπροσθεν εἶπον· εἶτα τοῖς ἐπιστείλασιν, ἓξ μῆνας ἢ ἐνιαυτὸν ἀπὸ τῆς ἀρχῆς γεγονέναι πασχόντων, ἀμφοτέρων ὁμοίως τῶν ὀφθαλμῶν ἐπί τε ταῖς εὐπεψίαις ἄμεινον ἐχόντων, παροξυνομένων δ' ἐπὶ ταῖς | ἀπεψίαις καὶ ταῖς τοῦ στομάχου δήξεσιν, ἐμεσάντων τε καὶ καθισταμένων, οὐδὲν ἔτι περὶ τῆς κόρης ἀξιώσας πυθέσθαι, βεβαίως ἔγνων ὡς οὐκ ἰδιοπάθειαν ἀλλὰ συμπάθειαν εἶναι τῶν ὀφθαλμῶν ἐπὶ τῇ γαστρί· καὶ πέμψας αὐτοῖς τὴν πικράν, ἐκείνους μὲν πρῶτον καὶ μάλιστα, δι' ἐκείνων δὲ καὶ ἄλλους πολλοὺς τῶν ὁμοεθνῶν αὐτοῖς ἰασάμην· ὄντες γὰρ αὐτοὶ πάντες οἷς ἔπεμψα πεπαιδευμένοι, μαθόντες δ' ἐξ ὧν αὐτοῖς ἐπέστειλα τὰς διαγνώσεις τῶν πεπονθότων τόπων αὐτοί τε τοῦ λοιποῦ ῥᾳδίως ἐγνώριζον αὐτοὺς ἐθεράπευόν τε τῷ πικρῷ φαρμάκῳ.

14   Παραπλήσια δὲ τοῖς τῶν ὑποχεομένων συμπτώματα γίνεται πολλάκις ἐγκεφάλου πάσχοντος ἔν τισι φρενιτίδων, εἴτε εἴδεσιν εἴτε διαφοραῖς ἐθέλοις ὀνομάζειν. εἰσὶ γὰρ αὐτῆς ἁπλαῖ μὲν δύο, σύνθετος δ' ἐξ ἀμφοῖν ἡ τρίτη. τινὲς μὲν γὰρ τῶν φρενιτικῶν οὐδὲν ὅλως σφαλλόμενοι περὶ τὰς αἰσθητικὰς διαγνώσεις τῶν ὁρατῶν, οὐ κατὰ φύσιν ἔχουσι ταῖς διανοητικαῖς κρίσεσιν· ἔνιοι δ' ἔμπαλιν ἐν μὲν ταῖς διανοήσεσιν οὐδὲν σφάλλονται, παρατυπωτικῶς δὲ κινοῦνται κατὰ τὰς αἰσθήσεις, ἄλλοις δέ τισι κατ' | ἄμφω βεβλάφθαι συμβέβηκεν. ὁ δὲ τρόπος ἑκατέρας τῆς βλάβης τοιόσδ' ἐστίν.

---

23 εἰσὶ – τρίτη] *cf.* Gal. De sympt. diff. 3,10: CMG V 5,1, p. 224,14–16   23–25 τινές – κρίσεσιν] *cf.* Gal. De sympt. diff. 3,12: CMG V 5,1, p. 226,9sq.   In Hipp. Epid. VI comm. VIII: CMG V 10,2,2, p. 461,12–18 = CMG Suppl. Or. V 3, p. 1318,8–12   25–27 ἔνιοι – αἰσθήσεις] *amplius cf.* Gal. De sympt. diff. 3,11: CMG V 5,1, p. 224,18–226,8   26sq. παρατυπωτικῶς – αἰσθήσεις] *cf.* Gal. De sympt. causis I 4: VII 107,15 K.

1 ἁπλῶς *ante* πικράν *trsp.* F$_c$ L$_b$ εἰ *add.* μὲν A   5 ἴστε] ἴσθαι F$_c$, *corr.* F²: οἶσθα L$_b$ 6 ὄντας *post* ἔθνεσιν *trsp.* L$_b$ 8 τι] τοι L$_b$ φαινομένης *e corr.* L$_b$ 9 ἔχοιμι] ἔχοιμοι L$_b$: ἔχει μοι A   10 *post* ἐκ *add.* τοῦ F$_c$, *del.* F²   11 εἶτα τοῖς] εἶτ' αὐτοῖς C   ἢ] εἰ A   12 πασχόντων *in* φασχόντων *mut. in* F$_c$: φασκόντων Ald., *corr. Corn.*   τε] μὲν A   14 ἐμεσάντων] ἐμούντων C   *post* τε *supra lin add.* χολὴν F²   ἠξίωσας A   15 ὡς *om.* ζ   ἰδιοπαθείας A   εἶναι *post* ὀφθαλμῶν *trsp.* L$_b$ 16 πρώτων C Q N: πρώτως A   17 αὐτοῖς] αὐτοῖς L$_b$ αὐτοί] οὗτοι C   18 οἷς] οὓς L$_b$ πεπαιδευμένου F$_c$ δ'] τε C   ἐπέστειλα *om.* L$_b$ 19 τε *om.* C   20 ἐθεράπευόν τε] ἐθεραπεύονται F$_c$, *corr.* F²   21 δὲ C   22 φροντίδιν e -τίσιν *mut.* A   *ante* εἴτε εἴδεσιν *praem.* εἴτε ἰδέαις A, ἰδέαις C   23 *ante* γὰρ¹ *add.* μὲν A   αὐτῆς *e corr. in* F$_c$: αὐτοῖς L$_b$: ἐξ αὐτῶν Q, *fort. mavis* αὐτῶν   ἀμφοῖν] αὐτῆς A   24 οὐδέν] οὐδ' A   26 παρατυπικῶς F$_c$ A N: περιτυπωτικῶς Q, παρατυπικῶς *supra lin* Q²   κινοῦντα A

‚bittere' (*pikra*) (Arznei) bezeichnen. Wenn das Symptom von der Magenöffnung herrührt, wird es sehr einfach durch das Trinken dieses Medikaments erfolgreich behandelt werden, bei gleichzeitiger Rückkehr der guten Verdauung, sodass beides zusammenkommt, das Erkennen des betroffenen Ortes und seine erfolgreiche Behandlung.

Was mich betrifft, so habe ich, wie ihr wisst, Personen, die daran litten, auch ohne sie mir anzuschauen über Briefkorrespondenz behandelt, wobei einige in anderen Provinzen waren. Wenn mir Briefe aus Iberien, Gallien, Kleinasien, Thrakien und anderen Gebieten mit der Frage zugeschickt wurden, ob ich irgendeine erprobte Arznei gegen die Anfänge einer Katarakt ohne offensichtliche Schädigung der Pupille hätte, die ich ihnen schicken könnte, bat ich darum, man möge mir zuerst mitteilen, ob der (krankhafte) Zustand schon länger zurückliege, und um die anderen Hinweise, die ich oben erwähnt habe. Wenn sie mir dann brieflich antworteten, dass sechs Monate oder ein ganzes Jahr vom Beginn ihrer Affizierung an verstrichen sei, dass zugleich beide Augen nach guter Verdauung sich besser verhielten, und dass sie nach schlechter Verdauung und Beißen der Magenöffnung gereizt seien, und dass das Erbrechen sie auch wieder in eine gute Verfassung bringe, hielt ich es nicht mehr für wichtig, etwas über die Pupille zu erfragen, da ich mit Sicherheit wusste, dass es nicht eine Eigenaffektion, sondern eine Mitaffektion der Augen vom Magen her war; und ich schickte ihnen die bittere Medizin und heilte zunächst und vor allem diese Menschen, durch sie aber auch viele andere ihrer Landsleute. Denn da alle, denen ich es schickte, gebildet waren, lernten sie aus dem, was ich ihnen schickte, die Bestimmungen der betroffenen Orte, erkannten diese künftig nun selbst mit Leichtigkeit und behandelten sie mit der bitteren Arznei.

Ähnliche Symptome wie bei denen, die eine Katarakt haben, entstehen oft, wenn das Gehirn bei gewissen, wie du sie auch nennen willst, Arten oder Unterscheidungstypen von Phrenitis affiziert ist. Es gibt von ihr nämlich zwei einfache (Arten oder Unterscheidungstypen) und eine dritte, die aus den beiden anderen kombiniert ist. Einige Menschen mit Phrenitis, die sich in auf die Sinneswahrnehmung gestützten Differenzierungen unter den sichtbaren Dinge in keiner Weise täuschen, verhalten sich nämlich in Bezug auf intellektuelle Urteile nicht naturgemäß. Andere wiederum täuschen sich in Verstandesdingen in nichts, werden aber in Bezug auf ihre Sinne illusorisch fehlgeleitet. Für wieder andere trifft es zu, dass sie auf beide Arten geschädigt sind. Jeder der beiden Schädigungstypen ist je wie folgt (in einem Beispiel dargestellt).

15 Καταλειφθείς τις ἐπὶ τῆς οἰκίας ἐν Ῥώμῃ μεθ' ἑνὸς ἐριουργοῦ παιδός, ἀναστὰς ἀπὸ τῆς κλίνης ἧκεν ἐπὶ τῆς θυρίδος, δι' ἧς οἷόν τ' ἦν ὁρᾶσθαί τε αὐτὸν καὶ ὁρᾶν τοὺς παριόντας. εἶτα τῶν ὑαλίνων σκευῶν ἕκαστον ἐπιδεικνὺς αὐτοῖς, εἰ κελεύοιεν αὐτῷ βαλεῖν, ἐπυνθάνετο. τῶν δὲ μετὰ γέλωτος ἀξιούντων τε βαλεῖν καὶ κροτούντων ταῖς χερσίν, ὁ μὲν ἔβαλεν ἐφεξῆς ἅπαντα προχειριζόμενος, οἱ δὲ γελῶντες ἐκεκράγεσαν. ὕστερον δέ ποτε πυθόμενος αὐτῶν, εἰ καὶ τὸν ἐριουργὸν κελεύοιεν βληθῆναι, κελευσάντων αὐτῶν, ὁ μὲν ἔβαλεν, οἱ δ' ἐπεὶ καταφερόμενον ἐξ ὕψους ἐθεάσαντο, γελῶντες μὲν ἐπαύσαντο, πεσόντα δὲ προσδραμόντες ἀνείλοντο συντριβέντα.

16 Τὸ δ' ἐναντίον οὐ μόνον ἐπ' ἄλλων, ἀλλὰ καὶ ἐμαυτῷ συμβὰν οἶδα μειρακίῳ τὴν ἡλικίαν ὄντι. πυρέττων γὰρ ἐν θέρει πυρετῷ διακαεῖ, τῆς τε κλίνης ἐξέχειν τινὰ κάρφη, κατὰ τὴν χρόαν ὀρφνώδη, καὶ τῶν ἱματίων ὁμοίας κροκύδας ἐνόμιζον· εἶτ' ἀφαιρεῖν μὲν αὐτὰς ἐπεχείρουν, οὐδενὸς δὲ ὑπὸ τῶν δακτύλων ἀναφερομένου, συνεχέστερόν τε | καὶ σφοδρότερον ἐπεχείρουν οὕτω πράττειν. ἑταίρων δὲ δυοῖν παρόντων ἀκούσας ἀλλήλοιν λεγόντων, ὡς οὗτος ἤδη κροκυδίζει τε καὶ καρφολογεῖ, συνῆκα μὲν ὡς αὐτὸ τοῦτο πεπόνθοιμι τὸ λεγόμενον ὑπ' αὐτῶν, ἀκριβῶς δὲ παρακολουθῶν ἐμαυτῷ μὴ παραπαίοντι κατὰ τὴν λογιστικὴν δύναμιν, ὀρθῶς, ἔφην, λέγετε, καὶ βοηθεῖτέ μοι, μὴ φρενιτιάσω. τραπομένων δ' αὐτῶν ἐπὶ τὰς προσηκούσας ἐπιβροχὰς τῆς κεφαλῆς, δι' ὅλης τῆς ἡμέρας καὶ νυκτὸς ἐνύπνια μέν μοι ταραχώδη τινὰ συνέπεσεν ἄχρι τοῦ βοῆσαί τε καὶ ἀναπηδῆσαι κατ' αὐτά, κατέστη δὲ τὰ συμπτώματα πάντα κατὰ τὴν ἑξῆς ἡμέραν.

17 Εὔδηλον οὖν ὅτι τῶν συμπτωμάτων ἡ γένεσις ἐπὶ μὲν αἰτίᾳ μιᾷ καὶ τῇ αὐτῇ κατ' εἶδος, οὐκ ἐκ τοῦ αὐτοῦ δὲ πρωτοπαθοῦντος ὁρμᾶται τόπου τοῖς ἐπ' ἐγκεφάλῳ τε καὶ γαστρὶ κατὰ συμπάθειαν, ὡς εἴρηται, πάσχουσιν· ὅταν γὰρ ἀθροισθῇ τις ἐν ἐγκεφάλῳ χολώδης χυμὸς ἅμα πυρετῷ διακαεῖ, παραπλήσιόν τι πάσχει τοῖς ὑπὸ πυρὸς ὀπτωμένοις, καὶ κατὰ τοῦτο λιγνύν τινα γεννᾶν πέφυκεν, ὥσπερ κἂν

1–9 Καταλειφθείς – συντριβέντα] cf. Gal. De sympt. diff. 3,12: CMG V 5,1, p. 226,10–17 In Hipp. Epid. VI comm. VIII: CMG V 10,2,2, p. 461,18–36 = CMG Suppl. Or. V 3, p. 1318,12–1320,2 11–16 πυρέττων – καρφολογεῖ] cf. Hipp. Progn. 4,1: p. 13,7–14,1 Jouanna = II 122,8sq. L. cum Gal. In Hipp. Progn. comm. I 23: CMG V 9,2, p. 237,8–238,8

1 καταληφθείς Fc C post οἰκίας add. φρενιτικῶν Q ἐριουργοῦ] ἱερουργοῦ A 2 τῆς^II om. CQN οἷόν] οἷος Lb 2sq. ὁρᾶν ... ὁρᾶσθαι A 3 ὑελίνων ζN 4 αὐτῷ ex αὐτὸ corr. in Fc: αὐτῶν Lb: εἰς αὐτοὺς C: ὡς αὐτοὺς N: om. Q   βαλεῖν^I] βαλλεῖν C, correxi cum N: βάλλειν Fc Lb A: ὕπτειν Q τε om. A 5 ἔβαλλεν A πάντα Lb 6 ἐκεκράγησαν Lb: ἐκεκράγεισαν Chart. ποτε om. CN ἐριουργὸν] ἱερουργόν A 7 ἔβαλεν] ἔβαλλεν Fc Lb A Ald. (corr. Bas.) 8 πεσόντα e -τες corr. Fc δὲ om. Lb post προσδραμόντες add. τι Lb 10 ἄλλῳ Lb ἐπ' ἐμοὶ αὐτῷ Q 11 ἐξέχειν] ἐξαίρειν A post ἐξέχειν add. ἐδόκουν C 12 post χρόαν add. τὴν A ὁμοίως A κροκίδας C 13 ἀφερεῖν Fc Lb, corr. μὲν om. C ἀναφερομένων C 14 πράττων Lb C ἑταίρων] ἑτέρων Fc ζ Q N, corr. F² C² 15 παρόντων C: συμπαρόντων Lb ἀλλήλοις Lb λεγόντων e corr. Lb: λεγόντοιν C ἤδη] μέν A 16–96,12 ὡς – τῶν om. C 16 αὐτὸ] ex αὐτῇ in αὐτῷ mut. Fc 18 λέγεται Fc, corr. F² βοηθεῖταί Fc, corr. F²: βοηθῆτε Lb φρενιτήσω Fc, fort. mavis φρενιτίσω cf. p. 34,29 19 ἐμβροχὰς Lb τῆς^II om. ζ post καὶ add. τῆς Lb 20 μέν μοι] μέντοι W μοι om. Lb συνέπεσεν e συνέπεσον corr. Lb βοήσῃ Fc, corr. F²: βοηθῆσαι A 20sq. κατ' αὐτά] πρὸς τ' αὐτὰ Fc, supra lin. scr. γρ κατά: πρὸς ταῦτα F² 21 κατέστι Lb 23 ἐγκεφάλῳ Q] ἐγκεφάλου Fc ζ: ἐγκεφαλ' Lb: ἐγκεφάλου ex -ω mut. N

Jemand, der in seinem Haus in R o m mit einem Wollhandwerkersklaven zusammenlebte, stand von seinem Bett auf und kam zum Fenster, von dem aus er die Passanten sehen und von ihnen gesehen werden konnte. Dann zeigte er ihnen ein jedes einzelne von seinen Glaswaren und fragte sie, ob sie ihn zum Werfen auffordern würden. Sie forderten ihn unter Gelächter zum Werfen auf und klatschten mit den Händen; er nahm sie alle der Reihe nach in die Hand und warf sie hinunter, während sie lachten und schrien. Etwas später jedoch fragte er sie, ob sie ihn auch auffordern würden, den Wollhandwerkersklaven hinunterzuwerfen, und nachdem sie ihn dazu aufgefordert hatten, warf er ihn hinunter; sie aber hörten auf zu lachen, als sie ihn aus der Höhe fallen sahen, eilten zum Heruntergefallenen und hoben den zerschmetterten Mann auf.

Das Gegenteil davon habe ich nicht nur bei anderen, sondern auch bei mir selbst in jugendlichem Alter beobachtet. Als ich im Sommer ein brennendes Fieber hatte, glaubte ich, dass Strohhalme – der Farbe nach dunkle – aus meinem Bett aufschienen und ähnliche Flocken aus den Bettlaken. Ich versuchte, sie zu fassen, und wie ich mit den Fingern keine aufnehmen konnte, erneuerte ich diese Versuche mit mehr Beharrlichkeit und Einsatz. Ich hörte, wie zwei meiner Freunde, die zugegen waren, zueinander sagten: „Dieser hier ist schon voller Krokidismus und Karphologie (Flocken- und Strohhalmlesekrankheit)." Ich verstand, dass ich genau an dem litt, was sie sagten, und da ich mir selbst bewusst war, dass ich in Bezug auf mein rationales Vermögen nicht neben mir stand, sagte ich zu ihnen: „Ihr habt recht, kommt mir zu Hilfe, damit mich die Phrenitis nicht befalle." Nachdem sie die passenden Kopfbäder angewandt hatten, wurde ich den ganzen Tag und die ganze Nacht von beunruhigenden Träumen befallen so sehr, dass ich unter ihrem Einfluss aufgeschrien habe und aufgesprungen bin; aber alle Symptome ließen am nächsten Tag nach.

Es ist also offensichtlich, dass die Entstehung der Symptome, die, soweit es ihre Art betrifft, ein und dieselbe Ursache haben, nicht von demselben erstaffizierten Ort ausgelöst wird bei denen, die, wie wir gesagt haben, durch Mitaffektion mit dem Gehirn bzw. dem Magen daran leiden. Wenn sich nämlich ein galliger Saft zusammen mit einem brennenden Fieber im Gehirn angesammelt hat, widerfährt ihm etwas Ähnliches wie Dingen, die durch Feuer gebraten werden, und es entsteht dabei eine Art von

228 τοῖς λύχνοις τοὔλαιον· ἥτις λιγνὺς συνδιεκπίπτουσα τοῖς ἐπὶ τὸν | ὀφθαλμὸν ἀφικνουμένοις ἀγγείοις, αἰτία γίνεται τῶν φαντασμάτων αὐτοῖς· ἐθεάσασθε γὰρ ἐν ταῖς ἀνατομαῖς ἅμα τοῖς νεύροις ἐπὶ τὸν ὀφθαλμὸν ἀρτηρίας τε καὶ φλέβας συνδιεκπιπτούσας ἀπὸ τῶν τὴν χοριοειδῆ μήνιγγα διαπλεκουσῶν. ἀλλὰ καὶ οὗτος ὁ λόγος ἐνταυθοῖ τελευτάτω, διωρισμένος ἱκανῶς.

18 Ἐφεξῆς δὲ περὶ τῶν ἄλλων ἐν ὀφθαλμοῖς μερῶν εἴπωμεν ἕνα μὲν κοινὸν λόγον, ὡς τὰ φαινόμενα σαφῶς ἡμῖν μόρια μὴ φυλάττοντα τὴν φυσικὴν κατάστασιν οὐ πρόκειται νῦν διαγιγνώσκειν, ἀλλ' ἐφ' ὧν ἀφανὲς αἰσθήσει τὸ πεπονθός ἐστι μόριον· ὡς ἐφ' ὧν γε φαίνεται σαφῶς ἤτοι διερρωγός τι τῆς κόρης ἢ παρεσπασμένον ἢ παρὰ φύσιν ηὐξημένον ἢ μεμειωμένον, αὐτὸ μὲν τὸ πεπονθὸς οὐδεμιᾶς δεῖται σοφίας εἰς διάγνωσιν, ἥτις δ' ἐστὶν ἡ ποιοῦσα διάθεσις αὐτό, τῆς ἰατρικῆς τέχνης ἔργον ἐπίστασθαι, καὶ γέγραπται περὶ αὐτῶν ἐν Τοῖς τῶν συμπτωμάτων αἰτίοις· ὥστ' οὐδὲν ἔτι δέομαι λέγειν ἐν τῷδε περὶ τῶν ἐν ὀφθαλμοῖς πεπονθότων μορίων, ὥσπερ οὐδὲ περὶ τῶν ἐν αὐτοῖς παθῶν. τὰ μὲν γὰρ ὀνόματα τῶν
229 παθῶν ἐν ἑνὶ μικρῷ βιβλίῳ γέγραπται τὴν | ἐπιγραφὴν ἔχοντι Τῶν ἐν ὀφθαλμοῖς παθῶν διάγνωσις· αἱ δ' αἰτίαι, καθάπερ ἔφην, ἐν Τοῖς τῶν συμπτωμάτων αἰτίοις εἴρηνται. καιρὸς οὖν ἤδη μεταβαίνειν ἐπὶ τὴν γλῶτταν.

3. Ἑώραται δ' ἡμῖν ἐπ' αὐτῆς ἐνίοτε μὲν ἡ κίνησις, ἐνίοτε δὲ ἡ τῆς γεύσεως αἴσθησις βεβλαμμένη, καὶ ποτὲ μὲν σὺν αὐτῇ καὶ ἡ τῆς ἁφῆς. οὐκ ἔστι δ' ἄλλα μὲν ἁφῆς, ἄλλα δὲ γεύσεως νεῦρα, καθάπερ τὰ τῆς κινήσεως· τὰ γὰρ ἀπὸ τῆς τρίτης συζυγίας οὐ μόνον τῶν ἁπτῶν, ἀλλὰ καὶ τῶν γευστῶν ἐστι διαγνωστικά. πλεονάκις δὲ βλάπτεται τῶν γευστῶν ἡ αἴσθησις ἤπερ ἡ τῶν ἁπτῶν, καίτοι τῶν αὐτῶν οὖσα νεύρων, ὡς ἂν ἀκριβεστέρας δεομένη διαγνώσεως. παχυμερέστατον μὲν γὰρ τὸ τῆς ἁφῆς αἰσθητήριον, ὥσπερ τὸ τῆς ὄψεως λεπτομερέστατον· δεύτερον δὲ μετὰ τὴν ὄψιν ἐν λεπτομερείᾳ μὲν τὸ τῆς ἀκοῆς, ἐν παχυμερείᾳ δὲ

2–4 ἐθεάσασθε – διαπλεκουσῶν] cf. Gal. De anat. administr. IX 3: p. 565,20–29 Garofalo = II 719,14–720,5 K.   7sq. ὡς – διαγιγνώσκειν] cf. Gal. De locis affectis V 6,14: CMG V 6,1,3, p. 336,20sq.   12sq. ἐν – αἰτίοις] v. Gal. De sympt. causis I 2: VII 86,8–101,19 K.   15sq. Τῶν – διάγνωσις] non extat; cf. Gal. De libris propr. 2,2: p. 140,18 Boudon-Millot = XIX 16,16 K.   16 ἐν – αἰτίοις] v. Gal. De sympt. causis I–III: VII 85–272 K.   18sq. Ἑώραται – ἁφῆς] cf. Gal. De usu part. VIII 5: I 459,11–14 Helmr. = III 634,3–5   23sq. παχυμερέστατον – αἰσθητήριον] cf. Gal. De usu part. VIII 6: I 464,8–10; 469,8sq. Helmr. = III 640,11sq.; 647,2sq. K.   De plac. Hipp. et Plat. VII 5,17: CMG V 4,1,2, p. 456,21   24 ὥσπερ – λεπτομερέστατον] cf. Arist., Metaph. A 1: 980a24–27   De sensu et sensib. 1: 437a3–9

1 λιγνὺς om. W   ὀφθαλμὸν ex -ῶν corr. Fc   2 γίνηται W   ἐθεάσασθαι Fc, corr. F²Q   3 διεκπιπτούσας A   4 χοριοειδῆ] χοροειδῆ ω, correxi sec. LSJ   5 ἐνταυθοῖ e -θᾶ, ut vid., corr. Fc   διωρισμένος Fc, corr., ut vid., F²: διορισμὸς A   6 μερῶν] παθῶν ζ   εἴπωμεν Fc   8 διαγνώσκειν Lb   αἰσθήσει ... ἐστι] ἐστι ... αἰσθήσει Lb   9 ἤτοι] ἢ W   11 εἰς om. Lb   11sq. τῆς – ἔργον] ἀπὸ τῶν τῆς ἰατρικῆς τέχνης ἔργων Lb   12sq. ταῖς ... αἰτίαις Lb   14 post μορίων supra lin. add. τῶν αἰσθητῶν F²   περὶ om. LbQ   14sq. τὰ – παθῶν om. C   16 καθάπερ A   17 εἴρηται A   18 αὐτῆς] αὐτοῖς A   19 μὲνI om. ζ   ἁφῆς – μὲνII om. A   21 ἐστι] εἰσὶ C   διαγνωσικὸν A   πλεονάκις] πολλάκις A: supra lin. scr. μᾶλλον F²   22 ἡII om. Lb: del. F²   post καίτοι add. γε Lb   τῶνIII] supra lin. scr. διὰ F²   23 παχυμερέστερον Lb   24 μὲν om. Lb A   post γὰρ add. ἐδείχθη ζ   αἰσθητήριον] αἰσθητόν maluit De Lacy (CMG V 4,1,2, p. 456 loc. sim. ad lin. 21, sed cf. loc. sim. cit. supra)   λεπτομερέστερον Lb   25 δὲI] μὲν A   λεπτομερία Fc, corr. F²: λεπτομερία A   δὲII ante παχυμερείᾳ trsp. Lb

dickem Rauch wie beim Öl in den Laternen. Dieser Rauch, der mit den Gefäßen, die zum Auge führen, weggeht, wird für sie zur Ursache von Fehlbildern. Denn ihr habt beim Sezieren beobachtet, dass zusammen mit den Nerven Arterien und Venen zum Auge weggehen von dem, was die chorioide Membran (*Pia mater encephali*) bildet. Aber auch diese Ausführung soll hier nun beendet sein, da sie das Thema hinreichend umrissen hat.

Daran anschließend wollen wir über die anderen Teile des Auges ganz allgemein sagen, dass es jetzt nicht darum geht, die deutlich sichtbaren Teile zu erkennen, die ihren natürlichen Zustand nicht behalten; es geht vielmehr darum, den betroffenen Teil bei denjenigen Teilen des Auges zu erkennen, bei denen sich dieser der Wahrnehmung nicht offenbart. Denn in den Fällen, in denen deutlich erscheint, dass etwas in der Pupille zerrissen ist oder etwas zur Seite gezogen oder widernatürlich erweitert oder verengt ist, erfordert das, was betroffen ist, keine Fertigkeit im diagnostischen Erkennen. Zu verstehen, was diesen Zustand herbeigeführt hat, ist Aufgabe der ärztlichen Kunst, und darüber wurde in (Über) die Ursachen der Symptome geschrieben. Ich muss mich daher in diesem (Buch) weder mit den betroffenen Teilen in den Augen, noch mit den Affektionen in ihnen beschäftigen. Die Namen der Affektionen stehen nämlich in einem kleinen Buch mit dem Titel ‚Diagnose der Affektionen in den Augen'; die Ursachen hingegen wurden, wie gesagt, im Buch Über die Ursachen der Symptome mitgeteilt.

3. Es ist nun der richtige Zeitpunkt, zur Zunge überzugehen. Wir haben beobachtet, dass bei ihr manchmal die Bewegungsfähigkeit, manchmal der Geschmackssinn und manchmal zusammen mit diesem auch der Tastsinn geschädigt ist. Nun gibt es nicht je andere Nerven für das Tasten und das Schmecken, so wie es sie für die Bewegung gibt. Tatsächlich sind die Nerven aus dem dritten Paar nicht nur für das differenzierende Erkennen der taktilen (Qualitäten), sondern auch für das der geschmacklichen zuständig. Die Wahrnehmungsfähigkeit für die geschmacklichen wird häufiger geschädigt als die für die taktilen, obwohl sie in denselben Nerven liegt, weil sie ein genaueres Differenzierungsvermögen voraussetzt. In der Tat ist der Tastsinn der gröbste Sinn, so wie der Sehsinn der feinste ist. Nach dem Sehsinn kommt an zweiter Stelle hinsichtlich der Feinheit der Gehörsinn, hinsichtlich der Grobheit aber, da nach dem

μετὰ τὴν ἁφὴν τὸ τῆς γεύσεως, ὥσπερ ἐν μέσῳ τῶν τεττάρων τὸ τῆς ὀσφρήσεως. ἡ δὲ κίνησις τῆς γλώττης παρὰ τῆς ἑβδόμης ἐστὶ συζυγίας τῶν ἐξ ἐγκεφά-
λου πεφυκότων νεύρων ἐγγὺς τῆς | κατὰ τὸν νωτιαῖον ἀρχῆς οὖσα.

Ὅταν μὲν οὖν ἀμφότερα τὰ μέρη τοῦ ἐγκεφάλου, τό τε δεξιὸν καὶ τὸ ἀριστερόν, κατὰ τοῦτο τὸ χωρίον ᾖ πεπονθότα, τοὺς ἀποπληκτικοὺς ἐπιφέρει κινδύ-
νους· ὅταν δὲ θάτερον μόνον, εἰς παραπληγίαν τελευτᾷ, ποτὲ μὲν τῇ τῆς γλώττης κινήσει μόνῃ λυμαινομένην κατὰ τὸ ἥμισυ μέρος, ἔστι δ' ὅτε καὶ τοῖς κάτω τῆς
κεφαλῆς μορίοις ἄλλοτ' ἄλλοις ἐγκατασκήπτουσαν, ποτὲ δὲ καὶ παντὶ θατέρῳ
μέρει τοῦ σώματος ἄχρι ποδῶν ἄκρων. ἡ δ' οὖν γλῶττα πολλάκις ἑώραται βλα-
πτομένη τὴν εἰρημένην βλάβην μόνη τῶν κατὰ τὸ πρόσωπον μερῶν, μήτε τῆς
ἁπτικῆς αἰσθήσεως ἐν αὐτῇ μήτε τῆς γευστικῆς βεβλαμμένων. καὶ ἡ αἰτία πρόδηλος ὑμῖν ἐστιν ἑωρακόσι τὰς ἐξ ἐγκεφάλου τῶν νεύρων ἀποφύσεις εἰς μὲν τὸ
πρόσωπον ἀπὸ τοῦ προσθίου μέρους αὐτοῦ γινομένας, εἰς δὲ τὰ κάτω μέρη τοῦ
προσώπου πάντα τὰ καθ' ὅλον τὸ ζῷον ἀπὸ θατέρου μέρους τοῦ ὄπισθεν, ἐξ οὗ
μέρους ἐστὶ καὶ ἡ συζυγία τῶν ἐπὶ τοὺς τῆς γλώττης μῦς ἀφικνουμένων νεύρων,
ὑφ' ὧν αἱ κατὰ προαίρεσιν αὐτῆς γίνονται κινήσεις. ὥστε πάλιν εἰκότως, ὅταν τὸ
πρόσθιον ἐγκεφάλου πάθῃ μέρος μόνον, ἡ μὲν τῆς γλώτ|της κίνησις ἀβλαβὴς
διασῴζεται μόνη, τὰ δ' ἄλλα πάντα τὰ κατὰ τὸ πρόσωπον μόρια τὰς αἰσθητι-
κὰς <δυνάμεις> καὶ προαιρετικὰς κινήσεις ἀπόλλυσιν, κατὰ θάτερον δηλονότι
μέρος, ἤτοι τὸ δεξιὸν ἢ τὸ ἀριστερόν.

Ἐὰν γὰρ ὅλον ποτὲ πάθῃ τὸ πρόσθιον ἐγκεφάλου, συμπάσχειν μὲν ἀναγκαῖόν ἐστι καὶ τὰ περὶ τὴν ὑψηλοτάτην αὐτοῦ κοιλίαν, βλάπτεσθαι δὲ καὶ τὰς
διανοητικὰς αὐτῶν ἐνεργείας. καὶ κεῖται μὲν ἀναίσθητος καὶ ἀκίνητος ὁ οὕτω
παθών, οὐδὲν δ' εἰς τὴν ἀναπνοὴν βλάπτεται, καὶ καλεῖται τὸ πάθος κάρος, ὡς
τό γε καὶ τὴν ἀναπνοὴν βλάπτον οὕτως ἰσχυρῶς, ὡς μετὰ πολλῆς βίας ἀναπνεῖν
μόγις, ὁμοίως τοῖς ῥέγχουσιν ἐν ὕπνοις βαθέσιν, ἀποπληξία προσαγορεύεται.
καὶ τοίνυν καὶ διαδέχεται τὴν μὲν τῆς ἀποπληξίας λύσιν ἡ καλουμένη παραπληγία πάνυ πολλάκις, ἐπὶ δὲ τοῖς κάροις παυομένοις ὑγεία τοὐπίπαν πολλάκις ἀκο-

1 ἐν – ὀσφρήσεως] cf. Arist., De sensu et sensib. 5: 445a5–9   23sq. καὶ¹ – κάρος] cf. Gal. De plac. Hipp. et Plat. II 6,14: CMG V 4,1,2, p. 150,25sq.   In Hipp. Aphor. comm. V 5: XVII B 788,9–11 K. cf. amplius In Hipp. Prorrh. I comm. II 28: CMG V 9,2, p. 77,10–78,20

1 post ἐν add. τῷ L_b   2 τῇ γλώττῃ C   παρὰ] περὶ A   ἐστὶ post συζυγίας trsp. A   ἐξ om. A
3 νωτιαῖον] νοτιαίων F_c, corr. F²   4 μέρει F_c, corr. F²   τὸ om. L_b   5 post πεπονθότα (πεποθότ A) add. τότε ζN   6 post μὲν add. ἐν L_b   7 λυμαινομένῃ F_c C N: λυμαινομένη L_b   τῆς] τοῖς L_b   8 ἐγκατασκήπτουσα F_c C N   παντὶ om. C: πάντα A   9 post πολλάκις add. πολλοῖς A   10 μόνην βλάβην F_c, inv. et corr. F²: μένην βλάβι L_b   11 αὐτῇ] αὐτῶ F_c, corr. F²: αὐτῷ L_b: αὐτοῖς C: αὐτῷ vertitur in transl. Arab. sec. Ǧum'a, Hamed u. Pormann, Arabic translation, p. 11sq.   12 ἡμῖν ζ   13 εἰς ex εἰ corr. in F_c   μέρει F_c, corr. F²   14 τὰ] τὸ A   μέρους om. ζ
15 τοὺς om. L_b: in textu om. et supra lin. add. C: τοῦ F_c   μῦς] μυῶν F_c L_b   16 ὑφ'] ἐφ A   αὐτῆς] αὐτοῖς L_b: αὐτῇ ζ   κινήσις F_c, corr. F²   19 δυνάμεις supplevi e.g.; fort. mavis ἐνεργείας pro κινήσεις   καὶ προαιρετικὰς om. C   κινήσεις] κινήσις F_c, corr. F²   post δηλονότι add. πάντως γε C   21 πρόσθιον] πρόσθεν C, corr. F²   συμπάσχει F_c, corr. F²   22 αὐτῶν om. C   23 post ἀνα- ἀναίσθητος trsp. F_c Ald. hiatum praebens   post ἀναίσθητος add. τε C   24 πάθος in πάθω mut. supra lin. A²   post πάθος add. τοῦτο A Ald., del. et ὁ κάρος in marg. scr. A²   25 βλάπτων L_b
27 καὶ² om. C   τὴν – ἀποπληξίας] τῆς μὲν ἀποπληξίας τὴν A   28 πολλάκις² om. C, post ἀκολουθεῖν trsp. A, ante τοὐπίπαν trsp. L_b: ἀβλαβὴς Q

Tastsinn der Geschmackssinn der gröbste ist, liegt der Geruchssinn in der Mitte der vier. Die Bewegungsfähigkeit der Zunge ist beim siebten Paar der vom Gehirn auswachsenden Nerven (lokalisiert) und damit in der Nähe des Anfangs des Rückenmarks.

Wenn also beide Hirnhälften, die rechte und die linke, in dieser Region betroffen sind, führt dies zu den Schlaganfallsgefahren. Wenn es aber nur die eine Hälfte ist, endet es in einer Teillähmung, die manchmal eine Bewegungseinschränkung in nur einer Hälfte der Zunge bewirkt, aber bisweilen auch die einen oder anderen der unteren Teile des Kopfes befallen kann und manchmal sogar eine ganze Körperhälfte bis zu den Fußspitzen. Es wurde jedoch oft beobachtet, dass die Zunge als einziger Teil des Gesichts von der genannten Schädigung betroffen ist, ohne dass der Tast- und Geschmackssinn bei ihr geschädigt ist. Und die Ursache ist für euch klar, die ihr beobachtet habt, dass die Auswüchse der Nerven vom vorderen Teil des Gehirns zum Gesicht hin entstehen und vom anderen Teil, dem hinteren, zu allen Teilen, die sich im ganzen Lebewesen unterhalb des Gesichts befinden. Vom hinteren Teil stammt auch das Paar derjenigen Nerven, die zu den Muskeln der Zunge reichen und durch die ihre willentlichen Bewegungen entstehen. Es ist daher wiederum erwartbar, dass allein die Bewegungsfähigkeit der Zunge unbeschadet besteht bleibt, wenn nur der vordere Teil des Gehirns betroffen ist, während alle anderen Teile des Gesichts ihre Wahrnehmungs-<vermögen> und willentlichen Bewegungen verlieren, und zwar auf der einen der beiden Seiten, entweder auf der rechten oder der linken.

Wenn der gesamte vordere Teil des Gehirns affiziert ist, sind zwangsläufig auch (die Bereiche) um den obersten Ventrikel mitaffiziert und deren intellektuelle Funktionen geschädigt. Wer so betroffen ist, liegt empfindungs- und bewegungslos, ohne dass jedoch die Atmung beeinträchtigt ist. Die Affektion wird ‚Bewusstlosigkeit' (*karos*) genannt, wie der Umstand, dass die Atmung so stark beeinträchtigt ist, dass man unter großer Kraftanstrengung kaum atmet, ähnlich wie diejenigen, die im tiefen Schlaf schnarchen, als ‚Schlaganfall' (*apoplēxia*) bezeichnet wird. Auf die Auflösung des Schlaganfalls folgt sehr oft die sogenannte ‚Teillähmung' (*paraplēgia*), während auf das Ende der Bewusstlosigkeit in der Regel Gesundheit zu folgen pflegt. Bewusst-

λουθεῖν εἴωθεν. γίνεται δὲ κάρος ἐπί τε τοῖς τῶν κροταφιτῶν μυῶν πάθεσιν, ὡς Ἱπποκράτης ἐδήλωσεν, κἂν τοῖς ὀξέσι νοσήμασιν, ὡς καὶ τοῦτ' ἔγραψεν ὁ αὐτὸς Ἱπποκράτης· ἐν τῷ μέσῳ δέ πως ἀμφοῖν ἐστιν, τοῦ τε κάρου καὶ τῆς ἀποπληξίας, ἡ ἐπιληψία, σπασμοὺς μὲν ἐπιφέρουσα παντὸς τοῦ σώματος, οὐ | μὴν εἰς παραπληγίαν τελευτῶσα. ψυχρὸς μὲν οὖν καὶ παχὺς ἢ πάντως γε γλίσχρος χυμός ἐστιν αἴτιος τῶν τριῶν τούτων νοσημάτων. ἀλλ' ἐν μὲν τοῖς κάροις τε καὶ ταῖς ἐπιληψίαις αἱ κοιλίαι μὲν μᾶλλον, ἧττον δὲ τὸ σῶμα τοῦ ἐγκεφάλου πάσχειν εἴωθεν, ἐν δὲ ταῖς ἀποπληξίαις μᾶλλον τὸ σῶμα· καὶ κατὰ μὲν τοὺς κάρους τὰ πρόσω μᾶλλον, ἐν δὲ ταῖς ἀποπληξίαις τε καὶ ἐπιληψίαις ἀμφότερα· κατὰ δὲ τὰς καταλήψεις τε καὶ κατοχὰς ὀνομαζομένας τὰ ὀπίσω πάσχει μᾶλλον.

Ὅταν δ' ἀνατιτραμένου τινὸς ὀστοῦ ἡ μέση κοιλία θλιφθῇ, κάρος καταλαμβάνει τὸν ἄνθρωπον ἄνευ τοῦ σπᾶσθαί τε καὶ δυσχερῶς ἀναπνεῖν, ὧν τὸ μὲν ἐπιληψίας, τὸ δὲ τῆς ἀποπληξίας ἐστὶν ἴδιον, ὥσπερ γε καὶ κάρου καὶ καταλήψεως ἡ κατὰ φύσιν ἀναπνοὴ σωζομένη. ἀλλ' ὁ μὲν κάρος κεκλεισμένων γίνεται τῶν βλεφάρων, ἡ κατάληψις δὲ ἀνεῳγότων. ὥσπερ δ' ἐν ταῖς ἀνατρήσεσιν, ὅταν ἀμελῶς τις πιέζων τῷ μηνιγγοφύλακι τὴν μήνιγγα θλίψῃ περαιτέρω τοῦ προσήκοντος, ὁ κάρος γίνεται, κατὰ τὸν αὐτὸν τρόπον, ὅταν ὀστοῦν συντριβὲν σφοδρῶς τοῦ κρανίου θλίβῃ τὰς κοι|λίας αὐτοῦ, καὶ μάλιστα τὴν μέσην, ὁ κάρος συμπίπτει· ἕπεται δὲ καὶ σφοδραῖς ὀδύναις τὸ πάθος τοῦτο, καταπίπτοντος ἐν αὐταῖς τοῦ κατὰ τὸ ψυχικὸν πνεῦμα τόνου· καλῶ δὲ οὕτως, ὡς ἴστε, τὸ κατὰ τὰς κοιλίας τοῦ ἐγκεφάλου πρῶτον ὄργανον ὑπάρχον τῇ ψυχῇ πρὸς τὸ διαπέμπειν εἰς ἅπαντα τὰ μέρη τοῦ σώματος αἴσθησίν τε καὶ κίνησιν.

Τὰ μὲν οὖν κατὰ τὸν ἐγκέφαλον, οἰκειότητί τε τοῦ προκειμένου λόγου καὶ διότι κατὰ τὸν ἔμπροσθεν λόγον ἀδιοριστότερον εἴρηται, προσεπιδιορίσασθαί μοι νῦν ἄμεινον ἔδοξεν· αὖθις δ' ἐπὶ τὰ τῆς γλώττης ἐπάνειμι πάθη, τὰ μὲν διὰ τὴν πρὸς τὸν ἐγκέφαλον καὶ τὰ νεῦρα κοινωνίαν, τὰ δὲ ἴδια μόνης αὐτῆς. τῇ μὲν

1sq. ὡς – ἐδήλωσεν] v. Hipp. De artic. 30: II 147,1sq. Kw. = IV 142,6sq. L.   2sq. καὶ – Ἱπποκράτης] v. Hipp. Coac. praenot. 35: V 720,23sq. L.   3–5 ἐν – τελευτῶσα] cf. Gal. De sympt. causis II 2: VII 151,7–9 K.   De sympt. diff. 3,7: CMG V 5,1, p. 222,8–10   9sq. κατὰ – ὀνομαζομένας] cf. supra III 5,18: p. 24,15   15–18 ὥσπερ – συμπίπτει] cf. Gal. De locis affectis II 10,16: CMG V 6,1,1, p. 374,14sq. (ubi coll. loc. sim.)   19sq. ἕπεται – τόνου] Chrys. fr. 877: SVF II, p. 235,10–12 v. Arnim   20–22 καλῶ – κίνησιν] cf. e.g. Gal. De usu part. I 16: I 33,4–8 Helmr. = III 45,16–46,2 K.   De plac. Hipp. et Plat. VII 3,21. 27. 30: CMG V 4,1,2, p. 444,7sq. 30–32; 446,12sq.   In Hipp. Epid. VI comm. V 5: CMG V 10,2,2, p. 271,10sq.   Meth. med. XII 5: X 839,10sq.

1 εἴωθεν] εἴωθη C: πέφυκεν L_b   post δὲ add. ὁ L_b   προταφιτῶν F_c, corr. F²   2 Ἱπποκράτης – αὐτός] om. A   κἂν] καὶ C   ὁ post αὐτὸς trsp. L_b   3 πως om. C   τοῦ τε κάρου] τούτου τε ζ   4 ἡ om. C   5 post οὖν add. ἐστιν F_c   γε om. A   6 τοῖς] ταῖς A   7 μὲν om. A   post δὲ add. αὐτὸ ζ   8 post εἴωθεν add. ἅπαν A   9 post καὶ add. ταῖς L_b C Q N fort. recte   10 πάσχει post μᾶλλον trsp. C   11 ἀνατετραμένου F_c A, in ἀνατητρομένου mut. F²   ὀστοῦ om. A   θλιφθῇ e θλιβῇ corr. A: supra -φθῇ scr. γρ -βῇ F²: ληφθῇ C Q N: 12 post μὲν add. τῆς L_b C Q N   13 τῆς om. A   καὶ¹ om. C Q   14 κεκλιμένων F_c, corr. F²   15 βλεφάρων] ὀφθαλμῶν C   16 τῷ om. F_c A, supra lin. add. F²   θλίψῃ in -βῃ supra lin. mut F²   18 θλίβει L_b   τὴν κοιλίαν A   αὐτοῦ om. L_b   19 καὶ om. F_c A, supra lin. add. F²   20 τὸ¹ om. C   οὕτως om. L_b   ταῖς κοιλίαις L_b   21 ὑπάρχην F_c, corr. F²   22 μέρει F_c, corr. F²: μόρια C Q N   24 ἀδιορίστως A   διορίσασθαί ζ L_b fort. recte: προσδιορίσασθαι Q   25 ἄμεινον post ἔδοξεν trsp. L_b   post μὲν add. κοινὰ F² (in marg.) L² (supra lin.)   26 καὶ τὰ om. A   ἴδια] ἰδίως A   26–102,1 ἡ … κοινωνία ζ L_b

losigkeit entsteht bei Affektionen der Schläfenmuskulatur, wie Hippokrates klar machte, und bei akuten Krankheiten, wie derselbe Hippokrates ebenfalls geschrieben hat. Etwa in der Mitte der beiden, der Bewusstlosigkeit und des Schlaganfalls, liegt die Epilepsie, die zwar Krämpfe des ganzen Körpers verursacht, aber nicht in einer Teillähmung endet. Ein kalter und dicker oder überaus zähflüssiger Saft ist die Ursache von diesen drei Krankheiten. Aber bei Bewusstlosigkeit und Epilepsie sind für gewöhnlich die Ventrikel stärker betroffen und das Hirngewebe weniger; beim Schlaganfall ist das Gewebe stärker betroffen. Bei Bewusstlosigkeit sind eher die vorderen Teile betroffen, beim Schlaganfall und bei der Epilepsie sowohl die vorderen als auch die hinteren. Bei Fällen der sogenannten ‚Erstarrung' (*katalēpsis*) bzw. ‚Starre' (*katochē*) sind die hinteren Teile stärker betroffen.

Wenn aber bei der Trepanation irgendeines (Schädel)knochens der mittlere Ventrikel zusammengedrückt wird, ergreift die Bewusstlosigkeit den Menschen, ohne dass er Krämpfe oder eine Behinderung der Atmung hat, – (Zustände), die einerseits für die Epilepsie, anderseits für den Schlaganfall eigentümlich sind, wie die Aufrechterhaltung der natürlichen Atmung (ein eigentümlicher Sachverhalt) der Bewusstlosigkeit und der Erstarrung ist. Bei Bewusstlosigkeit sind die Augenlider geschlossen, bei der Erstarrung bleiben sie geöffnet. Wie bei der Trepanation, wenn jemand durch unvorsichtiges Drücken der Meningophylaxe die Hirnhaut mehr als erlaubt zusammengedrückt hat, Bewusstlosigkeit entsteht, so entsteht sie auch, wenn ein gewaltsam gebrochener Schädelknochen die Hirnventrikel, insbesondere den mittleren Ventrikel, zusammendrückt. Diese Affektion folgt auch auf heftige Schmerzen, wenn sich die Anspannung des psychischen Pneumas in ihnen abgesenkt hat. Ich nenne so (i. e. ‚psychisches Pneuma'), wie ihr wisst, das erste Organ im Bereich der Hirnventrikel, das der Seele dazu dient, Empfindlichkeit und Bewegung an alle Teile des Körpers auszuschicken.

Ich hielt es für besser, das Gehirn an dieser Stelle noch einmal etwas differenzierter darzustellen, wegen seiner Relevanz zum Thema und weil es in der vorangegangenen Darlegung zu wenig differenziert behandelt worden war, komme jetzt aber zurück zu den Affektionen der Zunge, von denen einige aufgrund ihrer Verbindung zum Gehirn und den Nerven allgemein, andere für die Zunge allein eigentümlich sind. Mit Bezug

οὖν πρὸς τὸν ἐγκέφαλον αὐτῆς κοινωνίᾳ καθάπερ εἰς τὴν κίνησιν ἐβλάπτετο διὰ τὴν ἑβδόμην συζυγίαν, οὕτως εἰς τὴν αἴσθησιν ἐμποδίζεται διὰ τὴν τρίτην, ἣν ὀνομάζουσι μαλακὸν νεῦρον οἱ ἀνατομικοί, καταφυομένην, ὡς ἴστε, καὶ κατασχιζομένην εἰς τὸν περιλαμβάνοντα τὴν γλῶτταν χιτῶνα, καθάπερ <τινὰ> τῶν ἀπὸ τῆς ἑβδόμης συζυγίας εἰς τοὺς κινοῦντας αὐτὴν μύας. τὰ δ' ἴδια μόνης τῆς γλώττης πάθη τοῖς μεμνημένοις ὅσα | περὶ τῶν κατὰ τοὺς ὀφθαλμοὺς ἰδίων ἀρτίως εἶπον, οὐ χαλεπῶς εὑρεθήσεται. καὶ γὰρ καὶ ταύτης αἱ μὲν δυσκρασίαι τῶν μυῶν ὡς ὁμοιομερῶν ἐμποδίζουσι ταῖς κινήσεσιν, ὥσπερ γε καὶ τοῦ περιέχοντος ἔξωθεν αὐτὴν ὑμένος ἀμφοτέραις ταῖς αἰσθήσεσιν, ἁπτικῇ τε καὶ γευστικῇ· αἵ θ' ὡς ὀργανικῶν παθῶν φλεγμοναὶ καὶ σκίρροι καὶ οἰδήματα καὶ ἐρυσιπέλατα καὶ διαπυήσεις, ἅπερ ἅπαντα τῆς ἐνεστώσης ἀφώρισται πραγματείας, ὁρῶσί τε ἡμῖν καὶ ἁπτομένοις διαγιγνωσκόμενα· πρόκειται γάρ, ὅσα μήτ' ὄψει μήθ' ἁφῇ διαγνῶναι δυνάμεθα πάσχοντα μόρια, ταῦτ' ἐπισκέψασθαι διὰ τίνων σημείων ἐνδεικτικῶς τε καὶ τὸ σύμπαν φάναι λογικῶς εὑρεθήσεσθαι.

4. Κατὰ τὸν αὐτὸν οὖν λόγον ἐπὶ τῆς ἀκουστικῆς αἰσθήσεως, ὅσα μὲν ἐν αὐταῖς ταῖς ὁρωμέναις κοιλότησι τῶν ὤτων γίνεται παθήματα, λογικῆς οὐ δεῖται γνώσεως· ὅσα δὲ ἀπαθοῦς φαινομένου τοῦ κατὰ τὰ ὦτα πόρου, βλαπτομένου κατὰ τὴν ἀκουστικὴν ἐνέργειαν, ὁμοίᾳ μεθόδῳ γνωριοῦμεν· εἰ μὲν μόνῃ πάσχει, τὸ ἴδιον νεῦρον | πεπονθέναι λογιζόμεθα, σὺν δὲ τοῖς ἄλλοις τοῦ προσώπου μορίοις ἐν ἐγκεφάλῳ τὴν παρὰ φύσιν εἶναι διάθεσιν, ἢ ὡς ὁμοιομεροῦς ἢ ὡς ὀργανικοῦ μορίου πεπονθότος αὐτοῦ.

5. Καὶ τῶν ἄλλων δὲ τόπων ἁπάντων τῶν κατὰ τὸ πρόσωπον οὐ μόνον ἡ κίνησις, ἀλλὰ καὶ ἡ αἴσθησις ἤτοι γ' ἀπόλλυται παντάπασιν ἢ βλάπτεται, ποτὲ μὲν αὐτῶν ἰδιοπαθούντων τῶν βεβλαμμένων τὰς ἐνεργείας μορίων, ποτὲ δὲ τῶν ἐξ ἐγκεφάλου φερομένων ἐπ' αὐτὰ νεύρων, ἢ καὶ δι' αὐτὸν τὸν ἐγκέφαλον πάσχοντα· διορισθήσεται δ' ἀλλήλων ἅπαντα διὰ τῶν ἐζευγμένων αὐτοῖς συμπτωμάτων. ὅταν μὲν γὰρ ἕν τι μόριον ἤτοι γε εἰς αἴσθησιν ἢ εἰς κίνησιν ἢ εἰς ἄμφω τύχῃ βλαβέν, αὐτὸ μόνον ἐκεῖνο τὴν αἰτίαν ἔχει τῆς διαθέσεως, ἤτοι γ' ἐν

3sq. ἣν – ἀνατομικοί] cf. Gal. De nerv. dissect. 4: p.28,17–29,1 Garofalo = II 834,2sq. K. De usu part. IX 14: II 43,15–18 Helmr. = III 742,10 K. [Gal.], Medicus. Introd. 11,5: p. 34,2–4 Petit = XIV 712,18–713,1 K.   13–19 πρόκειται – γνωριοῦμεν] cf. supra IV 1,1: p. 84,9–11

1 τὴν om. Lb   2 ἑβδόμην] ζ' Fc, supra lin. singulas verbi litt. scr. F²   3 μαλακῶν νεύρων CQN καταφυομένων CQN: καταφυόμενον A   κατασχηζομένην Fc, corr. F²: κατασχιζομένων CQN: κατασχιζόμενον A   4 τινὰ supplevi cum F² (supra lin.): τι Ald. τῶν] τὸν Lb A   5 ἑβδόμης] ζ' Fc μύας] μῦς C   τῆς^II om. Lb   6 παθήματα Lb   ἰδίων e corr. Lb   ἀρτίως post εἶπον trsp. Lb   8 τὰς κινήσεις Lb   9 αὐτὴν ἔξωθεν A   αἰσθήσεσιν] διαθέσεσιν Lb   9'] δ ζ   11 ἐνεστώσης Fc, corr. F²   12 post ἡμῖν add. αὐτὰ CQ   πρόκειται] supra lin. scr. γρ ταύτῃ τῇ πραγματείᾳ F² post γάρ add. νῦν C, add. ἡμῖν A   14 τε om. Lb   post λογικῶς add. νῦν Fc C   εὑρεθήσεσθαι] εὑρεθήσεται (-ρευ- Q) Lb A Q, correxi: εὑρεθησώμενα Fc, in -σομ- mut. F²: εὑρεθησόμενα C   15 αὐτῶν] supra lin. adn. τοῖς ἄλλοις C   16] γοῦν Lb   post μὲν scr. et del. ταῖς Lb   17 φαινομένου] γε φαινόμενα   βλαπτομένου e βλαπτόμενα corr. Lb: βλαπτόμενα AQ: βλαπτόμενα CN: supra lin. scr. γρ βλαπτόμεθα F²   18 τῆς ἀκουστικῆς ἐνεργείας A   γνωριοῦμαι C   19 λογιζόμεθα] λογιζόμενον Fc: λογιζόμενοι CQN   δὲ post ἄλλοις trsp. A   21 μορίου om. C   25 δι' αὐτὸν τὸν] διὰ αὐτὸν et postea ins. τὸν Fc: διὰ τὸν ζ Lb (et αὐτὸν post ἐγκέφαλον add. ζ)   27 κίνησιν ... αἴσθησιν A   εἰς^III om. A   28 τύχει Lb   βεβλαμμένον Caius   τὴν διάθεσιν C

auf ihre Verbindung zum Gehirn gilt, dass sie so, wie sie in ihrer Bewegungsfähigkeit durch das siebte Paar geschädigt wird, in ihrer Wahrnehmungsfähigkeit durch das dritte (Paar) behindert wird, das die Anatomen ‚weichen Nerv' (*malakon neuron*) nennen und das, wie ihr wisst, in den Mantel, der die Zunge umhüllt, einwächst und sich in ihm verzweigt, wie der (Nerv) des siebten Paares in die Muskeln, die die Zunge bewegen. Die Affektionen, die für die Zunge allein eigentümlich sind, werden von denjenigen ohne Schwierigkeiten gefunden werden, die sich an das erinnern, was ich früher über die Affektionen gesagt habe, die den Augen eigentümlich sind. Fehlmischverhältnisse der Muskeln als homoiomere Teile behindern nämlich ihre Bewegungen, wie in der Tat auch Fehlmischverhältnisse der sie außen umgebenden Membran beide Wahrnehmungsfähigkeiten, die des Tastens und des Schmeckens, behindern. Was die das Organ betreffenden Affektionen, die Entzündungsschwellungen, die Verhärtungen, die Ödeme, die Wundrosen und die Eiterungen betrifft, so sind sie alle von der vorliegenden Abhandlung ausgeschlossen, da sie durch Sehen und Tasten erkannt werden. Denn das Ziel ist es, diejenigen erleidenden Teile, die wir weder durch Sehen noch durch Tasten erkennen können, mit Hilfe gewisser Zeichen durch Herleitung zu untersuchen, d. h., um es kurz zu sagen, sie auf vernunftgeleitet theoretischem Weg künftig zu entdecken.

4. Analoges gilt in Bezug auf den Hörsinn: Die Affektionen, die in den sichtbaren Höhlungen der Ohren entstehen, erfordern kein vernunftgeleitet theoretisches Erkennen. Diejenigen (Affektionen) aber, bei denen die akustische Funktion geschädigt ist, der Gehörgang aber offensichtlich nicht affiziert wurde, werden wir mit einer ähnlichen Methode (i. e. theoretisch) erkennen. Wenn allein (das Gehör) affiziert ist, schließen wir, dass der eigentümliche Nerv betroffen ist. Wenn es zusammen mit den anderen Teilen des Gesichts affiziert ist, (schließen wir), dass der widernatürliche Zustand im Gehirn liegt, das entweder als homoiomerer oder als organischer Teil selbst betroffen ist.

5. Nicht nur die Bewegungsfähigkeit, sondern auch die Wahrnehmungsfähigkeit aller Teile des Gesichts ist entweder völlig verloren oder geschädigt, teils weil die in ihren Funktionen geschädigten Teile selbst an einer Eigenaffektion leiden, teils aber weil die Nerven, die von den Teilen zum Gehirn führen, (daran leiden), oder auch dadurch, dass das Gehirn selbst eine Affektion hat. All diese (Möglichkeiten) werden anhand der Symptome, die mit ihnen fest verbunden sind, voneinander differenziert. Denn wenn es sich trifft, dass nur ein einziger Teil des Gesichts in seiner Wahrnehmungsfähigkeit, in seiner Bewegungsfähigkeit oder in beidem geschädigt ist, liegt in diesem allein die Ursache für den Zustand, entweder dadurch, dass seine eigentümlichen Teile orga-

τοῖς ἰδίοις μορίοις ὀργανικῶς ἢ κατὰ δυσκρασίαν πάσχουσιν, ἢ ἐν τοῖς εἰς αὐτὰ φερομένοις νεύροις ἀπὸ τῆς τρίτης συζυγίας· ὅταν δ' ἅμα πλείω πεπόνθῃ μόρια, σκεπτέον, εἴτ' ἐκ μιᾶς ἀρχῆς νεύρων, εἴτ' ἐκ πλειόνων ἔχει τὴν αἴσθησιν ἢ τὴν κίνησιν ἐν τῷ κατὰ | φύσιν διακεῖσθαι. τεθεάμεθα γὰρ ταῦτα διὰ τῶν ἀνατομῶν, τῆς μὲν τρίτης συζυγίας τοῖς τε κροταφίταις μυσὶ καὶ τοῖς μασητῆρσι καὶ τοῖς χείλεσι καὶ τοῖς τῆς ῥινὸς πτερυγίοις αἴσθησίν τε καὶ κίνησιν παρεχούσης, τῇ δὲ γλώττῃ τὴν αἴσθησιν μόνην, ὥσπερ γε καὶ τοῖς ἐν τῷ στόματι πᾶσιν· τῆς δὲ δευτέρας τοὺς μῦς τῶν ὀφθαλμῶν μόνους κινούσης, ὥσπερ γε καὶ τῆς πρώτης τὴν ὀπτικὴν αἴσθησιν αὐτοῖς παρεχούσης.

Ἐὰν οὖν ποτε τὰ παρὰ τῆς τρίτης συζυγίας νευρούμενα μόρια πάντα φαίνηται βεβλαμμένα κατὰ θάτερον δηλονότι μέρος, ἀεὶ γὰρ χρὴ τούτου μεμνῆσθαι, κἂν μὴ ῥηθῇ πόθ' ὑπ' ἐμοῦ, τὴν πρωτοπάθειαν ἡγεῖσθαι χρὴ τοῦ νεύρου γεγονέναι· κατ' ἄμφω δὲ τὰ μέρη τῆς βλάβης συμβάσης, οὐ τοῦ νεύρου τὸ πάθος ἴδιον, ἀλλὰ τοῦ κατὰ τὸν ἐγκέφαλον τόπου πρώτως ἐστίν, ὅθεν ἐκφύεται τὰ νεῦρα. πάσχοντι δ' ἐγκεφάλῳ κατ' ἄμφω τὰ μέρη, τό τ' ἀριστερὸν καὶ τὸ δεξιόν, ἐν τῷ κατὰ τὴν τρίτην συζυγίαν χωρίῳ συμπάσχει καὶ τὰ πλησιάζοντα, καὶ διὰ τοῦτο τά τε κατὰ τὴν δευτέραν καὶ τὴν πρώτην συζυγίαν βλάπτεται νεῦρα, καὶ τῇ τούτων ἀκολουθεῖ βλάβῃ καὶ τὰ κατὰ τοὺς ὀφθαλμοὺς μόρια βλάπτεσθαι | πάντα· μόνου δ' ἑνὸς μυὸς ἢ νεύρου παθόντος ὁπωσοῦν, εἴτε κατ' ἰδιοπάθειαν, εἴτε κατὰ συμπάθειαν, ἐπὶ τὸν ἀντικείμενον μῦν ἀντισπᾶται τὸ μόριον, ἐὰν μὲν ὁ τὸ δεξιὸν χεῖλος κινῶν μῦς παραλυθῇ, πρὸς τὴν ἀριστερὰν χώραν ἀπαγομένου τοῦ κατὰ τοῦτο τὸ μέρος χείλους, ὅταν δὲ ὁ τὸ ἀριστερόν, ἐπὶ τὴν δεξιάν. ὡσαύτως δὲ κἀπὶ τῆς γένυος ὅλης, καὶ τῶν τῆς ῥινὸς πτερυγίων, καὶ τῶν γνάθων ἑκατέρας, ἃς ἐμάθετε κινουμένας ὑπὸ τοῦ μυώδους πλατύσματος, ἐπὶ τἀναντία τῷ παραλελυμένῳ συμβαίνει παρασπᾶσθαι τὸ μέρος, οὐκ ἔτ' ἐπὶ τούτου παρὰ τῆς τρίτης συζυγίας τῶν νεύρων ἡκόντων, ἀλλ' ἐκ τῶν κατὰ τὸν τράχηλον σπονδύλων εἰς ἅπαν ὀλίγου δεῖν, ὅτι μὴ κατὰ μέρος τι μικρὸν αὐτοῦ τῶν παρὰ τῆς πέμπτης συζυγίας ἐμφυομένων νεύρων, ἔνθα τὸ πλάτυσμα τὴν ὑψηλοτάτην ἔχει χώραν. μετιέναι δ' ἤδη καιρὸς ἐπὶ τὰ τοῦ νωτιαίου πάθη.

---

24 ἃς – πλατύσματος] *cf. infra* IV 6,14: p. 114,16sq. Gal. De musc. dissect. 1,6–8: p. 121,5–14 Garofalo = XVIII B 930,3–11 K. De usu part. IX 15; XI 16: II 45,11–13; 166,22–167,26 Helmr. = III 745,2–4; 917,1–918,12 K.

1 πάσχουσαν A εἰς *om.* A 2 ἀπὸ *om.* L_b τῆς – συζυγίας *scr. et del.* L_b τρίτης] γ A πλείω *ante* μόρια *trsp.* C πεπόνθει L_b: πεπόνθε C: πεπόνθοι AN 4 διοικεῖσθαι L_b 5 τε] γε F_c Ald. 6 τῆς e τοῖς *corr.* L_b 7 μόνην *ante* τὴν *trsp.* C 8 γε *om.* C 9 αἴσθησιν *post* αὐτοῖς *trsp.* A 10 νευρούμενα] νεύρου A 11 χρὴ *in textu om., in marg. add.* F_c: *ante* γὰρ *trsp.* C 12 χρὴ] δεῖ C τοῦ νεύρου] *supra lin. scr.* γρ τῷ νεύρῳ F² *fort. recte* 14 ὅθεν] ἔνθα L_b ἐκφύονται F_c L_b 15 δ' e *corr.* F² κεφάλῳ F_c, *corr.* F²: ἐγκεφάλου A τ' *om.* L_b δεξιόν ... ἀριστερόν C 16 τὴν *om.* F_c συμπάσχῃ C 17 συζυγίαν *ante* καὶ *trsp.* C 18 τὰ *om.* C 19 παθόντος] πεπονθότος L_b 20 ἐπισπᾶται ζ *post* μὲν *add.* οὖν L_b 21 παραλυθεῖ L_b ἐπαγομένου A 22 *post* τὸ^II *ras. fere* 4 *litt.* L_b 23 τῶν¹] τὸν C 24 ἐμάθεται F_c, *corr.* F² τἀναντία] τῷ ἐναντία A 25sq. τῷ παραλελυμένῳ *in textu scr.* F_c, *del. et supra lin. add.* τὸ παραλελυμένον F² 25 παρεσπᾶσθαι C: περισπᾶσθαι A τὸ *del.* F² ἔτ' *om.* A τούτου] τούτῳ A 26 ἡκότων C 27 μικρὸν] μικτὸν A τῶν] τὸ A 28 ἐκφυόμενον A

nisch oder durch ein Fehlmischverhältnis betroffen sind, oder in Bezug auf die Nerven, die vom dritten Paar zu diesen Teilen (des Gesichts) gehen. Wenn hingegen mehrere Teile gleichzeitig betroffen sind, muss man untersuchen, ob sie in ihrem naturgemäßen Zustand ihre Wahrnehmungs- oder Bewegungsfähigkeit von einem einzigen Nervenanfang oder von mehreren haben. Wir haben nämlich durch das Sezieren beobachtet, dass das dritte Paar die Schläfenmuskeln, die Kaumuskeln, die Lippen und Nasenflügel mit Wahrnehmungs- und Bewegungsfähigkeit versorgt, die Zunge aber mit Wahrnehmungsfähigkeit allein, wie auch alle Teile im Mund, dass hingegen das zweite Paar nur die Muskeln der Augen bewegt, so wie das erste (Paar) sie mit der visuellen Wahrnehmungsfähigkeit versorgt.

Wenn also die vom dritten Paar innervierten Teile alle geschädigt sind, und zwar auf der einen oder anderen Seite, muss man sich immer vergegenwärtigen, auch wenn es von mir noch nicht ausgesprochen wurde, dass man davon ausgehen muss, dass die Erstaffektion als eine des Nerven entstanden ist. Wenn die Schädigung auf beiden Seiten auftritt, ist die Affektion nicht eigentümlich für den Nerv, sondern sie liegt primär an dem Ort des Gehirns, von dem die Nerven auswachsen. Wenn beide Seiten des Gehirns, die linke und die rechte, in der Region des dritten Paares affiziert sind, sind auch die benachbarten Teile mitleidend, und dadurch werden die Nerven des zweiten und ersten Paares geschädigt, und auf die Schädigung dieser folgt auch, dass alle Teile der Augen eine Schädigung erfahren. Wenn ein einzelner Muskel oder Nerv in irgendeiner Weise betroffen ist, entweder durch Eigenaffektion oder Mitaffektion, wird der Teil zum gegenüberliegenden Muskel gezogen. Wenn der den rechten Teil der Lippe bewegende Muskel gelähmt ist, wird dieser Teil der Lippe gegen die linke Region gezogen; wenn es der linke Teil ist, gegen die rechte. Das Gleiche gilt für den ganzen Kiefer, für die Nasenflügel, für jede der beiden Wangen, von denen ihr gelernt habt, dass sie durch die muskulöse Platte (*muōdes platysma*) bewegt und auf die dem gelähmten Teil gegenüberliegende Seite gezogen werden. Zu dieser (Muskelplatte) kommen die Nerven nicht mehr vom dritten Paar, sondern in fast seiner gesamten Ausdehnung von den Halswirbeln, mit Ausnahme eines kleinen Teils in der obersten Region der Platte, in der die Nerven des fünften Paares eingewachsen sind. Es ist nun der richtige Zeitpunkt, um zu den Affektionen des Rückenmarks überzugehen.

6. Τὰ τοῦ νωτιαίου μυελοῦ πάθη σύντομον μὲν ἔχει τὴν ἐν τῷ παρόντι διδασκαλίαν, οὐ σύντομον δὲ τὴν ἐπὶ τῶν ἔργων γνῶσιν αὐτῶν· εἰ μὴ γὰρ μνημονεύοι τις ἑκάστην συζυγίαν τῶν ἀπ' αὐτοῦ πεφυκότων νεύρων, ἐφ' ὅτι παραγί|νεται μέρος τοῦ σώματος, ἀδύνατον αὐτῷ γνῶναι κατὰ πόστον ἔπαθε σπόνδυλον ὁ νωτιαῖος, ὡς τῷ γε μεμνημένῳ ῥᾴστη ἡ τοῦ πεπονθότος τόπου γνῶσις. ἀλλὰ καὶ κατὰ τὴν τῶν ἄλλων ἁπάντων μορίων διάγνωσιν ἀνάμνησις ἔσται τῶν ἀπὸ τοῦ νωτιαίου πεφυκότων νεύρων, οἷον εὐθέως ἐπὶ τῶν πρώτων σπονδύλων πασχόντων σπανίως μέν, ἀλλὰ γίνεται κυνάγχη ποτέ, παιδίοις μᾶλλον ἢ τελείοις, ὑπὲρ ἧς Ἱπποκράτης οὕτως ἔγραψεν ἐν τῷ δευτέρῳ τῶν Ἐπιδημιῶν·

«Ἦν δὲ τῶν κυναγχικῶν τὰ παθήματα τοιάδε. τοῦ τραχήλου οἱ σπόνδυλοι εἴσω ἔρρεπον, τοῖσι μὲν ἐπὶ πλέον, τοῖσι δὲ ἐπ' ἔλαττον, καὶ ἔξωθεν ἔκδηλος ἦν κοῖλον ἔχων ὁ τράχηλος, καὶ ἤλγεε ταύτῃ ψαυόμενος· ἦν δὲ καὶ κατωτέρω τινὶ τοῦ ὀδόντος καλεομένου, ὃ οὐχ ὁμοίως ὀξύ ἐστιν. ἔστι δὲ οἷσι καὶ πάνυ περιφερές, μείζονι περιφερείῃ. ἦν μὴ σὺν τῷ ὀδόντι καλεομένῳ φάρυγξ οὐ φλεγμαίνουσα, ἐγκειμένη δέ. τὰ ὑπὸ γνάθους ὀγκηρά, οὐ φλεγμαίνουσιν εἴκελα, οὐδὲ βουβῶνες οὐδενὶ ᾤδησαν, ἀλλὰ τῇ φύσει μᾶλλον· καὶ | γλῶτταν οὐ ῥηϊδίως στρέφοντες, ἀλλὰ μείζων τε αὐτοῖς ἐδόκεεν εἶναι καὶ προπετεστέρη. καὶ αἱ ὑπὸ τῆς γλώττης φλέβες ἐκφανέες, καταπίνειν δ' οὐκ ἠδύναντο ἢ πάνυ χαλεπῶς, ἀλλ' ἐς τὰς ῥῖνας ἐξέφευγεν, εἰ πάνυ ἐβιῶντο, καὶ διὰ τῶν ῥινῶν διελέγοντο. πνεῦμα δὲ τούτοισιν οὐ πάνυ μετέωρον. ἔστι δ' οἷσι καὶ φλέβες αἱ ἐν κροτάφοισι καὶ ἐν κεφαλῇσι καὶ αὐχένι ἐπηρμέναι· βραχὺ δέ τι τουτέων τοῖσι παλιγκοτωτάτοισι κρόταφοι θερ-

6. Zu den Affektionen des Rückenmarks gibt es in der vorliegenden (Abhandlung) nur eine summarische Unterrichtung, nicht summarisch hingegen fällt die Erkenntnis von ihnen mit Blick auf die eigentlichen Aufgaben aus. Denn wenn sich einer nicht daran erinnern würde, in welchem Teil des Körpers jedes Nervenpaar ankommt, das aus dem Rückenmark auswächst, könnte er unmöglich wissen, im wievielten Wirbel das Rückenmark betroffen ist, während dagegen für denjenigen, der sich daran erinnert, die Erkenntnis des betroffenen Ortes sehr einfach ist. Neben dem Erkennen aller anderer Teile wird es vor allem einen Rückblick auf die vom Rückenmark auswachsenden Nerven geben; um gleich ein Beispiel zu nennen, entsteht bei denen, deren erste Wirbel betroffen sind, manchmal, wenn auch selten, Angina (*kunagchē*, ‚Hundewürgen'), bei Kindern öfter als bei Erwachsenen, über die Hippokrates im zweiten Buch der Epidemien so geschrieben hat:

„Die Affektionen der an Angina Leidenden waren folgende: Die Halswirbel haben sich nach innen gedreht, bei manchen mehr, bei anderen weniger; von außen hatte der Hals deutlich eine Vertiefung und schmerzte, wenn er in diesem Bereich berührt wurde; (die Vertiefung) war bei einem (Patienten) auch etwas tiefer unten als beim sogenannten ‚Zahn' (*Axis*, bzw. *Dens axis*), was nicht in gleicher Weise akut ist. Bei einigen ist (die Delle) ziemlich rund, mit größerem Umfang. Wenn nicht mit dem sogenannten ‚Zahn' ist der Rachen nicht entzündet, jedoch eingefallen; was unterhalb der Kiefer ist, ist geschwollen, nicht Entzündetem ähnlich; auch die Drüsen schwollen bei keinem an, sie waren vielmehr eher naturgemäß; (die Patienten) konnten ihre Zunge nicht leicht bewegen, vielmehr schien sie ihnen größer und mehr nach vorne fallend zu sein. Und die Venen unter der Zunge waren deutlich sichtbar. Runterschlucken konnten sie nicht, oder nur schwerlich, es wich in die Nasenlöcher aus, wenn sie dazu gezwungen wurden; und sie sprachen durch die Nase. Der Atem war bei ihnen nicht stark erhöht. Es gab einige, bei denen die Venen in den Schläfen und im Kopf und Hals anschwollen. Bei denen, die einen sehr schweren Rückfall hatten, waren die

μοί, εἰ καὶ τὰ ἄλλα μὴ πυρεταίνοιεν. οὐ πνιγόμενοι οἱ πλεῖστοι, εἰ μὴ καταπίνειν προθυμοῖντο ἢ τὸ πτύελον ἢ ἄλλο τι. οὐδὲ οἱ ὀφθαλμοὶ ἐγκαθήμενοι.

3   Οἷσι μὲν οὖν ἦν ἐς ὀρθὸν ἐξόγκωμα μὴ ἑτερόρροπον, οἱ τοιοῦτοι παραπληκτικοὶ οὐκ ἐγίνοντο. ἀπολόμενον τ' εἴ τινα εἶδον, ἀναμνήσομαι· οὓς δὲ νῦν οἶδα, περιεγένοντο. ἦν δὲ τὰ μὲν τάχιστα ῥηΐζοντα, τὰ δὲ πλεῖστα καὶ ἐς τεσσαράκοντα ἡμέρας περιήιει, τούτων δ' οἱ πλεῖστοι καὶ ἀπύρετοι. πολλοὶ δὲ καὶ πάνυ ἐπὶ πολὺν χρόνον εἶχόν τι μέρος τοῦ ἐξογκώματος, καὶ κατάποσις καὶ φωνὴ ἐνσημαί|νουσα· κίονές τε τηκόμενοι μινύθησίν τινα παρεῖχον πονηρήν, οὐδὲν δοκέοντες κακὸν ἔχειν.

4   Οἱ δὲ ἑτερόρροπα ἔχοντες, οὗτοι, ὁκόθεν ἂν ἐγκλιθεῖησαν οἱ σπόνδυλοι, ταύτῃ παρελύοντο, τὰ δ' ἐπὶ θάτερα ἥλκετο. ἦν δὲ ταῦτα ἐν προσώπῳ καταφανέα μάλιστα καὶ τῷ στόματι καὶ τῷ κατὰ γαργαρεῶνα διαφράγματι· ἀτὰρ καὶ γνάθοι αἱ κάτω παρηλλάσσοντο κατὰ λόγον. αἱ δὲ παραπληγίαι οὐ διὰ παντὸς τοῦ σώματος ἐγίνοντο, οἷον ἐξ ἄλλων, ἀλλὰ μέχρι χειρὸς τὰ ἀπὸ τοῦ κυναγχικοῦ. οὗτοι καὶ πέπονα ἀναπτύοντες βραχὺ μόγις ἦσαν· οἷσι δ' ἐς ὀρθόν, ἀπεπτύοντο· οἷσι δὲ καὶ σὺν πυρετῷ, οὗτοι πολὺ μᾶλλον καὶ δύσπνοοι καὶ διαλεγόμενοι σιαλοχόοι καὶ φλέβες τούτοισι μᾶλλον ἐπηρμέναι, καὶ πόδες πάντων μὲν ψυχρότατοι, τούτων δὲ μάλιστα· καὶ ὀρθοστατεῖν οὗτοι ἀδυνατώτεροι· καὶ εἴ τινες μὴ αὐτίκα ἔθνησκον, οὓς δ' ἐγὼ οἶδα, πάντες ἔθνησκον.»

5   Ταύτην ὅλην τὴν ῥῆσιν ἐξηγησάμην καθ' ἑκάστην λέξιν ἐν τῷ δευτέρῳ Τῶν εἰς τὸ δεύτερον τῶν Ἐπιδημιῶν ὑπομνήματι· διὰ τοῦτο δὲ νῦν ὅλην αὐτὴν ἔγραψα, διότι πολλοῖς ὁ Ἱπποκράτης ἐμφαίνει γεγονέναι τὴν σπανίως ἡμῖν ἑωραμένην κυνάγχην, ἄνευ τοῦ πάθος ἴδιον ἔχειν τὸν λάρυγγα· καὶ μέντοι καὶ ὅτι κατὰ τοὺς πρώτους γίνεται σπονδύλους, ὧν ὁ δεύτερος ἔχει τὴν ὀδοντοειδῆ καλουμένην ἀπόφυσιν, ἀφ' ἧς ὅλος ὑπό τινων ὀδοὺς προσηγορεύθη. ἀλλὰ νῦν γε κατωτέρω φησὶ τούτου τοῦ σπονδύλου γεγονέναι τὴν κυνάγχην, οὐχ ὁμοίως ὀξεῖαν οὖσαν τῇ κατὰ τὸν δεύτερον γινομένῃ· πρόδηλον γὰρ ὅτι τὰ ὑψηλότερα

6   τοῦ νωτιαίου μέρη κυριώτερα τῶν ταπεινοτέρων ἐστίν· ἐὰν μέντοι πολὺ κατωτέρω γένηται τῶν πρώτων δύο σπονδύλων ἡ αὐτὴ διάθεσις, ἔτι καὶ μᾶλλον

1sq. οὐ – προθυμοῖντο] cit. etiam in Gal. De difficult. respir. III 11: VII 946,13sq. K.   20sq. ἐν – ὑπομνήματι] v. Gal. In Hipp. Epid. II comm. II: CMG V 10,1: p. 241,15–249,30 = CMG Suppl. Or. V 2, p. 370,5–400,14   cf. Gal. De difficult. respir. III 11, VII 946,10–947,9 K.

1 μὴ[1] om. Q   post οὐ add. μὴν F² (supra lin.) Hipp. Ald.   εἰ μὴ] ἡ μὶ Fc, in εἰ mut. F²   καπίνειν Fc   2 προθυμέοιντο C: προὐθυμοῖτο A   ἐγκαθόμενοι A   3 οὖν om. A   ἦν post ἐξόγκωμα trsp. Lb   4 ἐγένοντο Lb A   τ'] δὲ Corn.   6 περιείη Fc Q: περιείη Lb   τούτων] τουτέων C   7 εἶχόν] περιεῖχον Lb: εἶχον ἔχοντας Fc: εἶχον ἔχοντες CQ Ald., corr. Corn.: ἔχοντα A: ἔχοντες Hipp.   καταπόσης Fc, corr. F²: κατάπτωσις A   8 post τηκόμενοι add. φθορὰν Fc, del. F²   πονηρήν] ras. post ρ in Fc: πονεράν Lb   10 ἑτερόρρεποι A   ἐκλίθησαν Fc Lb: ἐγκληθείησαν A   ταύτῃ] ταῦτα Lb A   11 θάτερον A   εἴλκετο AQ   12 τὸ στόμα A   κατὰ om. A   γαργαραιῶνα Lb   13 παρηλλάττοντο C   15 ἀνεπτύετο Lb: ἀνεπτύοντα A   16 ξὺν C   16sq. καὶ[III] – μᾶλλον om. A   17 τούτων] τούτου A   18 εἴ τινες] οἴτινες Lb C Q Hipp.   αὐτίκα] αὐτὸν A   19 δ' om. Lb   20 post ἐξηγησάμην add. ἤδη CQ, post ἑκάστην A Ald.   21 ὑπομνημάτων A Ald.   23 ἑωραμένην] ἐραμένην A: εὐραμένην Caius   λάρυγγα] φάρυγγα A fort. recte (cf. 118,9sq.)   καὶ μέντοι om. Lb   27 τὴν ... γενομένην C   post δεύτερον add. αὐτὸν C   28 μέντοι] μὲν οὖν A Ald.   κατωτέρα A   29 δύο om. A

Schläfen ein wenig heiß, obwohl sie anderweitig ohne Fieber waren. Die meisten hatten keine Erstickungsanfälle, es sei denn, sie versuchten, entweder den Speichel oder etwas anderes herunterzuschlucken. Auch die Augen waren nicht eingesunken.

Diejenigen, bei denen das Hervorspringen in gerader Richtung erfolgte und nicht auf eine Seite hin geneigt war, wurden nicht teilgelähmt. Wenn ich einen gesehen haben werde, der daran gestorben ist, werde ich ihn erwähnen, aber diejenigen, von denen ich im Augenblick weiß, sind mit dem Leben davongekommen. Einige besserten sich sehr schnell, aber die meisten brauchten bis zu vierzig Tage; die meisten waren auch fieberfrei. Viele behielten auch lange einen Teil des Hervorspringens; das Schlucken und die Stimme zeigten das an. Und die Gaumenzäpfchen waren geschrumpft und zeigten eine schlimme Abnahme, ohne den Anschein zu erwecken, von einem Übel befallen zu sein.

Diejenigen, die ein auf eine Seite hin geneigtes (Hervorspringen) hatten, waren da, wohin die Wirbel hingeneigt waren, teilgelähmt und jene wurden auf die andere Seite hin gezogen. Dies zeigte sich besonders deutlich im Gesicht, im Mund und der Scheidewand beim Gaumenzäpfchen (i. e. dem Gaumensegel). Jedoch wurden auch die Unterkiefer entsprechend verschoben. Die Teillähmungen erstreckten sich nicht, wie sonst üblich, über den ganzen Körper, vielmehr erstreckte sich das, was von der Angina ausgeht, nur bis zu Arm und Hand. Diejenigen, die Verdautes hochwürgten und ausspuckten, waren recht kurz (erkrankt). Diejenigen, die ein gerades (Hervorspringen) hatten, spien ebenfalls aus. Diejenigen, die gleichzeitig Fieber hatten, hatten mehr Atemnot und Speichelfluss beim Sprechen, und die Adern schwollen bei ihnen stärker an. Und während die Füße bei allen sehr kalt waren, waren sie bei diesen am kältesten. Und sie konnten weniger gut aufrecht stehen. Auch wenn einige nicht sogleich gestorben sind, sind doch alle, von denen ich weiß, gestorben."

Ich habe diesen ganzen Passus Satz für Satz im zweiten Buch meines Kommentars zum zweiten Buch der Epidemien kommentiert. Wenn ich ihn hier noch einmal vollständig ausgeschrieben habe, so deshalb, weil Hippokrates vielen die Existenz einer von uns selten beobachteten Angina aufzeigt, die keine eigentümliche Affektion des Kehlkopfs hat. (Er zeigt) außerdem (auf), dass sie ihren Anfang in den ersten Wirbeln hat, von denen der zweite den sogenannten ‚zahnförmigen' Fortsatz (*Dens axis*) trägt, von dem abgeleitet der ganze (Wirbel) von einigen als ‚Zahn' (*odous*; *Axis*) bezeichnet wurde. Er sagt auch, dass eine Angina, die von einem Wirbel unterhalb dieses Wirbels ausgeht, nicht so akut ist wie eine, die beim zweiten Wirbel entsteht. Denn es ist klar, dass die oberen Teile des Rückens wichtiger sind als die unteren. Wenn derselbe Zustand hingegen weit unter den ersten beiden Wirbeln entsteht, wird ein viel kleinerer

ἥττων ἀκολουθήσει ἡ βλάβη. μεμαθήκαμεν γὰρ ἡμεῖς ἐκ τῆς ἀνατομῆς τὰ τοῦ διαφράγματος νεῦρα μετὰ τὸν τέταρτον καὶ πέμπτον ἐκφύεσθαι σπόνδυλον· ἐμάθομεν δὲ κἀν τῇ Περὶ τῶν τῆς ἀναπνοῆς αἰτίων πραγματείᾳ τὴν ἀβίαστον ἀναπνοὴν ὑπὸ τοῦ διαφράγματος μόνου γίνεσθαι, προσέρχεσθαι δὲ αὐτῇ τὴν τῶν μεσοπλευρίων μυῶν ἐνέργειαν, ὅταν μείζονος εἰσπνοῆς δεηθῶμεν, ὥσπερ γε καὶ τὴν τῶν ὑψηλῶν, ὅταν μεγίστης· οὐ μὴν διὰ μεγάλην ἢ μεγίστην ἀναπνοὴν μόνον ἐνεργεῖν ἡμᾶς τούτοις τοῖς μυσίν, | ἀλλὰ καὶ δι' ἄλλας αἰτίας, ὑπὲρ ὧν ἐπὶ πλέον ἐν τοῖς Περὶ δυσπνοίας εἴρηται.

Νυνὶ δ' ὅσον εἰς τὴν τῶν πεπονθότων τόπων γνῶσιν ἀναγκαῖον ἐπίστασαι παρὰ τῆς προγεγραμμένης ῥήσεως ἀρκέσει λαβεῖν, ἐκείνου πρότερον ἀναμνησθέντας, ὃ διήλθομεν ἐν τῷ Περὶ ἄρθρων, ἐξηγούμενοι τὴν λέξιν, ἔνθα φησίν· «σπόνδυλοι δὲ οἱ κατὰ ῥάχιν, ὁκόσοι μὲν ὑπὸ νοσημάτων ἐς τὸ κυφὸν ἕλκονται...» βούλεται δὲ οὐ μόνον τὴν ἔσω μετάστασιν τῶν σπονδύλων, ἥ τις ὀνομάζεται λόρδωσις, ἀλλὰ καὶ τὴν εἰς τοὐπίσω ταῖς εἰς τὴν ἔσω χώραν τάσεσιν ἕπεσθαι, ἑλκομένων τῶν νευρωδῶν σωμάτων ὑπὸ τῶν ἐνταῦθα συνισταμένων παρὰ φύσιν ὄγκων. ὅταν μὲν οὖν καθ' ἕνα μόνον σπόνδυλον ἡ ὁλκὴ γένηται, λορδοῦσθαι συμβαίνει κατ' ἐκεῖνο τὸ μέρος τὴν ῥάχιν, ὡσαύτως δὲ κἂν ἐφεξῆς ἀλλήλων ἐπὶ δυοῖν ἢ τριῶν σπονδύλων· ὅταν δὲ μεταξὺ τῶν ἑλκομένων σπονδύλων εἷς ἢ καὶ πλείους ἀπαθεῖς διαμένωσιν, κυρτοῦσθαι συμβαίνει τούτους. ἐπειδὰν μέντοι κατὰ θάτερον μέρος, ἤτοι τὸ δεξιὸν ἢ τὸ ἀριστερόν, ἡ ὁλκὴ γένηται, πρὸς ἐκεῖνο συμβαίνει σκολιοῦσθαι τὴν ῥάχιν. | ἀμφοτέρων οὖν ἐμνημόνευσε κατὰ τὴν προγεγραμμένην ῥῆσιν ὁ Ἱπποκράτης, ἐν μὲν τῷ φάναι οἷς μὲν οὖν ἦν ἐς

---

3 τῇ – πραγματείᾳ] v. Gal. De causis respir. 4. 5: p. 242 Furley – Wilkie = IV 467,9–11; 468,9–10 K. 3–6 τὴν – μεγίστης] cf. Gal. De locis affectis II 8,18: CMG V 6,1,1, p. 342,13sq. et infra IV 7,7: p. 122,12–18   De anat. administr. VIII 2; IX: II 489,22–27 Garofalo = II 657,9–14 K.; II 22,12sq. Simon   De plac. Hipp. et Plat. II 4,32, CMG V 4,1,2, p. 122,29–31   7sq. ὑπὲρ – εἴρηται] v. Gal. De difficult. respir.: VII 753–960 K., accurate non reperitur   11sq. ὃ – ἕλκονται] v. Gal. In Hipp. De artic. comm. III,1–2: XVIII A 492,5–496,13 K.   12 σπόνδυλοι – ἕλκονται] Hipp. De artic. 41: II 164,1sq. = IV 176,5sq. L.   σπόνδυλοι – ῥάχιν] cit. etiam in Gal. In Hipp. Epid. VI comm. III 10: CMG V 10,2,2, p. 135,16   22–112,1 οἷς – ἐξόγκωμα] Hipp. Epid. II 2,24: V 96,16sq. L.; v. supra IV 6,3: p. 108,3

1 ἥττων om. Lb: ἥττον Fc ζ, corr. F² (unde Ald.)   ἡ om. A   2 πέμπτον supra lin. in -ου mut. F²   ἐκφύονται Lb   σπόνδυλον ante ἐκφύεσθαι trsp. Fc, supra lin. in -ου mut. F²   3 Περὶ om. Fc Lb, cf. infra 140,14   πραγματείαν C   4 μόνον Fc   αὐτῇ] αὐτῷ καὶ A: καὶ C   τὴν] τῇ Lb   5 μυῶν ἐνέργειαν om. Fc, supra lin. add. F²   post ἐνέργειαν add. ταύτῃ C   μείζονος e corr. in Fc   6 γε post μὴν trsp. A   7 μόνοις C   ἡμᾶς ante μόνον trsp. A   9 τὴν ... γνῶσιν] τὰς ... διαγνώσεις Lb   10 παρὰ] περὶ A Ald. (corr. Corn.)   ἐκεῖνο ζ   ἀναμνησθέντες A   11 ἄρθρων] supra lin. scr. βιβλίῳ F²   φησίν] supra lin. add. τὸ F²   12 ῥάχην Fc Lb A, corr. F²   ἐς] εἰς C: supra lin. scr. γρ εἰς F²   13 δὲ del. et supra lin. scr. ὁ Ἱπποκράτης F²: γὰρ ζ   τις] της Lb   14 ἔσω] ἔξω C Chart. (corr. Daremberg, Œuvres ... II, p. 597 n. 1): propter maculam legi nequit A   τάσεσιν post ἕπεσθαι trsp. ζ   15 σωμάτων] σωμάτων ἕπεσθαι Lb: ἕπεσθαι in textu Fc, del. et σώματα supra lin. scr. F²   16 μὲν om. A   μόνον om. Lb   17 ῥάχην Fc Lb A, corr. F²   18 ὅταν] ὅτε Lb   δὲ] οὖν Fc σπονδύλων^II] σπονδύλων σπόνδυλος Lb: σπονδύλων C   19 ἀπαθῶς Lb   διαμένωσιν] διαμένουσι σπονδύλ^λ C   19–21 τούτους – συμβαίνει om. C   20 ἐκείνῳ Fc, corr. F²: ἐκεῖνον Bas.   21 συμβαίνει post σκολιοῦσθαι trsp. A   ῥάχην Fc A, corr. F²   22 ἐν μὲν] τοῦ μὲν ἐν C   οἷς] οἷσι Lb   ἦν om. A   ἐς] εἰς Fc

Schaden folgen. In der Tat haben wir beim Sezieren gelernt, dass die Nerven des Zwerchfells nach dem vierten und fünften Wirbel auswachsen. In der Abhandlung Über die Ursachen der Atmung haben wir auch gelernt, dass die ungezwungene Atmung durch das Zwerchfell allein entsteht, die Funktionsausübung der Zwischenrippenmuskeln aber dazukommt, wenn wir ein größeres Einatmen brauchen, wie auch die der oberen Muskeln, wenn maximales (Einatmen erforderlich ist); (wir haben gelernt), dass wir nicht nur zum Zweck der großen oder maximalen Atmung diese Muskeln betätigen, sondern auch aus anderen Gründen, worüber im Buch Über die Atemnot ausführlicher gesprochen wurde.

Im Augenblick genügt es, dem von Hippokrates zitierten Passus das zu entnehmen, was man für die Kenntnis des betroffenen Ortes notwendig verstehen muss, wobei wir uns zunächst daran erinnern, was wir im (Buch) Über die Gelenke durchgegangen sind, als wir die Stelle kommentiert haben, wo er sagt: „Alle Wirbel der Wirbelsäule, die infolge von Krankheiten verschoben sind und nach hinten verschoben sind ..." Er meint damit, dass nicht nur die Verschiebung der Wirbel nach vorne, die als ‚Lordose' bezeichnet wird, sondern auch die Verschiebung der Wirbel nach hinten eine Folge der Spannungen ist, die im inneren Bereich auftreten, wobei die sehnenartigen Körper durch die sich dort bildenden widernatürlichen Geschwülste gezogen werden. Wenn der Zug an einem einzelnen Wirbel entsteht, kann die Wirbelsäule in diesem Bereich eine Lordose erfahren, dasselbe gilt für zwei oder drei Wirbel in einer Reihe. Wenn zwischen den gezogenen Wirbeln einer oder mehrere unaffiziert bleiben, kommt es dazu, dass sie ausgehöhlt werden. Wenn Zug auf eine der Seiten, entweder rechts oder links, ausgeübt wird, erfährt die Wirbelsäule eine Skoliose auf diese Seite hin. Hippokrates erwähnte in der zitierten Passage beide Fälle: ‚Lordose', als er

ὀρθὸν ἐξόγκωμα, τῆς λορδώσεως· ἐν δὲ τῷ οἱ δὲ ἑτερόρροπα ἔχοντες, τῆς σκολιώσεως. ἀκριβῶς δὲ πάνυ καὶ ὠφελίμως ἡμῖν τοῖς ἀναγνωσομένοις αὐτὰ προσέγραψεν, ἐπὶ μὲν τῆς λορδώσεως οὐδένα γενέσθαι παραπληκτικὸν ὅπερ ἐστὶ μορίῳ τινὶ πάρετον· ἐπὶ δὲ τῆς σκολιώσεως γενέσθαι φάσκων ἄχρι χειρός, ὅπερ ἐστὶν οὐ κατωτέρω κατὰ τὰς πλευρὰς ἢ ὀσφῦν ἢ τὰ σκέλη.

10 Πρῶτον οὖν ἡμᾶς χρὴ τοῦτο γινώσκειν, ὡς ἕτερα μὲν συμπτώματα ἕπεται τοῦ νωτιαίου μυελοῦ παθόντος ἴδιόν τι πάθος, ἤτοι κατὰ δυσκρασίαν μόνην ἢ μετὰ χυμοῦ τινος ἐπιρρυέντος, ὡς ἐν ἐρυσιπέλασι καὶ φλεγμοναῖς καὶ σηπεδόσι· ἕτερα δὲ θλιβέντος, ὑπὸ μεταστάσεως ἑνὸς ἢ πλειόνων σπονδύλων. ἔνθα μὲν γὰρ αὐτὸς ὁ νωτιαῖος ἔπαθεν ἴδιόν τι πάθος, ἤτοι κατὰ τὸ ἀριστερὸν ἢ δεξιὸν μέρος, ἄνευ μεταστάσεως σπονδύλων, κατὰ μὲν τὸ ἕτερον αὐτοῦ μέρος μόνον γενομένου τοῦ πάθους, ἅπαντα τὰ κάτω μέρη τοῦ σώματος, ὅσα κατ' εὐθὺ τῆς
244 βλάβης, εἰς αἴσθησίν τε καὶ κίνησιν βλάπτεται· | ἔνθα δ' ὅλως ἔπαθεν, ἅπανθ' ὁμοίως, τά τε δεξιὰ καὶ τὰ ἀριστερά, τὰ κάτω τοῦ βλαβέντος μέρους παραλύεται.

11 Κινηθέντος δὲ σπονδύλου πρὸς μὲν τὸ κυφὸν ἢ λορδόν, ἐγχωρεῖ μὲν καὶ μηδ' ὅλως βλαβῆναι τῶν ὑποκάτω μερῶν μηδὲν εἰς αἴσθησιν ἢ κίνησιν, ἐγχωρεῖ δὲ καὶ βλαβῆναι κατὰ τὸν ἐν τῷ Περὶ ἄρθρων εἰρημένον ὑπ' αὐτοῦ διορισμόν. ὅταν μὲν γάρ, ὡς αὐτὸς ὠνόμασεν, «γωνιώδης» ἡ διαστροφὴ γένηται τοῦ νωτιαίου, τουτέστι μὴ κατὰ βραχὺ καμφθέντος, ἀλλ' ἀθρόως καθ' ἓν μόριον, οἷον κλάσιν τινὰ λαβόντος, ἀνάγκη βλαβῆναι τὰ κάτω μόρια πάντα· κατὰ βραχὺ δὲ τῆς διαστροφῆς γεγενημένης κυκλοτερῶς, οὐδὲν ἀξιόλογον πάσχει τὰ κάτω τοῦ κινηθέντος σπονδύλου. ἡ δ' εἰς τὸ πλάγιον ἐκτροπὴ βλάπτει πάντως ἐκεῖνα τῶν μορίων, εἰς ἃ παραγίνεται τὰ διὰ τῶν μεταστάντων σπονδύλων ἐκφυόμενα νεῦρα· καὶ μᾶλλον μὲν γίνεται τοῦτο κατὰ τὸν τράχηλον, ἧττον δὲ κατὰ τὸν θώρακα, πολὺ δ' ἧττον ἔτι κατὰ τὴν ὀσφῦν.

12 Ἐπὶ μὲν γὰρ τοῦ τραχήλου τῶν συνταττομένων ἀλλήλοις σπονδύλων ἑκάτε-
245 ρος ἴσον συντελεῖ τῷ πόρῳ, δι' οὗ τὸ νεῦρον ἐκφύεται· | κατὰ δὲ τοὺς τοῦ θώρακος πλέον μὲν ὁ ὑψηλότερος, ἧττον δὲ ὁ ταπεινότερος· ἐπὶ δὲ τῆς ὀσφύος ὅλον τὸ

---

1 οἱ – ἔχοντες] Hipp. Epid. II 2,24: V 98,6sq. L.; *v. supra* IV 6,4: p. 108,10   3 οὐδένα – παραπληκτικὸν] Hipp. Epid. II 2,24: V 96,17 L.; *cf. supra* IV 6,3: p. 108,3sq.   4sq. ἄχρι χειρός] Hipp. Epid. II 2,24: V 98,12 L.; *cf. supra* IV 6,4: p. 108,14   9–12 ἔνθα – πάθους] *cf. supra* III 14,5: p. 78,15sq.   Gal. De locis affectis I 6,20: CMG V 6,1,1, p. 296,14–19   18sq. ὡς – ἀθρόως] *v.* Hipp. De artic. 47: II 177,4 Kw. = IV 202,5 L. *cum* Gal. *comm. ad loc.* In Hipp. De artic. comm. III 48: XVIII A 553,3–12 K.   18 γωνιώδης – νωτιαίου] *cf.* Gal. De usu part. XII 12: II 218,22sq. Helmr. = IV 51,15sq. K.

1 ἐξόγκωμα *om.* L_b   ἐν δὲ] τοῦ δὲ ἐν C   ἑτερόρροποι A   ἔχοντες *om.* L_b   2 σκολιώσεως] κολιώσεως F_c: σκολιοττ A   3 περιέγραφεν A   5 τὰς *om.* C Q N   6 *post* Πρῶτον *add.* μὲν L_b   ἡμᾶς – τοῦτο] ἡμῖν τοῦτο χρὴ L_b   τοῦτο] τοῦ A   7 πάθος] πάθημα L_b   8 ἐπιρρέοντος A   σηπεδόσι] σιπεδόσι(ν) F_c L_b, *corr.* F²: σιπεδόναις C   9 θλιφθέντος ζ   ὑπὸ] ἀπὸ F_c Ald.   10 δεξιὸν ἢ ἀριστερὸν L_b: δεξιὸν ἢ τὸ ἀριστερὸν A   *post* ἢ *add.* τὸ C   11 μέρος¹ *om.* A   13 ὅλως *in* ὅλος *mut.* F²: ὅλος L_b Q N () ἔπαθεν] βλάπτεται *in textu*, ἔπαθεν *in marg.* L_b   ἅπανθ' *e corr. in* F_c   14 ὁμοίως] ὁμοῦ L_b   τε *om.* A   μέρη A   15 τὸ] τὸν C   16 βλαβῆναι – καὶ *om.* A N   17 ἐν τῷ *om.* A   18 ὡς] ὡσαύτως A   ὠνόμασε(ν) F_c L_b C, *corr.* F²   νωτιαίου] νώτου L_b   21 τὰ κάτω *om.* L_b   22 πάντως] πάντα A: *supra lin. scr.* ἀεί F²   23 περιγίνεται A   24 κατὰ τὸν¹] *iter. et altera verba del.* L_b   26 μὲν *om.* C   28 μὲν *om.* L_b

sagte: „diejenigen, bei denen das Hervorspringen in gerader Richtung war"; ‚Skoliose',
als er sagte: „diejenigen, die auf eine Seite hin geneigtes (Hervorspringen) hatten". Er
fügte für uns, die wir dies gelesen haben, eine sehr genaue und nützliche Bemerkung
hinzu: dass in Bezug auf die Lordose „niemand teilgelähmt wird", d. h. auf einer Seite
gelähmt. Bei Skoliose erstreckt sich die Teillähmung, so sagt er, „bis zu Arm und
Hand" (*achri cheiros*), was bedeutet, dass sie nicht tiefer in die Rippen, Lenden oder
Beine reicht.

 Wir müssen also zuerst wissen, dass je andere Symptome auf eine eigentümliche
Affektion der Rückenmarks folgen, entweder ein einfaches Fehlmischverhältnis oder
eines mit einem Säfteflus, wie bei Wundrose, Entzündungsschwellungen und Fäulnissen, und andere (Symptome), wenn sie aufgrund einer Verschiebung eines oder mehrerer Wirbel zusammengedrückt ist. Wo das Rückenmark selbst von einer eigentümlichen Affektion betroffen ist, sei es auf der linken oder rechten Seite, ohne Verschiebung der Wirbel, werden allein auf der gegenüberliegenden Seite, auf der die Affektion aufgetreten ist, alle unteren Teile des Körpers, die sich direkt unter der Schädigung befinden, in ihrer Wahrnehmungs- und Bewegungsfähigkeit geschädigt. Wo das
Rückenmark vollständig affiziert ist, sind auch alle Teile links und rechts unterhalb des
geschädigten Teils gelähmt.

 Wenn ein Wirbel in die Rückwärts- oder Vorwärtsbeugung bewegt wird, ist es
auch möglich, dass die darunterliegenden Teile in ihrer Wahrnehmungs- oder Bewegungsfähigkeit gar nicht geschädigt werden. Es ist aber auch möglich, dass sie nach der
von Hippokrates in seinem Buch Über die Gelenke erwähnten Differenzierung
geschädigt werden. Wenn nämlich eine, wie er es nennt, „winkelige" (*gōniōdēs*) Verrenkung der Wirbelsäule eintritt, d. h. wenn sie nicht allmählich, sondern abrupt in
einem einzelnen Teil gebeugt wird, z. B. bei einem Bruch, werden notwendigerweise
alle Teile weiter unten geschädigt. Wenn sich die Verrenkung allmählich kreisförmig
ausbildet, erleiden die Teile unterhalb des verschobenen Wirbels nichts Nennenswertes. Die seitliche Abweichung schädigt hingegen in jedem Fall jene Teile, zu denen die
Nerven aus den verschobenen Wirbeln führen. Dies geschieht mehr beim Hals, weniger beim Brustkorb, viel weniger noch in der Lendengegend.

 So wie beim Hals die Wirbel ineinander verschränkt sind, trägt auch jeder der beiden zur Bildung des Durchgangs bei, durch den der Nerv auswächst. Bei den Brustwirbeln trägt der obere mehr, der untere weniger bei. Im Lendenwirbelbereich tritt

νεῦρον ἐκπίπτει κατὰ τὸν ὑψηλότερον σπόνδυλον. ὥστ' ἐνταῦθα μὲν ἡ εἰς τὰ πλάγια ῥοπὴ τῶν σπονδύλων, ἑαυτῇ συναπάγουσα τόν τε νωτιαῖον αὐτὸν καὶ τὸ νεῦρον, ἄθλιπτον ἐργάζεται τὴν κατὰ φύσιν ἔκπτωσιν αὐτοῦ· κατὰ δὲ τὸν τράχηλον ἐκ τῆς μεταξὺ χώρας τῶν δύο σπονδύλων ἐκφυόμενα τὰ νεῦρα, κατὰ τὰς σκολιώσεις θλίβεται μὲν ἐν ἐκείνοις τοῖς μέρεσιν, εἰς ἃ τὴν διαστροφὴν ἔσχεν ἡ ῥάχις, τείνεται δὲ κατὰ θάτερα. ταῖς μὲν οὖν τάσεσιν, ὅταν ἐπιγένηται φλεγμονὴ μεγάλη, σπασμὸς ἐπακολουθεῖ· ταῖς δὲ θλίψεσι παράλυσις τῶν μορίων, εἰς ἃ τὸ θλιβόμενον ἀφικνεῖται νεῦρον.

13 Εἰκότως οὖν ἐπὶ ταῖς ἱστορηθείσαις κατὰ τὴν προγεγραμμένην ῥῆσιν κυνάγχαις ἄχρι χειρῶν αἱ παραπληγίαι συνέπεσον, ὡς ἂν ἐκ τοῦ πέρατος τοῦ τραχήλου λαμβανουσῶν τὰ νεῦρα τῶν χειρῶν, μετὰ γὰρ τὸν τράχηλον ὁ θώραξ ἐστίν, οὐκ εἰς τὰς χεῖρας, ἀλλ' εἰς τὰ μεσοπλεύρια τῶν κατ' αὐτὸν σπονδύλων ἀποφυο-
14 μένων νεύρων, πλὴν βραχέων τινῶν ἐκ τῶν πρώτων. τὰ μὲν οὖν ἄλλα τὰ κατὰ τὸ πρόσωπον μόρια παντά|πασιν ἀβλαβῆ διαμένει, μήτ' εἰς αἴσθησιν ἐμποδιζόμενα μήτ' εἰς κίνησιν ἐπὶ ταῖς εἰρημέναις ἀρτίως τῶν σπονδύλων μεταστάσεσιν· αἱ γνάθοι δὲ μόναι χωρὶς τῆς γένυος, ὡς ἂν ὑπὸ τοῦ μυώδους πλατύσματος κινούμεναι, βλάπτονται. δῆλον δ' ὅτι καὶ τῶν μυῶν ὅσοι τὴν ἀρχὴν τῶν εἰς αὐτοὺς διανεμομένων νεύρων ἔχουσιν ἐκ τοῦ κατὰ τὸν τράχηλον νωτιαίου, βλάπτονται καὶ αὐτοὶ κατά τε τὰ τοῦ νωτιαίου πάθη καὶ τῶν ἀπ' αὐτοῦ πεφυκότων
15 νεύρων. ὁπόσοι δ' εἰσὶ καὶ τίνες οἱ μύες οὗτοι, μεμαθήκατε κατὰ τὴν τῶν ἀπὸ τοῦ νωτιαίου νεύρων ἀνατομήν, ὥσπερ γε καὶ τἆλλα ὅσα χρὴ γινώσκειν ἡμᾶς ἑπόμενα συμπτώματα ταῖς τῶν κατὰ ῥάχιν σπονδύλων ἐγκυφώσεσίν τε καὶ λορδώσεσιν καὶ σκολιώσεσιν, ἐν τῷ τρίτῳ Τῶν εἰς τὸ Περὶ ἄρθρων ὑπομνήματι γεγραμμένα πάντ' ἀκριβῶς ἔχετε σὺν ταῖς οἰκείαις ἀποδείξεσιν, ὧν ἐγὼ τὰ κεφάλαια νῦν ὑμᾶς ὑπομιμνήσκω, ὧν ἔνια μὲν ἤδη διῆλθον, ὅσα δ' οὔπω λέλεκται, νῦν ἐρῶ, πρὸς τὸ μηδ' ἐνταῦθά τι λείπειν τῷ λόγῳ.

16 Χρὴ γὰρ ὑμᾶς ἐπίστασθαι τοὺς σπονδύλους ἐξίστασθαί ποτε τῆς οἰκείας θέσεως ἤτοι γ' ἐκ καταπτώσεως ἢ πληγῆς ἢ τινος ὄγκου | παρὰ φύσιν, ἐπισπω-

---

15 ἐπὶ – μεταστάσεσιν] v. supra IV 6,7sq.: p. 110,13–21   16sq. ὡς – κινούμεναι] cf. supra IV 5,6: p. 104,24–29   23 ἐν – ὑπομνήματι] Gal. In Hipp. De artic. comm. III,1–2: XVIII A 492,5–496,13 K.

1 κατὰ τὸν ὑψηλότερον σπόνδυλον] supra lin. scr. ἐκ τοῦ -ρου -λου F²   ἐνταῦθα] ἔνθα A   1sq. τὸ πλάγιον L♭ A   2 ῥοπῇ] ἐκτροπῇ L♭   σπόνδυλον C   5 σκολιώσεις] supra lin. adn. τῶν σπονδύλων F²   ἐν om. A   post μέρεσιν add. τῆς ἐκφύσεως A   6 ῥάχης F꜀, corr. F²: ῥάχυς A   τείνεσθαι L♭   θάτερον A   ἐπιγίνηται C   10 αἱ e corr in F꜀   συνέπεσαν F꜀   11 λαμβανουσῶν – χειρῶν] λαμβάνουσιν αἱ χεῖρες in textu, γρ οὐσῶν τὰ νεῦρα τῶν χειρῶν in marg. A   θώρακας C   12 τῶν] τὸν L♭   αὐτὸν ex αὐτὸ supra lin. corr. F²   post ἀποφυομένων add. τῶν ζ
13 οὖν om. A   τὰ^II om. L♭   15 μεταπτώσεσιν A   17 βλάπτονται κινούμεναι F꜀ L♭, supra lin. corr. F²   βλάπτονται A   δ' om. F꜀   τῶν^II om. L♭   18 διανεμομένων] διασοζομένων L♭   τῶν om. F꜀, supra lin. add. F²: in textu om. et supra lin. add. C   νωτιαίου] νώτου L♭   20 τὴν supra lin. add. C   τῶν ἀπὸ] ἀπὸ τῶν A   20sq. ἀπὸ νωτιαίου ex α τιαίου mut. C   20 τοῦ om. ζ L♭   21 ἀνατομήν] ἀποτομήν A   ὑμᾶς F꜀ A, corr. F²   22 ῥάχυν F꜀ A, corr. F²   23 τρίτῳ] δευτέρῳ ω (deest N), corr. Chart. (non vertitur in v. Arab. sec. Garofalo, La traduzione, p. 29)   ἄρθρου F꜀   ὑπομνήματον A   24 ἔχετε] ἔχεται F꜀ L♭, corr. F²   νῦν ante τὰ trsp. L♭   25 ὑμᾶς om. L♭   27 ἡμᾶς L♭   σπονδύλους ex πον- corr. F꜀   ποτε om. C   28 καταπτώσεως] πτώσεως L♭ A   τινὸς ἢ C   ἐπειστωμένου C

der gesamte Nerv aus dem höheren Wirbel aus. Dort bewirkt also die seitliche Verschiebung der Wirbel, indem sie sowohl das Rückenmark selbst als auch den Nerv mitnimmt, den natürlichen Austritt des Nervs ohne Kompression. Im Bereich des Halses werden die Nerven, die aus dem Zwischenraum zwischen den beiden Wirbeln auswachsen, bei den Skoliosen an den Teilen zusammengedrückt, an denen die Wirbelsäule die Verrenkung erfahren hat, und an den anderen Stellen angespannt. Auf die Spannungen folgt, wenn eine schwere Entzündungsschwellung hinzukommt, ein Krampf; auf die Kompressionen eine Lähmung der Teile, zu denen der zusammengedrückte Nerv führt.

Es war daher erwartbar, dass die Teillähmungen nach den in der oben zitierten Passage berichteten Fällen von Angina bis zu den Armen und Händen reichten, da die Arme und Hände ihre Nerven aus dem (unteren) Ende des Halses beziehen; denn nach dem Hals kommt der Brustkorb und die Nerven, die von den Brustwirbeln abgeleitet sind, gehen nicht zu den Armen und Händen, sondern zu den Zwischenrippenmuskeln, mit Ausnahme einiger kurzer Nerven, die von den ersteren (i. e. Halswirbeln) kommen. Die anderen Teile des Gesichts bleiben völlig unbeschadet und erfahren keine Behinderung in ihrer Wahrnehmung oder Bewegung bei den eben erwähnten Verschiebungen der Wirbel. Nur die Wangen ohne den Kieferbereich werden geschädigt, weil sie von der Muskelplatte bewegt werden. Es ist daher deutlich, dass von den Muskeln diejenigen, die den Anfang von den in ihnen verteilten Nerven aus dem Rückenmark der Halswirbel beziehen, durch die Affektionen des Rückenmarks und der aus ihm auswachsenden Nerven auch selbst geschädigt werden. Wieviele und welche diese Muskeln sind, habt ihr aus dem Sezieren der Nerven aus der Wirbelsäule gelernt, wie ihr auch all das, was wir wissen müssen über die Symptome, die den Verbiegungen, den Lordosen und Skoliosen der Wirbel der Wirbelsäule folgen, sorgfältig beschrieben findet im dritten Buch meines Kommentars zu Über die Gelenke mit den passenden Beweisführungen, von denen ich euch jetzt die hauptsächlichen Punkte in Erinnerung rufe. Ich habe bereits auf einige von ihnen hingewiesen. Ich werde jetzt diejenigen zitieren, die ich noch nicht erwähnt habe, um in der Darstellung nichts auszulassen.

Ihr müsst verstehen, dass die Wirbel manchmal aus ihrer angestammten Position verrückt werden durch einen Sturz, einen Schlag oder eine widernatürliche Geschwulst, die die sehnenartigen Körper, die mit den Wirbeln selbst und dem Kno-

μένου τὰ συμφυῆ τοῖς σπονδύλοις αὐτοῖς καὶ τῷ νωτιαίῳ νευρώδη σώματα. διττὰ δ' ἐστὶ τῷ γένει ταῦτα, τὰ μὲν ἕτερα τῶν κατὰ φύσιν μορίων, τὰ δ' ἕτερα τῶν παρὰ φύσιν [ὄγκοι τινές, οὓς Ἱπποκράτης ἑνὶ περιλαβὼν ὀνόματι κέκληκεν «ἄπεπτα φύματα»]. δῆλον οὖν ὅτι ἐπὶ τῆς προγεγραμμένης καταστάσεως, ἣν ἐν τῷ δευτέρῳ τῶν Ἐπιδημιῶν ἔγραψεν, οἵ τ' ἐπικείμενοι τοῖς τοῦ τραχήλου σπονδύλοις ἔπαθον μύες, ἴσως δὲ καὶ φυματώδης τις ὄγκος ἐγένετό που, δι' ὃν καὶ πτύσαι φησὶν αὐτοὺς πέπονα, πεφθέντων δηλονότι τῶν φυμάτων.

Διὰ τί τοίνυν αὐτοὺς ὠνόμασε «κυναγχικούς»; ἢ ὅτι δύσπνοιά τις αὐτοῖς ἦν, ἄνευ τοῦ πεπονθέναι τι τῶν κατὰ τὸν θώρακα καὶ πνεύμονα· ταύτῃ γὰρ διήνεγκεν ἡ κυναγχικὴ συνδρομὴ τῆς περιπνευμονικῆς καὶ πλευριτικῆς, καὶ πρὸς τούτῳ γ' ἔτι τῷ τῆς στενοχωρίας αἰσθάνεσθαι κατὰ τὸν λάρυγγα. φαίνεται γοῦν κἀν τῷ Προγνωστικῷ κυνάγχας ὀνομάζων ἅπαντα τὰ κατὰ τοῦτο τὸ χωρίον γινόμενα πάθη δυσκολίαν τῆς ἀναπνοῆς ἐργαζόμενα· φησὶ γὰρ οὕτως· «αἱ δὲ κυνάγχαι δεινόταται μέν εἰσι καὶ | τάχιστα ἀναιροῦσιν, ὅσαι μήτ' ἐν τῇ φάρυγγι ἔκδηλόν τι ποιοῦσι μήτ' ἐν τῷ αὐχένι, πλεῖστόν τε πόνον παρέχουσι καὶ ὀρθόπνοιαν· αὗται γὰρ καὶ αὐθημερὸν ἀποπνίγουσι καὶ δευτεραῖον καὶ τριταῖον καὶ τεταρταῖον. ὁκόσαι δὲ τὰ μὲν ἄλλα παραπλησίως πόνον παρέχουσιν, ἐπαίρονταί τε καὶ ἐρυθήματα ἐν τῇ φάρυγγι ποιοῦσιν, αὗται ὀλέθριαι μὲν κάρτα, χρονιώτεραι δὲ ὀλίγον τῶν πρόσθεν. οἷσι δὲ συνεξερευθείη ἡ φάρυγξ καὶ ὁ αὐχήν, αὗται χρονιώτεραι, καὶ μάλιστα ἐξ αὐτέων περιγίνονται, ἢν ὅ τε αὐχὴν καὶ τὸ στῆθος ἐρυθήματα ἔχῃ καὶ μὴ παλινδρομήσῃ τὸ ἐρυσίπελας ἔσω.»

3sq. οὓς – φύματα] v. Hipp. De artic. 41: II 165,10–12 Kw. = IV 180,3sq. L.   4sq. ἐπὶ – ἔγραψεν] v. supra IV 2–3: p. 106,10–108,19 = Hipp. Epid. II 2,24: V 94,14–98,19 L.   13–21 αἱ – ἔσω] Hipp. Progn. 23,2–4: p. 65,1–67,2 Jouanna = II 176,2–178,2 L., cf. Gal. In Hipp. Progn. comm. III 21–23: CMG V 9,2, p. 347,23–350,9   13–15 αἱ – ὀρθόπνοιαν] cit. etiam in Gal. In Hipp. Epid. III comm. II 4: CMG V 10,2,1, p. 73,13–16 et Gal. In Hipp. Prorrh. I comm. II 53: CMG V 9,2, p. 91,24–92,2   16 αὗται – τριταῖον] cit. etiam in Gal. In Hipp. Epid. III comm. II 4: CMG V 10,2,1, p. 81,3–4

1 post τοῖς add. τε ζ   νευρώδει σώματι A   3sq. ὄγκοι – φύματα] ut interpretamentum disiunctum delevi   3 ὄγκων Lb C   post οὓς add. ὁ Lb   4 ἐπὶ om. Fc Lb C, supra lin. add. F²   6 post ἐγένετό add. τό Lb   ὃν ex ὧν corr. C   7 πέπονα e corr. Fc: πέπονθα A: πέπονα C   8 post τοίνυν add. καὶ Lb   ὠνόμασε(ν) Fc Lb C, corr. F²   post ὠνόμασε add. καὶ Fc Ald.   δύσπνοιά] συγγένια Fc, in -εια mut., del. et δύσπνοια supra lin. scr. F²: συγγενεία Q   αὐτοῖς post ἦν trsp. Lb   9 καὶ om. A   post πνεύμονα add. μορίων A   10 συνδρομή] φλεγμονή Fc C Q, del. et συνδρομή scr. F²   post τῆς add. τε Lb   πρὸς τούτῳ] πρὸ τούτων A   11 γ' om. A Q   τῷ] τὸ A   11sq. κἀν τῷ e κατὰ corr. C   12 Προγνωστικῷ] supra lin. scr. βιβλίῳ F²   ante κυνάγχας add. καὶ Fc Ald.   κατὰ τοῦτο] κατ' αὐτό C: κατοῦτο A   τὸ om. Fc, supra lin. add. F²   γενόμενα C   14 δεινόταται] δεινόται Fc, corr. F²: καιναὶ   ἀναιροῦσιν] ἀνεροῦσιν Fc Lb, corr. F²   15 ἔκδηλόν – ποιέουσι post αὐχένι trsp. C   post τι add. μηδὲν Lb   τε in textu om. et supra lin. add. F²   ὀρθοπνοίειν in -ην mut. Fc: ὀρθοπνοί^ Lb   16 δευτεραῖον supra lin. in -αι mut. F² (fort. recte): -αι GalL In Hipp. Progn. et Hipp.C'   τριταῖον supra lin. in -αι mut. F² (fort. recte, cf. supra)   17 τεταρταῖον supra lin. in -αι mut. F² (fort. recte, cf. supra)   πόνον] πόνο Fc in πόνον τε mut. F²: πόνον γε Lb   post παρέχουσιν add. καὶ Fc A   18 τε (cf. GalL(F) In Hipp. Progn.)] δὲ Chart. cum Hipp.MV   ποιέουσιν] ποιαίονται Lb: ποιοῦσιν C   κάρτα] κράτα A   19 ὀλίγῳ Lb   ἔμπροσθεν Lb   οἷσι] ᾖσι Q   συνεξερευθείη Fc, corr. F²: συνεξερευθεῖ C: συνεξαιρεθῆ Q: ξὺν ἐρεύθ A   ἡ om. Fc Lb   post αὗται add. δὴ C   20 περιγίνονται] supra lin. adn. ὑγιαίνουσι F²   ἢν] ἵν A   τὸ om. Fc, supra lin. add. F²   21 ἐρύθημα ζ   ἔχῃ] ἔχει Fc Lb, corr. F²   παλινδρομήσει Lb   ἔσω] εἴσω A

chenmark zusammengewachsen sind, wegzieht. Diese (Körper) sind von zweierlei Art: Die einen gehören zu den naturgemäßen Teilen, die anderen zu den widernatürlichen [gewisse Geschwülste, die Hippokrates unter einem einzigen Namen, dem der „,ungekochten' Auswüchse" (*apepta phumata*), verstanden hat.] Es ist daher offensichtlich, dass im oben zitierten Fall, den er im zweiten Buch der Epidemien beschrieben hat, die Muskeln an den Halswirbeln betroffen waren; vielleicht gab es auch eine auswuchsartige Geschwulst, die, wie er sagt, dazu führte, dass sie das ‚Gekochte' (*pepona*) ausspuckten, d. h. nachdem die Auswüchse ‚gekocht' waren.

Warum also nannte Hippokrates sie „an Angina Leidende"? War es, weil sie Atemnot hatten, ohne irgendwie affiziert zu sein im Bereich des Brustkorbs bzw. der Lunge? Darin liegt der Unterschied zwischen dem Anginasyndrom und dem der Lungen- und Rippenfellentzündung, und überdies zusätzlich hinsichtlich des Engegefühls im Kehlkopfbereich. Offensichtlich bezeichnet Hippokrates jedenfalls in der Abhandlung Über die Prognose alle Affektionen dieser Region, die eine Erschwernis der Atmung bewirken, als Angina. Er drückt sich so aus: „Die Anginen sind sehr gefährlich, sie führen sehr schnell zum Tod, wenn sie keine offensichtlichen Symptome im Rachen und Hals hervorrufen und dennoch sehr starke Beschwerden und Aufrechtatmung (Orthopnoe) verursachen. Denn sie führen zur Erstickung am gleichen, zweiten, dritten oder vierten Tag. Diejenigen, die in Bezug auf alles andere in ähnlichem Maß Beschwerden bereiten, rufen Schwellungen und Rötungen im Rachen hervor, führen meist zum Tode, dauern aber ein wenig länger an als die zuvor. Bei denjenigen, bei denen der Rachen und der Hals zusammen errötet sind, bestehen die Anginen länger, und am ehesten überleben sie diese, wenn der Hals und die Brust Rötungen aufweisen, ohne dass die Wundrose ins Innere zurückgeht."

Ἐκ τούτων μὲν ἄν τις ἐτεκμήρατο μιᾷ προσηγορίᾳ πάντα κατὰ τοῦτο τὸ χωρίον πάθη τὴν ἀναπνοὴν ὁπωσοῦν βλάπτοντα κυνάγχας ὀνομάζειν αὐτόν, οὔπω τῶν ἰατρῶν εἰθισμένων τὸ μέν τι κυνάγχην ὀνομάζειν διὰ τοῦ κ, τὸ δὲ συνάγχην διὰ τοῦ σ, πολὺ δὴ μᾶλλον οὐδὲ παρασυνάγχην τι καλούντων, οὐδὲ παρακυνάγχην· ἡ γὰρ τῶν ὀνομάτων περιεργία μετὰ τῆς τῶν πραγμάτων ἀμελείας ἤρξατο, καὶ διὰ τοῦτο τέτταρα μὲν ὀνόματα πεποιήκασι, δηλοῦσθαι δ' ὑπ' αὐτῶν εἰπόντες πάθη | τέτταρα καὶ γράψαντες αὐτῶν τὰ γνωρίσματα παραλελοίπασιν. τοῦτο τοίνυν τὸ νῦν ἐμοὶ προκεχειρισμένον ἅμα τῇ κατὰ τὸ δεύτερον Ἐπιδημιῶν ῥήσει· τίνα οὖν ἐστι τὰ τέτταρα πάθη; τὸ μὲν ἓν καὶ πρῶτον αὐτῶν, ὅταν ἡ φάρυγξ φλεγμαίνῃ, φάρυγγα δ' ὀνομάζω τὴν ἔνδον τοῦ στόματος χώραν, εἰς ἣν ἀνήκει τό τε τοῦ στομάχου καὶ τὸ τοῦ λάρυγγος πέρας· ἕτερον δὲ δεύτερον, ὅταν μήτ' ἄλλο τι τῶν κατὰ τὸ στόμα μήθ' ἡ φάρυγξ, ἀλλὰ μηδὲ τῶν ἔξωθέν τι φαίνηται φλεγμαῖνον, αἴσθησις δὲ πνίξεως εἴη τῷ κάμνοντι κατὰ τὸν λάρυγγα· τρίτον δ' ἐπὶ τούτοις, ὅταν ἡ ἐκτὸς χώρα τῆς φάρυγγος φλεγμαίνῃ· καὶ τέταρτον, ὅταν ἡ τοῦ λάρυγγος ἐκτὸς ὁμοίως διατεθῇ τῇ ἐντός. ἀλλ' ἐπὶ τούτοις γε καὶ κατὰ τὸν αὐχένα γίνεταί τι πάθος, ὃ παραλελοίπασιν, εἰς τὴν πρόσω χώραν μεθισταμένων τῶν σπονδύλων, ποτὲ μὲν αὐτῶν μόνων τῶν κοινωνούντων αὐτοῖς μυῶν εἰς ὄγκον τινὰ παρὰ φύσιν ἀρθέντων, ἤ τινος φύματος συστάντος. [ἐνίοτε καὶ τοῦ στομάχου συγκακωθέντος αὐτοῖς, ἔστι δ' ὅτε καὶ † τῶν συναπτόντων αὐτὸν μυῶν τῷ λάρυγγι, καὶ πρὸς τούτοις γ' ἔτι τῶν ἰδίων | αὐτοῦ τοῦ λάρυγγος μυῶν, ὑφ' ὧν ἀνοίγνυται.] ταῦτ' οὖν ἅπαντα τὰ πάθη δυσχέρειαν μέν τινα ἐργάζεται κατὰ τὴν ἀναπνοήν, οὐ μὴν τὸν τοῦ πνιγῆναι κίνδυνον ἐπιφέρει· δυσκόλως δὲ καταπίνουσιν καὶ μέντοι καὶ ἀλγοῦσιν, ὁπότε μᾶλλον ἀνακόπτεται τὸ ποτὸν αὐτοῖς εἰς τὰς ῥῖνας. ἐνίοτε δὲ τῆς φλεγμονῆς αὐτῆς ἐπιδιαβαινούσης καὶ τὰ περὶ φάρυγγά τε καὶ γλῶτταν αὐτοῖς συνεξαίρεται, καθάπερ αὐτὸς

2-4 οὔπω – παρακυνάγχην] *cf.* Gal. In Hipp. Aphor. comm. IV 34: XVII B 706,8–14 K.   2-4 οὔπω – σ] *cf. amplius* Gal. In Hipp. De victu acut. comm. IV 30: CMG V 9,1, p. 299,1–300,29   In Hipp. Progn. III 23: CMG V 9,2, p. 349,16sq.   10sq. φάρυγγα – πέρας] *cf.* Gal. De anat. administr. X.XI: II 49,16–19; 72,8–10 Simon   In Hipp. Aphor. comm. IV 34: XVII B 704,3–8 K.   25–120,1 καθάπερ – ἔγραψεν] *v.* Hipp. Epid. III 3,5: p. 83,5–7 Jouanna = III 76,5sq. L.

1 ἐτεκμήρατο] τεκμήραιτο Q   *post* πάντα *add.* τὰ ζ   τὸ *om.* C   **3** εἰθισμένων] *ras. fere 12 litt.* L_b   τὸ¹] τοῦ A   τι κυνάγχην] τοιούτως L_b   τι *e corr. in* C: τοι A   **4** *post* πολὺ *add.* δὲ L_b   παρασυνάγχην] συνάγχην F_c, *corr.* F²   τι] τινὰ A   **7** εἰπόντες *post* πάθη *trsp.* A   *post* γράψαντες *add.* γε L_b   αὐτῶν τὰ] αὐτὰ τὰ A: *supra lin. scr.* αὐτὰ τὰ δ' F²   **8** τοίνυν τὸ νῦν *scripsi:* τοίνυν F_c A N: τὸ νῦν L_b C Q, *quod praesumit etiam v.* Arab. *sec.* Garofalo, La traduzione, p. 31   προκεχειρισμένον] προχειρισθὲν *e corr.* (*ras. post* προ) F_c, *supra lin. scr.* γρ προκεχειρμένον F²: προκεχειρηγμένον L_b: προκεχωρίζω A   ἅμα *om.* L_b   *post* δεύτερον *add.* τῶν ζ   **9** οὖν] δὲ C   **10** ἡ] ὁ A   φλεγμαίνει L_b   **11** ἣν *in textu om. et supra lin. add.* C   καὶ *om.* L_b   *post* τὸ *add.* τε L_b   **12** ἡ] ὁ A   **13** φαίνεται F_c L_b   πνήξεως F_c C, *corr.* F²   εἴη] ἣ C: ἣ A Q N   **14** δ' *om.* C Q N   ἐκτὸς] ἐντὸς C   φλεγμαίνει F_cN, *corr.* F²   **15** ὅταν *om.* C   ἐκτὸς *ante* τοῦ *trsp.* A   ὁμοίως διατεθῇ] ὁμοίως διατεθείη CN: διατεθεῖ ὁμοίως L_b   καὶ *om.* F_c L_b, *in marg. scr.* καὶ ἄλλο F²   **17** αὐτὸ F_c, *corr.* F²   μόνον F_c   **18–21** ἐνίοτε – ἀνοίγνυται] *ut interpolationem incongruum seclusi; cf.* Gal. De locis affectis V 5,3: CMG V 6,1,3, p. 324,12–14   **18** *post* ἐνίοτε *add.* δὲ ζ   **20** αὐτὸν] αὐτῷ L_b A Ald., *corr. Corn.*   γ' *om.* L_b C   ἔτι] ἐπὶ L_b   αὐτοῦ *om.* Q   **20sq.** τῷ λάρυγγι L_b   **21** ἀνήγνυται F_c L_b   **23** *post* ὁπότε *add.* καὶ C, τὲ A   **24** ἐπιβαινούσης F_c, *corr.* F²   **25** τε *om.* ζN

Daraus könnte jemand ein Anzeichen dafür sehen, dass er mit einer einzigen 19
Bezeichnung alle Affektionen in dieser Region, die in irgendeiner Weise die Atmung
schädigen, ‚kunagchai' (Anginen) nennt, da die Ärzte es noch nicht gewohnt waren,
die eine ‚kunagchē' mit ‚k', die andere ‚sunagchē' mit ‚s' zu benennen, geschweige
denn mit ‚parasunagchē' oder ‚parakunagchē'. Denn die Umtriebe um Namen began-
nen unter Vernachlässigung der Sachverhalte; und deshalb haben sie zwar vier Namen
geschaffen, es aber unterlassen, zu sagen, dass von ihnen vier Affektionen bezeichnet
würden, und ihre Erkennungszeichen zu beschreiben; folglich war mir zusammen mit
der Passage aus dem zweiten Buch der Epidemien diese Frage nun zur Beantwortung
aufgegeben: Welches sind also die vier Affektionen? Nummer eins und die erste unter 20
ihnen liegt vor, wenn der Rachen entzündet ist; ich nenne ‚Rachen' (*pharynx*) die
innere Region des Mundes, zu der das Ende der Speiseröhre und des Kehlkopfs führt.
Eine andere, zweite (Affektion besteht), wenn der Patient ohne offensichtliche Entzündungsschwellung eines Teils des Mundes, des Rachens oder sogar der äußeren Teile
das Gefühl hat, im Kehlkopfbereich zu ersticken. Nach diesen liegt die dritte (Affektion) vor, wenn die äußere Region des Rachens entzündet ist; und die vierte , wenn die
äußere Region des Kehlkopfs in einem ähnlichen Zustand ist wie die innere. Aber 21
zusätzlich zu diesen entsteht auch eine Affektion beim Hals, die sie ausgelassen haben,
durch die Dislokation der Wirbel in die Region nach vorne, entweder, wenn die mit
ihnen verbundenen Muskeln sich allein zu einer widernatürlichen Geschwulst zusam-
menschließen, oder wenn sich dort irgendein Auswuchs bildet [, manchmal auch
wenn die Speiseröhre zusammen mit ihnen verletzt wurde; bisweilen auch wenn die
sie mit dem Kehlkopf verbindenden Muskeln (zusammen mit ihnen verletzt wurden),
und zusätzlich zu diesen auch die eigenen Muskeln des Kehlkopfs selbst, durch die er
geöffnet wird]. Alle diese Affektionen bewirken eine gewisse Schwierigkeit bei der 22
Atmung, führen aber nicht zu Erstickungsgefahr. (Die Betroffenen) haben Schluckbeschwerden und sogar Schmerzen, wenn ihnen das Getränk in die Nase steigt. Manchmal, wenn sich die Entzündungsschwellung selbst ausbreitet, steigen bei ihnen auch
die (Auswüchse) um den Rachen und die Zunge hoch, wie Hippokrates geschrie-

ἔγραψεν· ἀλλ' οὐ δεῖται νῦν ὁ προκείμενος λόγος τῶν τοιούτων συμπαθειῶν τῆς διηγήσεως, ἑτέρων γὰρ ἐνεργειῶν ἀπώλεια γίνεται τῆς γλώττης παθούσης.

7. Ἔνθα δ' ἡ βλάβη μιᾶς ἐνεργείας ἐστίν, οἱ πεπονθότες δὲ τόποι πλείους τῇ ποικιλίᾳ τῶν ἄλλων συμπτωμάτων διοριζόμενοι, τούτους ἡμῖν εὑρίσκειν πρόκειται νῦν. ἄνευ μὲν γὰρ τοῦ παθεῖν τι τῶν ἀναπνευστικῶν ὀργάνων ὁτιοῦν, εἴτε κατὰ πρωτοπάθειαν, εἴτε κατὰ συμπάθειαν, ἀδύνατόν ἐστι βλαβῆναι τὴν ἀναπνοήν· ἐπεὶ δ' αὐτά τε τὰ ἀναπνευστικὰ πλείω τετύχηκεν ὄντα, πρὸς δ' αὐτοῖς ἕτερος ἀριθμὸς οὐκ ὀλίγος ἐστὶ μορίων, οἷς συμπάσχειν πέφυκεν, | εἰκότως οἱ διορισμοὶ πολλοὶ γεγόνασιν, οἷς χρώμενος ἄν τις εὑρίσκοι τούς τ' ἰδιοπαθοῦντας ἑκάστοτε καὶ τοὺς συμπάσχοντας αὐτοῖς τόπους. εὐθὺς οὖν ἐξ αὐτοῦ μόνου τοῦ τῆς ἀναπνοῆς εἴδους ἔνεστι τεκμήρασθαί τι περί τε τοῦ πάσχοντος τόπου καὶ τῆς διαθέσεως αὐτοῦ.

Φαινέσθω γὰρ ὁ κάμνων ὅλον τὸν θώρακα κινῶν κατὰ τὴν ἀναπνοήν, ὡς ἔμπροσθεν μὲν ἄχρι τῶν κλειδῶν ἀνήκειν αὐτοῦ τὴν κίνησιν, ἑκατέρωθεν δὲ ἄχρι τῶν ἐπωμίδων, ὀπίσω δ' ἄχρι τῶν ὠμοπλατῶν· ἐκ ταύτης τῆς ἀναπνοῆς ἔνδειξις γίνεται τριῶν διαθέσεων· μιᾶς μὲν θερμασίας φλογώδους κατά τε τὸν πνεύμονα καὶ τὴν καρδίαν· ἑτέρας δὲ στενοχωρίας τῶν ἀναπνευστικῶν ὀργάνων· ἐφ' αἷς τρίτης ἀρρωστίας τῆς κινούσης δυνάμεως τοὺς μῦς τοῦ θώρακος. ἐπισκέψασθαι τοιγαροῦν χρὴ τοιαύτην ἀναπνοὴν θεασάμενόν τινα πρῶτον μὲν τοὺς σφυγμούς· ἐνδείξονται γὰρ οὗτοι τὸ πλῆθος τῆς θερμασίας, ὡς ἐν Τῇ δι' αὐτῶν προγνώσει γέγραπται· δεύτερον δὲ τὴν ἐκπνοήν, εἰ πολλὴ καὶ ἀθρόα καὶ μετ' ἐκφυσήσεως γίνεται· καὶ τρίτον ἐπὶ τούτοις ἅψασθαι τοῦ θώρακος κατὰ τὸ στέρνον· διακαιόμενον γὰρ εὑρών τις αὐτόν, οὕτως ἂν ἔχοι | πάντα τὰ γνωρίσματα τοῦ πλήθους τῆς θερμασίας, ἐξ ἐπιμέτρου προσερχομένων αὐτοῖς ἐρεύθους προσώπου τε καὶ ὀφθαλμῶν, καὶ κεφαλῆς διακαοῦς, καὶ δίψους ἰσχυροῦ, καὶ γλώσσης ξηρᾶς τε καὶ τραχείας αὐτοῦ τε τοῦ κάμνοντος καίεσθαι λέγοντος. εἰ δὲ τῶν τῆς φλογώσεως σημείων μετρίων ὑπαρχόντων, ὁ θώραξ ἐπὶ πλέον διαστέλλοιτο, στενοχωρία τίς ἐστιν ἐν τοῖς ἀναπνευστικοῖς ὀργάνοις, ὥστε ἤτοι τῶν περὶ τὸν λάρυγγά τι πέπονθεν, ἢ πλήθους ὑγρῶν ὁ πνεύμων ἢ ὁ θώραξ ἐμπέπλησται, ἢ φῦμά τι φύεται κατ' αὐτούς, ἐξ οὗ γένους ἐστὶ καὶ τὸ καλούμενον

16–18 μιᾶς – θώρακος] *cf. infra* IV 10,2: p. 142,18sq.   20sq. ὡς – γέγραπται] *v.* Gal. De praesag. ex puls. II 3: IX 332,4–338,9 K.

2 ἐνεργειῶν *post* γίνεται *trsp.* L_b   4 διοριζόμενοι ,] , διοριζόμενοις F_c (*fort. recte*)   7 *post* αὐτά *add.* τὰ A   τὰ *om.* A   *post* ἀναπνευστικὰ *add.* καὶ A   δ' αὐτοῖς] δὲ τούτοις L_b   8 ὀλίγος] ὀλίγων L_b   ἐστὶ *om.* F_c ζ Q (*deest* N), *in marg. add.* F², *ante* οὐκ *trsp.* L_b   συμπάσχει C   9 *post* τις *add.* μὲν L_b   εὑρίσκει A   10 αὐτοῖς] αὐτούς F_c   11 τε *om.* L_b   13 φαίνεσθαι C   γὰρ] γοῦν L_b   κινῶν] κεινὸν F_c, *corr.* F²   κατά] καὶ A   14 μὲν *om.* L_b   17 καὶ] ἢ *supra lin. scr.* F² (*cf.* καὶ *infra* p. 142,19)   *post* στενοχωρίας *add.* κατά τι F² (*supra lin.*) A Q   τῶν *om.* CN   ἐφ'] ὑφ' L_b: *supra lin. scr.* γρ ἐφεξῆς F²   18 τρίτης] τρίτη L_b C: τῆς τρίτης A   ἀρρωστία L_b: τίς ἀρρωστία C   19 τοιγαροῦν] τοίνυν A   *post* χρὴ *add.* τὴν ζ, *supra lin.* F²   τοιαύτην] αὐτὴν A   *post* μὲν *add.* οὖν L_b   21 προγνώσι F_c, *corr.* F²   ἐκπνοήν] *supra lin. suppl.* ἐπισκέψασθαι F² *post* εἰ *add.* καὶ μὴ A   ἀθρόα *ex* -ῶν *corr., ut vid., in* F_c   22 τοῦ θώρακος *post* 23 στέρνον *trsp.* L_b   23 εὑρών τις] εὑρόν τις F_c L_b, *corr.* F²: τις εὑρών C   αὐτοῦ] αὐτὸ ζ   ἔχῃ C   24 ἔρευθος L_b   25 ἰσχυροῦ *om.* L_b   26 καὶ¹ *ex* η *corr.* C   γλώττης ζQ   τοῦ *om.* C   καίεσθαι *e* κέσθαι *supra lin. corr.* F²   27 τῶν] ἡ F_c, *corr.* F²   πλέον] πλεῖστον ζQ   28 ὥστε] ὡς L_b   ἤτοι] εἴ τι A   τῶν *om.* L_b: τὸ F_c: τὸν C   30 καὶ *om.* Chart.

ben hat. Die vorliegende Darlegung erfordert jedoch keine Ausführung zu dieser Art von Mitaffektionen, denn es ergibt sich ein Verlust anderer Funktionen, wenn die Zunge betroffen ist.

7. Wo eine Schädigung einer einzelnen Funktion vorliegt, jedoch mehrere, durch die Mannigfaltigkeit der anderen Symptome differenzierte Orte betroffen sind, ist es jetzt unser Ziel, diese aufzufinden. Wenn nämlich keines der Atmungsorgane in irgendeiner Weise affiziert ist, weder durch eine Erstaffektion noch durch eine Mitaffektion, ist es unmöglich, dass die Atmung geschädigt wird. Da die Atmungsorgane aber selbst zahlreich sind und es neben ihnen eine weitere, nicht unbedeutende Anzahl von Körperteilen gibt, mit denen sie von Natur aus miterleidend sind, entstehen natürlich viele Differenzierungen, unter Einbezug derer jemand die eigenaffizierten und die mit diesen miterleidenden Orte auffinden kann. Es ist daher ohne weiteres möglich, allein anhand der Atmungsweise eine Vermutung über den erleidenden Ort und dessen Zustand aufzustellen.

Denn angenommen der Patient bewegt beim Atmen deutlich den gesamten Brustkorb, sodass die Bewegung nach vorne bis zu den Schlüsselbeinen geht, auf jeder Seite bis zur Spitze der Schulter, nach hinten, bis zu den Schulterblättern, dann ergibt sich aus einer solchen Atmung Aufschluss auf drei (mögliche) Zustände: erstens auf eine brennende Hitze in der Lunge und im Herzen; zweitens auf eine Verengung der Atmungsorgane; drittens schließlich auf eine Schwächung des Vermögens, die Muskeln des Brustkorbs zu bewegen. Wenn eine solche Atmung beobachtet wurde, sollte daher zuerst der Puls untersucht werden. Dieser zeigt die Hitzefülle an, wie es im Buch Über die Prognose aus dem Puls beschrieben wurde. Zweitens (sollte) die Ausatmung (untersucht werden), ob sie reichlich, auf einmal und mit heftigem Ausatmen auftritt, und drittens palpiere bei diesen den Brustkorb im Bereich des Brustbeins. Entdeckt man nämlich, dass er (der Brustkorb) brennend heiß ist, erhält man so alle Erkennungszeichen der Hitzefülle, dazu kommen ein rotes Gesicht und rote Augen, ein brennender Kopf, ein starker Durst, eine trockene und raue Zunge und der Umstand, dass der Erkrankte selbst sagt, er stehe in Flammen. Wenn sich bei Vorhandensein mäßiger Erhitzungsanzeichen der Brustkorb stark vergrößern sollte, liegt eine Verengung der Atmungsorgane vor, sodass entweder einer der (Teile) um den Kehlkopf betroffen ist oder die Lunge bzw. der Brustkorb mit einer Menge Flüssigkeit gefüllt ist oder sich dort irgendein Auswuchs bildet, zu dessen Gattung auch der sogenannte

5 ἀπόστημα. τὰ μὲν οὖν κατὰ τὸν λάρυγγα διήλθομεν, ὅσα κατὰ συμπάθειάν τε καὶ πρωτοπάθειαν πάσχει· τὰ δὲ κατὰ πνεύμονα καὶ θώρακα μικρὸν ὕστερον ἀκριβέστερον διορισθήσεται, πρόκειται γὰρ ἐν τῷ παρόντι τὰ τοῦ νωτιαίου διελθεῖν πάθη, τά τ' ἄλλα καὶ ὅσα κατὰ τὴν καλουμένην ἀτονίαν πάσχει.

6 Γίνεται δὲ ἀτονία ποτὲ μὲν διὰ τὸν ἐγκέφαλον, ὡς ἂν παρ' ἐκείνου τὰς δυνάμεις ἀμφοτέρας ἔχοντος αὐτοῦ, τήν τε αἰσθητικὴν καὶ τὴν κινητικήν· ἐνίοτε δὲ καὶ κατ' αὐτὸν μόνον τὸν νωτιαῖον πρωτοπαθοῦντα διά τινα δυσκρασίαν οἰκείαν, 253 ἤτοι καθ' ὅλον | αὐτὸν ἢ κατὰ διαφέροντα μόρια γεγονυῖαν, ἧς οὐδ' εἰς ἔννοιαν οἱ πολλοὶ τῶν ἰατρῶν ἀφικνοῦνται, καίτοι θεώμενοι πολλάκις ἐν νόσοις ἐκλύτους τινὰς οὕτως ὄντας, ὡς μόγις κινεῖν τοὺς τῆς χειρὸς δακτύλους, ὅμως δ' ἀναπνέοντας ἅπασι τοῖς τοῦ θώρακος μέρεσι μηδ' οὖν μηδὲ διακαοῦς θερμασίας ἀναγκα-
7 ζούσης αὐτοὺς ἐπὶ μεγάλην ἀναπνοὴν ἀφικνεῖσθαι. συμβαίνει δ' αὐτοῖς τοῦτο διὰ τοιαύτην αἰτίαν. τὴν ἀβίαστον ἀναπνοὴν αἱ φρένες ἐργάζονται μόναι κατ' ἐκείνους τοὺς καιρούς, ἐν οἷς ἡσυχάζει τὸ ζῷον, ἐρρωμέναι· ὁπότ' ἂν δ' ἀρρωστῶσιν αὗται, μόναι μὲν πληροῦν τὴν χρείαν τῆς ἀναπνοῆς οὐ δύνανται, βοηθοῦσι δ' οἱ μεσοπλεύριοι μύες αὐταῖς τηνικαῦτα, κἀπειδὰν ἔτι πλείονος εἰσπνοῆς δέηται τὸ ζῷον, οὕτως ἤδη καὶ οἱ ὑψηλοὶ πάντες, ὧν οἱ μέγιστοι τὰς ὠμοπλάτας
8 ἑαυτοῖς συγκινοῦσιν ἐναργῶς. ὅταν οὖν ἴδῃς ἄνθρωπον ἅπασι μὲν τοῖς τοῦ θώρακος μέρεσιν ἐνεργοῦντα, μὴ μέντοι πυκνὸν εἰσπνέοντα, προσεπίσκεψαι τηνικαῦτα τήν τε πηλικότητα τῆς διαστολῆς τοῦ θώρακος καὶ τὰ τῆς ῥινὸς πτερύγια· ταῦτά τε γὰρ αὐτὸν εὑρήσεις προστέλλοντα καὶ μικρὰν διαστολὴν τοῦ θώρακος
254 ἐργαζόμενον, | οὐχ ὥσπερ οἱ διὰ πλῆθος θερμασίας ἐν πυρετοῖς καυσώδεσιν ἐρρωμένοι τὴν δύναμιν, ἐπὶ πλεῖστον γὰρ αὐτοὶ τὸν θώρακα διαστέλλουσιν ὅλον· ἀλλ' οὐδ' ὡς οἱ διὰ στενοχωρίαν τινὰ τῶν ἀναπνευστικῶν, ὡς ἐν κυνάγχαις τε καὶ ταῖς ἐκ πολλοῦ καὶ ἀθρόου κατάρρου δυσπνοίαις· ἢ καὶ δι' ἀμφότερα, καθάπερ ἐν περιπνευμονίαις, οὗτοι γάρ εἰσιν οἱ μέγιστόν τε καὶ πυκνότατον ἀναπνέοντες.

9 Ὥσπερ δὲ δι' ἀρρωστίαν δυνάμεως ἅπαντα τὰ μέρη τοῦ θώρακος ἀναγκάζονται διαστέλλειν, οὕτω καὶ διὰ μερικὴν ἀτονίαν ἑνὸς ἐξ αὐτῶν μέρους. ὁ γοῦν γυμναστὴς Σεκοῦνδος, ὡς ἂν οἷς ἔπασχε παρακολουθεῖν δυνάμενος, αἰσθάνε-

2sq. τὰ – διορισθήσεται] v. infra IV 8: p. 130,3–134,26   13–18 τὴν – ἐναργῶς] cf. supra IV 6,6: p. 110,3–6

2 ante καὶ^{II} praem. τε L$_b$ 3 ἀκριβέστερον om. A   post νωτιαίου add. μυελοῦ A   4 διελθεῖν post πάθη trsp. C: διελεῖν A   5 δὲ] μὲν οὖν ἡ L$_b$ ἀτονία] αὕτη ζ   δυνάμις F$_c$, corr. F^2 6 post αἰσθητικὴν add. τε L$_b$ τὴν om. L$_b$ 9 πολλάκις post νόσοις trsp. A   10 οὕτως ὄντας] αὐτῶν ὄντας οὕτως A   οὕτως om. C   δ' om. C   11 μηδ' οὖν] μὴ γοῦν L$_b$ ο ὐ τ ὸ ν L$_b$ 13 ἀναπνοήν] ἐκπνοήν F$_c$ μόναι om. C   14 ἀρρωστοῦσιν L$_b$ 15 πληροῦν] supra lin. scr. γρ ρῶσαι F^2 16 μύες αὐταῖς] ταύταις A   πλέονος F$_c$ 17 ζῷον] σῶμα in textu, ζῶιον supra lin. scr. L$_b$ τὰς] τοὺς A   18 τοῦ θώρακος] ὑπὸ θώρακα A   19 post μέντοι add. δὲ L$_b$ προσεπισκέψε F$_c$, corr. F^2: προσεπισκέψασθαι L$_b$: πρὸς ἐπίσκεψιν A   21 τε om. L$_b$ εὕρησις F$_c$, corr. F^2: εὑρήσης L$_b$ post μικρὰν add. τὴν F^2 (supra lin.) Ald.   22 οἱ om. C   23 διαστέλλουσιν ante τὸν trsp. L$_b$ 24 ὡς οἱ] ὅσοι F$_c$ L$_b$, corr. F^2 post ἀναπνευστικῶν add. ὀργάνων A   25 δυσπνοίας F$_c$, corr. F^2 καὶ^{III} om. C   ἀμφοτέρων L$_b$ 26 post καθάπερ scr. et del. ἐν δυσπνοίαις L$_b$ ἐν om. L$_b$ πυκνότατον] πυκνὸν L$_b$ A: ποικνότατον F$_c$, corr. F^2 28 ἀρρώστου A   29 ἀτονίαν] ἀπορίαν L$_b$, corr. L^2 αὐτῶν μέρους] αὐτοῦ γένους A

,Abszess' (*apostema*) gehört. Für die (Teile) im Bereich des Kehlkopfs sind wir also 5 durchgegangen, inwiefern sie durch Mitaffektion und Erstaffektion affiziert werden; die der Lunge und des Brustkorbs werden wir etwas später sorgfältig unterscheiden. Unser Ziel ist es nämlich im Moment, die Affektionen des Rückenmarks durchzugehen und vor allem die Affektion sogenannter ,fehlender Spannung' (*atonia*).

Die fehlende Spannung entsteht manchmal durch das Gehirn, aus dem das 6 Rückenmark beide Vermögen bezieht, das sensible und das motorische. Manchmal ist auch das Rückenmark allein erstaffiziert durch ein eigenes Fehlmischverhältnis, das sich entweder im Ganzen oder in verschiedenen Teilen gebildet hat, das den meisten Ärzten nicht in den Sinn kommt, obwohl sie oft beobachten, dass einige (Patienten) in Krankheiten derart entkräftet sind, dass sie kaum ihre Finger bewegen und dennoch mit allen Teilen des Brustkorbs atmen, ohne dass eine brennende Hitze sie dazu zwingt, zur ,großen' Atmung zu kommen. Das geschieht ihnen aus folgendem Grund: 7 Das Zwerchfell erzeugt die ungezwungene Atmung in den Augenblicken, in denen das Lebewesen ruht, allein, sofern es stark genug ist. Wenn es geschwächt ist, kann es die funktionale Aufgabe der Atmung nicht allein ausfüllen. Es helfen ihm unter diesen Umständen die Zwischenrippenmuskeln, und wenn das Lebewesen einer noch stärkeren Einatmung bedarf, so dann auch alle oberen Muskeln, von denen die größten mit sich selbst die Schulterblätter deutlich mitbewegen. Wenn du also einen Menschen 8 siehst, der zwar alle Teile des Brustkorbs zum Atmen betätigt, jedoch nicht häufig einatmet, untersuche unter solchen Umständen zusätzlich die Größe der Ausdehnung des Brustkorbs und die Nasenflügel. Denn du wirst entdecken, dass er auch diese zusammenzieht und eine kleine Ausdehnung des Brustkorbs bewirkt, nicht wie diejenigen, die durch die Hitzefülle bei brennenden Fiebern im Vermögen erstarken, denn diese dehnen den ganzen Brustkorb sehr stark aus; und auch nicht wie diejenigen, die durch irgendeine Verengung der Atmungsorgane (daran leiden), wie bei Angina und Atemnot infolge eines reichlichen und starken Katarrhs; noch auch wie diejenigen, die unter dem Einfluss beider Ursachen stehen, wie bei Lungenentzündungen. Es sind nämlich diese, die am stärksten und häufigsten atmen.

Wie durch Schwächung des Vermögens alle Teile des Brustkorbs gezwungen wer- 9 den, sich auszudehnen, so auch durch eine partikulär fehlende Spannung eines einzelnen Teils von ihnen. So sagte etwa der Gymnast S e c u n d u s, der in der Lage war,

σθαι σαφῶς ἔφη τῆς κατὰ τὰς φρένας ἀτονίας, δι' ἣν ἠναγκάζετο καὶ τοὺς μεσοπλευρίους μῦς ἀεὶ κινεῖν καί ποτε καὶ τοὺς ὑψηλούς· καὶ μέντοι γε καὶ περιβαλὼν ζώνην τοῖς καθ' ὑποχόνδρια χωρίοις, ἠρκεῖτο μόνῃ τῇ διὰ τῶν φρενῶν ἀναπνοῇ, καθ' ὃν ἡσύχαζε χρόνον. εἴτε δὲ αὐτοῦ τοῦ κατὰ τὸ διάφραγμα μυὸς εἴτε τῶν ἡκόντων εἰς αὐτὸ νεύρων εἴτ' ἀμφοτέρων ἦν ἀτονία, | δύσκολον ἐφαίνετό μοι διορισθῆναι· τὴν δ' αὐτὴν ἀναπνοὴν ἐθεασάμην τινὰ καὶ ἄλλον ἔχοντα, λακτισθέντα μὲν ὑφ' ἵππου ποτὲ κατὰ τῶν ὑποχονδρίων ἰσχυρῶς, ὡς ἀποθανεῖν κινδυνεῦσαι, φλεγμήναντος αὐτῷ τοῦ διαφράγματος, ὡς δ' ἐκ τοῦ κινδύνου τούτου διεσώθη, παραμεινάσης ἀεὶ τῆς ἀτονίας αὐτῷ. ἑτέρῳ δ' ἐκ περιπνευμονίας ἰσχυρᾶς ἀνακομιζομένῳ δυσαίσθητος ἐκ τῶν ὀπίσω τε καὶ ἔνδον μερῶν ὁ βραχίων ἐγένετο, καὶ τοῦ πήχεως ὁμοίως τὰ πλεῖστα μέχρι δακτύλων ἄκρων, ὀλίγον δέ τι καὶ πρὸς τὴν κίνησιν ἐβλάβησαν ἔνιοι· τούτῳ τὰ κατὰ τὸ πρῶτόν τε καὶ δεύτερον μεσοπλεύριον νεῦρα βλαβῆναι συνέβη. φέρεται δ' αὐτῶν τὸ μὲν πρῶτον, ἀξιόλογον ὑπάρχον τῷ μεγέθει, διὰ βάθους ἀναμιγνύμενον μὲν τῷ πρὸ αὐτοῦ, κατασχιζόμενον δ' εἰς μοίρας πολλάς, ἃς ἐν ταῖς ἀνατομαῖς ἐθεασάμεθα, καί τινας αὐτῶν ἄχρι δακτύλων ἄκρων διὰ τῆς ἔνδον χώρας τοῦ πήχεως ἀφικνουμένας· τὸ δὲ δεύτερον νεῦρον λεπτὸν ὂν, οὐδενὶ μιγνύμενον ἑτέρῳ, διὰ τῆς μασχάλης ὑπὸ τῷ δέρματι πρὸς τὸν βραχίονα φέρεται, κατασχιζόμενον εἰς τὸ δέρμα τῆς | ἔνδον τε καὶ ὀπίσω χώρας αὐτοῦ· ταχέως ὁ ἄνθρωπος οὗτος ἐθεραπεύθη, φαρμάκου τεθέντος ἐπὶ τῆς ἐκφύσεως τῶν νεύρων κατὰ τὸ πρῶτόν τε καὶ δεύτερον μεσοπλεύριον· ὥσπερ ἄλλοι τινὲς ἅμα ἄμφω τὰ σκέλη κατὰ βραχὺ παραλυόμενοι, διὰ τῶν κατ' ὀσφῦν ἐπιτεθέντων φαρμάκων ἐκείνῳ τῷ χωρίῳ, καθ' ὃ τὰ τῶν σκελῶν ἀποφύεται νεῦρα τοῦ νωτιαίου μυελοῦ, μηδὲν ἡμῶν ἐπιτεθέντων αὐτοῖς τοῖς παραλελυμένοις σκέλεσι φάρμακον· οὐδὲ γὰρ αὐτῶν ἴδιον ἦν τὸ πάθος, ἀλλὰ τοῦ μυελοῦ. ἑτέρῳ δέ, μεγάλης ἐκπυήσεως γενομένης ἐν τῷ κατὰ τὴν ἑτέραν τῶν πυγῶν χωρίῳ καὶ τοῖς πρώτοις μέρεσι τοῦ κατ' αὐτὸ σκέλους, ἐγυμνώθη μὲν ἐν τῇ χειρουργίᾳ τὰ τοῦ σκέλους ἐκείνου νεῦρα, θεραπευθέντος δὲ τοῦ χωρίου, δυσκίνητον ἦν ὅλον τὸ κῶλον· ἐφ' οὗ στοχασάμενος τῆς γενομένης φλεγμονῆς ὑπολελεῖφθαί τι σκιρρῶδες ἔν τινι τῶν νεύρων, ὡς πρὸς τοιαύτην διάθεσιν ἁρμοσάμενος, ἐπὶ τοῦ πεπονθότος μόνου χωρίου ἐπιτιθεὶς ἐπιτήδεια φάρμακα τελέως τὸν ἄνθρωπον ἐξιασάμην.

1 ἦν] ἧς A   ἀνεγκάζετο C: ἠνεγκάζετο A   μεσοπλευρεῖς F_c   2 καὶ^[II]] ὥστε L_b   μέντοι γε] ποτε F_c L_b, *supra lin. scr.* γρ μέντοι γε F²   περιβάλλων ζ   3 ἠρκεῖτο] ἠρκεῖτω L_b   4 *post* ἡσύχαζε add.* δηλονότι ζ   εἴτε¹ *e corr. in* C   6 τινὰ *post* ἄλλον *trsp.* A   7 *ante* ἰσχυρῶς *v. Arab. praesumit* οὐχ *sec. Garofalo, La traduzione, p.* 29   8 ὡς] ὅς C   τούτου *ante* τοῦ^[II] *trsp.* A   9 δ' *om.* C   11 πήχεος A   *post* μέχρι *add.* τῶν Q   ὀλίγον] ὀλίγων Q   12 πρὸς *om.* A Q   *post* τούτῳ *add.* δὲ Q   τε *om.* F_c   13 φέρεται] φαίνεται F_c, *corr.* F²: φαίρεται *ante corr.* L_b   14 μὲν *om.* L_b: δὲ F_c   15 *post* δ' *add.* αὖθις Q, *post* μοίρας A   16 πήχεως] πίχεος F_c, *in* πή- *mut.* F²: πήχεος L_b A   ἀφικνουμένας *ex* ἀφικνομένους *corr.* L_b   19 αὐτῶν *om.* L_b   *post* ταχέως *add.* οὖν Q *fort. recte*   22 ἐπιτεθέντων] ἐπὶ τιθέντων C   *post* φαρμάκων *add.* ἐν C F² (*supra lin.*) δ] ᾧ L_b A   τὰ] τὰ F²   23 *ante* τοῦ *supra lin. add.* ἀπὸ F²   24 σκέλεσι] μέρεσι C   *post* φάρμακον *add.* ἐκείνῳ τῷ χωρίῳ A Q   25 ἐκπυήσεως] ἐκποιήσεως F_c, *corr.* F²: ἐκποιήσεως C   *post* ἐν *add.* τε F²(*supra lin.*) C Ald.   πυγῶν] πηγῶν A Q   26 αὐτὸ] αὐτὸν F_c L_b, *in* αὐτὸ *mut.* F²: αὐτῶν A   28 ὑποληφθῆναί C   29 *post* πρὸς *add.* τὴν τὴν L_b   30 ἐπιτηθεὶς F_c   31 ἐξιάσμην F_c, *corr.* F²: ἀξιάσημεν C

bewusst wahrzunehmen, woran er litt, dass er deutlich die fehlende Spannung des Zwerchfells spüre, die ihn zwang, auch die Zwischenrippenmuskeln immer zu bewegen und manchmal auch die oberen Muskeln. Und in der Tat, sobald er auch die Regionen bei den hypochondrischen Teilen mit einem Gürtel umband, war er allein mit der Atmung durch das Zwerchfell ausreichend versorgt, solange er ruhte. Ob diese fehlende Spannung im Zwerchfellmuskel selbst oder in den zu ihm führenden Nerven oder in beiden lag, fand ich schwierig auseinanderzuhalten. Ich beobachtete, dass ein anderer die gleiche Atmung hatte, nachdem er einmal einen schweren Pferdetritt in die hypochondrischen Teile erhalten hatte und infolgedessen zu erliegen drohte, nachdem sich bei ihm das Zwerchfell entzündet hatte, sodass ihm, nachdem er aus dieser Gefahr errettet war, die fehlende Spannung für immer verblieb. Einem weiteren, der von einer heftigen Lungenentzündung rekonvaleszent war, wurde der Arm von den hinteren und inneren Teilen her in der Wahrnehmungsfähigkeit beeinträchtigt, und auch die meisten Teile des Unterarms bis zu den Fingerspitzen, einige (Fingerspitzen) waren auch ein wenig in ihrer Bewegungsfähigkeit geschädigt; bei diesem trat eine Schädigung der Nerven des ersten und zweiten Zwischenrippenraums ein. Der erste dieser Nerven, der in seiner Größe beachtlich ist, vereinigt sich in der Tiefe mit dem davor liegenden, teilt sich aber in viele Verästelungen auf, die wir beim Sezieren beobachtet haben; und von diesen reichen einige durch die innere Region des Unterarms bis zu den Fingerspitzen. Der zweite Nerv, der dünn und mit keinem anderen verbunden ist, verläuft durch die Achselhöhle unter der Haut in Richtung Arm und verzweigt sich in die Haut der inneren und hinteren Region des Arms; dieser Mensch wurde schnell durch die Anwendung einer Arznei beim Auswuchs der Nerven des ersten und zweiten Zwischenrippenraums erfolgreich behandelt, wie auch andere Personen, bei denen beide Beine zusammen allmählich gelähmt wurden, (erfolgreich behandelt wurden) durch die Anwendung von Arzneien in jener Region der Lenden, wo die Nerven der Beine aus dem Rückenmark austreten, ohne dass wir irgendeine Arznei auf den gelähmten Beinen selbst aufgetragen hätten. Denn es war keine eigentümliche Affektion der Beine, sondern des Rückenmarks. Bei einem anderen, bei dem sich eine große Eiterbildung in der Region einer der beiden Gesäßbacken und in den ersten Teilen des Beins unter dieser Region eingestellt hatte, wurden die Nerven jenes Beins in einem chirurgischen Eingriff freigelegt, und nachdem die Region behandelt worden war, war die ganze Gliedmaße in der Bewegungsfähigkeit beeinträchtigt. Dies ließ mich vermuten, dass von der früheren Entzündung noch etwas Hartes in einem der Nerven verblieben war, sodass ich eine vollständige Ausheilung des Menschen erreichte, indem ich unter Anpassung der Behandlung an diesen Zustand geeignete Arzneien allein auf die betroffene Region auftrug.

Ὥσπερ δ' ἐπὶ τῶν κατὰ τὸ πρόσωπον εἴρηται μερῶν, οὕτω κἀπὶ τῶν ἄλλων ἁπάντων, ὅταν ἀπόληται μία τις ἐνέργεια, τὸν ποιητικὸν αὐτῆς μῦν | μόνον ἢ τὸ νεῦρον αὐτοῦ πεπονθέναι νομιστέον· εἰ δὲ πλείους ἐνέργειαι βλαβεῖεν [εἰ μὲν] καθ' ἓν χωρίον, ἐγχωρεῖ μὲν καὶ τοὺς μῦς αὐτοὺς πάντας ἔκ τινος αἰτίας βεβλάφθαι κοινῆς, ἐνδέχεται δὲ καὶ κοινόν τι τῶν μυῶν ἐκείνων νεῦρον εἶναι τὸ πεπονθός. ἰχθῦς γοῦν τις ἐν ποταμῷ θηρεύων καταψυχθεὶς τὰ περὶ τὴν ἕδραν τε καὶ κύστιν, ὡς χωρὶς προαιρέσεως ἐκρεῖν αὐτοῦ τό τ' ἀποπάτημα καὶ τὸ οὖρον, ἐθεραπεύθη ταχέως ὑπὸ τῶν θερμαινόντων φαρμάκων ἐπιτεθέντων τοῖς πεπονθόσι μυσίν· ἕτερος δ' ἄνευ φανερᾶς αἰτίας τοῖς αὐτοῖς περιπεσὼν συμπτώμασιν ἐν πολλῷ χρόνῳ διὰ πολλῶν βοηθημάτων μόγις ὑγιάσθη, τῶν καθ' ἱερὸν ὀστοῦν αὐτῷ παθόντων νεύρων.

Ὅπερ οὖν ἔφην εὐθέως ἐν ἀρχῇ, τοῦτο καὶ νῦν εἰπὼν ἐφ' ἕτερόν τι μεταβήσομαι· γινώσκων τις ἐξ ἀνατομῆς ἕκαστον τῶν ἀπὸ τοῦ νωτιαίου νεύρων, ἐς ὅ τι παραγίνεται μόριον, ἀκριβῶς διαγνώσεται τοὺς πεπονθότας τόπους. ἔργῳ δ' ὑμεῖς τὴν βάσανον τούτων ἐπὶ τῶν ἔργων τῆς τέχνης εἰλήφατε, πολλάκις ἑωρακότες ὠφέλειαν ἐναργῆ γινομένην τοῖς κάμνουσιν ἐκ τῆς τοιαύτης διαγνώσεως. | οὐ μόνον γὰρ σκέλη καὶ χεῖρας εἰκῇ καὶ μάτην οἱ πολλοὶ τῶν ἰατρῶν ἀνατρίβουσι φαρμάκοις θερμαίνουσι δι' ὅλης ἡμέρας τε καὶ νυκτός, ἀμελήσαντες τοῦ τόπου, καθ' ὃν ὁ νωτιαῖος ἤ τι τῶν ἀπ' αὐτοῦ βλάπτεται νεύρων, ἀλλὰ καὶ τὴν κεφαλὴν οὐ πρὸ πολλοῦ τινος ἥλκωσαν, ἐπιτιθέντες φάρμακα τῶν πάνυ θερμαινόντων, ἡγούμενοι δι' αὐτῶν ἀνακαλέσασθαι τὴν αἴσθησιν αὐτῆς ἰσχυρῶς βεβλαμμένην· ὅντινα καὶ αὐτὸν ἡμεῖς ἰασάμεθα, τὸν πεπονθότα τόπον εὑρόντες ἐκ ἄλλων συμπτωμάτων καὶ τῶν προκαταρκτικῶν αἰτίων, ἕκαστον ἀνερωτήσαντες, ὧν ἓν ἦν καὶ τόδε· πάμπολυν ὑετὸν ἔφη σὺν ἀνέμῳ σφοδροτάτῳ γενόμενον, ὁδοιποροῦντος πότ' αὐτοῦ, διαβρέξαι τὴν ἐφεστρίδα κατὰ τὸν τράχηλον, ὡς αἰσθέσθαι σαφῶς ψύξεως ἐν αὐτῷ γενομένης ἰσχυρᾶς. ἐπιστάμενος οὖν τις ἐκ τῶν πρώτων τοῦ νωτιαίου σπονδύλων ἐπὶ τὴν κεφαλὴν ἀναφερόμενα νεῦρα τέτταρα, δι' ὧν τὴν αἴσθησιν ἔχει τὸ περὶ αὐτὴν δέρμα, ῥᾳδίως ἂν ἔγνω τὸν πεπονθότα τόπον, οὗ θεραπευθέντος τὸ τῆς κεφαλῆς συνεθεραπεύθη δέρμα, μηδὲν αὐτὸ κατὰ πρωτοπάθειαν πεπονθός.

1 Ὥσπερ – μερῶν] v. supra IV 5,1: p. 102,22–26   6sq. ἰχθῦς – οὖρον] cf. Gal. De locis affectis I 6,26: CMG V 6,1,1, p. 302,4sq.   12 Ὅπερ – ἀρχῇ] v. Gal. De locis affectis I 1,2: CMG V 6,1,1, p. 226,13sq. et cf. supra IV 6,1: p. 106,2–7   17–19 οὐ – νεύρων] cf. Gal. De locis affectis V 8,29: CMG V 6,1,3, p. 362,25–27

1 τὸ om. Fc, supra lin. add. F²   post πρόσωπον add. μορίων C   μερῶν om. C   2 ἀπόληται Fc: ἀπόλλυται Ald.   ποιητικὸν] ποιητὴν A   μόνον om. C   3 βλαβεῖαι A   εἰ μὲν seclusi   μὲν e corr., ut vid., Fc, in μὴ mut. F²   4 χωρίον] μόριον Lb   μὲν om. ω, upra lin. add. F²   πάντας om. Lb   6 ἰχθύας CQN   ante καταψυχθεὶς add. καὶ A   post καὶ add. τὴν CQN   7 ἐκρεῖν αὐτοῦ] αὐτοῦ ἐκρεῖν Lb: supra lin. scr. γρ κρίνειν αὐτόν F²   8 ταχέως] τελέως C   ἐπιτιθέντων C: ὑποτεθέντων A   9 συμπτώμασιν om. C   10 μόγις] μόλις CQN   13 νεύρων e νεύρου corr. C: νεῦρον Fc   ἐς] εἰς A, supra lin. scr. γρ εἰς F²   15 ἐπὶ] ἐπί τε Fc   τῆς τέχνης om. Lb   16 διαγνώσεως] διαθέσεως in textu, γρ διαγνώσεως in marg. Lb   17 σκέλος A   ἀνατρίβουσι] ἁμαρτάνουσιν ἀνατρίβοντες C   18 τοῦ om. C   19 βλάπτεται] βέβλαπται CQN   20 ἐπιτεθέντες Lb   22 ὅντινα om. Lb   αὐτὸν om. C   post ἐκ add. τε τῶν AQN, τε in textu, τῶν supra lin. add. C, τε supra lin. add. τε F²   23 ἓν om. CN   24 τόδε] τοῦτο A   γινόμενον Lb   25 κατὰ] καὶ A   σαφοῦς Lb   28 ἂν om. C   29 post κατὰ add. τὴν A

Was für die Teile des Gesichts gesagt wurde, das gilt auch für alle anderen: Wenn 14
eine Funktion verloren ist, muss man annehmen, dass nur der Muskel, der sie ausführt, oder sein Nerv betroffen ist. Wenn mehrere Funktionen in einer einzigen Region geschädigt sind, ist es einerseits möglich, dass die Muskeln selbst alle von einer
gemeinsamen Ursache geschädigt wurden, andererseits kann aber auch ein diesen
Muskeln gemeinsamer Nerv das sein, was betroffen ist. Jemand etwa, dessen Gesäß- 15
und Blasenregion sich beim Fangen von Fischen aus einem Fluss etwa stark abgekühlt
hatte, sodass er seinen Kot und Urin unwillkürlich abgab, wurde durch die erwärmenden Arzneien, die auf die betroffenen Muskeln aufgetragen wurden, schnell und
erfolgreich behandelt. Ein anderer, der sich ohne ersichtliche Ursachen mit denselben
Symptomen konfrontiert sah, wurde nach langer Zeit durch zahlreiche Hilfsmittel
kaum wieder gesund, da bei ihm die Nerven beim Kreuzbein betroffen waren.

Was ich gleich am Anfang schon gesagt habe, sage ich auch hier und gehe nun zu 16
einem anderen Thema über: Wer durch das Sezieren weiß, zu welchem Teil jeder der aus
dem Rückenmark kommenden Nerven geht, wird die betroffenen Orte genau erkennen. Den Prüfstein dafür habt ihr euch in der Tat in den erbrachten Werken der Heilkunst genommen, wobei ihr den offensichtlichen Nutzen dieser Kenntnis für die Patienten oft beobachtet habt. Denn die meisten Ärzte reiben nicht nur ohne Nutzen 17
oder Ergebnis die Beine und Arme Tag und Nacht mit erwärmenden Arzneien ein und
lassen dabei den Ort außer Acht, an dem entweder das Rückenmark oder einer der von
ihm ausgehenden Nerven beschädigt ist, sondern haben vor nicht allzu langer Zeit
sogar den Kopf einer Person dadurch verwundet, dass sie stark erwärmende Arzneien
darauf aufgetragen hatten in der Annahme, durch diese die stark geschädigte Wahrnehmungsfähigkeit zurückrufen zu können; und eben diesen auch heilten wir, nachdem 18
wir den betroffenen Ort auf Grundlage von anderen Symptomen und den unmittelbar vorausgehenden Ursachen gefunden hatten, indem wir ihn über jede einzelne
befragten, wobei eine unter ihnen auch folgende war: Er erzählte, dass er einmal auf
einer Reise starkem Regen mit stürmischem Wind ausgesetzt gewesen war, und dass
der Mantel um seinen Hals so durchnässt war, dass er die starke Abkühlung, die sich
im Hals ergab, deutlich wahrgenommen hatte. Wer also weiß, dass von den ersten
Halswirbeln bis zum Kopf vier Nerven hochreichen, durch die die Kopfhaut ihre
Wahrnehmungsfähigkeit erhält, würde den betroffenen Ort leicht erkennen, und nach

Ἀλλ' οὔτε | ταῦτα τὰ νεῦρα γινώσκοντες οὔτε τὰ καθ' ἕκαστον μέρος ὅλου τοῦ δέρματος οἱ ἰατροί, παρὸν αὐτοῖς ἐλαχίστῳ μορίῳ τῷ κατὰ τὴν ἀρχὴν τοῦ νεύρου προσφέρειν τὰ βοηθήματα, τοῖς οὐδὲν πεπονθόσιν ἐνοχλοῦσιν. ἐγὼ δ' ὑμῖν ἔδειξα πολλάκις ἔνια μὲν ἐν αὐτῷ τῷ νωτιαίῳ τὴν οἷον ῥίζαν ἔχοντα, τινὰ δ' οἷον ἐκ κλάδων μεγάλων ἀποσχιζόμενα, πεφυκότων ἐκ τοῦ νωτιαίου, καὶ πάλιν αὐτὰ ταῦτα, σχιζόμενά τε καὶ διανεμόμενα, τὰ μὲν εἰς πολὺ πάνυ μέρος τοῦ δέρματος, ἔνια δ' εἰς ἔλαττον· ὥστε με θαυμάσαι τῶν ἀνατομικῶν ἀνδρῶν ἀγνοησάντων αὐτὰ καὶ ζητούντων ἐν ταῖς παραλύσεσι τὴν αἰτίαν, δι' ἣν οὐκ ἀεὶ κίνησίς τε καὶ αἴσθησις ἀπόλλυται τῶν παραλελυμένων μορίων, ἀλλ' ἐνίοτε μὲν ἡ αἴσθησις, ἐνίοτε δὲ ἡ κίνησις, ἐνίοτε δ' ἥ τε κίνησις καὶ ἡ αἴσθησις.

Οἴονται γὰρ τῶν εἰς τοὺς μῦς διανεμομένων νεύρων τὰ λείψανα διεκπίπτειν ἐπὶ τὸ δέρμα καὶ διὰ τοῦτ', ἐπειδὰν πάθῃ τὸ κατασχιζόμενον εἰς τὸν μῦν νεῦρον, ἐπὶ μὲν ταῖς μεγάλαις αὐτοῦ διαθέσεσιν ἀμφότερα βλάπτεσθαι, τήν τε αἴσθησιν ἅμα καὶ τὴν κίνησιν· ἐπὶ δὲ ταῖς ἐλάττοσι διασώζεσθαι μὲν ἔτι τὴν αἴσθησιν, ὡς ἂν οὐκ ἰσχυρᾶς δεομένην δυνάμεως, ἀπόλλυσθαι δὲ τὴν κίνησιν, οὐ δυναμένην γίνεσθαι χωρὶς ῥώμης δυνάμεως. εἷς γάρ τις μῦς ἐνίοτε κινῶν ὅλον τὸ σκέλος ἢ καὶ τὴν χεῖρα, καὶ διὰ τοῦτο ῥώμης δεόμενος, ἐπειδὰν πάθῃ μηκέτ' ἐνεργεῖν δυνάμενος, ἀκίνητον μὲν ἐργάζεται τὸ κῶλον, ἡ δ' αἰσθητικὴ δύναμις, διαγνωστικὴ τῶν κατὰ τὸ μόριον οὖσα παθῶν, ἀβλαβὴς αὐτῷ διαμένει, μὴ δεομένη μεγάλης ἰσχύος· τό τε γὰρ πάσχειν οὐδὲν ἧττον, ἀλλὰ καὶ μᾶλλον ὑπάρχει τοῖς ἀσθενέσιν, ἥ τε διάγνωσις τοῦ πάθους αὐτάρκως γίνεται καὶ δι' ἀρρώστου δυνάμεως. ἐπὶ μὲν οὖν τῆς τοιαύτης παραλύσεως ὁ λόγος αὐτῶν πιθανός ἐστιν· ἐφ' ἧς δ' ἡ μὲν αἴσθησις ἀπόλωλεν, ἡ δὲ κίνησις σώζεται, τινὲς μὲν οὕτω ματαίους εἰρήκασι λόγους, ὡς ἄμεινον εἶναι σιωπᾶν αὐτούς· ἔνιοι δ' αἰσθανόμενοι τῆς τοῦ ζητήματος ἀπορίας οὐκ ὤκνησαν εἰπεῖν οὐδεπώποτ' ὦφθαι τοιοῦτο παραλύσεως εἶδος, ἐν ᾧ τῆς αἰσθήσεως ἀπολωλυίας ἡ κίνησις σώζεται. τοῖς γὰρ ἀποστᾶσι μὲν τῶν ἔργων τῆς τέχνης, ἀναγορεύσασι δ' ἑαυτοὺς προστάτας αἱρέσεως, οὐδὲν ἀτόλμητόν ἐστιν, ἀλλ' ἅπαν ἑτοίμως ψεύδονται καὶ γράφουσιν |ἔνια

3–6 ἐγώ – διανεμόμενα] *accurate non reperitur, cf.* Gal. De anat. administr. XV: II 204,38sq. Simon 11–26 Οἴονται – σώζεται] *cf.* Gal. De locis affectis I 6,17: CMG V 6,1,1, p. 294,8–19 14–16 ἐπὶ – δυνάμεως] *cf.* Gal. De sympt. causis I 5: VII 114,5–10 26sq. τοῖς – αἱρέσεως] cf. Gal. De locis affectis V 8,7: CMG V 6,1,3, p. 350,14sq. 28–130,1 καὶ – ποτε] *cf.* Gal. De plac. Hipp. et Plat. VIII 1,7. 17: CMG V 4,1,2, p. 482,1sq.; 484,12sq.

2 παρὼν L_b τῷ] τ. F_c, *corr.* F²: τὸ L_b 3 πεπονθῶσιν L_b 4 οἷον *om.* C 5 νωτιαίου] νωτίου C 6 τὰ] τὸ L_b μέρος *post* δέρματος *trsp.* L_b 7 θαυμάζειν C 10 αἴσθησις ... κίνησις] κίνησις ... αἴσθησις CQ ἐνίοτε¹ – κίνησις¹] *om.* A ἤ – αἴσθησις^II] ἀμφότεραι C ἤ τε] καὶ ἡ A 11 γὰρ] καὶ A τοὺς *om.* C 12 διὰ τοῦτ' e δια του *corr.* C κατασχιζόμενον F_c, *corr.* F² 14 ἔτι] ἐπὶ F_c, *del., ut vid.,* F² 14sq. ὡς ἂν *bis scr.* F_c, *alt. del.* F² 15 δεομένην δυνάμεως] γενομένης δυνάμεως *in textu, postea del. atque* γρ δεομένης *in marg.* L_b τὴν] τῇ F_c 16 γενέσθαι L_b εἷς *ex* εἰ, *ut vid., corr. in* F_c 17 καὶ¹ *om.* C Q (deest N) *fort. recte; an* F ἢ καὶ τὴν χεῖρα *delendum?* καὶ^II *om.* F_c, *in textu om. et in marg. add. in* L_b 18 *post* μὲν *add.* ὅλον L_b 19 αὐτῷ] αὐτὸ L_b: *supra lin. adn.* τῷ κάτω F² διαμένει] παραμένει C: παραμένη L_b 20 τό – γάρ] β *supra lin.* L_b ὑπάρχει] α *supra lin.* L_b 21 διάγνωσις] διάθεσις A 22 ἐστιν *om.* C 23 ἀπόλωλεν L_b 24 αἰσθανόμενοι *post* 25 ἀπορίας *trsp.* C 25 οὐδεπώποτ'] οὐδέποτ' F_c, *correxi*: οὐδὲ τῶν πώποτ' A: οὐδέποτ' L_b C Q τοιοῦτο] τοιοῦτον ζ L_b 27 δ' ἑαυτούς] δὲ αὐτοὺς F_c L_b C Q (*deest* N), *in* αὐ- *mut.* F² ἑαυτούς] 28 ἀλλ' ἅπαν] ἀλλὰ πάνθ' L_b: ἀλλὰ πᾶν ζQ

dessen Heilung wäre zugleich die Kopfhaut geheilt, da sie selbst nicht durch Erstaffektion betroffen war.

Aber die Ärzte, die weder diese Nerven noch die in jedem Teil der gesamten Haut kennen, mühen sich mit den Teilen ab, die in keiner Weise betroffen sind, statt die Heilmittel, wie es ihnen möglich war, auf einen winzigen Teil am Anfang des Nerven anzuwenden. Ich hingegen habe euch schon oft gezeigt, dass einige Nerven im Rückenmark selbst gleichsam eine Wurzel haben, dass andere hingegen sich gleichsam von großen Ästen, die aus dem Rückenmark entstehen, ablösen, und dass diese Nerven sich ihrerseits wieder verzweigen und verteilen, einige in einen sehr großen Teil der Haut, andere in einen kleineren, sodass ich erstaunt bin, wenn ich sehe, wie in Anatomie ausgebildete Männer diese Tatsachen nicht kennen und in den Lähmungen die Ursache dafür suchen, warum die Bewegungs- und die Wahrnehmungsfähigkeit der gelähmten Teile nicht immer (zusammen) verloren sind, sondern manchmal die Bewegungsfähigkeit, manchmal die Wahrnehmungsfähigkeit, und manchmal die Bewegungs- und die Wahrnehmungsfähigkeit.

Sie sind nämlich der Meinung, dass die Enden der in den Muskeln verteilten Nerven auf die Haut hinauslaufen, und dass folglich, wenn der in den Muskel abzweigende Nerv betroffen ist, bei den schwerwiegenden Zuständen dieses Nerven beide geschädigt werden, die Wahrnehmungsfähigkeit zusammen mit der Bewegungsfähigkeit; dass er aber bei den weniger schweren Zuständen noch die Wahrnehmungsfähigkeit bewahrt, die keines großen Vermögens bedarf, aber die Bewegungsfähigkeit verliert, die nicht ohne ein starkes Vermögen entstehen kann. Denn manchmal macht ein einzelner Muskel, der das ganze Bein oder auch den Arm bewegt, und der folglich Kraft braucht und seine Funktion nicht mehr ausüben kann, wenn er betroffen ist, die Gliedmaße unbeweglich, während das Wahrnehmungsvermögen, das dazu dient, die Eindrücke zu differenzieren, die der Teil empfängt, in dieser Gliedmaße unbeschadet bleibt, weil keine große Kraft benötigt wird. In der Tat kommt das Erleiden geschwächten Teilen nicht weniger zu, sondern in höherem Maße, und die Diagnose der Affektion ergibt sich hinreichend allein auch mit Verweis auf ein geschwächtes Vermögen. Ihre Ausführung ist bei einer solchen Lähmung zwar überzeugend. Hingegen bei einer, bei der die Wahrnehmungsfähigkeit verloren ist, die Bewegungsfähigkeit aber bewahrt bleibt, machen sie so irrsinnige Ausführungen, dass es besser wäre, wenn sie schwiegen. Einige, die die Aporie ihrer Untersuchung wahrnahmen, zögerten nicht zu sagen, dass sie noch überhaupt nie eine solche Art von Lähmung gesehen hätten, bei der bei Verlust der Wahrnehmungsfähigkeit die Bewegungsfähigkeit bewahrt bleibe. Denn nichts bleibt unversucht bei denen, die sich von den Aufgaben der Heilkunst abwenden und sich selbst zu Sektenanführern ausrufen. Sie lügen vielmehr ohne einen Moment zu zögern und beschreiben Dinge, als ob sie sie gesehen hätten, die sie nicht

μὲν ὡς πολλάκις ἑωρακότες, ὧν οὐδ' ὄναρ οὐδὲν εἶδόν ποτε, πολλὰ δ' οὐδεπώποτ' ὦφθαί φασι τῶν συνεχῶς αὐτοῖς ὁρωμένων.

8. Ἤδη μέν πως ὡμολόγηται τοῖς ἰατροῖς ἐκ μὲν τοῦ στομάχου καὶ τῆς γαστρὸς ἐμεῖσθαι τὸ αἷμα, μετὰ δὲ βηχὸς ἐκ τῶν ἀναπνευστικῶν ἀνάγεσθαι μο-
ρίων· ἐκ δὲ τῶν κατὰ φάρυγγα καὶ γαργαρεῶνα χρεμπτομένοις, ὥσπερ ἐκ τοῦ
στόματος ἁπλῶς ἀποπτύεσθαι. τεθεάμεθα δὲ πολλάκις, ὅταν ἀθρούτερον ἐκ
τῆς κεφαλῆς καταφέρηται, καὶ μάλιστα τοῦ γαργαρεῶνος ἔνδον, ὡς πρὸς τὴν φάρυγγα μετὰ βηχὸς αὐτὸ πτυόμενον· ἐμπῖπτον γὰρ αὐτίκα τῷ λάρυγγι βῆχα
κινεῖ. προσέχειν οὖν δεῖ τούτῳ μάλιστα, μήποτε δόξωμεν ἐκ τῶν ἀναπνευστικῶν
ὀργάνων ἀναφέρεσθαι τὸ αἷμα, καθάπερ ἤδη τινὰς ἔγνων ἰατροὺς ὑπολαβόντας
ψευδῶς, ἐξ ὧν ἐσφάλησαν αὐτοὶ νομίσαντες οὐκ ὀρθῶς ἀποφήνασθαι πολλοὺς
τῶν ἀρίστων ἰατρῶν, χαλεπωτάτην εἶναι τὴν τοιαύτην αἱμορραγίαν, ὡς ἂν τοῦ
πνεύμονος ἰσχυρῶς πεπονθότος· οὐδὲ γὰρ μικροῦ τινος ἀγγείου ῥῆξιν εἰκὸς γίνε-
σθαι κατ' αὐτόν. |

3. Ἐγχωρεῖ δὲ καὶ κατὰ διάβρωσιν ἢ ἀνάβρωσιν ἢ ὅπως ἄν τις ὀνομάζειν ἐθέλῃ,
γίνεσθαι πολλάκις αἵματος ἀναφορὰς ἀθρόας μετὰ βηχός. ὅταν γὰρ ἐν τοῖς
ἔμπροσθεν χρόνοις ἐκ διαλειμμάτων ὀλίγον ἑκάστοτε μετὰ βηχὸς ἀνεπτυκώς τις
αἷμα φαίνηται, μετὰ ταῦτα δ' ὕστερον αὐτῷ μήτε καταπτώσεως ἐξ ὑψηλοῦ συμ-
πεσούσης μήτ' ἐν ἀγῶσιν ἢ παλαίστραις σφοδρᾶς πτώσεως, ἀλλὰ μηδ' ἐπιπε-
σόντος τινὸς τῷ θώρακι βάρους, ἅμα βηχὶ πολλὴν αἱμορραγίαν γενέσθαι συμβῇ,
κατάλοιπον ἂν εἴη διὰ τὴν ἀνάβρωσιν ἀξιόλογον γενομένην ἀναβηχθῆναι πλεῖον αἷμα. πολλοὶ δὲ τῶν οὕτως παθόντων μόρι' ἄττα τοῦ πνεύμονος ἅμα τῷ
αἵματι συνανήνεγκαν· καὶ διὰ τοῦτο προσήκει παρακολουθεῖν ἐπιμελῶς, εἰ
ἀφρῶδές τι συνανεπτύσθη· καὶ γὰρ καὶ τοῦτο βεβαιότατόν ἐστι γνώρισμα τῆς
ἐκ τοῦ πνεύμονος ἀναγωγῆς, ὥσπερ ὅταν ἤτοι βρογχίου τι μέρος ἢ ἀρτηρίας
χιτῶνος ἢ φλεβὸς ἢ καὶ τῆς σαρκὸς αὐτῆς τοῦ πνεύμονος ἀναφέρηται. τούτων δ'

4. οὐδὲν ἐπιφαίνεται τοῖς ἐκ τοῦ θώρακος ἀναβήττουσιν αἷμα, καθάπερ οὐδ' ὀδύνη
τις τοῖς ἐκ τοῦ πνεύμονος, ὡς ἂν ἐλάχιστα δύο νεῦρα | παρὰ τῆς ἕκτης συζυγίας

3–6 Ἤδη – ἀποπτύεσθαι] cf. Aret. II 2,1: CMG II, p. 16,29–17,10   3sq. Ἤδη – μορίων] cf. Gal. In Hipp. Aphor. comm. V 13: XVII B 797,11–13 K.   3–5 ἐκ – χρεμπτομένοις] cf. Gal. De sympt. causis III 5: VII 233,3 K.   15 κατὰ – ἐθέλῃ] cf. Gal. De locis affectis V 5,10: CMG V 6,1,3, p. 328,15sq.   18–20 μήτε – βάρους] cf. infra IV 11,12: p. 156,10–13

1 post οὐδ' supra lin. add. κατ' in Fc   οὐδὲν om. Lb C Q (deest N): οὐδὲ A   οὐδεπώποτ'] οὐδεπώποτ' Fc: οὐδέποτ' Lb C Q (deest N)   2 αὐτοῖς] ἡμῖν F² (supra lin.) ζ   ἑωραμένων Lb   4 δὲ post βηχὸς trsp. A   6 πτύεσθαι A   ἀθρώτερα C   8 αὐτὸ om. Lb   πυόμενον C: ἀποπτυόμενον Lb A N: ἀναπτυόμενον Q   τῇ φάρυγγι C Q   9 κινεῖ] ποιεῖ A   δεῖ] δὴ Fc, corr. F²: δὴ Lb: χρὴ ζ   τούτῳ] τοῦτο Fc Ald., corr. Corn.   δόξομεν Lb   10 ἔγνων] ἄγνων C   13 πεπονθότος ex -ως corr. in Fc   οὐδὲ γὰρ] οὐ γὰρ δὴ A   15 καὶ om. A   ἐθέλει Fc, corr. F²: ἐθέλοι CN   16 ἀναφορὰς post ἀθρόας trsp. C Q N: ἀναγωγὰς A   17 πρόσθεν A   ὀλίγων Lb   τις om. Lb   18 ἐκκαταπτώσεως C Q: ἐγκαταπτώσεως N   20 βάρους] μέρους Lb   21 κατάλειπον Lb   γινομένην Lb   22 δὲ] τὲ Fc Lb A, corr. F²   παθόντων] πεπονθότων Q   μόρι' ἄττα] μόρι' ἄτα Fc: μόρια ἄττα Lb: μορίων Lb A: μόρια τινὰ C Q N   ἅμα] αἷμα A   24 συνανεπτύσθη] συνεπτύσθη Lb   βεβαιότατον] βιαιότατον A   25 τοῦ om. C   ἤτοι om. A   τι] τινὸς Lb, post τι spatium fere 3 litt. praeb. Fc   26 χιτῶν Lb   τῆς – αὐτῆς] τῶν σαρκῶν αὐτοῦ Lb   ἀναφέρεται ζ   27 ἐπιφαίνεται Lb   τοῦ om. C Q N

einmal als Traum gesehen haben, während sie von vielen anderen Dingen, die sie immerzu sehen, behaupten, sie noch überhaupt nie gesehen zu haben.

8. Unter den Ärzten herrschte gewissermaßen immer schon Einvernehmen, dass Blut aus der Speiseröhre und dem Magen erbrochen und aus den die Atmung betreffenden Körperteilen mit Husten ausgeworfen, aus dem Bereich des Rachens und Gaumenzäpfchens unter Räuspern, sowie aus dem Mund einfach (i. e. ohne Räuspern) ausgespuckt wird. Wir haben aber oft beobachtet, dass es, wenn es sehr plötzlich und auf einmal vom Kopf her herabkommt, und vor allem innerhalb des Gaumenzäpfchens, gegen den Rachen hin mit Husten ausgespuckt wird; denn wenn es plötzlich in den Kehlkopf fällt, verursacht es Husten. Wir müssen also überaus sorgsam darauf bedacht sein, nie anzunehmen, dass (in solchen Fällen) das Blut aus den Atmungsorganen hochgebracht wird, wie einige mir bekannte Ärzte schon fälschlicherweise angenommen haben, weshalb sie selbst der Auffassung waren, viele der besten Ärzte hätten sich nicht korrekt ausgedrückt, wenn sie erklärten, dass ein solcher Blutsturz (mit Husten) sehr gefährlich sei, weil er darauf hinweise, dass die Lunge stark betroffen sei; denn es wäre unwahrscheinlich, dass er als Riss eines kleinen Blutgefäßes bei ihr entstehe.

Es ist auch möglich, dass durch Zerfressen (*diabrōsis*), Zersetzung (*anabrōsis*) oder wie man es auch nennen will, ein großer Auswurf von Blut oft mit Husten auftritt. Wenn nämlich jemand, der vorher offensichtlich in Intervallen jedes Mal ein wenig Blut mit Husten ausgespuckt hat, später mit Husten zusammen einen starken Blutsturz hat, ohne dass ein Fall von hoch oben oder ein heftiger Sturz in Kämpfen oder auf dem Ringplatz vorgefallen oder etwas Schweres auf den Brustkorb gefallen ist, so ist anzunehmen, dass das Hochhusten von mehr Blut durch eine beachtliche Zersetzung entstanden ist. Viele aber der so Affizierten haben Teile der Lunge zusammen mit Blut hochgebracht. Daher sollte auch sorgfältig darauf geachtet werden, ob etwas Schaumiges mit ausgespuckt wurde. Denn dies ist auch das sicherste Erkennungszeichen dafür, dass das Hochgebrachte aus der Lunge kommt, wie wenn irgendein Teil eines *bronchion* oder einer Ummantelung einer Arterie oder einer Vene oder des Lungenfleischs selbst hochgebracht wird. Nichts davon erscheint bei denjenigen, die Blut aus dem Brustkorb hochhusten, wie auch diejenigen keinerlei Schmerz haben, bei denen es aus der Lunge kommt, weil diese zwei sehr kleine Nerven des sechsten Paares

τῶν ἀπ' ἐγκεφάλου λαμβάνοντος, τῷ μὲν ἔξωθεν αὐτὸν ὑμένι περιέχοντι διανεμόμενα, τῷ βάθει δ' οὐκ ἐπεκτεινόμενα τοῦ σπλάγχνου· τῷ θώρακι δέ, ὡς ἴστε, πολλὰ μὲν ἐκ τῶν ἔνδον μερῶν ἐστι νεῦρα, πολλὰ δ' ἔξωθεν, ἐξ ὧν αἰσθάνεται τάχιστα τῶν ὀδυνηρῶν διαθέσεων. ἀλλὰ καὶ διότι μυώδης μὲν ὁ θώραξ ἐστὶ καὶ ὀστώδης, ὁ πνεύμων δ' ἄθλιπτός τε καὶ χαῦνος, ἐπιτείνεται μὲν ἡ τοῦ θώρακος, ἀνίεται δ' ἡ τοῦ πνεύμονος ὀδύνη. ὅταν οὖν ἀλγήσῃ τις ἐν ὁτιοῦν μέρος τοῦ θώρακος ἀναβήττῃ τε μὴ πολὺ μηδ' ἐρυθρόν, ἀλλ' ἤδη μελαινόμενόν τε καὶ θρομβούμενον αἷμα, τούτῳ πρωτοπαθεῖ μὲν ὁ θώραξ, ἀναπτύεται δὲ διὰ τοῦ πνεύμονος οὕτως τὸ αἷμα, καθάπερ καὶ τὸ πύον ἐν τοῖς ἐμπυϊκοῖς πάθεσιν, ἐφ' ὧν μεταξὺ θώρακός τε καὶ πνεύμονος αἰσθητῶς περιέχεται. οὕτω δὲ καὶ τὸ κεχρωσμένον ὁπωσοῦν πτύελον ἐν πλευρίτισιν ἐπιφαίνεται καὶ κατὰ τὸ μετὰ τοῦτο ὑπόμνημα τὸ πέμπτον εἰρήσεται.

Νυνὶ δὲ περὶ τῶν ἐπιγινομένων ἑλκώσεων ταῖς τοῦ αἵματος ἀναφοραῖς ἀκόλουθον εἰπεῖν. ἐν μὲν γὰρ τῷ πνεύμονι καὶ μᾶλλον γίνεται καὶ τισὶ μὲν ἀθεράπευτα | παντάπασιν ἔδοξεν, ἐνίοις δὲ δυσθεράπευτα· κατὰ δὲ τὸν θώρακα καὶ κολλᾶται τὰ πλεῖστα τῶν ῥαγέντων ἀγγείων, ἐφ' οἷς ἔπτυσαν αἷμα, καὶ εἰ παραμείνειε μέχρι πλείονος ἡ ἕλκωσις, ἀλλ' οὔτι γε τελέως ἀνίατος γίνεται· τὰ δ' ἐν τῷ πνεύμονι χρονίσαντα, κἂν θεραπευθῇ ποτε, καταλείπει τι λείψανον ἐν αὐτῷ τυλῶδές τε καὶ συριγγῶδες, ὃ τοῦ χρόνου προϊόντος ἀναδέρεται ῥᾳδίως ἐπὶ βραχείαις προφάσεσιν, συναναφέρεται δὲ τοῖς πτυομένοις ἐντεῦθεν ἐνίοτε καὶ ἡ καλουμένη πρὸς τῶν ἰατρῶν ἐφελκὶς καί τις αἵματος βραχὺς σταλαγμός. ἔστι δὲ ταῦτα κοινὰ καὶ τῶν ἐν ἑτέρῳ τόπῳ γενομένων ἑλκώσεων, ἀλλὰ τὰ μὲν ἐκ στομάχου καὶ γαστρὸς ἐμεῖται, τὰ δ' ἐκ νεφρῶν καὶ κύστεως οὐρεῖται, τὰ δ' ἐκ τῶν ἐντέρων διαχωρεῖται, τοῖς δ' ἐκ τῶν ἀναπνευστικῶν ὀργάνων ἀδύνατόν ἐστι χωρὶς βηχὸς ἀναπτυσθῆναι.

11sq. καὶ – εἰρήσεται] v. Gal. De locis affectis V 3,6: CMG V 6,1,3, p. 296,17–298,4   14sq. καὶ[II] – ἔδοξεν] cf. Gal. Meth. med. V 8: X 338,6sq. K.   17–21 τὰ – σταλαγμός] exc. Aet. Amid. Libr. med. VIII 75: CMG VIII 2, p. 541,10–14   22–25 ἀλλὰ – ἀναπτυσθῆναι] cf. Gal. De locis affectis I 1,10: CMG V 6,1,1, p. 232,9–13

---

1 λαμβάνοντι C   αὐτὸν] αὐτοῦ Lb: αὐτῶν A   post ὑμένι add. τῷ Lb   2 οὐκ ἐπεκτεινόμενα post σπλάγχνου trsp. C   ἴσθε Fc   3 ἔνδων Fc Lb   αἰσθάνεσθαι Lb   4 post τάχιστα scr. et del. συμβαίνει τούτῳ Lb   μὲν ante μυώδης trsp. A   6 ἀνίεται] ἐκλύεται C Q N   δ' om. C ἀλγήσει Fc, in -ειε mut. F²: ἀλγήσειε C   τις supra lin. add. C   ἐν del. F² fort. recte, om. Q N, post ὁτιοῦν trsp. Lb   ante τοῦ[II] praem. ἐκ Ald.   θώρακος] σώματος τοῦ κατὰ τὸν θώρακα C   7 ἀναβήττει A: supra lin. scr. γρ -τείε F²   μηδ'] δ' Fc, supra lin. μη praem. F²: μὴ δὴ A   ἀλλ' ἤδη] ἀλλὰ A   8 ἀναπτύεται] ἀνάγεται A Ald. fort. recte   10–12 οὕτω – εἰρήσεται] fort. in toto vel καὶ – εἰρήσεται ut interpolationem delere mavis, sed. cf. 164,19sq.   11sq. κατὰ – πέμπτον] τῷ τούτῳ ὑπομνήματι τῷ πέμπτῳ Lb   11 μετὰ τοῦτο] μετοῦθ A   15 post παντάπασιν add. ὑπάρχειν A, post ἔδοξεν C Q N   16 ἔπτυσαν] ἀνέπτυσαν C Q N: ἔπτυσεν Ald.   καὶ] supra lin. scr. καίπερ F²   παραμείνῃ C Q: παραμείνει N   17 πλείονος] πλείστου Lb   τελείως Lb   18 post καταλείπει add. γέ C Q N   19 συραγγῶδες Lb: σιρυγγῶδες A   ἀναδέρεται ῥᾳδίως post 20 προφάσεσιν trsp. ζ   21 τῶν om. C   22 γινομένων Lb   ἑλκώσεων] ἑλκῶν Fc Ald.   22sq. γαστρὸς καὶ στομάχου Lb   23sq. τὰ[II] – διαχωρεῖται in textu om., in marg. add. C   24 διαχωρῆται Lb   τοῖς] τὰ ζ

von denen, die vom Gehirn kommen, aufnimmt, zwei Nerven, die in der äußeren Membran, von der die Lunge umhüllt ist, verzweigt sind, ohne in die Tiefe des Organs einzudringen. Der Brustkorb hat, wie ihr wisst, einerseits viele Nerven in den inneren Teilen, andererseits viele außen, von denen her die schmerzhaften Zustände sehr schnell wahrgenommen werden. Aber auch weil der Brustkorb muskulös und knöchern ist, während die Lungen nicht zusammengedrückt und porös sind, dauert der Schmerz des Brustkorbs an, während der der Lunge aufhört. Wenn also einer an irgendeinem Teil des Brustkorbs Schmerzen hat und Blut hochhustet, das weder reichlich noch rot, sondern bereits schwärzlich und klumpig ist, so ist bei diesem der Brustkorb erstaffiziert, und das Blut wird durch die Lunge hochgebracht und ausgespuckt, gleich wie der Eiter in eitrigen Affektionen, bei denen er zwischen Brustkorb und Lunge wahrnehmbar eingeschlossen ist. Und so kommt auch das verschieden gefärbte Sputum bei Rippenfellentzündungen zum Vorschein und wird im nächsten Buch, dem fünften, besprochen werden.

In der Folge soll jetzt über die Geschwüre gesprochen werden, die nach dem Auswurf von Blut entstehen. (Der Sachverhalt) tritt nämlich sicherlich auch in der Lunge auf und scheint einigen nicht behandelbar, anderen hingegen schwer behandelbar. Im Brustkorb hingegen verkleben die meisten gerissenen Gefäße, aufgrund derer sie Blut ausgespuckt haben; auch wenn die Geschwürbildung lange Zeit anhält, wird sie letztlich nicht unheilbar. Was lange Zeit in der Lunge war, hinterlässt, auch wenn es einmal geheilt ist, einen schwieligen und fistelartigen Rückstand, der sich mit fortschreitender Zeit aus kleinem Anlass leicht abschürft. Und mit den ausgespuckten Stoffen steigt von da manchmal auch der von den Ärzten sogenannte ‚Schorf' (*ephelkis*) auf und ein kleiner Tropfen Blut. Diese Gemeinsamkeit haben auch die Geschwüre, die an einem anderen Ort entstehen, doch wird das Material aus der Speiseröhre und dem Magen erbrochen, das aus den Nieren und der Blase wird mit dem Urin ausgeschieden, das aus dem Darm wird exkretiert, und das aus den Atmungsorganen wird unmöglich ohne Husten ausgeworfen.

6 Ἐὰν δέ τις ἀναχρέμπτηταί τε καὶ ἀπομύττηταί ποθ' αἷμα πλέοσιν ἐφεξῆς ἡμέραις, μήτε κεφαλῆς ὀδύνης ἢ βάρους, ἤτοι συμπαρόντος ἢ προηγησαμένου, μήτε πληγῆς αὐτόθι γεγενημένης, ἐπισκέψασθαι χρὴ τούτου τόν τε τῆς ῥινὸς πόρον ἀκριβῶς ὅλον, ἐκεῖνόν τε τοῦ στόματος τὸν τόπον, ἔνθα | συντέτρηται πρὸς τὴν ῥῖνα· γίνεται γάρ ποτε τοιοῦτο σύμπτωμα, βδέλλης ἐν τῷ χωρίῳ τούτῳ προσπεφυκυίας, ἥτις αὐξάνεται καὶ καθ' ἑκάστην ἡμέραν, ὥστ' εἰ καὶ ταῖς πρώταις ἡμέραις ἐλάνθανε διὰ σμικρότητα, μετὰ τρεῖς γε ἢ τέτταρας ἑτοίμως ὁρᾶσθαι· κατὰ δὲ τὸν αὐτὸν λόγον ἐκ τῆς γαστρὸς ἐμεῖταί ποθ' αἷμα βδέλλης καταποθείσης. ἔστι γε μὴν τὸ τοιοῦτον αἷμα λεπτὸν καὶ ἰχωρῶδες, ἐάν τ' ἐκ γαστρός, ἐάν τ' ἐκ ῥινός, ἐάν τ' ἐκ τοῦ στόματος φαίνηται φερόμενον, ὥστε τινὰ θεασάμενον αὐτὸ καὶ προσέτι τὴν ἕξιν τοῦ ἀνθρώπου κατασκεψάμενον ἐρωτήσαντά τε περὶ τῶν προηγησαμένων, ἐξ ἁπάντων αὐτῶν στοχάσασθαι τῆς τοῦ πράγματος ἀληθείας.

7 Ὑγιαίνοντος γοῦν ποτ' ἀμέμπτως ἀνθρώπου, τοιοῦτον αἷμα θεασάμενος ἐμούμενον, ἠξίωσα διηγήσασθαί μοι τὴν δίαιταν ἣν διῃτᾶτο ταῖς ἔμπροσθεν ἡμέραις. σὺν τοῖς ἄλλοις οὖν οἷς διηγεῖτο, καὶ τοῦτο κατέλεξεν, ὡς ἔκ τινος κρήνης οὐ πάνυ τι καθαρὸν ὕδωρ ἐχούσης ἔπιεν ὕδωρ διψήσας νύκτωρ, οἰκέτου τινὸς αὐτῷ κομίσαντος. ὡς δ' ἤκουσα τοῦτο, προσανηρόμην αὐτόν, εἰ καὶ βδέλλαι ποτ' ὤφθησαν ἐν | τῷ κατὰ τὴν κρήνην ἐκείνην ὕδατι· καὶ φάντος ἑωρακέναι, 8 δοὺς ἐπιτήδειον φάρμακον, ἐμεθῆναι τὴν βδέλλαν ἐποίησα. ἑτέρου δ' ἀπομυττομένου καὶ πτύοντος αἷμα τοιοῦτο, πυθόμενος ἐν τῇ διηγήσει διατρῖψαι τὸν ἄνθρωπον ἐν λίμνῃ τινὶ κατ' ἀγρὸν ὥρᾳ θέρους, μετά τινων ἑτέρων παίζοντα γυμναστικὰς παιδιάς, ὁποίας εἰώθασιν οἱ νέοι παίζειν ἐν ὕδατι, καὶ γινώσκων ἐν ἐκείνῳ τῷ ὕδατι βδέλλας γενομένας, ἐξαγαγὼν εἰς αὐγὴν τὸν πάσχοντα, καὶ στρέψας τὸν πόρον τῆς ῥινὸς εὐθὺ τῶν ἡλιακῶν ἀκτίνων, ἐθεασάμην κατ' ἐκεῖνον τὸν τόπον, ἐν ᾧ συντέτρηται πρὸς τὴν ἐν τῷ στόματι χώραν ἡ ῥίς, οὐρὰν βδέλλης ἐγκατακεκρυμμένης τῷ πόρῳ. βέλτιον οὖν ἔδοξέ μοι καὶ ταῦθ' ὑμῖν ἱστορῆσαι.

9. Ὅτι μὲν ἐν τοῖς τοιούτοις λόγοις ἀκουστέον ἐστὶ τὴν βλάβην, εἰ καὶ μὴ παντελῶς ἀπολωλὸς εἴη τὸ κατὰ φύσιν ἔργον ἅπαν τοῦ μορίου, πολλάκις εἴρηταί

1–10 Ἐὰν – φερόμενον] *exc.* Aet. Amid. Libr. med. VIII 65: CMG VIII 2, p. 519,18–520,1   11 ἐρωτήσαντά – προηγησαμένων] *cf.* Gal. De locis affectis I 4,14; 6,14; VI 4,15: CMG V 6,1,1, p. 272,23sq.; 292,7; CMG V 6,1,3, p. 406,9–11   28–136,1 πολλάκις – μοι] *v. e. g.* Gal. De plac. Hipp. et Plat. II 4,34: CMG V 4,1,2, p. 124,8sq.   In Hipp. Epid. I comm. II 80: CMG V 10,1, p. 94,21sq.

1 ἀναχρέπτηται C: ἀναβήττη Lb: τε *om.* C Q N   2 βάρος A   3 τούτου] τοῦ Fc, *corr.* F²   4sq. τὴν ῥῖνα] ὑ ὑπερῴαν ἡ ῥίς Lb   5 *post* ποτε *add.* καὶ Lb   τοιοῦτο] τοιοῦτον Lb A Q: τοιοῦτόν τι C N   6 συναυξάνεται Lb   καὶ *om.* ζ   πρώτας Fc, *corr.* F²   ἡμέραι A   7 γε *om.* C Q N   8 αἷμα] ἅμα Fc   9 ἐάν¹ – ῥινός *om.* A   10 καὶ *om.* C   11 ἔξιν] ἔξην Fc, *supra lin. et in textu corr.* F²   τἀνθρώπου C   τοῦ *om.* Fc   13 θεασάμενον Fc   14 ἠξίωσα] ἀξίως A   διηγήσασθαί *post* μοι *trsp.* C   δίαιτην C   διῄτητο Fc, *corr. Ald.*: διῃτᾶτο Lb: διῃτεῖτο C N: διῃτήτω Q: διῃτᾶτο A   15 οὖν] γοῦν A   κρήνης Fc Lb   16 πάνυ τι *om.* Fc Lb   ὕδωρ² *om.* C   νυκτὸς C: νύκταν A   17 αὐτῷ *post* κομίσαντος *trsp.* Lb: αὐτὸ A   προσανηρόμην Fc: προανηρόμην A   αὐτόν] αὐτῷ Lb   18 κατά] περὶ Lb   κρήνην Fc   ἐκείνην *om. Chart.*   ἑωρᾶσθαι C Q N   19 φάρμακον] *supra lin. add.* ὀξάμην C   20 *ante* καὶ τὲ *praem.* C   τοιοῦτο] τοιοῦτον ζ   21 παιζόντων Lb: παίζοντα C   23 *post* αὐγὴν *add.* λαμπρὰν F² (*supra lin.*) ζ   24 πόρον *post* ῥινὸς *trsp.* A   *ante* εὐθὺ *add.* κατ(ὰ) F² (*supra lin.*) ζ   25 τόπον] πόρον A   *ante* οὐρὰν *praem.* οὖσαν A Ald.   βδέλλης *om.* Lb   26 ἐγκατακεκρυμμένην A   27 *post* μὲν *add.* γὰρ Fc Lb: οὖν Q   ἐν *om.* C   λόγοις *om.* C   καὶ *post* μὴ *trsp.* Lb

Wenn einer mehrere Tage hintereinander Blut hochräuspert und ausschnäuzt, 6 ohne Schmerzen oder Schweregefühl im Kopf, weder gegenwärtig noch vergangen, und ohne dort einen Schlag erhalten zu haben, sollte bei ihm der gesamte Nasengang und der Bereich des Mundes, der mit der Nase verbunden ist, sorgfältig untersucht werden. Denn ein solches Symptom wird manchmal dadurch hervorgerufen, dass sich ein Blutegel in diesem Bereich angeheftet hat, der auch jeden Tag größer wird, sodass er, auch wenn er in den ersten Tagen aufgrund seiner Kleinheit verborgen war, nach drei oder vier Tagen einfach gesehen werden kann. Aus demselben Grund wird manchmal Blut aus dem Magen erbrochen, wenn ein Blutegel verschluckt wurde. Solches Blut ist leicht und serös, egal, ob es offensichtlich aus dem Magen, aus der Nase oder aus dem Mund kommt, sodass man durch Untersuchung des Blutes, durch Beobachtung der habituellen Disposition des Menschen und durch Befragung nach dem, was vorangegangen ist, durch all dies die Wahrheit über den Sachverhalt durch kunstfertige Hypothesenbildung in Erfahrung bringen kann.

Als ich etwa einmal einen Menschen von tadelloser Gesundheit beobachtete, der 7 solches Blut erbrach, forderte ich ihn auf, mir zu schildern, wie er in den vorangegangenen Tagen gelebt hatte. Er erzählte dabei unter anderem, dass er eines Nachts, als er durstig war, aus einem Brunnen nicht ganz reines Wasser getrunken hatte, das ihm ein Sklave gebracht hatte. Als ich dies hörte, fragte ich ihn, ob im Wasser jenes Brunnens einmal Blutegel gesehen worden wären, und als er das bejahte, gab ich ihm eine passende Arznei, die ihn dazu brachte, den Blutegel zu erbrechen. Von einem anderen, 8 der solches Blut ausschnäuzte und ausspuckte, erfuhr ich aus seiner Schilderung, dass der Mann im Sommer auf dem Land in einem Sumpfgebiet gewesen war, wo er sich mit anderen an gymnastischen Spielen beteiligte, die Jugendliche gewöhnlich im Wasser spielen, und da ich wusste, dass sich in diesem Wasser Blutegel befanden, führte ich den Betroffenen ans Licht, und als ich den Nasengang direkt gegen das Sonnenlicht wandte, sah ich an der Stelle, wo die Nase mit dem Mundraum in Verbindung steht, einen Schwanz eines Blutegels, der im Nasengang verborgen war. Es schien mir besser, euch auch über diese Fälle zu berichten.

9. Dass in solchen Ausführungen etwas als ‚Schädigung' verstanden werden muss, auch wenn die ganze naturgemäße Funktionstüchtigkeit des Teils nicht vollständig verloren ist, habe ich schon oft gesagt, doch schadet es nichts, auch hier daran zu erin-

μοι, χεῖρον δ' οὐδὲν ἀναμνησθῆναι καὶ νῦν. ὅτι δ' οὐ ταὐτόν ἐστι φωνὴ καὶ διάλεκτος, ἀλλ' ἡ μὲν φωνὴ τῶν φωνητικῶν ὀργάνων ἔργον, ἡ διάλεκτος δὲ τῶν διαλεκτικῶν, ὧν τὸ μὲν | κυριώτατόν ἐστιν ἡ γλῶττα, συντελεῖ δ' οὐ σμικρὸν ἥ τε ῥὶς καὶ τὰ χείλη καὶ οἱ ὀδόντες, ἐπισταμένους ὑμᾶς ἀναμιμνήσκω· καθάπερ γε καὶ περὶ τῶν φωνητικῶν ὀργάνων, ὅτι λάρυγξ ἐστὶ καὶ οἱ κινοῦντες αὐτὸν μύες, ὅσα τε τούτοις νεῦρα τὴν ἐξ ἐγκεφάλου παρακομίζει δύναμιν. ἐὰν μὲν οὖν οἱ κλείοντες ἢ οἱ ἀνοίγοντες τὸν λάρυγγα μύες ἀκίνητοι γενηθῶσιν, ἀφωνία παντελὴς καταλήψεται τὸν οὕτω παθόντα· καθάπερ γε κἂν δυσκίνητοί πως ἢ τινα παλμώδη κίνησιν ἢ τρομώδη λάβωσι, κατὰ τὸ τοῦ πάθους εἶδος ἡ φωνὴ βλαβήσεται· παραπλησίως δὲ κἂν σπασμωδῶς ἢ κλονωδῶς κινῶνται· καὶ μέντοι κἂν ἀρρωστήσῃ ποθ' ἡ δύναμις αὐτῶν, ἤτοι δι' οἰκεῖόν τι πάθος ἢ διά τι τῶν κινούντων αὐτοὺς νεύρων, ἀμυδρὰν καὶ μικρὰν ἐργάσεται τὴν φωνήν. ἐὰν δ' ἄλλος τις τῶν κινούντων τὸν λάρυγγα μυῶν ὁτιοῦν πάθῃ, βλαβήσεται μέν πως ἡ φωνὴ βλάβην μικράν, οὔτε δ' ἄφωνος ὁ οὕτως παθὼν ἔσται παντάπασιν, οὔτε μικρόφωνος ἱκανῶς.

Ὥσπερ δ' οἱ κυριώτατοι μύες τῶν τὸν λάρυγγα κινούντων εἰσὶν οἵ τ' ἀνοιγνύντες αὐτὸν καὶ οἱ κλείοντες, οὕτω καὶ τῶν φωνητικῶν νεύρων τὰ παλινδρομοῦντα, μόρια μὲν ὄντα καὶ αὐτὰ τῆς | ἕκτης συζυγίας τῶν ἐξ ἐγκεφάλου πεφυκότων, ὥσπερ καὶ τἆλλα τὰ εἰς αὐτὸν ἐμφυόμενα, διαφέροντα δ' αὐτῶν τοσοῦτον, ὡς μὴ κατὰ τὸν τράχηλον ἀποσχίζεσθαι τῶν ἐκ τῆς ἕκτης συζυγίας, ἀλλ' ὅταν εἰς τὴν τοῦ θώρακος ἀφίκηται χώραν. αὐτὴν μὲν οὖν τὴν ἕκτην συζυγίαν ὅλην οὐδεὶς οὕτως ἀφυής ἐστι χειρουργὸς ὡς ἄκων τέμνειν, τὰ παλινδρομοῦντα δ' ἐνίοτε διασπῶσιν ὑπ' ἀγνοίας· ἔστι δ' ὅτε καὶ τέμνεται μετὰ τῆς τραχείας ἀρτηρίας ἢ τὸ ἕτερον αὐτῶν ἢ ἀμφότερα κατὰ τὰς μεγάλας τρώσεις αὐτῆς· καὶ ψυχθέντα δ' ἐν χειρουργίαις ἐμποδίζει τῷ φωνήματι, μέχρις ἂν θερμανθέντα τὴν φυσικὴν εὐκρασίαν ἀνακτήσηται. βλάπτεσθαι δ' ἔτι συμβαίνει τὴν φωνὴν εἰς ὀξύτητά τε καὶ μέγεθος οὐκ ἀφανῶς, κἀπειδὰν οἱ τῆς φάρυγγος μύες ἀδυνατῶσι συντείνειν

4–6 καθάπερ – δύναμιν] cf. amplius Gal. De locis affectis I 6,3: CMG V 6,1,1, p. 284,5–8   8–10 ἢ – κινῶνται] cf. Gal. De sympt. diff. 3,7: CMG V 5,1, p. 222,5sq.   16–20 οὕτω – χώραν] cf. amplius Gal. De anat. administr. XI: II 74,31–75,15 Simon   21sq. οὐδεὶς – ἀγνοίας] cf. Gal. De locis affectis I 6,11: CMG V 6,1,1, p. 290,9   23–25 καὶ – ἀνακτήσηται] cf. Gal. De locis affectis I 6,9: CMG V 6,1,1, p. 288,16–20

1 ἐστι om. A   3 γλῶσσα A   μικρῶς A   4 ἡμᾶς Fc, corr. F²   ἀναμιμνήσκων C   γε] τε Fc Lb   5 ὅτι] ὅτε C   7 οἱ om. ζ   καταλείψεται Lb: κατάληψεται A   8 οὕτω] οὔτου A   γε κἂν] γε καὶ Fc: καὶ Lb: καὶ οἱ A   δυσκείνητοί Fc, corr. F²: δυσκίνητά Lb   9 τὸ in textu om. et supra lin. add. C: om. A   εἴδοτι ex εἴδοτ[corr. Fc   10 κἂν¹] καὶ Fc Lb: εἰ καὶ A   ἢ κλονωδῶς om. Lb   κλονωδῶς] κλοινωδῶς e corr. Fc: παλμωδῶς AQ   κινῶνται] κεινοῦνται Fc, in κι- mut. F²: κινοῦνται Lb A   11 ἤτοι] εἴτε A   post ἢ add. καὶ A   12 post ἀμυδρὰν add. τε CQN ἐργάζεται ζ   13 λάρυγγα] θώρακα Lb, γρ λάρυγγα in marg. L²   πάθῃ] πάθος Fc C, corr. F²   14 σμικρόφωνος Fc   15 δ'] οὐδὲ A   τῶν] τῷ C: supra lin. ἀπὸ praem. F²   ἀνυγνῦντες Fc Lb, corr. F²   16 τῶν] supra lin. ἀπὸ praem. F²   17 post πεφυκότων supra lin. add. νεύρων F² fort. recte   18 αὐτῶν ex -ὸν corr. in Fc   19 τῶν – ἕκτης om. Lb, in marg. add., ut vid., vix autem legi potest L²   τῶν ἐκ om. ζ   συζυγίας] supra lin. add. νεύρων F²   20 ἀφικεῖτε Fc, in -κνῆται mut. F²: ἀφικνῆται Ald.   ὅλην ante τὴν trsp. CQN   21 τεμεῖν ζ   22 τραχείας] βραχείας A   23 αὐτῶν] αὐτὸν C   ἀμφότερον Fc: ἀμφότρ (ambig.) A   24 ἐκθερμανθέντα ζN   25 εὐκρασίαν] εὐκρασίαν τὲ Fc: θερμασίαν Lb C: (cf. Gal. De locis affectis I 6,11: CMG V 6,1,1, p. 288,19sq. τὴν κατὰ φύσιν κρᾶσιν)   δ' ἔτι] δέ τι Lb A: δέ τις C   26 ἀδυνατῶῦσι Lb

nern. Ich möchte euch, die ihr das schon wisst, in Erinnerung rufen, dass Stimme und Sprache nicht dasselbe sind; dass die Stimme die eigentliche Aufgabe der Stimmorgane ist und die Sprache die der Sprechorgane, deren hauptsächliches Organ die Zunge ist, während Nase, Lippen und Zähne nicht wenig dazu beitragen. Die Stimmorgane sind der Kehlkopf, die Muskeln, die ihn bewegen, und alle Nerven im Gehirn, die ihnen ihr Vermögen verleihen. Wenn also die Muskeln, die den Kehlkopf schließen oder die, die 2 ihn öffnen, unbeweglich werden, erfasst eine komplette Stimmlosigkeit den daran Leidenden, und entsprechend, wenn die Muskeln in der Bewegungsfähigkeit irgendwie beeinträchtigt sind oder es in ihrer Bewegung ein Zucken und Zittern gibt, wird die Stimme gemäß dieser Affektionsart geschädigt werden; ähnlich verhält es sich, wenn diese Muskeln sich krampfartig oder schüttelnd bewegen. Wenn das Vermögen dieser Muskeln jedoch einmal geschwächt ist, entweder durch eine eigentümliche oder durch eine Affektion der Nerven, die sie bewegen, wird dies die Stimme schwach und dünn machen. Wenn ein anderer von den Muskeln, die den Kehlkopf bewegen, an irgendetwas leidet, wird die Stimme nur geringfügig geschädigt und der daran Leidende wird weder völlig stimmlos noch allzu stimmschwach sein.

Wie bei den Muskeln, die den Kehlkopf bewegen, diejenigen die wichtigsten sind, 3 die ihn öffnen, und diejenigen, die ihn schließen, so sind auch von den Stimmnerven die rückläufigen (*Nervus laryngeus recurrens*) (die wichtigsten), die als Teile ebenfalls zum sechsten Paar der dem Gehirn auswachsenden (Nerven) gehören, wie die anderen Nerven, die in ihn (den Kehlkopf) einwachsen, und von denen sie sich dadurch unterscheiden, dass sie sich nicht im Hals vom denen des sechsten Paares trennen, sondern erst, wenn sie in der Brustkorbgegend angekommen sind. Kein Chirurg ist so unfähig, 4 das sechste Paar selbst unabsichtlich als Ganzes zu durchschneiden, aber manchmal trennen sie die rückläufigen Nerven wohl aus Unwissenheit ab. Manchmal werden bei schweren Verletzungen der Luftröhre zusammen mit ihr einer oder beide dieser Nerven durchschnitten. Und wenn sie bei chirurgischen Eingriffen abgekühlt wurden, behindern sie (die Nerven) die Stimmverlautung, bis sie durch Aufwärmen ihre natürliche humorale Ausgewogenheit wiedererlangt haben. Und es trifft weiter zu, dass die 5 Stimme unverkennbar in ihrer Schärfe und Lautstärke geschädigt wird, wann immer

αὐτήν· καὶ μέντοι καὶ διάβροχος ὑγρότητι πολλῇ γενόμενος ὁ κοινὸς χιτὼν τῆς φάρυγγος καὶ τοῦ λάρυγγος, ἰσχυρῶς βλάπτει τὴν φωνήν. ὅτι δὲ καὶ οἱ κατάρροι κατὰ τὸν αὐτὸν λόγον βραγχώδη τὴν φωνὴν ἐργάζονται, τῶν πᾶσι γινωσκομένων ἐστί· καθάπερ γε καὶ τὸ πολλὰ βοῆσαι, καὶ | γὰρ καὶ τοῦτο φλεγμονῇ τι παραπλήσιον ἐργάζεται πάθημα κατά τε τὸν εἰρημένον χιτῶνα καὶ τοὺς μῦς τοῦ λάρυγγος. εὔδηλον δ' ὅτι καὶ τῶν ἔνδον τοῦ λάρυγγος μυῶν φλεγμαινόντων ἡ κυνάγχη τὸ πάθημα γίνεται τήν τε φωνὴν ἅμα καὶ τὴν ἀναπνοὴν βλάπτουσα. <τὴν δ' ἀναπνοὴν βλάπτουσι> καὶ ὅλως ἅπαντες οἱ παρὰ φύσιν ὄγκοι κατά τε τὰς ὁδοὺς τοῦ πνεύματος γενόμενοι καὶ θλίβοντες ἔξωθεν αὐτάς – οὕτω γοῦν καὶ ὁ στόμαχος φλεγμήνας, εἶτα θλίβων τὸν χιτῶνα τῆς τραχείας ἀρτηρίας, ᾧ συνάπτεται τὰ σιγμοειδῆ πέρατα τῶν κατ' αὐτὴν χόνδρων, εἰς ἀναπνοήν τε καὶ φωνὴν βλάπτει – καὶ αἱ τῶν κατ' αὐχένα σπονδύλων εἰς τὸ πρόσω μετακινήσεις, ὑπὲρ ὧν ἔμπροσθεν εἴρηται. ταῦτα μὲν ἅπαντα τὰ πάθη γίνεται τῇ φωνῇ, τῶν ἰδίων αὐτῆς ὀργάνων οἰκείαν τινὰ βλάβην ἐχόντων, εἴτε κατὰ πρωτοπάθειαν, εἴτε κατὰ συμπάθειαν· οὐδὲν γὰρ διαφέρει πρὸς τὸν ἐνεστῶτα λόγον· ἕτερα δὲ πάσχει τῷ τῆς οἰκείας ὕλης στερίσκεσθαι.

Δέδεικται δ' ἐν τοῖς Περὶ φωνῆς οἰκεία τῆς ἐνεργείας ταύτης ὕλη, γενικῶς μὲν εἰπεῖν, ἡ ἐκπνοή, κατ' | εἶδος δὲ καὶ τὴν οἰκείαν διαφορὰν ἡ ἐκφύσησις, ἥτις ἐστὶν ἀθρόα τοῦ πνεύματος ἔξω φορὰ κατὰ τὴν τῶν μεσοπλευρίων μυῶν ἐνέργειαν γινομένη. οὕτω δὲ καὶ αἱ μεγάλαι τοῦ θώρακος τρώσεις ἢ ὅλως αἱ παραλύσεις θατέρου μέρους αὐτοῦ πρώτως μὲν ἡμίπνουν, κατὰ συμβεβηκὸς δὲ καὶ ἡμίφωνον ἐργάζονται τὸ ζῷον. ὅσα δ' ἐν ἀποπληξίαις καὶ κάροις ἐπιληψίαις τε καὶ κατοχαῖς ἡ φωνὴ βλάπτεται, ταῦτα τῷ κοινῷ λόγῳ γίνεται τῶν καθ' ὁρμὴν ἐνεργειῶν ἤτοι τῶν πρώτων τοῦ νωτιαίου μερῶν παθόντων ἢ καὶ σὺν αὐτοῖς τοῦ ἐγκεφάλου.

Συνημμένων δ' ἀλλήλαις τῶν πέντε τούτων ἐνεργειῶν, ἐκπνοῆς, ἐκφυσήσεως ἀψόφου, ψοφώδους ἐκφυσήσεως, φωνῆς, διαλέκτου, τῇ πρώτῃ μὲν εἰρημένῃ συμ-

6sq. εὔδηλον – βλάπτουσα] cf. Gal. De locis affectis I 6,10: CMG V 6,1,1, p. 290,1–4   11 τὰ – χόνδρων] cf. infra IV 11,5: p. 154,2   13 ὑπὲρ – εἴρηται] v. supra IV 6,7–9: p. 110,9–112,5   13–20 ταῦτα – γινομένη] Gal. De voce, test. 27: p. 13 Baumgarten   cf. Gal. De locis affectis I 6,3: CMG V 6,1,1, p. 282,19–284,3   De usu part. VII 5: I 382,7–11 Helmr. = III 526,3–7 K.   20–22 οὕτω – ζῷον] cf. Gal. De usu part. VI 3: I 304,19–23 = III 417,4–8 K. De anat. administr. VIII 3: II 499,20–22 = II 665,8–10 K.   26–140,22 Συνημμένων – αὑτῆς] Gal. De voce, test. 26: p. 12sq. Baumgarten

1 post τῆς add. τε CQN   3 τῶν] τοῖς A   γινωσκόμενον A   4 τὸ] τῷ Fc   5 τε om. CQN   χιτῶνα] χιτῶν C, corr. C²   6 λάρυγγος^II] φάρυγγος A   φλεγμηνάντων CQN   8 τὴν δ' ἀναπνοὴν βλάπτουσι dubitanter supplevi e.g. sec. F², qui supra ὅλως scr. τὴν ἀναπνοὴν βλάπτουσι: fort. mavis corr. 7 τε in δὲ et βλάπτουσα in -σι   9 γινόμενοι Lb   ἔξωθεν post 10 στόμαχος trsp. C   γοῦν] οὖν Lb   10 εἶτα om. Fc, supra lin. add. F²   12 αἱ τῶν] ἐκ (vel ἐν?) τῷ Fc, del. et in τῶν mut. F²   τὸ] τὰ Lb   μετακίνησις Lb: μετακείνησ.ς Fc, in -ις mut. F²   13 post μὲν add. οὖν CQN   16 τῷ] τὸ A   17 μὲν post 18 εἰπεῖν trsp. C   18 ἐκφύσησις] ἔκφυσις A   19 ἀθρόα ante φορὰ trsp. Lb   ἔξω] ἔξωθεν Lb   τὴν in textu om. et supra lin. add. C   20 γιγνομένην Fc, corr. F²   τρώσεις e τρώσης corr. Lb   αἱ^II om. AN   21 μέρος Fc   πρώτως] πρῶτος Fc   συμβεβηκῶς Fc   22 ἐργάζεται Fc A Q Ald., corr. Corn.   ἀποπληξίαις ex -ίας corr. Fc   ante καὶ^I praem. τὲ CQN   κάροις e corr., medio in verbo ras. fere 4 litt. Fc   23 βλάβεται A   24 νωτιαίου] ἐγκεφάλου A   μερῶν ante τοῦ trsp. A   25 ἐγκεφάλου] νωτιαίου A   27 ἐκφυσήσεως om. C   post φωνῆς add. καὶ F² (supra lin.) LbN   post εἰρημένῃ add. ἐκφυσήσεως C

die Muskeln des Rachens nicht in der Lage sind, sie zu unterstützen. Wenn der gemeinsame Mantel von Rachen und Kehlkopf mit viel Feuchtigkeit durchtränkt ist, schädigt er die Stimme in der Tat schwer. Dass aus dem gleichen Grund auch die Katarrhe die Stimme heiser machen, ist allseits bekannt, wie auch das häufige Schreien, denn auch dies bewirkt ein Leiden, das einer Entzündung im erwähnten Mantel und in den Muskeln des Kehlkopfs ähnlich ist. Es ist klar, dass durch die Entzündung der inneren Muskeln des Kehlkopfs auch das Anginaleiden entsteht, die die Stimme zusammen mit der Atmung schädigt. Die Atmung schädigen aber auch allgemein alle widernatürlichen Geschwülste, die in den Atemwegen auftreten bzw. sie von außen zusammendrücken – so führt etwa auch die Entzündungsschwellung der Speiseröhre, die dann den Mantel der Luftröhre zusammendrückt, an dem die sigmaförmigen Enden ihrer Knorpel befestigt sind, bei Atmung und Stimme zu Schäden – und die Verschiebungen der Halswirbel nach vorne, über die zuvor schon gesprochen wurde. All diese Affektionen werden der Stimme dadurch zuteil, dass ihre eigenen Organe eine eigentümliche Schädigung erfahren, entweder durch eine Erst- oder eine Mitaffektion; denn das macht für die vorliegende Ausführung keinen Unterschied; anderes erleidet die Stimme, wenn ihr die ihr zugehörige stoffliche Grundlage entzogen wird.

In der Abhandlung Über die Stimme wird gezeigt, dass die spezifische stoffliche Grundlage dieser Funktion, um allgemein zu sprechen, die Ausatmung (*ekpnoē*) ist, und nach der Art bzw. der spezifischen Differenz die heftige Ausatmung (*ekphusēsis*), die eine plötzliche Herausgabe des Atems ist, die durch die Funktionsausübung der Zwischenrippenmuskeln erzeugt wird. So bewirken auch die schweren Verletzungen des Brustkorbs oder allgemein Lähmungen einer seiner beiden Seiten, dass das Lebewesen zunächst die Hälfte seiner Atmung und damit einhergehend die Hälfte seiner Stimme verliert. Da, wo die Stimme bei einem Schlaganfall, bei Bewusstlosigkeit, Epilepsie bzw. Starre geschädigt wird, geschieht dies aus einem Grund, der allen willentlichen Funktionsausübungen gemeinsam ist, entweder weil die ersten Teile des Rückenmarks affiziert sind oder mit ihnen die des Gehirns.

Da diese fünf Funktionen – Ausatmung, geräuschlose heftige Ausatmung, geräuschvolle heftige Ausatmung, Stimme, Sprache – untereinander verbunden sind,

βλάπτονται πᾶσαι, τῇ δ' ὑστάτῃ τῶν ἄλλων οὐδεμία· τῇ δευτέρᾳ δ' αἱ μετ' αὐτὴν τρεῖς, τῇ τρίτῃ δ' ἔσχαται δύο, τῇ τετάρτῃ δ' ἡ τελευταία μία μόνη. εἰ μὲν γὰρ οὐδ' ὅλως ἐκπνεῖ τὸ ζῷον, ἤτοι κατ' ἄμφω τὰ μέρη τοῦ θώρακος ἢ κατὰ θά-
271 τερον μόνον· εἰ μὲν κατ' ἄμφω, πνιγήσεται διὰ ταχέων· εἰ δὲ κατὰ | θάτερον, ἡμίπνουν καὶ ἡμίφωνον ἔσται μετὰ τοῦ καὶ τῶν ἐφεξῆς ἐνεργειῶν αὐτῇ δυοῖν ἀπολωλέναι τὸ ἥμισυ μέρος, ὧν τὴν μὲν ἑτέραν ἄψοφον ἐκφύσησιν ὀνομάζειν εἴωθα, τὴν δ' ἑτέραν ψοφώδη. εἰ δ' ἡ μὲν ἐκπνοὴ σώζοιτο, διαφθαρείη δ' ἡ ἐκφύσησις, αἱ λοιπαὶ τρεῖς ἐνέργειαι διαφθείρονται, ψοφώδης ἐκφύσησις καὶ φωνὴ καὶ διάλεκτος· ἀπολομένης δὲ τῆς ψοφώδους ἐκφυσήσεως, καὶ φωνὴ καὶ διάλεκτος συναπόλλυται· καθάπερ γε καὶ φωνῆς ἀπολομένης ἡ διάλεκτος.

9 Ἐπισταμένοις οὖν ἡμῖν τοὺς τῶν εἰρημένων ἐνεργειῶν δημιουργοὺς μῦς ὑπάρξει συλλογίζεσθαι, τίνες μὲν ἔπαθον ἐξ αὐτῶν ἴδιόν τι πάθημα, τίνων δὲ τοὔργον ἐβλάβη κατὰ συμβεβηκός. εἰ δέ τι τῶν ἐν ταῖς ἀνατομαῖς ὀφθέντων ἐπελάθεσθε, τά τε Περὶ τῶν τῆς ἀναπνοῆς αἰτίων ὑπομνήματα καὶ τὰ Περὶ φωνῆς ὑμᾶς ἀναμνήσει· λέλεκται δὲ περὶ αὐτῶν κἀν τῷ δευτέρῳ Περὶ τῆς ἐπὶ τῶν ζώντων ἀνατομῆς. ἐκπνοὴν μὲν γὰρ ἅπαντες οἱ συστέλλοντες τὸν θώρακα μύες· ἐκφύσησιν δέ, οὖσαν ἐκπνοὴν σφοδράν, οἱ μεσοπλεύριοι μάλιστα· τὴν ψοφώδη
272 δὲ οἱ τῆς φάρυγγος· αὐτὴν δὲ τὴν φωνὴν οἱ τοῦ λάρυγγος | ἐργάζονται μύες. ἡ δὲ γλῶττα διαρθροῦσα τὴν φωνὴν εἰς τὸ διαλέγεσθαι χρήσιμος ὑπάρχει, συντελούντων εἰς τοῦτο καὶ τῶν ὀδόντων καὶ τῶν χειλῶν ἔτι τε καὶ τῶν κατὰ τὴν ῥῖνα συντρήσεων οὐρανίσκου τε καὶ γαργαρεῶνος ἐπὶ τούτοις τε τοῦ συμμέτρου
10 δεσμοῦ τῆς γλώττης αὐτῆς. οἱ μὲν οὖν τραυλοὶ καὶ ψελλοὶ καί τι τοιοῦτον κατὰ τὸ διαλέγεσθαι σφαλλόμενοι, τῶν διαλεκτικῶν ὀργάνων ἔχουσί τι βεβλαμμένον ἢ κατὰ τὴν φυσικὴν διάπλασιν ἢ μετὰ ταῦθ' ὕστερον, ὥσπερ οἱ τὸν τῆς ῥινὸς πόρον ὑπὸ πολύποδος ἢ ἄλλως φραχθέντες, ἤ τινα τῶν προσθίων ὀδόντων ἀπολέ-

6sq. ὧν – ψοφώδη] cf. Gal. De respir. usu 2,6: p. 88–90 Furley – Wilkie = IV 478,8–12 K. De praecogn. 5,18: CMG V 8,1, p. 98,21–23   14 τὰ – ὑπομνήματα] v. Gal. De causis respir.: p. 240–244 Furley – Wilkie = IV 465–469 K.   τὰ – φωνῆς] non extat; cf. Gal. De libris propr. 5,1: p. 154,21 Boudon-Millot; frg. et test. in Baumgarten; cf. etiam Nutton, Galen and the latin De voce   15sq. κἀν – ἀνατομῆς] non extat; cf. Gal. De libris propr. 4,38: p. 154,2 Boudon-Millot   17 ἐκφύσησιν – μάλιστα] cf. supra IV 9,6: p. 138,18–20   22–24 οἱ – πόρον] cf. Gal. De foet. form. 6,26: CMG V 3,3, p. 102,1–5   22–142,4 οἱ – εἴρηται] Gal. De voce, test. 38: p. 22 Baumgarten

2 δ'] δὲ αἱ CQN   ἔσχατα A, -αι in -α mut. F²: ἔσχατοι C   ἡ om. Lb   3 οὐδ' ὅλως in οὐκ mut. Lb   θώρακος] σώματος A   4 πνιγήσεται Fc, corr. in Fc: πνίγεται Lb   εἰ¹¹] ἡ Fc   post ἡμίπνουν add. τε ζ   5 καὶ¹¹ om. A, ante τοῦ trsp. Lb   αὐτῇ] αὐτῆς A: om. CQN   6 ὧν] οἷν supra lin. scr. F²   εἴωθε A   7 διαφθαρῇ A   post ἡ¹¹ add. ἄψοφος A   8 λοιπαὶ] λυπαὶ Fc   καὶ¹¹ om. Fc, supra lin. add. F²   post διάλεκτος scr. et del. συναπόλλυται Lb   9 ἀπολομένης – συναπόλλυται om. Lb   καὶ ... καὶ] καὶ ἡ ... καὶ ἡ A   συναπόλλυται ante 9 καὶ¹¹ trsp. A   10 post ἀπολομένης add. καὶ C   11 ὑμῖν ζ   12 συλλογίσασθαι A   13 δέ τι] δ' ἔτι Fc, supra lin. scr. κατὰ F²   ἀνατομαῖς] ἀναμαῖς C   ἐπελάθεστε Fc, corr. F²: ἐπελάσεσθαι Lb   14 τὰ – Περὶ¹ om. Lb   post τῶν add. τε Lb   15 ἀναμνήσει] supra lin. scr. γρ ὑπο- F²   κἀν] ἐν C   16 ἐκπνοὴν] εἰσπνοὴν A   μὲν om. A   17 ἐκφυσήσουσι A   ἐκπνοὴν] εἰσπνοὴν A   18 τοῦ] τῆς Lb   δὲ¹¹¹ om. C   19 γλῶσσα A   τὸ om. Fc, supra lin. add. F²   ὑπάρχ (ambig.) Fc, -ει supra lin. scr. F²: ὑπάρχουσα A   post συντελούντων add. δ' Fc, add. δὲ Lb sed postea ras., ut vid.   20 καὶ¹¹¹] om. LbCQN   21 τε¹] δὲ A   22 τι] τοι CQ   τοιοῦτο Fc, corr. F²   24 τὴν om. CQN   μετὰ ταῦθ'] μετ' αὖθ' Fc, corr. F²: με ταῦθ' C   τὸν] τῶν Fc   25 post ἢ add. καὶ ζ   φραχθέντας, ut vid., Fc, corr. F²

sind mit der erstgenannten alle mitgeschädigt, mit der letztgenannten keine. Mit der zweiten werden die nächsten drei geschädigt, mit der dritten die letzten zwei, bei der vierten einzig und allein die letzte. Denn wenn das Lebewesen überhaupt nicht ausatmet, entweder durch beide Seiten des Brustkorbs nicht oder durch eine, wird es, falls auf beiden, in kurzer Zeit ersticken, falls auf der einen, auf die Hälfte der Atmung und der Stimme reduziert, zusammen mit dem Verlust der Hälfte ihrer beiden einhergehenden Funktionen, von denen ich die eine gewöhnlich ‚geräuschlose' heftige Ausatmung, und die andere ‚geräuschvolle' nenne. Wenn die Ausatmung erhalten bleibt, die heftige Ausatmung aber ausgefallen ist, fallen auch die anderen drei Funktionen aus, die geräuschvolle heftige Ausatmung, die Stimme und die Sprache. Ist die geräuschvolle heftige Ausatmung verloren, sind es auch Stimme und Sprache, wie schließlich auch der Verlust der Stimme den Verlust der Sprache bewirkt.

Da wir die ausführenden Muskeln der erwähnten Funktionsausübungen kennen, wird es möglich sein, zu erschließen, welche von ihnen ein eigentümliches Leiden haben und von welchen die Funktionstüchtigkeit akzidentell geschädigt wurde. Solltet ihr etwas von dem, was beim Sezieren zu sehen war, vergessen haben, werden die Abhandlungen Über die Ursachen der Atmung und die Über die Stimme euch daran erinnern. Ich habe diese (Muskeln) auch im zweiten Buch von Über die Anatomie des lebenden Lebewesens besprochen. In der Tat erzeugen die Ausatmung alle Muskeln, die den Brustkorb zusammenziehen. Die *ekphusēsis*, die eine heftige Ausatmung (*ekpnoē sphodra*) ist, erzeugen vor allem die Zwischenrippenmuskeln, die geräuschvolle (heftige Ausatmung) die Muskeln des Rachens, die Stimme selbst aber die des Kehlkopfs. Die Zunge hingegen, die die Stimme artikuliert, wird für das Sprechen gebraucht, unterstützt darin von den Zähnen, den Lippen, weiter von den Verbindungskanälen zur Nase, von Gaumendach und Gaumenzäpfchen sowie zusätzlich vom kommensurablen Band der Zunge selbst (*Frenulum linguae*). Bei denjenigen, die unter Lispeln, Stammeln oder ähnlichen Sprachfehlern leiden, ist eines der Sprechorgane entweder durch eine natürliche Ausbildung geschädigt oder später danach, wie bei Menschen, deren Nasengang durch einen Polypen oder auf andere Weise verstopft wurde, solchen, die einen ihrer vorderen Zähne verloren haben oder deren Lippe ver-

σαντες ἢ χεῖλος κολοβωθέντες· οἱ δ' ἰσχνόφωνοι καλούμενοι ὅπως γίνονται, καὶ τἆλλα ὅσα φωνῆς ἐστιν εἴδη τε καὶ πάθη, βραγχώδους τε καὶ κλαγγώδους, καὶ λεπτῆς καὶ τραχείας καὶ μελαίνης, ἐν τοῖς Περὶ φωνῆς ὑπομνήμασιν αὐτάρκως εἴρηται.

10. Εἴρηται μὲν ἤδη καὶ πρόσθεν ἱκανῶς περὶ δυσπνοίας, ἡνίκα τὰ τοῦ νωτιαίου πάθη διηρχόμην· ἀναμνήσας δὲ καὶ νῦν αὐτῶν, ὅσον ὑπόλοιπον ἔτι τῆς θεωρίας ταύτης ἐστίν, προσθήσω. καθόλου μὲν ὑμᾶς ἀξιῶ | πάντων ὧν ἐθεάσασθε κατὰ τὰς ἀνατομὰς μυῶν τῶν κινούντων τὸν θώρακα πρόχειρον ἔχειν τὴν μνήμην, ἅμα τοῖς εἰς αὐτοὺς ἀφικνουμένοις νεύροις· εἰσελθόντας δὲ πρὸς τὸν δυσπνοοῦντα, πρῶτον μὲν θεάσασθαι, πότερον ἅπαντας κινεῖ τοὺς τοῦ θώρακος μῦς ἢ τοὺς κατὰ τὰ μεσοπλεύρια μόνους χωρὶς τῶν ὑψηλῶν ἢ καὶ τὰς φρένας ἅμα τοῖς μεσοπλευρίοις. ἐὰν μὲν γὰρ ἴδητε πάντας κινουμένους, ἕν τι τῶν τριῶν ἐννοήσαντες ὧν ἐρῶ τῆς τοιαύτης κινήσεως αἰτίων, ἐφεξῆς διορίζεσθαι πειρᾶσθαι, τί ποτ' αὐτῶν ἐστι τὸ νῦν ὑπάρχον αἴτιον· ἐὰν δὲ μὴ πάντας, ἐφ' ἕτερον ἀφικνεῖσθαι διορισμόν.

Ὑποκείσθω δή τις ἅπαντας κινῶν τοὺς μῦς, ὡς καὶ τὸ στέρνον ἐξαίρεσθαι σαφῶς ἅμα ταῖς ὠμοπλάταις· ἐπὶ τούτου τῶν τριῶν τούτων ἀναγκαῖον ἕν γέ τι πάντως ὑπάρχειν, ἤτοι τὴν δύναμιν ἄρρωστον ἢ στενοχωρίαν τῶν τοῦ πνεύματος ὁδῶν ἢ θερμασίαν παμπόλλην ἐν καρδίᾳ καὶ πνεύμονι, δυναμένου δηλονότι καὶ δύο αἰτίας ἐξ αὐτῶν ἅμα γενέσθαι, καὶ τάχα ποτὲ σπανίως καὶ τὰς τρεῖς. ἀλλὰ τῶν μὲν τριῶν ἅμα γινομένων, ὁ κάμνων αὐτίκα τεθνήξεται· τῶν δὲ δύο, δυσκόλως | σωθήσεται· μιᾶς δέ, μετὰ τῶν οἰκείων διορισμῶν εἰς ὄλεθρον ἢ σωτηρίαν τελευτήσει τὸ πάθος.

Ἡ τοίνυν τῆς δυνάμεως ἀρρωστία μόνη γενομένη, διὰ τοῦτ' ἐπὶ τὰ τρία γένη τῶν κινούντων μυῶν ἔρχεται καὶ πάντας αὐτοὺς ἐπεγείρει πρὸς τὴν κίνησιν, ὅτι σφοδρῶς κινεῖν ἓν ἐξ αὐτῶν γένος ἀδυνατεῖ· ὡς εἴγε τὸ διάφραγμα μόνον ἱκανῶς ἐκίνει, καθάπερ ὅτ' εἶχε κατὰ φύσιν, οὐκ ἂν ἔτι τῶν μεσοπλευρίων οὔτε τῶν ὑψηλῶν ἐδεήθη μυῶν· ἐπεὶ δ' ἄρρωστός ἐστιν, ἅπαντάς τε βραδέως κινεῖ, καὶ πυκνὴν οὐκ ἐργάζεται τὴν ἐνέργειαν αὐτῶν, ὥσπερ οὐδ' ἀραιὰν πάνυ. καὶ τούτοις μάλιστα προσέχετε τὸν νοῦν τοῖς γνωρίσμασι, διορίζεται γὰρ ὑπ' αὐτῶν ῥᾳδίως τἆλλα.

5sq. Εἴρηται – διηρχόμην] *v. supra* IV 7,6–9: p. 122,5–124,9   5 πρόσθεν] *v. supra* IV 6,19: p. 116,8–13   18sq. ἤτοι – πνεύμονι] *cf. supra* IV 7,2: p. 120,16–18

2 ἐστιν *om.* F_c L_b, *supra lin. add.* F²   τε^II – κλαγγώδους *om.* C   τε^II *om.* A Q N   κλαγγώδους *e corr.* F_c: τραυλώδους L_b   3 λεπτῆς] τραυλώδους A   μελαίνης] μεγάλης L_b N *Corn.*   τοῖς *e* τῆς *corr.* L_b   7 ἐστὶ προσθήσω] ἐπιπροσθήσω F_c L_b *fort. recte*   *post* μὲν *add.* οὖν F² (*supra lin.*) *Ald.*   ἐθεάσασθαι F_c, *corr.* F²   8 τὴν ἀνατομὴν A   μυῶν *post* κινούντων *trsp.* C   9 αὐτὸν L_b   εἰσελθόντα C   11 τοὺς *in textu om. et supra lin. add.* A   12 εἴδητε F_c: εἰδῆτε *Ald.*   κινουμένους] κειμένους A   ἐννοήσαντα C   13 αἴτιον ζ N   πειρᾶσθαι] πειρᾶσθε L_b C, -αι *in* -ε *mut.* F²   14 ἀφικνεῖσθε Q   16 δή *om.* F_c L_b   κινοῦν F_c   ὡς] ὥστε *supra lin. scr.* F²   19 ἐν *eras., ut vid., in* F_c   δυναμένου ζ   20 δυοῖν αἰτίων A   αἰτίας – αὐτῶν] τῶν δὲ τῶν αἰτίων CN   τῶν τριῶν ζ   21 γενομένων ζ   δὲ *post* δύο *trsp.* CN   22 δέ *in textu om. et supra lin. add.* C   εἰς] εἰ C   25 ὅτι *supra lin. corr. in* διότι F²   26 ἀδυνατεῖ *e corr.* C   27 ἔτι] οὔτε ζ *Ald., corr. Corn.*   28 μυῶν *ante* 27 οὔτε *trsp.* L_b   τε *in textu om. et supra lin. add.* L_b: δὲ A   βραδέως] βραχέως F_c L_b, *corr. in* L_b, *corr. supra lin.* F²   30 προσέχεται F_c, *corr.* F²: προσεκτέον L_b

stümmelt wurde. Wie es dazu kommt, dass Leute, wie es heißt, ‚dünnstimmig' (*ischnophōnos*) werden, und welche anderen Arten und Affektionen der heiseren, grellen, hohen, rauen und dunklen Stimme es gibt, das haben wir in den Abhandlungen Über die Stimme gesondert behandelt.

10. Über Atemnot ist auch schon weiter oben ausführlich gesprochen worden, als wir die Affektionen des Rückenmarks durchgegangen sind. Nachdem ich auch jetzt daran erinnert habe, werde ich hinzufügen, was von dieser Betrachtung auszuführen noch übrigbleibt. Generell fordere ich euch auf, alles im Gedächtnis bereitzuhalten, was ihr gesehen habt beim Sezieren der Muskeln, die den Brustkorb bewegen, zusammen mit den Nerven, die in diese Muskeln hineinreichen, und wenn ihr euch zu jemandem begebt, der an Atemnot leidet, zuerst zu beobachten, ob er alle Muskeln des Brustkorbs bewegt oder nur die Zwischenrippenmuskeln ohne die oberen oder auch das Zwerchfell zusammen mit den Zwischenrippenmuskeln. Wenn ihr gesehen habt, dass alle Muskeln bewegt werden, überlegt, dass eine solche Bewegung von einer von drei Ursachen kommt, die ich aufzeigen werde, und versucht daraufhin differenzierend zu bestimmen, welche von diesen jetzt die Ursache ist, die vorliegt; wenn nicht alle bewegt werden, versucht eine andere Differenzierung.

Angenommen, jemand bewegt alle Muskeln, sodass sich das Brustbein deutlich mit den Schulterblättern hebt. Unter diesem Umstand muss eine der folgenden drei (Ursachen) auf alle Fälle vorliegen: ein geschwächtes Vermögen, eine Verengung der Atemwege oder eine sehr große Hitze in Herz und Lunge. Natürlich können auch zwei dieser Ursachen zusammen auftreten, manchmal, aber selten, auch die drei. Wenn alle drei zusammen auftreten, wird der Erkrankte schnell sterben. Wenn zwei zusammen auftreten, wird er kaum gerettet werden. Wenn es nur eine gibt, endet die Affektion gemäß der mit ihr eigens einhergehenden Differenzierungen mit dem Tod oder der Rettung.

Die Schwächung des Vermögens, wenn sie allein entsteht, wirkt sich deshalb auf alle drei Gattungen von bewegenden Muskeln aus und weckt sie alle zur Bewegung auf, da nur eine Muskelgattung nicht in der Lage ist, heftig zu bewegen, sodass, wenn das Zwerchfell allein genügend Bewegung ausübt, wie es sich gemäß seiner Natur verhält, es nicht noch der Zwischenrippenmuskeln bedürfte und auch nicht der oberen Muskeln. Aber da es geschwächt ist, bewegt es alle Muskeln langsam und bewirkt, dass ihre Funktionsausübung nicht häufig erfolgt, wie auch nicht überaus selten. Und achtet dabei besonders auf diese Erkennungszeichen, denn durch diese ist alles andere leicht zu unterscheiden.

4   Θερμασίας γοῦν πολλῆς ἡθροισμένης ἐν τοῖς ἀναπνευστικοῖς ὀργάνοις, ἅπασι
μὲν ἐνεργεῖ τοῖς μυσὶ τοῦ θώρακος τὸ ζῷον, ἀλλὰ καὶ ταχεῖαν αὐτῶν ποιεῖται καὶ
πυκνὴν τὴν ἐνέργειαν καὶ σφοδράν, ὅταν ἄνευ δυνάμεως ἀρρωστίας συμπέσῃ τὰ
τῆς θερμασίας· ἡ δ' ἄρρωστος δύναμις οὔτε ταχεῖαν οὔτε πάνυ πυκνὴν ἔχει τὴν
275 κίνησιν, ὅταν ἄνευ θερμασίας ᾖ φλογώδους, ὅθεν οὐδ' ἐπὶ πλεῖστον | ἅπαντα
διαστέλλει τὰ μέρη τοῦ θώρακος· ὥστε κοινὸν ἓν ἔχει μόνον τῇ κατὰ φλόγωσιν
πολλὴν γινομένῃ δυσπνοίᾳ, τὸ τοὺς μῦς ἅπαντας τοῦ θώρακος ἐνεργεῖν.

5   Ἔτι δὲ καὶ τοῦτο πρόσεστι τῇ διὰ θερμασίαν πολλὴν δυσπνοίᾳ κατὰ μέγεθος
καὶ πυκνότητα καὶ τάχος γινομένῃ, τὸ μετ' ἐκφυσήσεως γίνεσθαι τὴν ἐκπνοὴν
θερμοῦ καὶ ζέοντος πνεύματος. ἐπὶ δὲ τῇ τῆς δυνάμεως ἀρρωστίᾳ χωρὶς ἐκφυσήσεως τῆς διὰ στόματος ἢ διὰ τῆς ῥινὸς μόνης ἔξοδος γίνεται τοῦ πνεύματος, ἥτις
ῥὶς καὶ κατὰ τὰς εἰσπνοὰς ἐναργῶς ἔχει προστελλόμενα τὰ πτερύγια, σημεῖον
καὶ τοῦτο μέγα δυνάμεως ἀρρωστούσης. ἐπὶ δὲ ταῖς στενοχωρίαις τῶν ἀναπνευστικῶν ὀργάνων ὅλος μὲν ὁ θώραξ ἐπὶ πλεῖστον διαστέλλεται ταχέως καὶ πυ-
6   κνῶς, τὴν δ' ἐκπνοὴν χωρὶς ἐκφυσήσεως οἱ κάμνοντες ἴσχουσιν. ὅταν δ' ἐς ταὐτὸν
ἀφίκηται θερμασία τε καὶ στενοχωρία τῶν ἀναπνευστικῶν ὀργάνων, ὥσπερ ἐν
περιπνευμονίαις, οὐδ' ἡ μεγίστη καὶ πυκνοτάτη καὶ ταχίστη τούτοις αὐτάρκης
ἀναπνοή, καὶ διὰ τοῦτο καὶ ἀνακαθίζουσιν, αἰσθανόμενοι τοῦ θώρακος ὅλου
276 διισταμένου ῥᾷον οὕτως· κατακειμένων μὲν | γὰρ αὐτῶν, εἰς ἑαυτὸν συμπίπτει,
καταφερομένων τῶν κατὰ τὰ στήθη μερῶν ἐπὶ τὴν ῥάχιν, ἀνατεθείσης δὲ ταύτης
ὀρθῆς, συναναφέρεται καὶ ὁ θώραξ αὐτῇ, μηκέτι βαρύνων ἑαυτόν.

7   Ὁμοίως τούτοις ἀναπνέουσι καὶ οἱ τὰς τραχείας ἀρτηρίας τοῦ πνεύμονος ὑπὸ
πολλοῦ κατάρρου πληρωθέντες, ἤ τινος ἐκ τῶν πλησίων χωρίων εἰς αὐτὰς γενομένου ῥεύματος, ἑνὶ μόνῳ διαλλάττοντες, τῷ μήτ' ἐκφυσᾶν μήτ' ἐκπνεῖν θερμόν.
8   ὡσαύτως δὲ καὶ ὅσοις ἐν τῷ μεταξὺ θώρακός τε καὶ πνεύμονος ἡθροισται πῦον
δαψιλές, οὓς ὀνομάζουσιν ἐμπύους, ὅλον ἐξαίρουσι τὸν θώρακα, θερμὸν δ' οὐκ
ἐκπνέουσιν οὐδ' ἐκφυσῶσιν, πλὴν εἰ μὴ πυρετὸς αὐτοῖς προσέλθῃ διακαής· ἀλλ'
οὗτοί γε τάχιστα πνίγονται διά τε τὸ πάθος αὐτὸ καὶ ὅτι προκέκμηκεν ἡ δύναμις

26 οὓς – ἐμπύους] cf. Gal. De tum. praeter nat. 3: p. 11,8–10 Reedy = VII 716,3–6   In Hipp.
Aphor. comm. VI 27: CMG V 12,6, p. 122,6sq.   Aret. III 9,1: CMG II, p. 49,8–11

1 γοῦν] γὰρ A   πολλῆς post ἡθροισμένης trsp. C   2 ποιῆται Lb   3 ἀρρωστίας] ἀρρώστου
Lb C: ἀρρωστ (ambig.) A   4 θερμασίας] θέρμης C   5 πλεῖστον] πλέον Lb   6 ὥστε] ὡς Fc,
corr. F²: ὡσθ' Lb A Q   κοινὸν post ἓν trsp. Lb, post ἔχει A, post μόνον C Q N ()   μόνον] μόριον A
τῇ] τὴν C   7 τὸ ε τῷ, ut vid. corr. in Fc   ἅπαντας om. A: post θώρακος trsp. Lb: ἅπαντ (ambig.)
Fc, -ας supra lin. scr. F²   9 γενομένῃ Lb   10 post ζέοντος add. τοῦ Q   11 ἢ – μόνης] ἢ τῆς
ῥινὸς μόνον vertitur in v. Arab. sec. Garofalo, La traduzione, p. 30   post ἥτις supra lin. add. ἡ F²Q
12 ἐναργῶς post ἔχει trsp. C   προδιαστελλόμενα A Q   13 τῆς στενοχωρίας Lb   14 ὅλος in
-ως mut. F²   post πλεῖστον add. τε Lb A   post ταχέως add. δὲ Lb   15 post κάμνοντες add.
οὕτως Fc   ἴσχουσιν] ἔχουσι supra lin. scr. F²   ἐς] εἰς F²(supra lin.)C Q N   17 περιπνευμονίᾳ Lb
18 καὶ¹ ras. in Lb   19 μὲν om. LbN   ἑαυτὸν ex ἑαυτῶν corr. Lb   20 στήθη] στήθ (ambig.)
Fc A, -η supra lin. scr. F²: στήθει C   ῥάχιν] ῥάχην Fc A, corr. F²   ἀνατεθήσης Fc, corr. F²:
ἀνατεθείσης A   21 αὐτῇ] ταύτῃ ζ   22 Ὁμοίως] tit. praem. περὶ σημείων ὀρθοπνοίας Q
τούτοις] supra lin. adn. τοῖς ἔχουσιν ἔμφραξιν F²   23 γινομένου Lb   24 ἑνὶ] ἓν Fc, corr. F²
μόνῳ] μόριον A   διαφυλάττοντες A   τῷ] τὸ A   μήτ'¹] μηκέτ' Lb   ἐκπνεῖν] ἀναπνεῖν Lb
25 ὅσοις ex ὅσσοις corr. in Fc: ὅσης A   26 post ὅλον add. μὲν A   οὐκ] οὐκέτ' ζ   27 προσέλθῃ]
προσέλθ (ambig.) Fc, -η supra lin. scr. F²: προσέλθοι Lb A: προσέλθει C   28 οὗτοί ex οὕτως, ut
vid., corr. in Fc   γε] τε ζ   πάθος] πλῆθος A Corn.

Wenn sich etwa eine große Hitze in den Atmungsorganen angesammelt hat, betä- 4
tigt das Lebewesen zwar alle Muskeln des Brustkorbs, jedoch verleiht es ihnen nur
dann eine schnelle, starke und heftige Funktionsausübung, wenn dieser Hitzezustand
ohne Schwächung des Vermögens auftritt. Das geschwächte Vermögen führt weder zu
einer schnellen noch zu einer sehr häufig auftretenden Bewegung, wenn es ohne brennende Hitze besteht, und deshalb sind in diesem Fall in der Regel nicht alle Teile des
Brustkorbs vergrößert, weshalb es mit der Atemnot, die als Folge einer übermäßigen
Erhitzung auftritt, nur eines gemeinsam hat, dass alle Muskeln des Brustkorbs funk-
tionstätig sind.

Die Atmung, die durch die große Hitze in Umfang, Häufigkeit und Schnelligkeit 5
eingeschränkt ist, hat jedoch noch die Besonderheit, dass das Ausatmen des erhitzten
und brennenden Atems mit heftiger Ausatmung erfolgt. Bei einer Schwächung des
Vermögens kommt der Atem ohne heftige Ausatmung durch den Mund nur durch
die Nase. Die Nase zeigt dabei beim Einatmen auch ein deutliches Einfallen der Flügel,
was ebenfalls ein ernstes Zeichen für ein geschwächtes Vermögen ist. Bei den Veren-
gungen der Atmungsorgane dehnt sich der ganze Brustkorb in der Regel schnell und
häufig aus, die Patienten haben aber eine (normale) Ausatmung, keine heftige Ausatmung. Beim Zusammentreffen von Hitze und Verengung der Atmungsorgane, wie 6
bei Lungenentzündungen, reicht die Atmung, auch wenn sie sehr ‚groß‘, sehr häufig
und sehr schnell ist, nicht aus, weshalb sie sich aufsetzen, da sie wahrnehmen, dass sich
der ganze Brustkorb so leichter ausdehnt. Denn wenn sie liegen, fällt er in sich selbst
zusammen, wobei die Teile im Bereich der Brüste auf die Wirbelsäule zurückfallen.
Wenn diese gerade ausgestreckt ist, hebt sich der Brustkorb mit ihr und belastet sich
nicht mehr selbst.

Ähnlich wie diese atmen auch diejenigen, deren Bronchien mit einem starken 7
Katarrh angefüllt sind oder mit einem Fluss aus einer der anderen angefüllten Regionen, die zu ihnen führen. Sie unterscheiden sich einzig darin, dass sie Warmes weder
heftig noch normal ausatmen. In gleicher Weise schwillt denjenigen, die zwischen dem 8
Brustkorb und der Lunge eine Ansammlung von sehr viel Eiter haben – man nennt
sie ‚Eitrige‘ (*empuoi*) –, der ganze Brustkorb, aber Warmes atmen sie weder normal
noch heftig aus, es sei denn, es kommt bei ihnen ein brennendes Fieber dazu. Diese
werden sehr schnell durch die Affektion selbst erstickt und weil aus Notwendigkeit
bei allen Eitrigen das Vermögen vorerkrankt war; nicht aus Notwendigkeit vorer-

ἐξ ἀνάγκης ἅπασι τοῖς ἐμπύοις, οὐκ ἐξ ἀνάγκης προκεκμηκυῖα τοῖς εἰς τὸν πνεύμονα ῥεύμασιν ἢ περιπνευμονίαις ἢ ἄσθμασιν, ἀλλὰ τοὐναντίον ἰσχυρὰ καὶ
ἀκμαία καθεστηκυῖα κἂν τοῖς ἀσθματικοῖς παθήμασιν γλίσχρων καὶ παχέων
ὑγρῶν ἐμπεπλασμένων τῷ πνεύμονι. κἂν εἰ φῦμα δύσπεπτον ἐν αὐτῷ συσταίη
ποτέ, συμβαίνει μεγίστην μὲν | ἴσχειν διαστολὴν τὸν θώρακα, πολὺν δ' οὐκ εἰσ-
πνεῖσθαι τὸν ἀέρα, καὶ διὰ τοῦτο συνεχῶς ἀναπνεῖν ἀναγκάζεσθαι χωρὶς ἐκφυ-
σήσεως· ἴδιον γὰρ τοῦτο θερμασίας πολλῆς. καθ' ἕτερον δὲ τρόπον ἐς ταὐτὸν
εἶδος ἀφικνοῦνται δυσπνοίας οἱ κυναγχικοί, στενοχωρίας οὔσης οὐκ ἐν ταῖς ὑποδεχομέναις κοιλότησι τὴν εἰσπνοήν, ἀλλ' ἐν ταῖς παραπεμπούσαις. ἐφ' ὧν δ'
ἀπόστημα καὶ φλεγμονὴ καὶ πλῆθος ὑγρῶν ἐστιν ἢ ἐν τοῖς κενοῖς τοῦ θώρακος ἢ
κατὰ τὸν πνεύμονα, μενόντων ἀφράκτων τοῦ λάρυγγός τε καὶ τῆς τραχείας ἀρτηρίας, ἐν ταῖς ὑποδεχομέναις δηλονότι κοιλότησι τὸν εἰσπνεόμενον ἀέρα στενοχωρίας γενομένης, ἐξ ἀνάγκης ἀκολουθεῖ μεγάλην μὲν διαστολὴν γίνεσθαι τοῦ
θώρακος, ὀλίγον δ' ἕλκεσθαι τὸ πνεῦμα, καὶ διὰ τοῦτ' ἀναγκάζεσθαι τὸν
κάμνοντα ταχέως τε καὶ πυκνῶς ἀναπνεῖν.

Πρὸ πάντων γὰρ ὑμᾶς μεμνῆσθαι βούλομαι τῆς κατὰ τὴν μεγάλην ἀναπνοὴν
διαφορᾶς διττῶς γινομένης, ποτὲ μὲν τῷ μεγέθει τῆς διαστολῆς τοῦ θώρακος,
ποτὲ δὲ τῷ πλήθει τῆς εἰσπνεομένης οὐσίας τοῦ πνεύματος. ἴστε δ' ὅτι τῶν τοι-
ούτων ὑμᾶς ἀναμιμνήσκω πολλάκις, ὅσα | παραλέλειπται τοῖς πρὸ ἐμοῦ· τὰ γὰρ
ὑπὸ τῶν ἔμπροσθεν εἰρημένα, διὰ τὸ πολλοὺς εἶναι τοὺς εἰπόντας αὐτά, πρόχει-
ρον ἔχει τὴν μνήμην· ὅσα δὲ μήθ' ὑφ' Ἱπποκράτους διωρίσθη τοῦ κάλλιστα
περὶ δυσπνοίας γράψαντος, ἄλλος τ' οὐδεὶς τῶν μετ' αὐτὸν ἐξειργάσατο καὶ
διωρίσατο τὰ λείποντα, διὰ τοῦτ' ἀναγκαῖόν μοι γίνεται πολλάκις ἀναμιμνή-
σκειν αὐτῶν. ὅσοι μὲν οὖν ἄνευ φλεγμονῆς ἢ τινος ὄγκου παρὰ φύσιν ἢ στενοχωρίας ἐν τοῖς ἀναπνευστικοῖς ὀργάνοις δυσπνοοῦσιν ἐν πυρετοῖς καυσώδεσιν,
τούτοις ἀνάλογον τῷ μεγέθει τῆς διαστολῆς τοῦ θώρακος αὐξάνεται τὸ πλῆθος
τῆς εἰσπνεομένης οὐσίας τοῦ πνεύματος· ἐφ' ὧν δ' ὄγκος ἢ στενοχωρία τίς ἐστιν
ἐν τοῖς ἀναπνευστικοῖς ἄνευ θερμασίας φλογώδους, ἡ μὲν διαστολὴ τοῦ θώρακος μεγίστη γίνεται, τὸ δ' εἰσπνεόμενον οὐ μόνον ἀπολείπεται τῆς κατὰ τὴν διαστολὴν ἀναλογίας, ἀλλὰ καὶ τοῦ κατὰ φύσιν ἔλαττον εἰσπνεῖται. χωρὶς δὲ διορισμοῦ μίαν ἐνδείκνυται διάθεσιν ἡ μεγάλη διαστολὴ τοῦ θώρακος ἀραιότητα
προσλαβοῦσα.

18sq. ἴστε – ἐμοῦ] cf. e.g. supra, IV 6,19: p. 118,6–9

1 ἅπασα A   κεκμηκυίας C: κεκμηκυῖα A   2 ῥεύματα C   3 κἂν] καὶ ω: supra lin. corr. F²: an mavis delere παθήμασιν?   post ἀσθματικοῖς add. οὖν ω, del. F²   παθήμασιν] πάθεσιν μόνοις L_b   4 εἰ] ἡ F_c, corr. F²   post φῦμα add. δὲ ζ: supra lin. scr. φλεγματ δὲ F²   5 post ἴσχειν add. τὴν L_b   οὐκ ante πολὺν trsp. Ald.   6 ἀναπνεῖν om. C   ἀναγκάζονται L_b   7 ἐς] εἰς C   8 ἀφικνοῦνται δυσπνοίας ante 7 ἐς trsp. L_b   10 ἢ¹ om. F_c L_b   12 δηλονότι om. A   13 γινομένης C   γενέσθαι A   15 post add. ἅμα C   18 ἰστέον A   19 ὑμᾶς post πολλάκις trsp. L_b   21 διορίσθει F_c, in διωρίσθη corr. et supra lin. scr. γρ διωρίσται F²: διώρισται A   22 ἐξειργάσατο] ἐξηγήσατο L_b   23 διορίσατο F_c L_b   24 post τινος add. ὅλως F_cN   26 αὐξεται A   27 ἐστιν post 28 ἀναπνευστικοῖς trsp. A Q N, post 28 θερμασίας C   29 γίνεται] ἐστὶ A   31 διάθεσιν e διαστολὴν corr. L_b.

krankt ist es dagegen bei den Flüssen in die Lunge, bei Lungenentzündungen oder bei Asthma, im Gegenteil, das Vermögen wird auch bei den asthmatischen Leiden durch die Ablagerung von zähflüssigen und dicken Flüssigkeiten in der Lunge gestärkt und zur vollen Kraft gebracht. Auch wenn sich ein ‚schlecht gekochter' Auswuchs gebildet 9 hat, kann es vorkommen, dass der Brustkorb eine beträchtliche Ausdehnung aufweist, nicht aber viel Luft eingeatmet hat und daher gezwungen ist, ohne heftige Einatmung kontinuierlich Atem zu holen; denn dies ist der starken Hitze eigentümlich. Personen 10 mit Angina kommen auf andere Weise zur gleichen Art von Atemnot, wobei die Verengung nicht in den Hohlräumen besteht, die die Einatmung aufnehmen, sondern in denen, die sie weiterleiten. Bei denjenigen, die einen Abszess, eine Entzündungs- 11 schwellung und eine Ansammlung von Flüssigkeiten in den Hohlräumen des Brustkorbs oder in der Lunge haben, ohne Obstruktion des Kehlkopfs und der Luftröhre, d. h. wenn eine Verengung in den Hohlräumen, die die eingeatmete Luft aufnehmen, entsteht, folgt notwendigerweise, dass sich eine große Ausdehnung des Brustkorbs ergibt, dass aber nur wenig Luft angezogen wird, und dass der Patient deshalb gezwungen ist, schnell und häufig zu atmen.

Vor allem anderen nämlich möchte ich, dass ihr euch erinnert, dass es eine zweifa- 12 che Unterscheidung der ‚großen' Atmung gibt, entweder in Bezug auf die Größe der Ausdehnung des Brustkorbs oder in Bezug auf die Menge der eingeatmeten Substanz an Luft. Ihr wisst, dass ich euch oft an das erinnere, was von meinen Vorgängern ausgelassen wurde. Was nämlich von diesen zuvor gesagt wurde, daran erinnere ich mich leicht, da es viele waren, die es gesagt haben. Was nicht von Hippokrates differenziert ausgeführt wurde, der die schönsten Dinge über die Atemnot geschrieben hat, das wurde als Verbliebenes von keinem anderen nach ihm ausgearbeitet und differenziert. Daher halte ich es für notwendig, diese Dinge oft ins Gedächtnis zu rufen. Bei 13 Personen, die ohne Entzündungsschwellung oder irgendeine widernatürliche Geschwulst oder Verengung der Atmungsorgane bei brennendem Fieber schwer atmen, steigt die Menge der eingeatmeten Substanz an Luft proportional zur Größe der Ausdehnung des Brustkorbs. Bei Personen hingegen, die eine Geschwulst oder eine Verengung der Atmungsorgane ohne brennende Hitze haben, findet zwar eine äußerst große Ausdehnung des Brustkorbs statt, aber das Eingeatmete ist nicht nur weit davon entfernt, in einem proportionalen Verhältnis zur Ausdehnung zu stehen, sondern es wird auch weniger eingeatmet als das, was naturgemäß wäre. Unterschiedslos zeigt die große Ausdehnung des Brustkorbs, begleitet von der Reduktion der Atemfrequenz, einen einzigen Zustand an.

14 Προσέχειν δ' ὑμᾶς χρὴ κἀνταῦθα, μή ποτ' ἐξαπατηθῆτε τὴν ἁπάντων τῶν μυῶν | ἐνεργούντων γινομένην ἀναπνοήν, ὅταν ἐπ' ἀρρωστίᾳ δυνάμεως γίνηται, τὴν αὐτὴν ἡγεῖσθαι τῇ μεγάλῃ· βουληθεὶς γὰρ αὐτὴν ἐγὼ σαφῶς ἑρμηνεῦσαί ποτε, μετέωρον ἐκάλεσα· παρέστη δέ μοι τηνικαῦτα ἐννοῆσαι τὸν Ἱπποκράτην «μετέωρον» ὀνομάζειν «πνεῦμα» τὸ τοῖς μετεώροις μέρεσι τοῦ θώρακος εἰσπνεόμενον, ὥσπερ ὅταν εἴπῃ, «μέγα δὲ ἀναπνεόμενον καὶ διὰ πολλοῦ χρόνου, παραφροσύνην σημαίνει»· εὔδηλός ἐστι «μέγα» λέγων τὸ πολύ, διττῶς γίνεσθαι δυνάμενον, ἄνευ τε τῆς τῶν μετεώρων μυῶν ἐνεργείας καὶ σὺν αὐτῇ· πολλάκις γὰρ ἥ τε τῶν μεσοπλευρίων μυῶν ἐνέργεια καὶ ἡ τῶν φρενῶν, ἐπὶ πλεῖστον διαστέλλουσαι τὸν θώρακα, τῶν ὑψηλῶν μυῶν οὐ χρῄζουσιν εἰς τὴν τοῦ πολλοῦ πνεύματος εἰσπνοήν. ὅτι δὲ τὸ τοιοῦτον εἶδος τῆς διαστολῆς ἐνδείκνυται παραφροσύνην, ἐν τοῖς Περὶ δυσπνοίας ὑπομνήμασι δέδεικται, καθ' ἃ καὶ τῶν ἄλλων ἁπασῶν δυσπνοιῶν αἱ διαθέσεις ἐρρέθησαν.

15 Ἀλλὰ νῦν γε καθάπερ τῶν ἄλλων παθῶν, ὅσα προείρηται δι' ἑτέρων πραγματειῶν, οἷον ἐπιτομή τις ἐνταυθοῖ λέγεται, κατὰ τὸν αὐτὸν τρόπον καὶ περὶ τῆς ἐν ταῖς δυσπνοίαις διαφορᾶς | τὰ μὲν εἴρηται μέχρι δεῦρο, τὰ δ' εἰρήσεται κατὰ τὸν ἐφεξῆς λόγον. ὡς γὰρ ἐπὶ τῆς μεγάλης ἀναπνοῆς ἡ μέν τίς ἐστι πυκνή, διαφορὰς ἔχουσα πλείους, ἄλλην ἄλλης διαθέσεως ἐνδεικτική, ἡ δέ τις ἀραιὰ μίαν ἐνδεικνυμένη διάθεσιν, οὕτως ἐπὶ τῆς μικρᾶς ἡ μὲν ἀραιὰ ψῦξιν ἐνδείκνυται τῶν ἀναπνευστικῶν ὀργάνων, ἡ πυκνὴ δὲ πόνον οὐ μόνον τῶν ἀναπνευστικῶν, ἀλλὰ καὶ τῶν συγκινουμένων αὐτοῖς, ἥπατος δηλονότι καὶ σπληνὸς καὶ γαστρὸς καὶ στομάχου. πλεόνων δ' οὐσῶν διαθέσεων, αἷς ἕπεται πόνος ἐν τῷ κινεῖσθαι σφοδρότερον, ἐπισκεπτέον τε καὶ διοριστέον ἐκ τῶν ἄλλων σημείων, εἴτε φλεγμονή τίς ἐστιν, εἴτ' ἐρυσίπελας, εἴθ' ἕλκος, εἴτ' ἀπόστημα, τὸ τὴν ὀδύνην ἐργαζόμενον. ἐμάθετε δ' ὅτι καὶ δυσκρασίαις ἀνωμάλοις ἀλγήματα πολλάκις ἐπιγίνεται καὶ πνεύματος ἀπέπτου τε καὶ φυσώδους πλήθει, ποτὲ μὲν αὐτῷ τῷ στέγεσθαι κατά τι διατείνοντος τὰ περιέχοντα, ποτὲ δὲ βιαίως διεξιόντος. ὁμοίως δὲ καὶ χυμοῦ πλήθει θερμοῦ καὶ δριμέος ἢ ψυχροῦ καὶ γλίσχρου στεγομένου | τε κατὰ

3sq. βουληθεὶς – ἐκάλεσα] *cf.* Gal. In Hipp. Epid. III comm. II 4: CMG V 10,2,1, p. 72,12–74,16   4sq. τὸν – πνεῦμα] *cf. supra*, IV 6,2: p. 106,19sq.   6sq. μέγα – σημαίνει] Hipp. Progn. 5,1: p. 14,5sq. Jouanna = II 122,12sq. L. (*ubi test. coll.*)   12 ἐν – δέδεικται] *v.* Gal. De difficult. respir. I 22. 23; II 3. 4: VII 814,6–818,18; 819,10–13; 830,2–4; 834,6–11 K.   16sq. τὰ^{II} – λόγον] *v.* Gal. De locis affectis V 2,8–3,2: CMG V 6,1,3, p. 294,7–17

1 δὲ χρὴ ὑμᾶς L_b   ἐξαπατηθέντες L_b   2 ἐνεργούντων *post* γινομένην (γεν- A) *trsp.* ζ   ἀρρωστίᾳ] ἀρρωστοῦ L_b: ἀρρωστ (*ambig.*) A   γίνηται (*cum* F² Q *Ald.*)]: γίνεται F_c ζ L_b N   3 *post* μεγάλῃ *add.* ἀναπνοῇ καὶ C, καὶ A   γὰρ e γε *corr.* C: γε A   αὐτήν^{II}] *supra lin. adn.* τὴν δι' ἀρρωστίαν δυνάμεως F²   4 ποτε – τηνικαῦτα *om.* C   παρέστη] παρέστι F_c L_b A N, *corr.* F²: *cf.* p. 22,6   ἐννοῆσαι] νοῆσαι ζ   5 θώρακος] πνεύμονος A   8 τε *om.* L_b A   τῶν *om.* A   μεταιώρων L_b   8sq. καὶ – ἐνέργεια *om.* A   10 διαστέλουσαι F_c: διαστέλλουσα ζ   11 εἶδος *post* διαστολῆς *trsp.* ζ   12sq. καθ' ἅ] καθάπερ L_b   14 *post* Ἀλλὰ *add.* καὶ A   γε *om.* A   *post* ὅσα *add.* περ L_b   15 ἐνταῦθα A   περὶ *om.* C   15sq. τῆς ἐν ταῖς] ταῖς ἐν A   16 ταῖς *om.* C   διαφοραῖς F_c   18 ἐνδεικτική] ἐνδεικτικὴν ω, *dubitanter correxi cf. supra* 17sq.   20 μόνον οὐ πόνον A   *post* ἀναπνευστικῶν *add.* ὀργάνων L_b   21 συγκινουμένων F_c L_b: συγκινούντων A   γαστρὸς καὶ σπληνὸς F_c   καὶ στομάχου *om.* L_b   22 πλειόνων C Q N   23 τε] δὲ A   διοριστέων F_c   24 εἴτ'^{II}] ἢ L_b   25 ἐμάθεται F_c, *corr.* F²   26 τε *om.* F_c L_b   πλήθει] πλῆθος L_b   *ante* αὐτῷ *supra lin. praem.* ἐν F²   28 πλῆθος L_b

Um einen Irrtum zu vermeiden, solltet ihr euch hier auch vor Augen führen, dass 14
die Atmung, die durch die Funktionsausübung aller Muskeln zustande kommt, solange sie nicht unter Schwächung des Vermögens erfolgt, als dieselbe anzusehen ist wie
die ‚große' Atmung. Mit dem Vorsatz, sie einmal klar zu deuten, habe ich sie nämlich
‚erhöhte' (*meteōron*) Atmung genannt. Unter diesem Umstand verstand ich, dass
Hippokrates mit „erhöhtem Atem" das, was mithilfe der oberen Teile des Brustkorbs eingeatmet wird, meinte, wie es, als er sagte: „Groß einatmend in langen Intervallen bedeutet Geistesverwirrung", offensichtlich ist, dass er mit ‚groß' reichlich
meint, was sich auf zweifache Weise ergeben kann: ohne die Funktionsausübung der
oberen Muskeln oder mit ihr. Denn oft erfordert die Funktionsausübung der Zwischenrippenmuskeln und die des Zwerchfells, wenn die beiden den Brustkorb aufs
höchste ausdehnen, nicht die Hilfe der oberen Muskeln für die Einatmung von reichlich Luft. Dass eine solche Art der Ausdehnung auf eine Geistesverwirrung hinweist,
wurde in den Abhandlungen Über die Atemnot gezeigt, wo auch die Zustände aller
anderen Atemnöte aufgezeigt wurden.

Aber wie wir hier gleichsam eine Art Zusammenfassung der in anderen Abhand- 15
lungen besprochenen Affektionen geben, auf diese Weise sind die Unterschiede zwischen den Arten von Atemnot für einen Teil bis hierhin behandelt worden, und werden für einen anderen im folgenden Buch behandelt werden. Wie es nämlich bei der 16
‚großen' Atmung eine häufige gibt, die, da sie mehrere Unterscheidungstypen hat, mal
diesen oder jenen Zustand anzeigt, und eine seltene, die einen einzigen Zustand
anzeigt, so zeigt bei der ‚kleinen' (Atmung) die seltene eine Abkühlung der Atmungsorgane an, die häufige hingegen eine Belastung nicht nur der Atmungsorgane, sondern auch der mit ihnen bewegten Organe, d. h. der Leber, der Milz, des Magens und
der Speiseröhre. Da es mehrere Zustände gibt, aus denen die Belastung aus einer hefti- 17
geren Bewegung resultiert, ist es notwendig, zu untersuchen und anhand der anderen
Zeichen zu unterscheiden, ob das, was den Schmerz bewirkt, eine Entzündungsschwellung, eine Wundrose, ein Geschwür oder ein Abszess ist. Ihr habt gelernt, dass
sowohl mit ungleichmäßigen Fehlmischverhältnissen oft Schmerzen einhergehen als
auch mit der Menge von ‚ungekochtem' und blähendem Pneuma, die manchmal gerade dadurch, dass sie in etwas eingeschlossen ist, Auswirkungen auf die umliegenden
Teile hat und manchmal heftig entweicht. Ähnlich entstehen auch Schmerzen von der
Menge eines heißen und scharfen oder kalten und zähflüssigen Saftes, wenn er in

τι καὶ μὴ διεξιόντος ὀδύναι γίνονται· μειζόνως μὲν πεπονθότων τῶν ὀργάνων, ἐν
18 οἷς περιέχεται ταῦτα, κἂν μὴ κινῆται· βραχέως δ' ὅταν κινῆται. εἴρηται δ' ἐν τοῖς
Περὶ δυσπνοίας ἡ αἰτία, δι' ἣν τοῦ μικροῦ πνεύματος τὸ μὲν πυκνὸν πόνον σημαί-
νει τῶν κινουμένων ὀργάνων ἐν ταῖς ἀναπνοαῖς, τὸ δ' ἀραιὸν ἰσχυρὰν ψῦξιν αὐτῶν μόνον τῶν ἀναπνευστικῶν, καὶ τούτων μάλιστα πνεύμονος καὶ καρδίας.
19 ἔστι δὲ καὶ ἄλλο τι δυσπνοίας εἶδος, οἷον ἐγκοπτομένης τῆς ἐνεργείας τοῦ θώρακος ἡσυχίᾳ βραχείᾳ, ποτὲ μὲν ἐν ταῖς εἰσπνοαῖς, ποτὲ δὲ ἐν ταῖς ἐκπνοαῖς, ἤτοι γ'
ἐν σπασμώδει διαθέσει τῶν τοῦ θώρακος μυῶν γινομένου τοῦ τοιούτου συμ-
πτώματος, ἢ διὰ πλῆθος θερμασίας, εἰσπνεῖν ἢ ἐκπνεῖν ἀναγκαζομένου συνεχέ-
στερον τοῦ κάμνοντος.
20 Καὶ μέντοι καὶ ἄλλο τι πάθος ἀναπνοῆς ἐστίν, ἣν ἄπνοιαν ὀνομάζουσιν, ὡς
μὲν πρὸς τὴν ὄψιν μηδ' ὅλως γινομένης, ὡς δὲ πρὸς τὴν φύσιν ἀπιστουμένης μὴ
γίνεσθαι· δοκεῖ γὰρ ἀδύνατον μὲν εἶναι, στερηθὲν ἀκριβῶς ὅλης τῆς ἀναπνοῆς
282 τὸ ζῷον ἔτι διασῴζεσθαι, φαίνεται δὲ καὶ τὰ φωλεύοντα μηδ' ὅλως | κινοῦντα
τὸν θώρακα. δυοῖν οὖν θάτερον· ἢ βραχεῖαν οὕτω γίνεσθαι τὴν ἀναπνοὴν ὑπο-
ληπτέον, ὡς λανθάνειν τὴν αἴσθησιν, ἢ μηδ' ὅλως δεῖσθαι τηνικαῦτα τὸ ζῷον
ἀναπνοῆς, ἀλλ' ἀρκεῖσθαι τῇ καθ' ὅλον τὸ σῶμα διαπνοῇ· γίνεται γὰρ αὕτη μὲν
ὑπὸ τῆς καρδίας διὰ τῶν ἀρτηριῶν, ἡ δ' ἀναπνοὴ διὰ τοῦ θώρακος ὑπὸ τοῦ
21 ἐγκεφάλου. ἥτις δ' ἂν ἡ διάθεσις εἴη ἡ τὴν ἄπνοιαν ἐργαζομένη, κοινὴ φαίνεται
εἶναι πάντων τῶν τοῦ ζῴου μορίων, ὡς ἐν ἀποπληξίαις καὶ κάροις, ἐπιληψίαις τε
καὶ καταλήψεσιν· ἐν τούτοις γὰρ ἅπασιν οὐδὲν ἴδιον ἐξαίρετον πάθημά ἐστι τῶν
ἀναπνευστικῶν ὀργάνων [οὐ μᾶλλον ἢ τῶν φωνητικῶν ἢ βαδιστικῶν], ἀλλὰ τῆς
ἀρχῆς παθούσης, ἅπαντα συμπάσχειν ἀναγκαῖον, ὅσα παρ' ἐκείνης ἐχορηγεῖτο

2–5 εἴρηται – καρδίας] v. Gal. De difficult. respir. I 8: VII 777,5–778,8 K.   13–15 δοκεῖ –
θώρακα] cf. Gal. De locis affectis VI 5,4: CMG V 6,1,3, p. 414,1sq.   15sq. ἢ – αἴσθησιν] cf. Gal. De
locis affectis VI 5,6: CMG V 6,1,3, p. 414,11sq.   16–19 ἢ – ἐγκεφάλου] cf. Gal. De locis affectis VI
5,5: CMG V 6,1,3, p. 414,7sq.   In Hipp. De nat. hom. comm. III 2: CMG V 9,1, p. 92,5–7   In Plat.
Tim. comm. XVII: CMG Suppl. I, p. 22,32–34   De sympt. diff. 5,2: CMG V 5,1, p. 246,12–14
23–152,1 ὅσα – δυνάμεων] cf. supra III 11,19: p. 68,28–70,2

1 μειζόνος Fc Lb   2 κινῆται¹] κινεῖται Fc, corr. F²   βραχέος A   δ' ὅταν] δὲ ὅτε Lb   κινῆται^II]
κινεῖται Fc Lb, corr. F²   τοῖς] τῶ A   3 post πυκνὸν add. πνεῦμα Fc   4 κεινουμένων Fc, corr. F²:
κινούντων A   5 μόνων CN   post πνεύμονος add. τε ζ   6 δὲ] δέτι C: δ' ὅτε A   τι om. ζ   post
οἷον add. διακοπτομένης τε καὶ C, κοπτομένης τὲ καὶ A, σκοπτομένης τε Ald. (del. Corn.)   post
ἐγκοπτομένης add. τὲ καὶ διακοπτομέρης Fc in textu, lineis del. supra lin. adn. καὶ διπλῆς γινομένης
F²: add. τε καὶ διακοπτομένης Lb: καὶ διακοπτομένης Q: ἐκκοπτομένης N   8 post τοῦ¹ add. fere
5 litt. et ras. in Lb   γινομένου e γινομένης corr. Lb: γενομένου A   τοῦ^II] τῶν A   11 ἣν] ἢ Fc,
corr. in Fc   13 post δοκεῖ add. μὲν C   μὲν om. C   15 οὖν om. A   οὕτω] αὐτῶν ζ   16sq.
τηνικαῦτα – ἀρκεῖσθαι om. C   16 τηνικαῦτα post ζῷον trsp. Lb   17 ἀναπνοεῖς Fc, corr. F²
διαπνοῇ] ἀναπνοῇ ζ   γάρ] δέ ζ   μὲν om. Lb   19 ἥτις] εἴ τις Lb   ἄπνοιαν ex ἀνάπνοιαν
corr. Fc: πνοιαν supra ras. scr. Lb   κοινὸν A   20 τῶν om. Fc, supra lin. add. F²: τῶν ὑπὸ A
ἀποπληξίαις ex -ίας corr. Fc   ante καὶ praem. τε Lb   21 ἐστί πάθημα ζ   22 οὐ – βαδιστικῶν
ut interpolationem delevi   οὐ om. ζ Lb   ἢ βαδιστικῶν] ἢ διαλεκτικῶν ζ:καὶ διαλεκτικῶν supra
lin. praem. F²   post ἢ^II add. τῶν Lb   βαδιστικῶν] supr lin. adn. οὐδετέρων γάρ F²   23
παθούσης] πασχούσης ζ   ὅσα ὅσοις Fc (-οις post corr.)   παρ'] περ Lb   ἐχορηγεῖτο ex
ἐχωρηγεῖτο corr. in Fc: χωρηγεῖτο Lb

etwas eingeschlossen ist und nicht herauskommt. Die Organe, in denen dies enthalten ist, sind stärker betroffen, wenn sie nicht bewegt werden, schwächer betroffen, wenn sie bewegt werden. Wir haben in unseren Abhandlungen Über die Atemnot die Ursache angegeben, aufgrund derer beim ‚kleinen' Atem der häufige eine Belastung der bei der Atmung bewegten Organe anzeigt, der seltene hingegen nur eine starke Abkühlung der Atmungsorgane, insbesondere der Lunge und des Herzens. Eine andere Art der Atemnot liegt vor, wenn die Funktionsausübung des Brustkorbs durch eine kurze Pause unterbrochen wird, teils beim Einatmen, teils beim Ausatmen. Dieses Symptom entsteht entweder in einem krampfartigen Zustand der Brustkorbmuskeln oder durch eine Hitzefülle, die den Patienten dazu zwingt, häufiger ein- oder auszuatmen.

Und schließlich gibt es noch eine andere Affektion der Atmung, die man ‚Atemstillstand' (*apnoē*) nennt, wo die Atmung zwar, wenn sie durch den Sehsinn beurteilt wird, schlicht nicht da ist, wenn sie aber hinsichtlich ihrer Natur beurteilt wird, nicht in Zweifel gezogen werden kann. Denn es scheint unmöglich zu sein, dass ein Lebewesen, das der ganzen Atmung vollkommen beraubt ist, überleben kann, und dennoch bewegt sich offensichtlich der Brustkorb von Lebewesen im Winterschlaf überhaupt nicht. Eins von beiden muss der Fall sein: Entweder ist davon auszugehen, dass die Atmung so schwach ist, dass sie der Wahrnehmung verborgen bleibt, oder (es ist davon auszugehen), dass das Lebewesen unter diesen Umständen der Atmung überhaupt nicht bedarf und die Perspiration (*diapnoē*), die durch den ganzen Körper stattfindet, ausreicht. Diese erfolgt nämlich durch das Herz über die Arterien, die Respiration (*anapnoē*) durch das Gehirn über den Brustkorb. Was auch immer der Zustand ist, der den Atemstillstand bewirkt, er scheint allen Teilen des Lebewesens gemeinsam zu sein, wie bei Fällen von Schlaganfall und Bewusstlosigkeit, von Epilepsie und Erstarrung. Denn bei all diesen gibt es kein eigenes spezielles Leiden der Atmungsorgane [ebenso wenig wie eines der Stimm- oder Gehörorgane], vielmehr ist, wenn das (führende) Prinzip affiziert wurde, notwendigerweise alles mitaffiziert, insofern es von

<με>τὰ τῶν διοικουσῶν αὐτὰ δυνάμεων. εἴρηται δ' ἡμῖν ἰδίᾳ περὶ ἀπνοίας καθ' αὑτήν, ὥστε νῦν ἤδη μεταβαίνειν ἐφ' ἕτερόν τι καιρός.

11. Διττῆς δὲ οὔσης ὁδοῦ τοῖς γυμναζομένοις περὶ τὰς διαγνώσεις τῶν πεπονθότων τόπων, ἑτέρας μὲν ἀπὸ τῶν | φαινομένων συμπτωμάτων, ἑτέρας δ' ἀπὸ τῶν τοῦ σώματος μορίων, ἐὰν κατ' ἀμφοτέρας τις γυμνάζηται, δὶς μὲν ἐρεῖ τὰ αὐτά, καθ' ἕτερον δὲ καὶ ἕτερον τρόπον. οἷον εὐθέως ἐπὶ τῶν τοῦ πνεύμονος παθῶν εἴρηται μέν τι κἂν τῷ περὶ τῶν ἀλγημάτων λόγῳ, λέλεκται δὲ κἂν τῷ περὶ αἵματος ἀναγωγῆς, ὥσπερ κἂν τῷ περὶ δυσπνοίας, εἰρήσεται δὲ καὶ νῦν.

Ἄλγημα μὲν γὰρ αὐτῷ βίαιον οὐδέποτε συμπίπτει, βάρους δ' αἴσθησις γίνεται καὶ τινος ἐνίοτε τάσεως εἰς τὸ στέρνον ἢ τὴν ῥάχιν διηκούσης· ἐνταῦθα γὰρ οἱ περιέχοντες αὐτὸν ὑμένες ἀνήρτηνται. καὶ μέν γε καὶ στενοχωρίας αἰσθάνονται πολλάκις οἱ κάμνοντες, καὶ διὰ τοῦτ' ἀναπνέουσι πυκνὸν καὶ ταχύ, διαστέλλοντες μὲν ἐπὶ πολὺ τὸν θώρακα, πολὺν δ' οὐκ εἰσπνέοντες ἀέρα. χωρὶς μὲν οὖν πυρετοῦ ταῦτα γινόμενα, φύματος] ἢ γλίσχρων ἢ παχέων χυμῶν ἤ τινων ἄλλων πολλῶν ἐν αὐτῷ πλῆθος ὑπάρχειν ἢ περικεχύσθαι τι πῦον ἢ τινα χυμὸν ἄλλον ἢ γλίσχρον ἢ παχὺν ἢ πολὺν ἐνδείκνυται· διορισθήσεται δ' ἀλλήλων ταῦτα τοῖς προηγησαμένοις συμπτώμασιν.

Ἐὰν μὲν γὰρ ὑγιαίνων τε καὶ τὰ συνήθη πράττων | οὕτως ἄρξηται δυσπνοεῖν αὐξάνηταί τε τὸ σύμπτωμα αὐτοῦ χωρὶς τοῦ κερχνῶδές τι κατὰ τὴν ἀναπνοὴν ἐμφαίνεσθαι, φύματος ἀπέπτου γένεσιν ὑποσκοπεῖσθαι χρή.

Κερχνῶδες δέ τι τῆς ἀναπνοῆς ψοφούσης, ὑγρῶν γλίσχρων ἢ παχέων πλῆθος ἐμπεπλασμένων δυσαπολύτως τοῖς βρογχίοις τοῦ πνεύμονος ἐνοχλεῖν δηλοῦται. ἐὰν δ' ἐξαίφνης ἐπὶ στενοχωρίας αἰσθήσει δυσπνοήσῃ, ῥεύματος εἰς τὸν πνεύμονα κατασκήψαντος ἤτοι γ' ἐκ κεφαλῆς ἢ ἐκ τῶν γειτνιώντων χωρίων ἔνδειξίς σοι γινέσθω. ὅταν δ' ἤτοι γλίσχρων ὑγρῶν ἢ παχέων ἢ πολλῶν ἐπιρρυέντων τῷ πνεύμονι δυσπνοεῖν εἴπω τὸν ἄνθρωπον, ἐν τοῖς βρογχίοις τὰ τοιαῦτα περιέχεσθαι νόει· κατασχιζομένης γὰρ εἰς ὅλον τὸ σπλάγχνον, ὥσπερ τῆς λείας ἀρτηρίας, οὕτω καὶ τῆς τραχείας, ἡ τῶν βρογχίων οὐσία καθ' ὅλον ἐστὶ

3–5 Διττῆς – μορίων] cf. Gal. De locis affectis II 1,1: CMG V 6,1,1, p. 306,6–9   6sq. ἐπὶ – λόγῳ] v. Gal. De locis affectis II 10,3sq.: CMG V 6,1,1, p. 364,15–366,9   7sq. λέλεκται – δυσπνοίας] v. supra IV, 8. 10

1 <με>τὰ supplevi: τὰ F_c ζ Q N: πάντων L_b: supra lin. scr. ἢ F²   δ' ἡμῖν] μὲν A   ἰδίᾳ] ἰδί F_c in ἰδία supra lin. corr. F²: ἤδη in textu, posterius del. et γρ ἰδία in marg. L_b   3 δὲ om. ζ   τῆς διαγνώσεως L_b   5 μερῶν L_b   6 δὲ] τε L_b   καὶ ἕτερον om. F_c, supra lin. add. F²   ἐπὶ] ἀπὸ L_bQ   7 τι in textu om. et supra lin. add. C: τοι L_b A   κἂν¹] κατὰ L_b   τῶν om. A   9 οὐδέποται F_c, corr. F²: οὐδέπω A   10 ῥάχην F_c A, corr. F²   διοικούσης F_c   11 αὐτὸν ante οἱ trsp. A: αὑτὴν C   ὑμένες om. C: ὑμέναις F_c, corr. F²   12 πυκνὸν] πυκρὸν A   13 ante ἀέρα add. τὸν NA   οὖν om. A   14 φύματος] φύματος ἀπέπτου L_b: φύματα A Ald.: supra lin. scr. ἴσως γρ φῦμα ὄγκου ψυχροῦ F²: φῦμά τι Corn.: ut interpolationem delevi   15 ἢ^II om. L_b   16 γλίσχρων F_c, corr. F²   ἢ παχὺν post πολὺν trsp. ζ   ἀλλήλων] ἀλλήλοις F_c L_b, cf. 102,26   17 προηγημένοις C, corr. C²   18 ὑγιαίνων τε ex ὑγιαίνοντα corr. in F_c: ὑγιαίνοντος L_b πράττοντος L_b   post οὕτως add. αὐτὸς ζ   δυσπνοῆν F_c, corr. F²   19 αὐξάνητ.. F_c finis dub. propter corr. incert. F²: αὐξάνῃ C: αὐξάνεται A   αὐτοῦ] αὑτῷ F_c (fort. recte), corr. F²   κερχνῶδές] ex κερχρ- corr. F_c   20 φύματος ἀπέπτου post γένεσιν trsp. L_b   ἐπισκοπεῖσθαι A   23 ante στενοχωρίας praem. τῆς supra lin. F²: στενοχωρίαις C   δυσπνοήσῃ F_c, corr. F²: δυσπνοήσει L_b: δυσπνοῶσι A Q N   24 γειτνιώντων F_c L_b   25 ἔνδειξίς] ἔνδεξία F_c   ὑγρῶν post παχέων trsp. L_b   27 κατασχιζομένη C

ihm her versorgt wird mit den es anleitenden Vermögen. Wir haben uns eigens mit dem Atemstillstand für sich betrachtet beschäftigt, sodass jetzt der Zeitpunkt gekommen ist, zu etwas anderem überzugehen.

11. Es gibt zwei Wege für diejenigen, die die Bestimmungen der betroffenen Orte einüben, einer von den erscheinenden Symptomen her, der andere von den Körperteilen her. Wenn jemand beide einübt, wird er das Gleiche zweimal sagen, auf die eine und auf die andere Weise. So wurde zum Beispiel zu den Affektionen der Lunge auch etwas in der Ausführung über die Schmerzen gesagt, und es wurde dazu auch in der Ausführung über den Auswurf von Blut berichtet, so wie auch in der über die Atemnot, und auch jetzt wird darüber wieder geprochen werden.

Gewaltiger Schmerz tritt nämlich nie bei ihr (der Lunge) auf, es entsteht eine Empfindung von Schwere und manchmal auch von Spannung, die bis zum Brustbein oder zur Wirbelsäule führt; denn dort sind die Membranen aufgehängt, die sie umgeben. Oftmals empfinden die Erkrankten auch eine Verengung und atmen daher häufig und schnell ein, wodurch sie den Brustkorb zwar stark ausweiten, aber nicht viel Luft einatmen. Wenn dies ohne Fieber entsteht, zeigt dies das Vorhandensein eines Auswuchses an, eine Menge von zähflüssigen oder dicken Säften oder viele andere Dinge in ihm oder die Verbreitung von Eiter oder eines anderen Saftes, eines zähflüssigen, dicken oder reichlich vorhandenen. Diese Fälle werden sich durch die vorausgegangenen Symptome voneinander differenzieren lassen.

Wenn ein gesunder Mensch, der das verrichtet, was er gewöhnlich tut, schwer zu atmen beginnt und sich sein Symptom verstärkt, ohne dass sich etwas Raues in der Atmung manifestiert, muss die Entstehung eines ‚ungekochten' Auswuchses vermutet werden.

Wenn sich hingegen bei der Atmung ein raues Geräusch ergibt, deutet das darauf hin, dass eine Menge zähflüssiger oder dicker Flüssigkeiten, die sich schwer ablösbar abgelagert haben, die *bronchia* der Lunge belastet. Atmet er plötzlich schwer mit einem Engegefühl, so sei dies für dich Aufschluss darüber, dass ein Fluss aus dem Kopf oder aus benachbarten Regionen in die Lunge hinuntergerauscht ist. Wenn ich sage, dass der Mensch schwer atmet, weil zähflüssige, dicke oder reichlich vorhandene Flüssigkeiten in die Lunge fließen, dann nehme an, dass solche in den *bronchia* eingeschlossen sind. Denn da wie die glatte Arterie auch die raue (i. e. die Luftröhre) Abzweigungen in das ganze Organ hat, ist die Substanz der *bronchia* in der ganzen Lunge

τὸν πνεύμονα· βρόγχια δὲ καλοῦσιν οἱ ἀνατομικοὶ τοὺς χόνδρους τῆς τραχείας ἀρτηρίας, σιγμοειδεῖς ὑπάρχοντας τῷ σχήματι.

6   Προηγησαμένης δὲ πλευρίτιδος, εἶτα τοῦ μὲν σφοδροῦ τῶν πυρετῶν παυσαμένου, βάρους δ' αἰσθήσεως ὑπολειπομένης ἔνδον τῶν πλευρῶν ἐν τῷ βάθει τοῦ θώρακος, | ἅμα τῷ καὶ μεταρρεῖν τι φαίνεσθαι κατὰ τὰς ἀθρόας μεταλλαγὰς τῆς κατακλίσεως, καὶ μάλισθ' ὅταν ἀπὸ τῆς ἑτέρας πλευρᾶς ἐπὶ τὴν ἑτέραν μετασχηματίζωνται, πύου τηνικαῦτα πλῆθος ἐμφαίνεται, καὶ κλύδωνός γε πολλάκις αἰσθητῶς ἀκούειν ἐστὶν ἐπ' αὐτῶν. ἐνδείκνυται δὲ τοῦτο σὺν τοῖς εἰρημένοις καὶ τὸ μηδὲν ἀξιόλογον ἀναπτύεσθαι, σφοδρᾶς προηγησαμένης πλευρίτιδος.

7   Ἐὰν δὲ ἄλλος τις χυμὸς ὀρρώδης ἢ φλεγματώδης ἐξαίφνης ἄνευ πυρετοῦ ῥυεὶς εἰς τὰ κενὰ τοῦ θώρακος ἐργάζηται τὴν δύσπνοιαν, ἀναπτύουσιν οὐ παχέα, κατ' ἀρχὰς μὲν ὀλίγα σὺν πολλῇ βηχί, πεττομένων δὲ αὐτῶν, πλείω καὶ παχύτερα σὺν ἐλάττονι. κατὰ διττὸν γάρ τοι τρόπον ἐπὶ πολλῇ βηχὶ πτύουσιν ὀλίγα,

8   διὰ πάχος μὲν ἢ γλισχρότητα χυμῶν ἕτεροι, διὰ λεπτότητα δ' ἄλλοι. τὸ μὲν γὰρ λεπτὸν ἀναφερόμενον ὑπὸ τοῦ κατὰ τὴν βῆχα πνεύματος, ἀντικαταρρεῖ περισχιζόμενον αὐτῷ· τὸ δὲ γλίσχρον ἢ πάνυ παχὺ δυσχερῶς ἀναφέρεται, μήτ' ἀπορρυπτόμενον ἑτοίμως τῶν σωμάτων οἷς ἐμπέπλασται μήθ' ὑπὸ τῆς τυχούσης βίας τοῦ πνεύματος ὠθεῖσθαι δυνάμενον· εἰ μὴ γὰρ πολύ τε καὶ σφο|δρὸν ἀναβηττόμενον εἴη τὸ πνεῦμα, συναναφέρειν οὐδὲν ἑαυτῷ δύναται. ὅσον οὖν δὴ μήθ' ὑγρὸν ἄγαν ἐστὶ καὶ ὑδατῶδες ἀλλὰ μηδὲ παχὺ λίαν ἢ γλίσχρον, εὐπετῶς ἀναφέρεται, καὶ μάλισθ' ὅταν ἡ δύναμις ἐρρωμένη τυγχάνῃ· χωρὶς γὰρ τοῦ σφοδρὰν γενέσθαι συστολὴν τοῦ θώρακος, οὐχ οἷόν τε βῆξαι σφοδρῶς· ἄνευ δ' ἰσχυρᾶς βηχὸς ἀδύνατόν ἐστιν ἀνενεχθῆναι τοῖς παχέσι καὶ γλίσχροις χυμοῖς.

9   Ὅταν δὲ τῇ μετὰ στενοχωρίας τε καὶ βάρους δυσπνοίᾳ πυρετὸς ὀξὺς συνεισβάλλῃ, φλεγμονὴ τὸ πάθημά ἐστι τοῦ πνεύμονος· εἰ δ' ἀφόρητος μὲν ἡ φλόγωσις εἴη, τοῦ βάρους δὲ καὶ τῆς στενοχωρίας ἐλάττων αἴσθησις, ἐρυσιπέλατι κάμνει τὸ σπλάγχνον· ἀφωρισμένων δὲ τῶν ἄκρων, οὐδὲν ἔτι χαλεπὸν ἤτοι γ' ἐρυσίπελας φλεγμονῶδες ἢ φλεγμονὴν ἐρυσιπελατώδη διαγνῶναι.

10 Γίνεται δὲ καὶ ἄλλα πάθη τῷ πνεύμονι χωρὶς ἐπιρροῆς χυμῶν, κατὰ δυσκρασίαν ἤτοι γ' ἀνώμαλον ἢ ὁμαλήν. ἡ μὲν οὖν ἀνώμαλος βῆχα ἐργάζεται· ἡ δ' ὁμα-

---

1sq. βρόγχια – ἀρτηρίας] cf. Gal. De usu part. VII 7: I 389,13–15 Helmr. = III 535,15–17 K.   2 σιγμοειδεῖς – σχήματι] cf. Gal. De usu part. VII 3: I 377,19–21 Helmr. = III 519,16–520,1 K.   3–11 Προηγησαμένης – θώρακος] exc. Aet. Amid. Libr. med. VIII 73: CMG VIII 2, p. 534,3–13

2 σηγμωειδῆς Fc, corr. in Fc: σιγμοειδῆς Lb   ὑπάρχονται C, corr. C²   3 δὲ] μὲν Lb   τοῦ μὲν] τὸ μὴ Lb   σφοδρὸν Lb   τοῦ πυρετοῦ Lb   4 ὑπολιπομένης Fc, corr. F²   5 τῷ post καὶ trsp. C   6 κατακλήσεως Fc, corr. F²: μετακλίσεως Lb   μετασχηματίζωνται e μετασχηματίζονται corr. C: μετασχιματίζονται Fc Lb   7 ἐμφαίνεται] ἀθροίζεται in textu, ἐμφαίνεται supra lin. Lb   γε] τε Fc Lb CN   8 αἰσθητῶς om. C   ἀκούειν post ἐστὶν trsp. Lb   δὲ om. C   10 τις om. CA   ἢ φλεγματώδης om. A   11 ἐργάζεται Fc Lb   12 ἀρχὴν A   βηχί] βιχὶ Lb hic et saepe   πλέω Fc   13 post ἐλάττονι add. βιχὶ Lb   18sq. τοῦ – συναναφέρειν in textu om. et in marg. add. Lb   18 γὰρ om. A   18sq. πολύ – πνεῦμα om. C   19 οὐδὲν post ἑαυτῷ trsp. Lb   ante ἑαυτῷ add. ἐν C   οὖν δὴ] δὲ Lb: οὖν ζ   20 ἄγαν] ἅμα A   ἐστὶ ante ἄγαν trsp. Lb   21 τυγχάνει Lb   γὰρ] δὲ Lb: γοῦν Q   23 ἀδύνατόν ἐστιν post χυμοῖς trsp. Lb   τοῖς – χυμοῖς] supra lin. scr. γρ τοὺς -χεῖς ... γλίσχρους χυμοὺς F²   24 συνεισβάλει in -άλλει supra lin. mut. in Fc: συνεισβάλῃ C   26 δὲ] τε Lb   27 οὐδὲν] οὐδὲ Fc, corr. in Fc   28 φλεγμονὴ A   29 χυμῶν] ὑγρῶν A   30 βήχας ζ

vorhanden. ‚*bronchia*' nennen die Anatomen die Knorpel der Luftröhre, die eine Gestalt wie ein (lunares) Sigma haben.

Wenn, nachdem eine Rippenfellentzündung vorausgegangen ist, die Heftigkeit der Fieber danach zwar abgeklungen ist, ein Schweregefühl aber innerhalb der Rippen in der Tiefe des Brustkorbs bestehen bleibt und gleichzeitig bei abrupten Wechseln der Bettlage, besonders wenn man sich von einer Seite auf die andere dreht, eine Flüssigkeitsverschiebung stattzufinden scheint, wird unter diesen Umständen eine Eiteransammlung angezeigt, und oft kann man in solchen Fällen sogar ein Schwappen wahrnehmbar vernehmen. Zusammen mit dem Erwähnten zeigt dies an, dass das Ausspucken nichts Nennenswertes darstellt, wenn eine starke Rippenfellentzündung vorausgegangen ist. 6

Wenn ein anderer seröser oder schleimartiger Saft plötzlich ohne begleitendes Fieber in die Hohlräume des Brustkorbs fließt und Atemnot bewirkt, spucken sie nicht Dickflüssiges aus, am Anfang Spärliches von viel Husten begleitet, aber nachdem es gereift ist, mehr und dicker mit weniger (Husten). Auf zwei Arten nämlich spucken sie bei viel Husten wenig aus: die einen wegen der Dicke oder Zähflüssigkeit von Säften, die anderen wegen deren Dünnheit. Denn Dünnes, das durch den Luftstrom beim Husten hochgebracht wird, fließt zurück, nachdem es durch ihn verteilt wurde. Zähflüssiges oder sehr Dickes ist schwer hochzubringen, da es sich weder einfach von den Körpern löst, bei denen es sich abgelagert hat, noch durch die vorhandene Kraft des Luftstroms weggestoßen werden kann. Wenn nämlich der Luftstrom nicht groß und heftig hochhustend ist, kann er nichts mit sich hochnehmen. Was also weder zu feucht und wässrig aber auch nicht zu dick oder zähflüssig ist, wird leicht hochgetragen, und vor allem dann, wenn das Vermögen in gestärkter Verfassung ist. Denn ohne dass es eine heftige Kontraktion des Brustkorbs gibt, ist es nicht möglich, heftig zu husten. Und ohne einen starken Husten ist es für die dicken und zähflüssigen Säfte unmöglich, dass sie hochgebracht werden. 7 8

Wenn bei Atemnot mit Verengung und Schwere akutes Fieber mit auftritt, ist das Leiden das einer Lungenentzündung. Wenn die brennende Hitze unerträglich und das Schwere- und Engegefühl weniger ausgeprägt ist, leidet das Organ an einer Wundrose. Wenn die Extreme definiert sind, ist es nicht schwierig, eine schwellend entzündete Wundrose oder eine wundrosenartige Entzündungsschwellung zu erkennen. 9

Andere Affektionen ohne einen Zufluss von Säften entstehen der Lunge durch ein ungleichmäßiges oder gleichmäßiges Fehlmischverhältnis. Das ungleichmäßige bewirkt 10

λὴ μετρία μὲν οὖσα τὸν ῥυθμὸν τῆς ἀναπνοῆς ὑπαλλάττει, γενομένη δ' ἰσχυρά,
θερμότητος μὲν ἐπικρατούσης, ἐπιθυμίαν ἀέρος καὶ πόματος | ἐργάζεται ψυ-
χροῦ, τῷ χρόνῳ δ' εἰς πυρετὸν τελευτᾷ· τῇ ψυχρᾷ δὲ δυσκρασίᾳ τἀναντία συμβαίνει, θερμοῦ μὲν ἀέρος, θερμοῦ δὲ πόματος ἐπιθυμία, μέχρις ἂν εἴη μετρία, μείζονος δὲ γινομένης, ῥευμάτων ἐμπίπλαται τὸ σπλάγχνον.

11   Περὶ δὲ τῆς κατὰ ῥῆξιν ἢ διάβρωσιν ἢ ἀναστόμωσιν ἐξ αὐτοῦ γινομένης αἵματος ἀναβήξεως εἴρηται μέν τι καὶ πρόσθεν ἐν τῷ περὶ τῆς τοῦ αἵματος πτύσεως
λόγῳ, λεχθήσεται δὲ καὶ νῦν ἔτι διὰ βραχέων. αἱ μὲν ῥήξεις αἱ κατ' αὐτὸν ἔκ τε
τοῦ πολὺ φέρεσθαι τὸ αἷμα γνωρίζονται κἀκ τοῦ μέγα τι προηγούμενον αἴτιον
12 αἰσθητὸν εὐθέως ἐπιγενέσθαι. λέγω δ' αἴτια προηγησάμενα τὴν ἐξ ὑψηλοῦ
πτῶσιν ἢ κατὰ παλαίστραν ἢ ἐν ἄθλοις ἢ ἑτέρου τινὸς ἐμπεσόντος ἑτέρῳ, καθάπερ γε κἂν ἐπιπέσῃ τῷ θώρακι βαρὺ σῶμα τῶν ἀψύχων ὁτιοῦν, οἷον ἤτοι λίθος
ἢ ξύλον· ἐνίοις δὲ ὀξυθυμία μετὰ κραυγῆς προηγήσατο καί τισιν ἑτέροις ἀγωνι-
ζομένοις κιθαρῳδίαν ἢ τραγῳδίαν ἡ ὀξεῖα καὶ μεγάλη φωνὴ διέρρηξεν ἀγγεῖα,
καὶ μάλισθ' ὅταν ἄνευ τοῦ προμαλάξαι ταῖς ἀναφωνήσεσι τὰ κατὰ τὸν πνεύμονα
13 βιαίως κραυγάσωσιν. ὡς γὰρ καὶ τοῖς παλαίουσιν, | ὅταν ἄνευ τοῦ προθερμαν-
θῆναι καὶ ὁμαλυνθῆναι τρίψεσί τε καὶ μετρίαις κινήσεσι τοὺς μῦς ἐπ' ἐνεργείας
ἀφικνῶνται σφοδράς, ῥήγματά τε καὶ σπάσματα γίνεται, κατὰ τὸν αὐτὸν τρόπον ἐπὶ τοῦ πνεύμονος εἴωθε συμπίπτειν, ὃν διὰ τρίψεων μὲν οὐχ οἷόν τε παρα-
σκευάσαι πρὸς τὰς σφοδρὰς κινήσεις, ἀνάλογον δέ τι ταῖς τρίψεσιν αἱ ἀναφωνή-
σεις ἐργάζονται.

14   Ἄνευ δὲ φανερᾶς ἔξωθεν αἰτίας πλῆθος αἵματος ἀναρρήγνυσιν ἀγγεῖον ἐν
πνεύμονι, καθάπερ καὶ κατ' ἄλλο τι μόριον τοῦ σώματος, ὅταν δυσεπέκτατον
τύχῃ διὰ ψῦξιν ὑπόγυον ἢ δυσκρασίαν σύμφυτον. οὕτως καὶ Ἱπποκράτης
«τὸ ψυχρὸν» εἴρηκε «φλεβῶν ῥηκτικόν», οὐκ αὐτὸ δήπου καθ' αὑτὸ τὰς ῥήξεις
ἐργαζόμενον, ἀλλ' ὅτι σκληροὺς καὶ δυσεπεκτάτους τοὺς χιτῶνας τῶν ἀγγείων
ἐργαζόμενον ἐπιτήδεια πρὸς ῥῆξιν αὐτὰ παρασκευάζει· τῆς ῥήξεως δ' αὐτῆς τὸ
αἴτιον ἥ τε σφοδρὰ κίνησίς ἐστι καὶ τὸ πλῆθος τῶν χυμῶν αὐτῶν τε καθ' ἑαυ-

---

6sq. τῆς – ἀναβήξεως] cf. Aret. II 2,8: CMG II, p. 18,28sq.   7sq. εἴρηται – λόγῳ] v. supra IV 8: p. 130,3–134,26   10–12 τὴν – ὁτιοῦν] cf. supra IV 8,3: p. 130,18–20   24sq. οὕτως – ῥηκτικόν] v. Hipp. Epid. VI 3,6: p. 58,1 Manetti – Roselli = V 294,10 L.

1 post ἀναπνοῆς add. fere 9 litt. et ras. del. Lb   3 δὲ om. A   4 εἴη] η Fc, corr. in Fc: ἢ Lb   μεί-ζονος] μήζονος Fc   5 γεναμένης C: γενομένης AQN   6 post διάβρωσιν add. ἢ ἀνάβρωσιν Fc ( )   γενομένης FcF²   7 τι] τοι Lb: ἤδη QN   8 post μὲν add. οὖν Lb   9 γνωρίζεται Fc Lb τι om. Fc   10 ἐπιγίνεσθαι Lb   11 παλαίστραις Fc (medium verbum propter rasuram vix legitur, fort. ex παλέ- in παλαί- corr.): παλέστραν ante corr., αι supra ε Lb   συμπεσόντος Lb   12 λῆθος Fc, corr. F²   14 κιθαρῳδίαν] κιθαρῳδίᾳ fort. ex -αν rasura et iota subscripto corr. Fc: κιθαρῳδίᾳ Lb   τραγῳδίαν] τραγῳδίᾳ fort. ex -αν rasura et iota subscripto corr. Fc   15 ἄνευ τοῦ in textu om., supra lin. add. in Fc   ἄνευ] χωρὶς Lb   16 ἀνακραυγάσωσιν A   17 post καὶ¹ add. προ Lb   ὡμαλυνθῆναι Fc: ὁμαλισθῆναι A   18 ἀφικνοῦνται Fc Lb: ἀφικνοῦνται A   σφοδρῶς Lb γίνονται Lb   19 post μὲν add. οὖν C   22 Ἄνευ] tit praem. περὶ τῆς διαπλήθους LbFc   φανερᾶς e φερᾶς corr. in A   post αἵματος add. ἔξωθεν Lb   23 post σώματος add. πλησίον πρὸ ὀλίγου γινόμενον Fc, lineis del. F²   24 post οὕτως] add. οὖν ζN   ante Ἱπποκράτης praem. ὁ Lb AQ   25 τὸ om. Fc Lb, supra lin. add. F²   οὐκ αὐτὸ] οὐ κατ' αὐτὸν A   καθ' αὑτὸ om. A   αὑτὸ] ἑαυτὸ CQN   26 post ὅτι add. τῇ ψύξει F² (supra lin.) ζ   28 πλῆθος e πλῆθει corr. in Fc   ἑαυ-τοὺς] αὐτοὺς Fc, in αὑ- mut. F²: αὐτῶν Lb

Husten; das gleichmäßige hingegen verändert, wenn es moderat ist, den Atemrhythmus; wenn es dadurch, dass die Wärme vorherrscht, stark geworden ist, bewirkt es ein Verlangen nach kalter Luft und nach kalten Getränken und endet mit der Zeit in Fieber. Bei einem kalten Fehlmischverhältnis ergibt sich Gegenteiliges, ein Verlangen nach heißer Luft und nach heißen Getränken, solange es moderat ist; wenn es stärker wird, wird das Organ mit Flüssen angefüllt.

Über das aus der Lunge entstehende Hochhusten von Blut durch Reißen, Zerfressen oder Aufbrechen haben wir schon früher etwas in der Abhandlung über den Auswurf von Blut gesagt, werden aber auch jetzt noch kurz darüber sprechen. Risse in der Lunge erkennt man daran, dass reichlich Blut austritt und eine große vorausgehende Ursache wahrnehmbar direkt mitentstanden ist. Ich meine mit ‚vorausgehenden Ursachen' den Sturz aus der Höhe oder auf dem Ringplatz oder in Wettkämpfen oder dadurch, dass eine Person auf eine andere gefallen ist; ebenso den Stoß auf den Brustkorb durch einen unbelebten schweren Körper, z. B. durch einen Stein oder ein Holzstück. Bei einigen ging ein Wutausbruch mit Schreien voraus; bei anderen, die einen Wettstreit im Singen mit der Kithara oder in der Tragödie ausfochten, zerriss eine hohe und kräftige Stimme die Gefäße, und zwar meistens, wenn sie forciert krächzten, ohne dass der Bereich um die Lunge durch Stimmübungen vorher beweglich gemacht worden war. Wie nämlich auch bei den Ringkämpfern Risse und krampfartige Dehnungen auftreten, wenn sie zu heftigen Aktionen kommen, ohne sich vorher aufzuwärmen und ihre Muskeln durch Reibung und mäßige Bewegung zu einer ausgeglichenen Temperatur zu bringen, so pflegt dies auch bei der Lunge zu geschehen, die zwar nicht durch Reibung für heftige Bewegungen vorbereitet werden kann, jedoch bewirken die Stimmübungen etwas, was den Reibungen entspricht.

Ohne offensichtliche Ursache von außen reißt eine Menge Blut ein Gefäß in der Lunge, wie auch in einem anderen Teil des Körpers, wenn es durch plötzliche Abkühlung oder ein angeborenes Fehlmischverhältnis schlecht dehnbar ist. So sagte auch Hippokrates: „das Kalte führt zum Reißen der Adern", nicht indem es an sich die Risse bewirken würde, sondern weil es die Gefäßwände dadurch, dass es sie hart und schlecht dehnbar macht, in einen Zustand versetzt, in dem sie anfällig für das Reißen sind. Die Ursache des Reißens selbst ist die heftige Bewegung und die Menge der Säfte

τοὺς καὶ σὺν ἀπέπτῳ καὶ ψυχρῷ καὶ φυσώδει πνεύματι συνδιατείνοντι τοῖς χυμοῖς τὰς φλέβας. ἀλλὰ καὶ τῆς ἐπὶ τούτων ῥήξεως οὐ σμικρὸν γνώρισμά ἐστι κένωσις | αἵματος ἐξαίφνης ἀθρόου.

Τῆς δ' ἀναστομώσεως, ἔμπαλιν τῶν ψυχρῶν, αἱ θερμαὶ διαθέσεις προηγοῦνται, λουτροῖς τε θερμοῖς πολλοῖς κεχρημένου τἀνθρώπου, καὶ κατὰ χώραν ὄντος θερμήν, ὥραν τε τοῦ ἔτους ὁμοίαν, ἐδέσμασί τε καὶ πόμασι θερμοῖς χρωμένου.

Αἱ δ' ἐξ ἀναβρώσεως ἀθρόαι κενώσεις αἵματος ἐπί τε προηγουμέναις γίνονται βραχείαις πτύσεσι καὶ τοῖς εἰς τὸν πνεύμονα δριμέσι ῥεύμασιν ἀπὸ τῆς κεφαλῆς ἐπιρρέουσιν· ἐνίοτε δὲ καὶ συναναφέρεταί τι μόριον τοῦ πνεύμονος ἢ ἐφελκίς, ὥστε λαθεῖν ἀδύνατον εἶναι τὸ τοιοῦτον πάθημα τοῦ σπλάγχνου. κατὰ δὲ τὴν τραχεῖαν ἀρτηρίαν ἕλκους γενομένου πρὸς τοῖς ἀναβηττομένοις πυώδεσιν οὖσιν ἔτι καὶ τοῦ πεπονθότος μέρους ἀλγοῦντος αἴσθησις γίνεται τῷ κάμνοντι· καὶ ἡ βραχύτης δὲ τοῦ κενουμένου διορίζει τὴν τοιαύτην ἕλκωσιν τῆς ἐν τῷ πνεύμονι, πλεῖον γὰρ ἐπὶ τοῖς ἐν πνεύμονι γεγενημένοις ἕλκεσιν ἀναπτύεται τὸ πύον. ὥσπερ δὲ τοῦ πνεύμονός τι μόριον συνανενεχθὲν ἐνδείκνυται τὸ σπλάγχνον ἡλκῶσθαι, κατὰ τὸν αὐτὸν τρόπον εἴδομεν ἐκ τοῦ λάρυγγος ἐνίοτε τὸ κατὰ τὴν ἐπιγλωττίδα σῶμα δι' ἕλκωσιν ἀναπτυσθέν, ἧς οὐ μόνον τοῦτο σημεῖον | ὑπῆρξε τοῦ τόπου τοῦ πεπονθότος, ἀλλὰ καὶ ἡ κατὰ τὸ χωρίον αἴσθησις τὸ ἡλκωμένον, ὡς κἀπὶ τῆς τραχείας ἀρτηρίας ἐρρέθη. τὰ μὲν γὰρ ἐν τῷ πνεύμονι χωρὶς ὀδύνης συνίσταται, τὰ δ' ἐν τούτοις τοῖς χωρίοις ὀδύνην μέν τινα φέρει, βραχεῖαν δὲ ταύτην, ὡς τοῖς φύσει δυσαισθήτοις μηδὲ σαφῶς αἰσθητὴν γίνεσθαι. ταῦτα μὲν οὖν ἅπαντα τὰ μέχρι δεῦρο λελεγμένα πάθη κατά τε τὸν πνεύμονα καὶ τὰ κενὰ τοῦ θώρακος, ἔτι τε τὴν τραχεῖαν ἀρτηρίαν καὶ τὸν λάρυγγα, καὶ γὰρ καὶ τούτων ἐμνημόνευσα τῇ κοινωνίᾳ τοῦ λόγου προαχθεὶς ἐπ' αὐτά, πολλάκις ἑώραταί μοι· ταυτὶ δὲ τὰ νῦν εἰρησόμενα σπανίως.

Ἐξαίφνης τις ἀνέβηξε χυμὸν ὁμοιότατον ὑγρᾷ χολῇ, τῇ μὲν χρόᾳ μεταξὺ ξανθῆς τε καὶ ὠχρᾶς, δριμύτητα δ' οὐδεμίαν ἔχοντα· κἀκ τούτου καθ' ἑκάστην ἡμέραν ἀνέπτυεν ἀεὶ πλεῖον· ὕστερον δὲ καὶ πυρετῶν ἐπιγενομένων αὐτῷ λεπτῶν, ἔφθινεν ὡς καὶ πυῶδες ἀναβήττειν. καὶ μετὰ χρόνον ὡς τεττάρων μηνῶν αἷμα συνανήνεγκεν ὀλίγον σὺν τῷ πύῳ, μετὰ τοῦ συντήκεσθαί γε καὶ πυρέττειν μᾶλ-

16sq. εἴδομεν – ἀναπτυσθέν] cf. Gal. De locis affectis I 1,6: CMG V 6,1,1, p. 228,20–22   19 ὡς – ἐρρέθη] v. supra IV 11,13: lin. 10–12

5 λουτροῖς] tit. praem. περὶ τῆς δι' ἀναστομώ(σε)ως A: περὶ τῆς διαναστομώσεως C   θερμοῖς πολλοῖς] πολλοῖς καὶ θερμοῖς A   6 πόμασι e πόματι corr. Lb   χρωμένῳ Lb   8 ante καὶ] supra lin. praem. ὁμοῦ F²   9 καὶ om. C   ἀναφέρεται A   11 γινομένου C: γενόμενον A   πρὸς] supra lin. scr. σὺν F²   12 ἡ om. C   13 ἐν τῷ πνεύμονι] ἐμπνεύμονι Fc   15 συνανεχθὲν C   δείκνυται Lb   16 ἴδομεν Lb: ἴδωμεν A: post λάρυγγος trsp. Fc   ἐπιγλωττίδα] γλωττίδα Fc, corr. F²   17 ἧς] οἷς Fc   τοῦτο] τὸ Fc, corr. F²: τὸ A   18 τόπου post πεπονθότος trsp. Lb   ἡ] εἰ Fc, corr. F²   τὸ¹ om. Lb A, in textu om. et supra lin. add. C   ἑλκωμένον Fc, postea corr. in Fc: εἱλκωμένον Lb C   19 κἀπὶ] ἐπὶ Lb   21 τοῖς] τῆς A   φύσει] φύσι Fc, corr. F²: φύσεως A   γενέσθαι Lb   22 μέχρι om. A   δεύρῳ Lb   λελεγμένα] λεγόμενα Fc   23 post θώρακος add. συνιστάμενα Lb   τὸν om. Fc   καί³ om. A   24 προαχθεὶς] προαχθὴς Fc, corr. F²   26 Ἐξαίφνης τις ἀνέβηξε] τίς ἐξαίφνης ἀνέβηξε C: ἀνέβηξέ τις ἐξαίφνης A   ὁμοιότατον] ὤμοττον A   χρόᾳ] χροίᾳ Lb   28 πυρετῶν] πυρετίων A   ἐπιγινομένων C   29 ἔφθινεν] ἔφϊ——/νεν. lineam fere 5 litt. medio in verbo post -ι-, fort. lacunam indicans; -θ- e -ν- corr., ut vid., in Fc: ἔφθηνε μὲν Lb   καί¹ om. A   30 γε] τε Lb: τε in τι mut. C: τι A

selbst, von sich aus und mit einem ungekochten, kalten und blähenden Pneuma, das mit den Säften die Adern ausdehnt. Ein nicht unbedeutendes Erkennungszeichen für ihren Riss aber ist auch eine plötzliche Entleerung von massenhaft Blut.

Im Gegensatz zu den kalten gehen beim Aufplatzen warme Zustände voraus, wenn die Person häufig warme Bäder nimmt, sich in einer warmen Gegend und in einer ebensolchen Jahreszeit aufhält bzw. warme Speisen und Getränke genießt.

Die massenhaften Entleerungen von Blut aus Zersetzung entstehen nach vorangehenden kleinen Auswürfen und nach dem Einfließen scharfer Flüsse aus dem Kopf in die Lunge. Manchmal wird auch ein Teil der Lunge oder Wundschorf mit dem Blut mithochgebracht, sodass ein solches Leiden des Organs unmöglich verborgen bleibt. Wenn ein Geschwür in der Luftröhre entstanden ist, ergibt sich für den Patienten zusätzlich zum Hochhusten von Material, das eitrig ist, auch noch eine Empfindung des betroffenen, schmerzenden Teils. Die geringe Menge an Entleertem unterscheidet eine solche Geschwürbildung von der in der Lunge, denn bei Geschwüren, die in der Lunge entstanden sind, wird mehr Eiter ausgespuckt. Wie der Umstand, dass ein Teil der Lunge mithochgebracht wurde, anzeigt, dass das Organ eine Geschwürbildung hat, so haben wir auf dieselbe Weise manchmal gesehen, dass das Gewebe des Kehldeckels wegen einer Geschwürbildung aus dem Kehlkopf hochgebracht und ausgespuckt wurde, von der es nicht nur dieses Zeichen des betroffenen Ortes gab, sondern auch die lokale Empfindung des (Teils) mit Geschwürbildung, so wie es auch bei der Luftröhre erwähnt worden war. Die (Affektionen) der Lunge bilden sich nämlich, ohne Schmerz zu verursachen, die in diesen Regionen (d. h. in Luftröhre und Kehlkopf) hingegen verursachen einen Schmerz, aber einen leichten von der Art, dass er für die, die von Natur aus wenig empfindlich sind, auch nicht deutlich spürbar wird. Ich habe alle die bis hierher erwähnten Affektionen der Lunge, der Hohlräume des Brustkorbs und ferner der Luftröhre und des Kehlkopfs, – denn wegen der thematischen Verbindung erinnere ich auch an diese und habe sie neben jene gestellt – oft beobachtet, diejenigen dagegen, über die ich nun berichten werde, selten.

Jemand begann plötzlich einen Saft hochzuhusten, der der flüssigen Galle sehr ähnlich war, mit einer Farbe zwischen gelb und blassgelb, jedoch ohne jegliche Schärfe. Von da an spuckte er jeden Tag mehr und mehr aus. Später, nachdem leichte Fieber dazugekommen waren, bekam er Schwindsucht, sodass er auch Eitriges hochhustete. Und etwa vier Monate später brachte er Blut in kleiner Menge mit dem Eiter hoch;

291 λον· εἶτα πλέον αὖθις ἔπτυσεν, εἶθ' ἱκανῶς δαψιλές· ἐφ' ᾧ τῶν | πυρετῶν αὐξη-
θέντων καὶ τῆς δυνάμεως ἐκλυθείσης, ἀπέθανεν ὡσαύτως τοῖς φθόην νοσήσα-
22 σιν. μετὰ τοῦτον ἄλλον ἐθεασάμην ὁμοίῳ τρόπῳ νόσῳ ληφθέντα μησὶν ἕξ, εἶτ'
ἄλλον πλείοσιν. ὁ μὲν οὖν πρῶτος ἡμῖν ὀφθεὶς οὐδὲν ἔχειν ἐδόκει τό γε κατ' ἀρχὰς κακόν, ὕστερον δὲ δηλονότι μοχθηρῶς ἐφαίνετο διακεῖσθαι· τοῦ δευτέρου δ'
ὀφθέντος εὐθὺς ἐξ ἀρχῆς ἔγνωμεν ἐπιμελῶς προνοήσασθαι, καὶ μετ' αὐτὸν ἔτι
23 καὶ μᾶλλον τοῦ τρίτου. ἀλλ' ὅμως, οὐκ ὀλίγα πραγματευσαμένων ἀμφ' αὐτοὺς
ἡμῶν, οὔτε τούτων τις οὔτ' ἄλλος ἐσώθη μετ' αὐτούς. ἀνέπτυσαν δὲ πάντες
οὗτοι τελευτῶντες αὐτοῦ τοῦ πνεύμονος μέρη σεσηπότα, δι' ἃ καὶ σαφῶς ἔγνων
ὅμοιόν τι πάθος συμβαίνειν αὐτοῖς τῷ κἀπὶ τῶν ἐκτὸς ὁρωμένων μορίων, ὑγρότητι σηπεδονώδει διαβρόχων γενομένων· ἀλλὰ ταῦτα μὲν ἐκκόπτειν ἐγχωρεῖ
καὶ πρός γε τούτῳ καὶ καίειν, πνεύμονι δ' οὐδὲν τοιούτων ποιεῖν οἷόν τε, διὸ καὶ
24 πάντως ἀπόλλυνται. τοῦ τελευταίου δ' αὐτῶν ὀφθέντος μοι κηδόμενος ἐπὶ τὸ
ξηραίνειν ἰσχυρῶς τὸ σπλάγχνον ἐτραπόμην ὀσμαῖς τε καὶ πόμασιν ἐπιτηδείοις
292 εἰς τοῦτο· | τὸ μὲν γὰρ καλούμενον ἡδύχρουν ὀσμᾶσθαι δι' ὅλης ἡμέρας ἐκέλευον
αὐτῷ, προσφέρεσθαί τε τῇ ῥινὶ συνεχῶς· εἰς ὕπνον δ' ἰόντι τῶν ἐν Ῥώμῃ σκευα-
ζομένων μύρων πολυτελῶν, ἃ δὴ καλοῦσι φουλιᾶτά τε καὶ σπικᾶτα, ὑπαλείφειν
τινὶ τοὺς κατὰ τὰς ῥῖνας πόρους. ἐδίδουν δὲ καὶ πίνειν αὐτῷ φάρμακα, τήν τε Μιθριδάτειον ὀνομαζομένην ἀντίδοτον, ἀμβροσίαν τε καὶ ἀθανασίαν καὶ θηρια-
κήν· ἀλλὰ καὶ οὗτος ἐνιαυτῷ ταῦτα πίνων, ὁμοίως τοῖς φθισικοῖς ὕστερον ἀπέθανεν, ἴσως εἰς πλείονα χρόνον παραταθεὶς διὰ τὴν εἰρημένην ἀγωγήν.
25   Ἕτερον δὲ πάθος εἶδον ἐν πνεύμονι τοιόνδε. βήττων τις ἐκ χρόνου πολλοῦ,
καὶ πτύων ὀλίγα καὶ γλίσχρα, χαλαζίῳ μικρῷ παραπλήσιον ἀνέβηξέ τι, καί μοι
κομίσας ἔδειξεν αὐτό, καὶ πάλιν ἕτερον ὅμοιον οὐ μετὰ πολλὰς ἡμέρας. ἐδόκει δέ
μοι ξηραινόμενος ὁ γλίσχρος ἐκεῖνος χυμός, ὃν ἀνέπτυσεν ἔμπροσθεν, εἰς τοιαύ-

---

8–11 ἀνέπτυσαν – γενομένων] cf. Gal. De locis affectis I 1,3: CMG V 6,1,1, p. 228,1sq.   16sq. ἰόντι – σπικᾶτα] cf. Gal. De san. tuenda VI 12,5: CMG V 4,2, p. 193,5–7   Meth. med. VIII 5: X 574,2–
7 K.   De comp. med. sec. loc. II 1: XII 512,2sq. K.   18sq. τήν – ἀντίδοτον] cf. Gal. De antid. II 1.
9. 10: XIV 107,3–111,8. 152,4–155,9. 164,18–167,5 K.   De comp. med. sec. loc. VII 1: XIII 52,6–53,3.
54,16–56,11. K.

1 πλεῖον C   εἶθ' om. Fc Lb, in marg. add. F²   post τῶν add. τε Fc   2 φθόῃ Fc C, supra lin. scr. γρ
-ην F²   3 ὅμοιο A   νόσῳ ληφθέντα] νόσῳ ληφθέντ (-θεντ C) ζ Lb, in -θέντι mut. C, correxi:
νοσηλευθέντα Fc   4 πρώτως Lb: πρῶτον A   5 μοχθηρὸς Fc, corr. in Fc   ἐφαίνετω C   6
εὐθὺς post ἀρχῆς trsp. A   7 ἀμφ'] ἀφ' Fc Lb, corr. in Fc   8 αὐτούς ex -ὸς corr. in Fc   9 οὗτοι]
τούτοι Lb   δι' ἃ καὶ] διὸ καὶ Fc: καὶ νὴ δία γε Lb   10 τῷ] τοῖς A   ὑγρότητι] ὑγρότησι C
11 σηπαιδονώδη Fc, corr. F²: σηπεδονώδη Lb   γινομένων Fc   ἐγκόπτειν Fc   ἐγχωρεῖν C
12 τούτῳ] τούτων Fc Lb   τοιούτων] τοιοῦτον Lb: τοιοῦτο C: τοῦτο A   οἷόν τε] οἴονται Fc,
corr. F²   13 πάντως] παντελῶς A: πάντα Ald., in πάντες mut. Corn.   αὐτῶν] αὐτὸν C   15
ἐκέλευον ex ἐκέλευεν corr. in Fc   16 συνεχῶς] συνεχ.. Fc, fort. ex -εῖ in -ῶς supra lin. corr. F²   δ'
ἰόντι e δι' ὁ-, ut vid., corr. Fc   post ἰόντι add. καὶ Fc   17 φουλιᾶτά] φοβλιᾶτά A   18 ἐδίδου Lb:
ἐδίδον A   μιθριδάτιον Fc, corr. F²: μιθριδάτιον C: μιθριδάτειον A   19 ἀντίδοτον e -δωτον
corr. in Fc   ἀμβροσίαν ex -ωσίαν corr. in Fc   20 ἐνιαυτῷ Α   21 πλείονα post χρόνον trsp. Fc:
πλέονα Lb CQ   παραταθεῖν A   22 πάθος e πάθει corr. in Fc   βήττον Α   23 χαλαζίῳ Fc,
supra lin. in -ικρὸν mut. F²   μικρῶν Fc, corr. F²   παραπλήσια A   23sq. ἀνέβηξέ – πάλιν om. C
23 ἀνέβηξε in ἀνέβηφέ mut. Lb   24 δέ] δὴ Fc   25 ἐκεῖνος ante ὁ trsp. Lb N   ἀνέπτυσεν] prius
ε ad aliquas litteras erasas suprascr. in Fc: ἀνέπτυεν Lb A   post εἰς add. τὴν ζ

mit fortschreitender Schwindsucht hatte er in der Tat auch höheres Fieber. Dann spuckte er wieder mehr aus, danach sehr viel, wobei er, nachdem die Fieber weiter zugenommen hatten und das Vermögen erschöpft war, verstarb, wie diejenigen, die an Schwindsucht erkrankt waren. Nach diesem beobachtete ich einen anderen sechs Monate lang, der auf dieselbe Weise von einer Krankheit betroffen war, danach noch einen anderen länger. Als wir den ersten angesehen hatten, schien er das anfängliche Übel nicht zu haben, später aber war er offensichtlich in einem schlechten Zustand. Als wir den zweiten angesehen hatten, erkannten wir sofort von Anfang an, dass er sorgfältig behandelt werden musste, und das galt nach diesem noch in größerem Maße für den dritten. Doch obwohl wir nicht wenig Umtriebe um sie auf uns nahmen, wurde keiner von ihnen und kein anderer nach ihnen gerettet. Sie alle spuckten im Sterben abgestorbene Teile der Lunge selbst aus, woraus ich deutlich erkennen konnte, dass sie eine ähnliche Affektion hatten, wie man sie auch an den äußeren Teilen sieht, wenn sie mit Fäulnis bewirkender Feuchtigkeit durchnässt wurden. Diese Teile kann man aber abschneiden und überdies sogar auch ausbrennen, während bei der Lunge nichts dergleichen gemacht werden kann, weshalb (die so Erkrankten) auch in jedem Fall sterben. Nachdem ich mir den letzten unter ihnen angesehen hatte, wechselte ich in der Pflege zur starken Trocknung des Organs mit dafür geeigneten Düften und Getränken. Ich hielt ihn an, den ganzen Tag den sogenannten ‚süßlichen Duftstoff' (*heduchroun*) direkt an der Nase zu tragen und einzuatmen, und wenn er schlafen ging, an den Nasengängen etwas von jenen kostbaren Duftölen aufzutragen, die in Rom angeboten werden und die sie (lateinisch) ‚*foliata*' oder ‚*spicata*' nennen. Ich gab ihm auch Arzneien zu trinken: das sogenannte ‚Mithridatische' Gegenmittel, Ambrosia, Athanasia und Theriak. Aber auch er, der diese ein Jahr lang trank, starb später wie die Schwindsüchtigen, wobei er sein Leben aufgrund der erwähnten Verhaltensweise vielleicht noch etwas verlängert hat.

Eine andere Affektion, die ich in der Lunge gesehen habe, ist folgende. Jemand, der seit langer Zeit gehustet und kleine und zähflüssige (Substanzen) ausgespuckt hat, begann eine Substanz ähnlich wie ein kleines Hagelkorn hochzuhusten und brachte und zeigte es mir, sowie wiederum ein ähnliches anderes nicht viele Tage danach. Es schien mir aber, dass dieser zähflüssige Saft, den er früher ausgespuckt hatte, dadurch,

τὴν σύστασιν ἔρχεσθαι· καὶ διὰ τοῦτ' αὐτῷ φάρμακα ἐδίδουν πίνειν, ὁποῖα καὶ τοῖς ἀσθματικοῖς ἁρμόζει· καὶ πίνων γε αὐτῶν, ἐλάττονα μὲν ἔπτυε τὰ χαλάζια, καὶ διὰ πλειόνων ἡμερῶν ἢ πρόσθεν, οὐ μὴν ἐπαύσατό γε πολλοῖς ἔτεσι πάσχων οὕτως ἄχρι τῆς τελευτῆς. μεγέθει δ' ἦν τὰ χαλάζια τοῖς καλουμένοις ὀρόβοις ἴσα κατὰ τὸ πλεῖστον, ἔστι δ' ὅτε καὶ μείζω τούτων, ὥσπερ γε καὶ μικρότερα. καὶ ἄλλους δέ τινας ὁμοίως ἐκείνῳ πτύοντας ἐθεασάμην ἔτη συχνὰ ζήσαντας, ἐνίους μὲν ἄλλως ἀποθανόντας, ἐνίους δ' ἐκ τῶν ἀναπνευστικῶν ὀργάνων παθόντων· οὐ μὴν αἷμά γέ τις ἐκ τούτων ἔπτυσεν.

Τὸ δ' Ἀντιπάτρῳ τῷ ἰατρῷ συμβὰν ἅπαντες ἔγνωσαν ὡς οὐκ ἀφανῶς ἰατρεύοντι κατὰ τὴν Ῥωμαίων πόλιν. ἦν μὲν ὁ ἀνὴρ οὗτος ἡλικίαν ἄγων ἐτῶν ἐλαττόνων μὲν ἑξήκοντα, πλεόνων δὲ πεντήκοντα, συνέβη δ' αὐτῷ πυρέξαντι τῶν ἐφημέρων τινὰ πυρετῶν ἐκ φανερᾶς προφάσεως, ἅψασθαι τῶν ἑαυτοῦ σφυγμῶν ἐν τῇ παρακμῇ τοῦ πυρετοῦ, χάριν τοῦ γνῶναι τί ποιητέον ἐστὶν αὐτῷ. πᾶσαν δ' εὑρὼν ἀνωμαλίαν ἐν τῇ τῶν ἀρτηριῶν κινήσει κατεπλάγη μὲν τὸ πρῶτον, ὡς δὲ σαφῶς ὕστερον ᾐσθάνετο μηκέτι πυρέττειν ἑαυτόν, ἐλούσατο μὲν εὐθέως· ἐπὶ κόποις τε γὰρ αὐτῷ καὶ ἀγρυπνίαις ἐκεκμήκει τὸ σῶμα. διῃτήθη δὲ πάνυ λεπτῶς ἄχρι τοῦ τὴν τρίτην ἀπὸ τῆς ἀρχῆς ἡμέραν διελθεῖν ἐν ᾗ μηδενὸς ἔτι γενομένου πυρετοῦ, προῄει μὲν ἑκάστης ἡμέρας ὥσπερ καὶ πρόσθεν, ἁπτόμενος δὲ ἑαυτοῦ τῆς κατὰ τὸν καρπὸν ἀρτηρίας, ἐθαύμαζε διαμενούσης ἐν τοῖς σφυγμοῖς τῆς ἀνωμαλίας.

Ἀπαντήσας γοῦν μοί ποτε, προὔτεινε τὴν χεῖρα γελῶν, ἐκέλευσέ τε τῶν σφυγμῶν ἅψασθαι. κἀγὼ μειδιάσας· «τί τὸ αἴνιγμά ἐστιν, ὃ κελεύεις;» ἠρόμην. ὁ δ' αὖθις ὁμοίως γελῶν ἐδεῖτο πάντως ἅψασθαι. καὶ τοίνυν εὗρον ἁψάμενος ἀνωμαλίαν κατὰ τὸν σφυγμὸν ἅπασαν, οὐ μόνον ἐν ἀθροίσματι γινομένην, ἣν συστηματικὴν ὀνομάζουσιν, ἀλλὰ καὶ κατὰ μίαν διαστολὴν τῆς ἀρτηρίας. ἐθαύμαζον οὖν, ὅπως ἔτι ζῇ τοιοῦτον ἔχων σφυγμόν, ἐπυνθανόμην τε μή τις αὐτῷ δυσχέρεια κατὰ τὴν ἀναπνοὴν γίνεται· τοῦ δὲ οὐδεμίαν αἰσθητὴν ὁμολογοῦντος, ἐπετήρουν μέν, εἴ τινα μεταβολὴν ἕξοι ποτέ, συνεχῶς ἁπτόμενος τῆς κατὰ τὸν καρπὸν ἀρτηρίας ἓξ μηνῶν που χρόνῳ. πυνθανομένου δ' οὖν αὐτοῦ κατ' ἀρχάς, ἤ τις

dass er ausgetrocknet war, in eine solche Konsistenz übergegangen war. Und deshalb habe ich ihm die Arzneien zu trinken gegeben, die auch für Asthmatiker passen. Und in der Tat, wie er davon trank, spuckte er kleinere Hagelkörner und verteilt über mehr Tage als zuvor aus, aber es hörte nicht auf und er litt daran viele Jahre bis zu seinem Tod. In der Größe waren die Hagelkörner meistens gleich wie die Samen der sogenannten ‚Linsenwicke'; manchmal waren sie auch größer als diese, manchmal aber auch kleiner. Ich habe einige andere Personen beobachtet, die wie dieser ausspuckten 26 und dennoch viele Jahre weiterlebten, bevor einige auf andere Weise starben und einige, weil sie an den Atmungsorganen betroffen waren. Dennoch hat keiner von ihnen je Blut ausgespuckt.

Jeder weiß, was Antipater zugestoßen ist, der nicht ohne sich einen Namen 27 gemacht zu haben in der Stadt Rom als Arzt praktizierte. Als der Mann im Alter von weniger als sechzig und mehr als fünfzig Jahren war, geschah es, dass er fiebrig wurde mit einem kurzlebigen Fieber aus offenkundigem Anlass, während dessen Rückgang er manchmal seinen eigenen Puls fühlte, um zu wissen, was er zu tun hatte. Als er viel Unregelmäßigkeit in der Bewegung der Arterien entdeckte, war er zunächst erschrocken; weil er aber etwas später deutlich wahrnahm, dass er kein Fieber mehr hatte, nahm er sogleich ein Bad. Denn sein Körper war von den Strapazen und der Schlaflosigkeit müde. Er unterzog sich einer sehr leichten Diät, bis der dritte Tag vom Beginn an vorüber war, an dem kein Fieber mehr entstand. Er führte sein Leben wie zuvor fort. Als er sich aber selbst den Puls an der Handwurzelarterie fühlte, war er überrascht, dass die Unregelmäßigkeit des Pulses bestehen blieb.

Als er mir jedenfalls eines Tages begegnete, streckte er mir lachend die Hand entge- 28 gen und gab mir auf, seinen Puls zu fühlen. Und ich erwiderte ihm lächelnd: „Was ist das Rätsel, das du mir aufgibst?" Und mit demselben Lachen bat er mich noch einmal eindringlich, seinen Puls zu fühlen. Und als ich den Puls fühlte, entdeckte ich in der Tat eine große Unregelmäßigkeit über den ganzen Puls hin, nicht nur in der Reihung, die ‚systematisch' (*sustēmatikē*) genannt wird, sondern auch in Bezug auf eine einzelne Ausdehnungsphase der Arterie. Ich wunderte mich also, dass er mit einem solchen Puls überhaupt noch lebte, und erkundigte mich, ob er nicht irgendeine Schwierigkeit bei der Atmung habe. Keine, die wahrnehmbar sei, sagte er zustimmend. Ich beobachtete, ob sich einmal ein Umschlag ergäbe, während ich ohne Unterbrechung etwa sechs Monate lang regelmäßig an der Handwurzelarterie den Puls fühlte. Als er zu Beginn fragte, welcher Zustand im Körper mir vorzuliegen schiene, und auf welche

εἶναί μοι δοκεῖ ἡ διάθεσις ἐν τῷ σώματι, καὶ κατὰ τίνα τρόπον αὐτοῦ τοιοῦτον ἐργά|ζεσθαι δυναμένη τὸν σφυγμὸν ἄνευ πυρετοῦ, πρὸς τὴν ἐρώτησιν ἀπεκρινάμην· «ἐν τῇ Περὶ τῶν σφυγμῶν πραγματείᾳ δεδηλῶσθαι μοι περὶ τῆς τοιαύτης ἀνωμαλίας. ἡγοῦμαι γὰρ αὐτὴν ἐπὶ στενοχωρίᾳ τῶν ἐν τῷ πνεύμονι μεγάλων ἀρτηριῶν γίνεσθαι, τὴν στενοχωρίαν δ' ἔφην ἑπομένην φλεγμονῇ τοῦ σπλάγχνου, τό γ' ἐπί σοι νῦν ἀδύνατον ὑπάρχειν· ἐπύρεττες γὰρ ἄν· ἀπολείπεται δ' ἤτοι δι' ἔμφραξιν ὑγρῶν καὶ γλίσχρων καὶ παχέων χυμῶν ἢ διὰ φύματος ἀπέπτου γένεσιν εἰς τὴν τοιαύτην ἀφῖχθαί σε διάθεσιν.» ὁ δ' ὑποτυχών, «ἐχρῆν οὖν», ἔφη, «ἀσθματικὴν ὀρθόπνοιαν εἶναί μοι.» κἀγὼ πιθανῶς μὲν εἶπον λέγειν αὐτόν, οὐ μὴν ἀληθῶς· γίνεσθαι μὲν γὰρ καὶ τὴν τοιαύτην ὀρθόπνοιαν διὰ τοιαύτας αἰτίας, οὐ μὴν ἐν ταῖς λείαις ἀρτηρίαις, ἀλλ' ἐν ταῖς τραχείαις ἀθροιζομένου τοῦ γλίσχρου καὶ παχέος χυμοῦ. καὶ τοίνυν ἔδοξεν ἡμῖν, τήν τε δίαιταν αὐτῷ πᾶσαν ὁμοίαν ποιεῖσθαι ταῖς τῶν ἀσθματικῶν τά τε φάρμακα προσφέρεσθαι τὴν αὐτὴν ἐκείνοις ἔχοντα δύναμιν. Ἓξ δ' ἐν τῷ μεταξὺ γενομένων, ὡς ἔφην, μηνῶν, ᾔσθετό τινος οὐ μεγάλης δυσπνοίας ἅμα παλμῷ βραχεῖ | τῆς καρδίας, τὸ μὲν πρῶτον ἅπαξ, εἶτα δίς που καὶ τρίς, εἶτα καὶ τετράκις τε καὶ πλεονάκις γινομένου, μετὰ τοῦ συναύξεσθαι τὴν δύσπνοιαν ἐφ' ἡμέρας ὡς πέντε καὶ δέκα· μεθ' ἃς ἐξαίφνης δυσπνοήσας σφοδρῶς, εἶτ' ἐκλυθείς, εὐθέως ἀπέθανεν, ὥσπερ ἄλλοι τινὲς ἐπὶ πάθεσι καρδίας, ὑπὲρ ὧν εἰρήσεται κατὰ τὸν ἐφεξῆς λόγον.

3 ἐν – πραγματείᾳ] *accurate non reperitur cf. e. g.* Gal. De causis puls. II 1–3: IX 56,1–68,6 K.   9 ἀσθματικὴν ὀρθόπνοιαν] *cf.* Gal. In Hipp. Prorrh. I comm. II 53: CMG V 9,2, p. 92,28sq.   10–12 γίνεσθαι – χυμοῦ] *cf.* Gal. De difficult. respir. I 11: VII 782,2–4 K.

1 μοι *om.* A   δοκεῖ *om.* Fc, *supra lin. add.* F²   ἡ *om.* Fc (*deest* C)   τοιοῦτον *post* 2 ἐργάζεσθαι *trsp.* Lb   2 ἐργάζεσθαι *ex* ἐργάζεται *corr. in* Fc   δυναμένης Lb   3 δεδηλόσθαι Fc, *corr.* F²: δεδειλῶσθαί Lb: *fort. mavis* δεδήλωται, *sed cf. infra* 10   5 ἑπόμην Lb: ἐπὶ μὲν *e corr. in* Fc   φλεγμονῇ] *finis e corr. in* Fc: φλεγμονῆς Lb   6 τό] ὅπερ ζ   σοι *e* σου *corr. in* Fc: σοῦ Lb   ἀπειλείπεται A   8 σε *om.* Lb   *post* δ' *add.* ἀποκριθεὶς Fc, *del.* F²   ὑποτυχών] *supra lin.* γρ ὑπολαβών *scr.* F² (*unde Bas.*)   11 τοιαύτην αἰτίαν Fc *fort. recte*   12 παχέως Fc   13 δίαιτης C   αὐτῷ] αὐτοῦ A   ταῖς – ἀσθματικῶν] *fort. mavis* τοῖς ἀσθματικοῖς   ταῖς Q: τοῖς Fc ζ Lb N, *supra lin. scr.* γρ ταῖς F²   τῶν *om.* Lb C   ἀσθματικῶν] ἀσματικῶν A: ἀσθματικοῖς Lb   15 βραχεῖ *post* 16 καρδίας *trsp.* C   16 τρίς] 1 *ad aliam quandam litteram erasam suprascr. in* Fc: τρεῖς Lb: τρεῖς C   17 *post* μετὰ *add.* καὶ Lb: *legi nequit propter maculam* A   συναυξάνεσθαι Lb A Ald.   19 *post* ὥσπερ *add.* καὶ ζ   πάθεσι] πάθει Lb

Weise dieser einen solchen Puls ohne Fieber bewirken könnte, antwortete ich auf die Frage: „In meiner Abhandlung Über den Puls habe ich auf eine solche Unregelmäßigkeit hingewiesen. Ich bin nämlich der Überzeugung, dass (der Zustand) die Folge einer Verengung der großen Arterien der Lunge ist, die Verengung aber", so sagte ich, „die Folge einer Entzündungsschwellung des Organs, was bei dir jedoch jetzt unmöglich vorliegen kann, denn dann hättest du Fieber. Es bleibt übrig, dass du entweder durch Verstopfung mit feuchten, dicken und zähflüssigen Säften oder durch die Entstehung eines ‚ungekochten' Auswuchses in einen solchen (krankhaften) Zustand geraten bist." Darauf antwortete er: „Also müsste ich wohl eine asthmatische Aufrechtatmung (Orthopnoe) haben." Ich sagte, was er sage, sei überzeugend, und dennoch nicht wahr; denn eine solche Aufrechtatmung entstehe zwar aus solchen Ursachen, wenn sich der zähflüssige und dicke Saft nicht in den glatten Arterien, sondern in den rauen (i. e. in den unteren Atemwegen) sammle. Es schien uns also richtig, dass er eine ganz ähnliche Diät machte wie die der Asthmatiker und dass diejenigen Arzneien zur Anwendung kamen, die dieselbe Wirkkraft haben wie die für jene. Wie ich es ihm gesagt hatte, nahm er, nachdem zwischenzeitlich sechs Monate vergangen waren, eine leichte Atemnot zusammen mit kurz anhaltendem Herzklopfen wahr, zuerst einmal, dann zwei- und dreimal, dann auch viermal und öfter, wobei die Atemnot bis etwa zum fünfzehnten Tag zunahm. Danach hatte er plötzlich große Atemnot, dann wurde er ohnmächtig und starb schnell, wie andere Personen mit Herzaffektionen, die in der nächsten Abhandlung besprochen werden.

INDICES

→ = vide

A. Index nominum

Ἀλεξανδρεία 66,6
Ἀντίπατρος ὁ ἰατρός 162,9
Ἀρχιγένης 4,6 6,9 16,12.30 18,18 20,21 22,12 26,4 34,29 72,10 βιβλίον ἐπιστολικῶν ἕνδεκα 18,5 βιβλίον, ἔνθα διδάσκει μνήμης βεβλαμμένης ἀνάκτησιν 16,23 Χρονίαι παθογνωμικαί (ἐν τῷ πρώτῳ) 72,10sq. ὁ Ἀρχιγένειος λόγος 24,21 ἡ Ἀρχιγενικὴ τῶν βοηθημάτων εὕρεσις 24,19
Ἀσία 92,7
Ἄτλας ὁ βαστάζων τὸν κόσμον Ἄ. 58,8

Γαληνός ἐγώ 4,6 6,12 10,13.26 12,1 14,3 18,23.26 34,3 66,7 68,2 82,4 92,5 104,12 114,24 128,3 146,19 148,3 ἡμεῖς 8,15 14,7 56,16 120,4 96,18 102,12 108,22 124,23 126,22 152,1 160,4.8 164,12 κατ' ἐμαυτόν 10,20 Ἡ δι' αὐτῶν (sc. σφυγμῶν) πρόγνωσις 120,20sq. Θεραπευτικὴ μέθοδος 12,14 Περὶ δυσπνοίας 110,8 148,12 150,3 Περὶ τῆς ἐπὶ τῶν ζώντων ἀνατομῆς (ἐν τῷ δευτέρῳ) 140,15sq. Περὶ τῶν ζώντων ἀνατομῆς (ἐν τῷ δευτέρῳ Π.) 8,13 Περὶ τοῦ τῆς ὀσφρήσεως ὀργάνου 82,23 Περὶ τῶν ἐν ταῖς τροφαῖς δυνάμεων (ἐν τῷ πρώτῳ) 52,6sq. Περὶ τῶν Ἱπποκράτους καὶ Πλάτωνος δογμάτων 42,15 (cf. 26,28sq.) Περὶ τῶν σφυγμῶν 164,3 Περὶ τῶν τῆς ἀναπνοῆς αἰτίων 110,3 140,14 Περὶ φωνῆς 138,17 140,14 142,3 Τὰ εἰς τὸ δεύτερον τῶν Ἐπιδημιῶν ὑπομνήματα (ἐν τῷ δευτέρῳ) 108,20sq. Τὰ εἰς τὸ Περὶ ἄρθρων ὑπομνήματα (ἐν τῷ τρίτῳ [cj.]) 114,23 Τὰ τῶν συμπτωμάτων αἴτια 96,12sq. 96,16 Τῶν ἐν ὀφθαλμοῖς παθῶν διάγνωσις 96,15sq.

Δημήτρειος τὰ ἐκ τῆς γῆς φυομένων Δ. φυτά 8,4
Διοκλῆς 54,1.2.13.24 56,3.14 Πάθος, αἰτία, θεραπεία 54,2

Ἐρασίστρατος οἱ περὶ τὸν Ἐ.ον 60,5
Εὔδημος 80,22
Ζεύς ὦ πρὸς Διός 26,7

Ἡρόφιλος 80,22

Θρᾴκη 92,7

Ἰβηρία 92,6
Ἱπποκράτης 10,2.7 30,12 38,20.25 40,16 48,14 56,7 58,15 80,23 100,2.3 106,9 108,22 110,22 146,21 148,4 156,24 (ἐγώ) 108,19 Ἐπιδημίαι (ἐν τῷ δευτέρῳ) 106,9 116,5 (κατὰ τὸ δεύτερον) 118,8sq. (ἐπὶ τῇ τελευτῇ τοῦ ἕκτου τῶν Ἐ.ῶν) 48,4 Περὶ ἄρθρων 110,11 112,17 Περὶ διαίτης ὀξέων νοσημάτων 10,2 Προγνωστικόν 116,12 Ἱπποκράτεια βιβλία 14,17

Κελτική 92,7
Κνίδιος (κόκκος Κν.) 20,23

Μᾶρσος Μ.ου πατήρ 18,28 πρὸς Μ.ον ἐπιστολὴ Ἀρχιγένους 18,6
Μιθριδάτειος ἡ Μ. ὀνομαζομένη ἀντίδοτος 160,18

Παυσανίας ὁ ἀπὸ τῆς Συρίας σοφιστής 82,1
Πέλοψ 64,14 66,26
Πραξαγόρας 44,7

Ῥώμη 12,8 82,1 94,1 160,16 ἡ Ῥωμαίων πόλις 162,10

Σεκοῦνδος ὁ γυμναστὴς Σ. 122,30
Συρία 82,1

Τιτυός 28,3

Χρύσιππος Περὶ τῶν τῆς ψυχῆς παθῶν 6,5

B. Index verborum

ἀβίαστος 110,3 122,13
ἀβλαβής 80,15 88,3 98,17 114,14 128,19
ἄγαν 154,20
ἀγανακτέω 22,7
ἀγγεῖον 32,13 74,15 96,2 130,13 132,16 156,14.
  22.26
ἀγέννητος 26,19
ἀγκών 52,19
ἀγνοέω 10,8 60,5.7 128,7
ἄγνοια 136,22
ἀγορεύω 10,22
ἄγριος 20,24 50,23
ἄγροικος 66,7.14
ἀγρός 134,21
ἀγρυπνέω 34,28
ἀγρυπνητικός 28,25 30,4.8
ἀγρυπνία 28,26 30,11.12.21.23 34,4 40,17 50,14
  52,13 62,3 162,16
ἄγρυπνος 32,2
ἄγω 42,22 58,19 68,14.17 82,20 162,10
ἀγωγή 10,26 160,21
ἀγών 130,19
ἀγωνίζομαι 10,24 156,13
ἀδιάστροφος 36,11
ἀδικέω 48,18
ἀδιόριστος 22,8 80,22 100,24
ἀδυνατέω 10,26 88,17 136,26 142,26
ἀδύνατος 32,26 64,14.25 80,32 106,4 108,18
  120,6 132,24 150,13 154,23 158,10 164,6
ἀεί 10,16 14,1.11 42,5 58,3bis 80,29 104,11 124,2.9
  128,8 158,28
ἀείδω 58,6
ἀετός 28,3
ἀήρ 40,7 146,6.12 152,13 156,2.4
ἀθανασία 160,19
ἀθεράπευτος 132,14
ἄθλιπτος 114,3 132,5
ἄθλος 156,11
ἀθροίζω 42,26 50,8 60,16 74,24 94,25 144,1.25
  164,12
ἄθροισμα 162,24
ἀθρόος 50,13 68,20 112,19 120,21 122,25 130,6.16
  138,19 154,5 158,3.7
αἴγειος 50,19
αἰθάλη 56,23
αἰθαλώδης 46,28 56,20
αἷμα 18,9 20,3 44,14.21 48,25.27 50,2.4.17.18.19.22.23
  52,1.18 54,16 56,19 130,4.10.16.18.22.23.27 132,8.9.13.16.
  21 134,1.8.9.13.20 152,8 156,6.7.9.22 158,3.7.29 162,8
αἱμορραγία 130,12.20

αἱμορροΐς 50,16
αἱμωδιάω 54,11
αἴνιγμα 162,22
αἵρεσις 10,23.25.27 12,2.4.7.10 16,10.18.21.28 26,10.
  24 34,20 128,27
αἱρέω 12,2 26,17
αἴρω 20,18 40,9 118,18
αἰσθάνομαι 44,11 62,24 68,28 72,28 76,11
  90,12 116,11 122,30 126,25 128,24 132,3 144,18
  152,11 162,15 164,15
αἴσθησις 6,13 24,4 40,25 42,9 44,5.9 46,18
  68,23 72,8.15 74,17.25.26 76,6.16.20 78,7 80,24.27.29.32
  82,8.11.21 84,10.23 86,1.3 92,27 96,8.19.22 98,11
  100,22 102,2.9.15.23.27 104,3.6.7.9 112,13.16 114,14
  118,13 126,21.28 128,9.10bis.13.14.23.26 150,16 152,9.23
  154,4.26 158,12.18
αἰσθητήριον 96,24
αἰσθητικός 6,22.27 42,18.19 68,3 76,7 92,24
  98,18 122,6 128,18
αἰσθητός 62,15 132,10 154,8 156,10 158,21
  162,27
αἰσχρός 26,11
αἰτία 10,22 16,19.24 30,18 32,24 38,25 40,2 54,13
  56,8.9 64,15 66,25 86,3 94,22 96,2.16 98,11 102,28
  110,7 122,13 126,4.9.23 128,8 142,13.20 150,3
  156,22 164,11
αἰτιάομαι 40,18
αἴτιον 34,16 142,14 156,9.10.28
αἴτιος 60,9 100,6
ἀκάρδιος 28,3
ἀκατέργαστος 54,18
ἀκινησία 80,21
ἀκίνητος 68,27 78,6.14 88,10 98,23 128,18 136,7
ἀκμαῖος 146,3
ἀκμή 46,6.10
ἀκοή 96,25
ἀκολουθέω 26,13.17 42,16 56,12 60,3.10 98,28
  104,18 110,1 146,13
ἀκολουθία 16,11 26,14.21 82,15
ἀκόλουθος 132,13
ἀκουστέον 134,27
ἀκουστικός 102,15.18
ἀκούω 10,13 22,23 28,1 42,9 62,18 78,3 82,5
  94,15 134,17 154,8
ἀκραιφνής 4,14
ἀκρασία 22,16
ἄκρατος 76,3
ἀκρίβεια 24,3
ἀκριβής 24,8 42,24 90,11 96,23 122,3
ἀκριβόω 34,12.13

Index verborum

ἀκριβῶς 6,9 10,2 90,15.17.22 94,17 112,2 114,24 126,14 134,4 150,13
ἄκρος 98,9 124,11.16 154,27
ἀκτίς 134,24
ἄκυρος 66,24
ἄκων 136,21
ἀλαζονεία 24,23
ἀλγέω 4,13 76,2 106,12 118,23 132,6 158,12
ἄλγημα 8,21 46,20 56,27 72,26 74,1.24 148,25 152,7.9
ἀλεκτρυών 58,6
ἀλήθεια 10,22.25 134,12
ἀληθής 10,13 12,10.11 18,13 26,10 34,28 38,22 164,10
ἁλίσκομαι 38,1 64,20
ἀλλά passim
ἀλλήλων 18,24 26,13 32,11 48,9 58,10 94,15 102,26 110,17 112,26 138,26 152,16
ἀλλοιόω 48,16.28 60,1 62,27
ἀλλοίωσις 48,3 64,17
ἀλλόκοτος 58,14
ἄλλος 4,6 6,16.19 8,10.22 10,7.9.16.25 12,8.17 14,4.16.24 16,17 20,19 24,2.4.11.13 32,2 34,20.21 36,9 38,12 46,5.18.25 48,12 50,6.16 54,3.24 56,1.9.28bis 58,6.8.10 60,7 62,5 66,1bis.12.14.26 68,3.16.26 70,15.19 72,15 76,8 80,7.12 84,7.13 86,14 88,1.23 92,6.7.10.17.27 94,10 96,6.19.20 98,8.18 102,19.22 106,6 108,1.2.14 110,7 114,13.21 116,17 118,12 120,4 122,4 124,6.21 126,1.22 134,15 136,12.18 140,1 142,2.30 146,22 148,13.14.18bis.23 150,6.11 152,14.15 154,10.14.29 156,23 160,3.4.8 162,6 164,19
ἄλλοτε 98,8
ἄλλως 20,4 70,18 86,4 140,25 162,7
ἅλμη 52,2
ἁλμυρός 44,10
ἄλογος 8,3 30,20
ἀλόη 90,26.27
ἁλυκός 44,10
ἄλυπος 76,13
ἀλωπέκειος 50,21
ἅμα 10,1 14,15 26,1 28,9 34,7 38,6 58,14 62,17 76,19 78,1 80,31 84,8.14 86,23 90,12 92,2 94,26 96,3 104,2 118,8 124,21 128,14 130,20.22 138,7 142,9.11.17.20.21 154,5 164,15
ἁμαρτάνω 18,14 34,26
ἀμβροσία 160,19
ἀμείνων 6,8 80,21 84,10 92,12 100,25 128,24
ἀμέλει 20,21
ἀμέλεια 118,5
ἀμελέω 8,9 12,22 62,6 126,18
ἀμελής 100,16
ἄμεμπτος 44,12 74,2 90,8.9 134,13

ἄμετρος 8,4 40,5
ἀμηγέπη 4,17
ἀμπελουργία 34,5
ἀμπελουργός 34,5 66,15
ἀμυδρός 90,24 136,12
ἀμυδρότης 68,23
ἄμυξις 22,11
ἀμυχή 20,1 24,1
ἀμφί 160,7
ἀμφισβητέω 72,21
ἀμφότερος 6,18 14,13 22,1 28,11 30,12 52,20 74,14 80,25 84,23bis 88,27 90,1.2.19 92,3.12 98,4 100,9 102,9 110,21 122,6.25 124,5 128,13 136,23 152,5
ἄμφω 28,14 32,2.4 92,23.27 100,3 102,28 104,13.15 124,21 140,3.4
ἄν passim
ἀνάβηξις 156,7
ἀναβήττω 130,21.27 132,7 154,19 158,11.26.29 160,23
ἀνάβρωσις 130,15.21 158,7
ἀναγι(γ)νώσκω 16,3 18,13 112,2
ἀναγκάζω 28,19 122,11.28 124,1 146,6.14 150,9
ἀναγκαῖον 8,24 10,24 18,4 28,15 48,19 64,10 80,19 86,6.10 88,13 98,21 110,9 142,17 146,23 150,23
ἀναγκαῖος 8,8.17 18,16 26,14
ἀνάγκη 8,15.23 16,1 32,29 112,20 146,1bis.13
ἀνάγνωσις 20,13
ἀναγορεύω 128,27
ἀνάγω 58,15 130,4
ἀναγωγή 130,25 152,8
ἀναδέρω 132,19
ἀναδίδωμι 62,26
ἀναθυμίασις 4,21 6,25 56,21.23
ἀναιρέω 38,17 94,8 116,14
ἀναισθησία 76,8 80,21
ἀναίσθητος 6,19 68,17 78,6.14 80,27 82,3 98,23
ἀναισχυντία 34,28
ἀνακαθίζω 144,18
ἀνακαλέω 18,22 126,21
ἀνακομίζω 124,10
ἀνακόπτω 118,23
ἀνάκρισις 90,15
ἀνακτάομαι 16,1 18,7 136,25
ἀνάκτησις 16,13
ἀναλαμβάνω 54,18
ἀναλέγω 14,6
ἀναλογία 146,30
ἀνάλογος 38,2 62,11 76,25 146,26 156,20
ἀναμίγνυμι 124,14
ἀναμιμνήσκω 10,4 60,19 108,4 110,10 136,1.4

140,15 142,6 146,19.23
ἀνάμνησις 106,6
ἀναπείθω 36,14
ἀναπέμπω 64,16
ἀναπηδάω 94,20
ἀναπνευστικός 120,5.7.17.28 122,24 130,4.9 132,24 144,1.13.16 146,25.28 148,19.20 150,5.22 162,7
ἀναπνέω 98,25 100,12 122,10.27 144,22 146,6.15 148,6 152,12
ἀναπνοή 68,25.26 70,1.8 78,29 80,3.5.9 98,24.25 100,14 110,4.6 116,13 118,2.22 120,6.11.13.15.19 122,12.13.15 124,3.6 138,7.8.11 144,18 146,16 148,2.17 150,4.11.13.15.17.18 152,19.21 156,1 162,27
ἀναπτύω 108,15 130,17 132,8.25 154,9.11 158,14.17.28 160,8.25
ἀναρόω 134,17
ἀναρρήγνυμι 156,22
ἀναρτάω 152,11
ἀνασπάω 38,27 86,23.25.27 88,20
ἀναστόμωσις 156,6 158,4
ἀνατείνω 88,15 144,20
ἀνατιτράω 100,11
ἀνατομή 38,10 42,16 70,4 76,19.26 78,3.8.19.26 80,20.23 86,13 96,3 104,4 110,1 114,21 124,15 126,13 140,13.16 142,8
ἀνατομικός 36,13 86,15 102,3 128,7 154,1
ἀνατρέπω 8,18
ἀνάτρησις 100,15
ἀνατρίβω 126,17
ἀνατροπή 46,21
ἀναφέρω 4,20 6,20 46,13 56,20.23 64,17 68,15 72,5 82,22 94,13 126,27 130,10.26 154,15.16.21.23
ἀναφορά 130,16 132,13
ἀναφωνέω 156,20
ἀναφώνησις 156,15
ἀναχρέμπτομαι 44,3 134,1
ἀνδρεῖος 26,30
ἄνειμι 62,11.19
ἀνεμέω 44,3
ἄνεμος 126,24
ἀνεξέργαστος 4,5
ἀνέρχομαι 46,27 62,25 72,2
ἀνερωτάω 126,23
ἄνευ 4,8 22,17 24,1.25 32,25 40,2 66,16 70,20 76,1 84,16 100,12 108,23 112,11 116,9 120,5 126,9 144,3.5 146,24.28 148,8 154,10.22 156,15.16.22 164,2
ἀνέχω 72,24 76,13
ἀνήκω 74,21 118,11 120,14
ἀνήρ 12,9 16,15.21 18,14 24,24 36,13 38,23 82,6.9 128,7 162,10
ἄνθρωπος 12,20 16,10 22,4.15 26,26.29 40,4.19 48,27 50,13 52,11 58,12.19 60,6.12 66,2.28 68,5 76,12

80,6 90,15 100,12 122,18 124,19.31 134,11.13.21 152,26 158,5
ἀνιαρός 76,13
ἀνίατος 132,17
ἀνιάω 68,9
ἀνίημι 132,6
ἀνίστημι 94,1
ἄνοδος 62,15
ἀνόητος 28,2
ἄνοια 26,11
ἀνοίγνυμι 100,15 118,21 136,7.15
ἀντεῖπον 34,23
ἀντί 52,5
ἀντίδοτος 160,19
ἀντίθεσις 32,9
ἀντικαταρρέω 154,15
ἀντίκειμαι 88,18 104,20
ἄντικρυς 16,17
ἀντιλογία 10,15 38,17
ἀντίσπασις 20,8
ἀντισπάω 104,20
ἀνυτικός 22,11
ἀνύω 22,25
ἄνω 40,25 66,21 88,8.10
ἀνώδυνος 56,26
ἀνωμαλία 162,14.20.23 164,4
ἀνώμαλος 70,21 72,6 148,25 154,30.bis
ἀξιόλογος 76,11 90,6 112,21 124,13 130,21 154,9
ἄξιος 56,10 60,6
ἀξιόω 16,9 50,8 92,9.14 94,4 134,14 142,7
ἀπάγω 42,23 86,27 104,21
ἀπαθής 8,24 38,12 48,27 78,22 80,17 88,21 102,17 110,19
ἀπαίδευτος 58,18
ἁπαλός 50,10
ἀπαντάω 58,5 162,21
ἅπαξ 164,16
ἅπας 4,7 10,16 12,1 16,13bis.14 20,15 22,18.23 24,7 26,25 28,6 30,8 32,10 36,4.21.23 38,2.25 40,22 42,11.19 48,21.25 52,1 58,12.19 60,8 62,6.7 68,24.28 70,3.4.11 76,26 78,24 80,2.8 90,7 94,5 100,22 102,11.22.26 104,27 106,6 112,12.13 116,12 118,21 122,11.18.28 126,2 128,28 134,12.28 138,8.13 140,16 142,10.16.28 144,1.5.7 146,1 148,1.13 150,21.23 158,22 162,9.24
ἄπειρος 26,19
ἀπεοικώς 74,10
ἄπεπτος 116,4 148,26 152,20 158,1 164,8
ἀπερείδω 64,19
ἀπερίληπτος 26,20
ἀπέρχομαι 6,1
ἀπεψία 92,13

Index verborum   171

ἀπιστέω 64,2 66,6 150,12
ἁπλοῦς 16,22 24,24 32,4.12 92,23
ἁπλῶς 42,31 70,5 78,3 92,1 130,6
ἄπνοια 150,11.19 152,1
ἀπό 6,18 12,7.8 14,5bis 18,17 26,10 42,2 50,4.7 52,25
  58,1 62,9.12.14 66,10.15.18.24 68,15 72,12.13.16.17 74,24.
  25 76,5 82,1 84,11.22 88,26 90,7 92,11 94,2 96,4.20
  98,13.14 102,5 104,2 106,3.7 108,14.25 114,19.20
  126,13.19 132,1 152,4bis 154,6 158,8 162,17
ἀποβαίνω 12,11.21
ἀπογι(γ)νώσκω 42,21
ἀποδείκνυμι 8,17 60,3.4 80,6 88,16
ἀποδεικτικός 70,2
ἀπόδειξις 26,25.28 38,19 114,24
ἀπόδοσις 56,8
ἀποθνήσκω 58,12 80,4 124,7 160,2.20 162,7
  164,18
ἀποθρύπτω 14,22
ἄποιος 44,11
ἀπόκειμαι 42,18
ἀποκρίνω 54,19 80,12 164,2
ἀπολείπω 146,29 164,6
ἀπόληψις 18,10
ἀπόλλυμι 8,8 16,1 24,12 28,14 32,16.28 34,3
  38,16 66,2 76,19 80,9.27 86,2.9 98,19 102,23 108,4
  126,2 128,9.15.23.26 134,28 140,5.9.10.25 160,13
ἀπομύττω 44,4 134,1.19
ἀποπάτημα 126,7
ἀποπληκτικός 98,5
ἀπόπληκτος 36,2.7 80,4
ἀποπληξία 68,19.24 76,20 78,27 84,18 98,26.27
  100,3.8.9.13 138,22 150,20
ἀποπνίγω 116,16
ἀποπτύω 108,15 130,6
ἀπορία 8,5 12,2 128,25
ἀπορρύπτω 154,17
ἀποσείω 58,8
ἀπόστασις 128,26
ἀποστέλλω 92,9
ἀπόστημα 122,1 146,10 148,24
ἀποσχίζω 128,5 136,19
ἀποτελέω 46,1 48,10
ἀποτέμνω 66,9.13.16
ἀποτίθημι 16,28
ἀποφαίνω 16,23 38,19.20.22 130,11
ἀποφλεγματισμός 20,24 28,23
ἀπόφυσις 74,14 98,12 108,25
ἀποφύω 86,10.20 114,12 124,23
ἁπτικός 98,11 102,9
ἁπτός 96,21.22
ἅπτω 102,12 120,22 162,12.19.22.23bis.28
ἀπύρετος 108,6

ἀπώλεια 16,30 18,21 32,17 68,22 80,5.26 120,2
ἄρα 24,23 26,7 36,4 50,18
ἆρα 6,22
ἀραιός 142,29 148,18.19 150,4
ἀραιότης 146,31
ἀργία 30,9
ἀργός 40,19
ἀριθμός 18,5 26,20 120,8
ἀριστερός 74,19 76,21 78,16 98,4.20 104,15.21.22
  110,20 112,10.14
ἄριστος 26,27 58,1 60,2 62,17 130,12
ἀρκέω 10,8.19 24,28 52,26 90,21 110,10 124,3
  150,17
ἁρμόζω 124,29 162,2
ἀρρωστέω 122,14 136,10 144,13
ἀρρώστημα 18,2 48,6
ἀρρωστία 120,18 122,28 142,24 144,3.10 148,2
ἄρρωστος 128,21 142,18.28 144,4
ἀρτηρία 64,19 70,25 72,2 96,3 130,25 150,18
  152,28 154,2 162,14.19.25.29 164,5.11
ἀρτηρία τραχεῖα 136,22 138,10 146,11sq.
  152,28 154,1sq. 158,11.19.23 pl. 144,22 164,11
ἀρτηριοτομέω 70,24
ἄρτι 20,14
ἄρτιος 20,2 86,11.18 102,6 114,15
ἄρτος 52,5
ἀρχαῖος 16,3
ἀρχή 6,14 18,7 22,8.17 32,18 36,12.14.18.25 38,2.5.13.
  27.30 40,1.2 42,1.3 44,22 50,4 52,25 62,18 64,16
  68,13 70,3.5.6 76,18 78,22.24 80,15.20 82,6.10.15 84,11.
  21 86,8 90,18 92,8.11 98,3 104,3 114,17 126,12 128,2
  150,23 154,12 160,4.6 162,17.29
ἄρχω 18,8.10 60,9 62,14 88,27 90,2.7 118,6 152,18
ἄρωμα 76,4
ἀσθένεια 18,10 74,4
ἀσθενής 128,21
ἄσθμα 146,2
ἀσθματικός 146,3 162,2 164,9.13
ἀσκέω 84,7
ἀσπίς 66,5
ἀσύγγνωστος 34,27
ἀσφαλής 20,7 84,8
ἀσχημονέω 14,3
ἄτακτος 70,21
ἀτάρ 108,12
ἀτμός 46,13 56,21 82,22
ἀτμώδης 44,4 46,27 72,4 74,23
ἀτολμάω 128,28
ἄτολμος 28,2
ἀτονία 122,4.5.29 124,1.5.9
ἄτοπος 76,9
ἄττα 130,22

αὖ 42,30
αὐγή 134,23
αὐγοειδής 86,8
αὐθήμερος 116,16
αὖθις 8,14 66,1 100,25 160,1 162,23
αὐξάνω 82,7 96,10 134,6 146,26 152,19 160,1
αὖρα 62,25 64,18
αὐτάρκης 10,6 24,4 52,23 84,5 128,21 142,3 144,17
αὐτίκα 66,6 108,18 130,8 142,21
αὐτόθι 134,3
αὐτοκράτωρ 12,9
αὐτόματος 22,19.27
αὐτός *passim*
αὐτοσχέδιος 12,2
αὐχήν 106,21 116,15.19.20 118,16 138,12
αὐχμός 8,5
ἀφαίρεσις 18,9
ἀφαιρέω 20,3 22,4 94,13
ἀφανής 88,22 96,8 136,26 162,9
ἀφή 96,19.20.24 98,1 102,12
ἀφίημι 18,19
ἀφικνέομαι 6,21.27 18,19 30,27 66,2 74,13 78,13 80,21 82,1 86,19 96,1 98,15 114,8 122,9.12 124,16 136,20 142,9.14 144,16 146,8 156,18 164,8
ἀφίστημι 4,15 16,27
ἀφόρητος 154,25
ἀφορίζω 102,11 154,27
ἀφορμή 24,1
ἄφρακτος 146,11
ἀφρώδης 130,24
ἄφρων 62,24
ἀφυής 136,21
ἀφωνία 6,20 136,7
ἄφωνος 136,14
ἀχλυώδης 90,5.16
ἀχρηστία 24,28
ἄχρηστος 24,26 80,6
ἄχρι 14,3 18,25 62,20 70,25 94,20 98,9 112,4 114,10 120,14bis.15 124,16 162,4.17
ἄχροια 48,23
ἄψοφος 138,27 140,6
ἄψυχος 156,12

βαδιστικός 150,22
βάθος 20,5 64,21 70,25 74,18 84,21 124,14 132,2 154,4
βαθύς 30,10 58,18 98,26
βάλλω 64,12 94,4bis.5.7bis
βάρος 28,22 56,28 72,14 74,26 130,20 134,2 152,9 154,4.24.26
βαρύνω 68,10 144,21

βαρύς 156,12
βάσανος 126,15
βάσις 72,3 74,13
βαστάζω 58,8
βάτος 52,3
βδέλλα 134,5.8.17.19.23.25
βέβαιος 52,15.18 70,2 80,31 92,15 130,24
βεβαιόω 10,12
βέλτιστος 10,21
βελτίων 4,16 6,22 52,19 134,26
βήξ 130,4.8bis.16.17.20 132,25 154,12.13.15.23.30
βήττω 154,22 160,22
βία 80,3 98,25 154,18
βίαιος 20,19 148,27 152,9 156,16
βιάω 106,19
βιβλιοθήκη 16,13
βιβλίον 14,17.18 16,12.15.29 18,5 54,2 96,15
βιβλιοπώλης 16,14
βίος 10,16 14,7 80,6
βιοτεύω 40,20
βλάβη 12,16 14,12.19 18,1 28,8.10bis 30,15 34,9 40,25 48,26 68,25 72,15 78,29 82,7.18 84,12 92,8.28 98,10 104,13.18 110,1 112,13 120,3 134,27 136,13 138,14
βλάπτω 4,7.8.10 6,9.13.18.21.27.28 8,8 10,3 12,17.19 14,26 16,13.23 24,28 28,11 30,18 32,28 34,4.7.30 42,10 48,26 56,9 76,17 78,17.27 80,32 86,1.4.18 92,27 96,19.22 98,9.11.22.24.25 102,1.17.23.24.28 104,11.17.18 112,13.14.16.17.20.22 114,17.18 118,2 120,6 124,12.13 126,3.4.19.21 128,13 136,9.13.25 138,2.7.8.12.23 140,13.23
βλαστός 52,2
βλέπω 58,17 88,3
βλέφαρον 84,24 88,10.16.19 100,15
βοάω 94,20 138,4
βόειος 50,19
βοηθέω 64,13 94,18 122,15
βοήθημα 10,7.18 12,11.12 14,9.14 16,5.16 18,18.22.24 20,11.15.19.22 22,1.6.26.29 24,3.19.22 26,3.8 34,30 38,4 60,21.23 72,1 126,10 128,3
βουβών 106,15
βούλομαι 10,27 20,1 24,10 72,17.26 110,13 146,16 148,3
βραγχώδης 138,3 142,2
βραδύς 142,28
βραχίων 58,7 124,10.18
βραχύς 64,4 66,29 72,23 76,3 80,2.10 82,7 106,21 108,15 112,19.20 114,13 124,21 132,20.21 150,2.7.15 156,8 158,8.20 164,15
βραχύτης 158,13
βρόγχιον 130,25 152,22.26.28 154,1
βύρσα 40,10 42,7

Index verborum

γάρ *passim*
γαργαρεών 108,12 130,5.7 140,21
γαστήρ 4,21 6,16 10,6 46,15.17 54,15.17.25 56,1.10.
  13.16.17.20.25 58,1 60,10 62,10 68,4 88,27.28 90,10
  92,16 94,25 130,3 132,23 134,8.9 148,21
γε *passim*
γειτνιάω 152,24
γελάω 94,6.8 162,21.23
γέλως 94,4
γένεσις 26,17 40,3.26 42,4 46,3.15 50,12 66,24
  68,19 90,12 94,22 152,20 164,8
γενικός 138,17
γενναῖος 10,16 22,12
γεννάω 22,19 44,22 48,29 50,1.18.19.22.23 52,1.8.
  10.15 62,28 64,15 74,23 94,27
γεννητικός 72,6
γεννητός 26,19
γένος 14,14.21 28,16 44,6.8 62,13 68,16.18 76,16
  116,2 120,30 142,24.26
γένυς 38,9 78,24 104,23 114,16
γέρων 22,22 30,7
γεῦσις 44,12 96,18.20 98,1
γευστικός 44,9 98,11 102,9
γευστός 96,21.22
γῆ 8,4 44,16.18
γηράσκω 34,27
γῆρος 14,3
γί(γ)νομαι *passim*
γι(γ)νώσκω 10,2.19.25 12,1.8.13 14,7 16,19.23
  20,6 76,19 80,31 82,12 86,22 92,15 106,4 112,6
  114,21 126,13.28 128,1 130,10 134,22 138,3 160,6.9
  162,9.13
γλίσχρος 42,6.26 68,20 100,5 146,3 148,28
  152,14.16.21.25 154,16.20.23 160,23.25 164,7.12
γλισχρότης 154,14
γλῶττα 38,9 78,23 96,17 98,2.6.9.15.17 100,25
  102,4.6 104,7 106,16.17 118,25 120,2.26 136,3
  140,19.22
γνάθος 104,23 106,15 108,12 114,16
γνώμη 36,11
γνωρίζω 14,18 92,19 102,18 156,9
γνώρισμα 50,16 118,7 120,23 130,24 142,30
  158,2
γνῶσις 10,6 12,12 22,27 42,25 102,17 106,2.5
  110,9
γνωστός 76,16
γόνυ 76,25
γοῦν 4,11 6,5 20,12 22,8.22 32,5.28 34,3 38,24
  40,11 44,3 46,30 50,7 60,8 64,12 66,27 68,2.5 72,20
  76,9 80,7 82,1 88,24 116,11 122,29 126,6 134,13
  138,9 144,1 162,21
γράμμα 16,9 82,14.24 92,6
γραμμή 74,20
γράφω 6,6 10,2 16,12.30 18,5.6.8 20,13 22,9 26,24.
  28 28,4 48,4 54,1.3.14 56,3.9.10 60,4 72,11 80,23
  96,12.15 100,2 106,9 108,22 114,23 116,5 118,7
  120,1.21 128,28 146,22
γυμνάζω 84,7.14 152,3.5
γυμνάσιον 52,13
γυμναστής 122,30
γυμναστικός 134,22
γυμνόω 124,26
γυνή 50,17
γωνία 34,26
γωνιώδης 112,18

δάκνω 64,3.5.7 66,7.15.16 68,10.12 90,13
δακνώδης 28,22 56,27 74,26
δάκτυλος 6,13.19.21.23.25.27 66,8.10.13.14.17 82,2.7.8
  94,13 122,10 124,11.16
δασύς 50,11
δαψιλής 144,26 160,1
δέ *passim*
δεῖ 22,23 34,3 54,14.27 104,27 130,9
δείδω 58,14
δείκνυμι 6,12 22,5 28,16 42,15 82,23 84,6 128,4
  138,17 148,12 160,24
δειλός 28,3
δειμαίνω 58,17
δεινός 76,9 116,14
δεῖπνον 54,10
δέκα 164,18
δελφίς 50,25
δένδρον 36,22 38,1.3 52,2
δεξιά 104,22
δεξιός 74,19 76,21.22 78,11bis.16 98,4.20 104,15.21
  110,20 112,10.14
δέομαι 14,1 60,23 76,17 96,10.13.23 102,16 120,1
  122,17 128,15.17.19 162,23
δέος 58,14
δέρμα 38,9 64,21.22.23.24 82,10 124,18bis 126,28.29
  128,2.6.12
δεσμός 66,3.8 140,22
δεῦρο 148,16 158,22
δευτεραῖος 54,19 116,16
δεύτερος 28,17 30,8 48,13 86,9.19 90,3 96,25
  104,8.17 108,21.24.27 118,11 120,21 124,12.17.20
  140,1 160,5
δέχομαι 6,29 54,15
δέω 4,9 6,2 66,8.21 110,5 142,28 150,16
δή 6,24 8,20 16,7 22,3 30,3 44,10 58,13 62,10.26
  86,24 118,4 142,16 154,19 160,17
δῆγμα 64,22
δηλονότι 16,5 70,24 76,22 80,9.31 98,19 104,11

116,7 142,19 146,12 148,21 160,5
δῆλος 22,1 38,23 40,25 64,23 72,2.8 114,17 116,4
δηλόω 20,1 48,9 54,16 56,6 76,18 80,15.17 92,9 100,2 118,6 152,23 164,3
δημιουργός 140,11
δημόσιος 10,27
δῆξις 46,21 76,11 90,13 92,13
δήπου 4,13 156,25
δῆτα 24,22
διά passim
διαβρέχω 40,8 42,2 126,25
διάβροχος 138,1 160,11
διάβρωσις 130,15 156,6
διαβρωτικός 56,27
διαγι(γ)νώσκω 12,24 96,8 102,12.13 126,14 154,28
διάγνωσις 12,23.25 14,1.2 50,7 52,15.19 78,28 84,5.11 92,3.18.24 96,11.16.23 106,6 126,16 128,21 152,3
διαγνωστικός 96,21 128,18
διάγω 44,12
διαδείκνυμι 10,26
διαδέχομαι 98,27
διαδίδωμι 64,25
διάθεσις 4,10.19 6,1 8,12 12,22 14,1.13.23 16,8 18,16.21 20,2.6bis.10 22,2.3 24,6 28,8.11.15.17 30,11.26 32,6.8.12.22.24.26 34,17 38,15bis 40,6.20 42,28 46,12.15.24 50,6 52,26 56,16.17 62,1 70,9 74,12 78,12.21 80,2.31 90,25 96,11 102,20.28 108,29 120,12.16 124,29 128,13 132,4 146,31 148,13.18.19.22 150,8.19 158,4 164,1.8
διαιρέω 70,24 74,20
δίαιτα 34,5 50,15 52,11 60,19 134,14 164,13
διαιτάω 74,9
διαιτέω 134,14 162,16
διαίτημα 10,5
διακαής 22,15 40,17 44,19 46,12 94,11.26 120,25 122,11 144,27
διακαίω 120,23
διάκειμαι 90,19 104,4 160,5
διακόπτω 78,5
διακρίνω 36,15
διάκρισις 74,11
διακωλύω 66,21
διαλέγω 106,19 108,16 140,19.23
διάλειμμα 66,29 130,17
διαλείπω 74,1 80,3 90,10
διαλεκτικός 26,1 136,2 140,23
διάλεκτος 136,1.2 138,27 140,8.9.10
διαλλάττω 144,24
διαλύω 14,22
διαμένω 48,27 54,18 80,15.17 110,19 114,14 128,19 162,19

διανέμω 114,18 128,6.11 132,1
διανόησις 92,26
διανοητικός 92,25 98,23
διάνοια 40,25 48,7.18 56,10.24
διανοίγω 88,16
διαπέμπω 100,21
διάπλασις 140,24
διαπλέκω 96,4
διαπνοή 150,17
διαπύησις 102,11
διαρθρόω 6,9 140,19
διάρθρωσις 66,10.16
διαρρήγνυμι 96,9 156,14
διασημαίνω 24,8
διασπάω 136,22
διασπείρω 82,10
διαστέλλω 120,27 122,23.29 144,6.14 148,10 152,12
διάστημα 40,23 68,7
διαστολή 122,20.21 146,5.13.17.26.28.29.31 148,11 162,25
διαστροφή 86,29 88,6 112,18.20 114,5
διασῴζω 66,12.17 70,1 98,18 124,8 128,14 150,14
διατείνω 72,27 148,27
διατελέω 56,8 90,8
διατίθημι 118,15
διατρίβω 134,2
διαφέρω 8,22 32,10 38,29 40,24 50,2 58,10 78,25 86,21 116,9 122,8 136,18 138,15
διαφθείρω 80,25 140,7.8
διαφορά 30,16 42,29 44,1.13 46,29 52,24 62,7.14 74,6 76,12 92,22 138,18 146,17 148,16.17
διάφραγμα 74,21 80,11 108,12 110,2.4 124,4.8 142,26
διαφυλάττω 78,22
διαφωνέω 26,10
διαχωρέω 132,24
διαχώρημα 80,11
διαχώρησις 60,11
διδασκαλία 30,18 106,1
διδάσκαλος 10,1.11.20 12,4.7 14,8 16,2 62,26
διδάσκω 16,12 70,4 76,17
δίδωμι 40,2 134,19 160,18 162,1
δίειμι 8,18
διεκπίπτω 128,11
διελέγχω 24,26
διέξειμι 148,27 150,1
διεξέρχομαι 64,21
διέξοδος 40,28 42,12
διέρχομαι 12,14 20,14 28,9 84,14 86,11 110,11 114,25 122,1.4 142,6 162,17
διηγέομαι 62,18 134,14.15

Index verborum

διήγησις 120,2 134,20
διήκω 54,8 74,1.11bis.18 152,10
διηνεκής 34,12 90,7.9
διίστημι 144,19
δίκαιος 4,7
δικαιόω 44,21
δικτυοειδής 72,3
δίνη 70,17
διό 30,10 38,4 70,24 160,12
διοικέω 152,1
διοίκησις 8,6
διορίζω 32,25 48,19 52,6 60,17 62,5 72,13 88,26 96,5 102,26 120,4 122,3 124,5 142,13.30 146,21.23 148,23 152,16 158,13
διορισμός 4,9 8,15 10,3 38,19 50,3 62,7 112,17 120,8 142,15.22 146,30
διότι 56,5 82,15 100,23 108,22 132,4
διπλόος 88,8
δίς 152,5 164,16
διττός 24,24 30,25bis 48,28 116,1 146,17 148,7 152,3 154,13
δίυγρος 40,8
διχόθεν 72,12
διψάω 134,16
δίψος 120,25
διωθέω 42,1 68,14
δόγμα 26,9.12.21.29 60,7
δογματικός 10,15 12,5 24,23.27 26,24
δοκέω 4,16 26,10 48,19 56,5 58,14 62,26 64,12 68,15 72,17.27 84,9 88,19 100,25 106,17 108,8 130,9 132,15 134,26 150,13 160,4.24 164,1.12
δοκιμάζω 10,11
δόκιμος 92,9
δόξα 10,26 26,17 66,19
δραστικός 48,15
δράω 18,25 28,6
δρέπανον 66,15
δριμύς 68,11 76,8 148,28 158,8
δριμύτης 158,27
δύναμαι 4,9 16,26 20,2 22,15.19.28.30 24,2.20 32,21 36,15 40,3 62,24 76,10 80,9 88,16 102,13 106,18 122,15.30 128,15.18 142,19 148,8 154,18.19 164,2
δύναμις 6,22.27 12,27 30,3 42,11.14 52,7 60,4.5 62,28 64,11.17.23.26 70,7 78,8.13 94,17 98,19 120,18 122,5.23.28 128,15.16.18.22 136,6.11 142,18.24 144,3.4. 10.13.28 148,2 152,1 154,21 160,2 164,14
δυνατός 26,16 50,6 62,25 76,11
δύο 8,9 14,18 42,23 58,15 62,26 72,1 74,21 82,2 84,4 86,21 88,17 92,23 94,15 108,29 110,18 114,4 130,28 140,2.5 142,20.21 150,15
δυσαίσθητος 82,2 124,10 158,21

δυσαπόλυτος 152,22
δυσεκκένωτος 60,21
δυσεπέκτατος 156,23.26
δυσθεράπευτος 132,15
δυσθεώρητος 88,12
δυσθυμέω 58,11
δυσθυμία 46,22 56,7 58,16bis 60,14
δυσκίνητος 124,27 136,8
δυσκολία 116,13
δύσκολος 118,23 124,5 142,22
δυσκρασία 16,19.20.21 28,16.18 30,3.25 32,1bis.4.8. 13.20.28 34,21 68,21 72,6 82,20 86,7 102,7 104,1 112,7 122,7 148,25 154,29 156,3.24
δύσκρατος 32,15
δύσλυτος 72,23
δυσπάθεια 36,10
δύσπεπτος 54,5 146,4
δυσπνοέω 142,9 146,25 152,18.23.26 164,18
δύσπνοια 116,8 122,25 142,5 144,7.8 146,8.22 148,13.16 150,6 152,8 154,11.24 164,15.17
δύσπνοος 108,16
δυσυπομόνητος 20,21
δυσχέρεια 118,21 162,26
δυσχερής 100,12 154,16

ἐάν 26,15bis.22bis 36,17 40,2 48,7bis 52,8 56,7 60,9 90,18.26 98,21 104,10.20 106,14 108,28 116,20 134,1. 9bis.10 136,6.12 142,12.14 152,5.18.23 154,10
ἑαυτοῦ 10,1.8 26,12 40,28 62,19.21 64,24 90,11 114,2 122,18 128,27 144,19.21 152,2 154,19 156,25. 28 162,12.15.19
ἐάω 26,4
ἕβδομος 98,2 102,2.5
ἐγγί(γ)νομαι 76,23
ἔγγονος 46,4
ἐγγύς 4,12 76,8 98,3
ἐγείρω 44,17
ἐγκάρσιος 78,5.9
ἐγκατακρύπτω 134,26
ἐγκατασκήπτω 98,8
ἔγκαυσις 28,24.25 32,25 62,1
ἔγκειμαι 106,15
ἐγκέφαλος 20,7 22,2 26,15.22.30 28,2 32,10.13. 14.15 34,11.19.25 36,7.10.18 38,7.11bis.30 40,26 42,7.12.17. 26 44,25.26 46,2.7.12.16 48,1.16.17.25.28 50,5.8 56,22 60,15.17 62,8.11 68,6.9.20 70,5.8.10 72,2.5.6 74,10.14.20 76,11 78,8.13.19.21.25.28 80,2.18 82,15.19.22 86,3.8.10 88,26 92,21 94,26 98,2.4.12.17.21 100,7.21.23.26 102,1. 20.25bis 104,14.15 122,5 132,1 136,6.17 138,25 150,19
ἐγκλίνω 108,10
ἐγκλύδαξις 54,7
ἐγκόπτω 150,6

ἐγκύφωσις 114,22
ἐγχρίπτω 64,2
ἐγχωρέω 8,1 48,25 64,21 72,5 112,15.16 126,4 130,15 160,11
ἐγχώριος 50,1
ἐγώ 4,6 6,12 10,19 12,1.5.9 14,9.10.25 16,15.28 18,13.14.26 20,6 22,22 24,21 28,5 34,15 38,14.16.24 42,16.22.30 48,19 52,26 56,5.7. 58,9 60,2.20 62,17 64,6.10 66,7.23.27 68,8.15 70,4 72,17.19 76,10 78,28 82,4 84,6.21 92,5.7.9 94,18.20 100,25 104,12 108,19 110,1.7 114,24 118,8 124,5.23 128,3.7 134,14.26 136,1 146,19.23 148,3.4 158,24 160,13.23.25 162,21.22 164,1.3.9bis *pl.* 8,15 14,7 56,16 86,22 96,7.18 100,1.7 102,12 108,22 112,2.6 114,21 120,4 124,23 126,22 140,11 152,1 160,4.8 164,12
ἔγωγε 18,23
ἔδεσμα 28,20 44,23 52,4.12 158,6
ἕδρα 126,6
ἐδωδή 50,19.22 54,5
ἐθέλω 6,11 14,5 18,1 26,16 62,14 80,30 92,22 130,15
ἐθίζω 118,3
ἔθνος 52,6 92,6
ἔθος 44,23
ἔθω 44,20 48,5 54,23 62,10 84,13 100,1.8 134,22 140,6 156,19
εἰ 4,9 10,13 14,5.17 18,2.10.17.26.28 20,2.13 22,19.23 24,3.8 28,21 30,14 32,7.30bis 34,1 38,1.5.6.25 44,19 50,23 52,11.12.21.22 58,4 64,2.5 72,19 76,3.13.21.23 78,15 80,16.18 84,8 86,25.26.27.28bis 88,5.17 90,3.7.19bis.23 92,1.8.10 94,3.6 102,18 106,2.19 108,1bis.4.18 120,21.27 126,3bis 130,23 132,16 134,6.17.27 140,2.4bis.7.13 142,26 144,27 146,4 154,18.25 162,28
εἶδον 14,4.8 60,19 68,3.5.12 70,9.16 80,7 90,15 108,4 122,18 130,1 158,16 160,22
εἶδος 6,19 58,4 62,13 84,15 92,22 94,23 120,11 128,26 136,9 138,18 142,2 146,8 148,11 150,6
εἴκελος 106,15
εἰκῇ 126,17
εἰκός 130,13
εἰκότως 8,6 88,11 98,16 114,9 120,8
εἶμι 82,13 160,16
εἰμί *passim*
εἴπερ 6,22 82,21
εἶπον 8,12 10,13 12,1 18,13.27 22,14 24,29 26,7.28 34,28 38,21.25 66,26 70,5 72,23 84,11 86,18 92,11 96,6 102,7 118,7 126,12 128,25 132,14 138,18 146,20 148,6 152,26 164,10
εἰς 6,6 8,10.19 10,23 12,2 18,19 22,24 26,12.20 36,24bis 44,9 46,11 48,23 60,2 66,7 70,15 78,23.24 84,24 86,21 94,1.22 96,6.15 102,27 104,3.19 110,16.19 112,9.19 116,3 118,1.9 120,3.16 122,29 126,2.4.23 128,16 132,6 140,2 142,12.17.22.26 144,6.24 146,31 148,18 162,25
εἷς 6,7.8.13.21.26 14,10.14 16,1 18,3.16 20,5.11 24,29 30,9.27 36,10.12.15.25 38,17.18.26 40,9 42,6.19.24.25 44,23 46,13.17 48,7bis.9.11.29 50,2 52,15 54,8.19.20.26 58,15.19 64,4.9.19.25.27bis 66,1.3.10.19.26 68,14.17 72,28 74,7.9.12.13.14.18.22 76,18 78,13 80,5.20 82,1.10.20.22 86,1bis.3.14.18.19.20 88,12.15 92,2 96,11 98,6.12.13.24 100,4.22 102,1.2.4.5.27ter 104,1.27 106,18 108,3.5.15.21 110,9.12.14bis.22 112,13.16.22bis 114,1.5.7.12bis.14.15.17 118,11.16.18.24 122,8 124,5.15.18 126,13 128,6.7.11.12 134,23 136,18.19.25 138,11.12 140,19.20 142,9.22 144,15.19.23 146,1.7 148,10 152,10.23.27 154,11 156,3 158,8 160,15.16.21.25 164,8
εἰσέρχομαι 142,9
εἰσπαραμένω 32,14
εἰσπνέω 122,19 146,5.12.18.27.29.30 148,6 150,9 152,13
εἰσπνοή 110,5 122,16 144,12 146,9 148,11 150,7
εἰσχάω 50,16
εἴσω 106,11
εἶτα 10,23 16,6 18,10 52,21 56,13 62,15 66,1 90,22 92,11 94,3.13 138,10 154,3 160,1bis.3 164,16bis.18
εἴτε 8,21.22 10,18.19 40,14.15 56,10.11 62,13ter 86,21ter 92,22bis 104,3bis.19.20 120,5.6 124,4bis.5 138,14.15 148,23.24bis.24
ἐκ 8,4.20 10,6 12,13 14,13.18 16,6.25 18,18 20,5.12 22,14.18.26.30 24,1.24 32,7.21bis 36,15 40,16.23 42,11.16 44,8 46,3.15 52,1.5.12.19 54,12.15.21 56,5.20 64,23.25 66,1.10.23 68,7 70,3.19 76,2.27 78,4.25.29 80,12 92,6.10 94,23 104,3bis.26 110,1 114,4.10.13.18.28 118,1 120,15 122,25 124,8.9.10 126,4.16.22.26 128,5bis 130,3.4.5bis.6.9.17.25.27.28 132,3.22.23bis.24 134,8.9bis.10.15 136,19 144,23 148,23 152,24bis 156,8.9 158,16.27 160,22 162,7.8.12
ἕκαστος 8,5 12,4.7.10 16,6.22 22,29 28,8 30,26 32,26 42,2 64,27 66,22 80,20.21.30 84,8 86,19 94,3 106,3 108,20 126,13.23 128,1 134,6 158,27 162,18
ἑκάστοτε 120,10 130,17
ἑκάτερος 24,24 32,9 34,6 44,2 48,6 74,18 92,27 104,23 112,26
ἑκατέρωθεν 120,14
ἐκβαίνω 80,1
ἔκδηλος 106,11 116,15
ἐκδιδάσκω 10,27
ἐκεῖνος 4,7 6,24 32,8 36,9 38,12.18 48,19 56,15 58,6 62,21.23 64,27 70,15.20 74,4 76,22.23 80,19 82,8 92,16.17 102,28 110,10.17.21 112,22 114,5 122,5.14 124,22.27 126,5 134,4.18.23.24 150,23 160,25 162,6 164,14
ἐκκερεύω 116,19
ἐκθεραπεύω 36,9 60,20

Index verborum

ἐκθερμαίνω 20,17
ἐκκόπτω 160,11
ἐκκρίνω 14,18.21.22 24,7.19 32,20.23 44,4
ἔκκρισις 24,13
ἔκλυτος 122,9
ἐκλύω 68,23 160,2 164,18
ἐκμανθάνω 12,6
ἐκπίπτω 82,5 114,1
ἐκπνέω 140,3 144,24.27 150,9
ἐκπνοή 120,21 138,18.26 140,7.16.17 144,9.15 150,7
ἔκπτωσις 114,3
ἐκπύησις 124,25
ἐκρέω 126,7
ἐκροή 44,25
ἐκτείνω 74,19
ἐκτικός 8,12
ἐκτός 118,14.15 160,10
ἕκτος 130,28 136,17.19.20
ἐκτροπή 88,7 112,22
ἐκφανής 106,18
ἐκφεύγω 106,19
ἐκφυσάω 6,29 140,6.17 144,24.27
ἐκφύσησις 120,22 138,18.26.27 140,7.8.9 144,9.10.15 146,6
ἔκφυσις 6,28 38,7 42,2 76,27 78,12.15 80,11 124,20
ἐκφύω 70,7 78,4 86,12 104,14 110,2 112,23.27 114,4
ἐκχέω 44,19
ἔλαιον 96,1
ἐλάττων 90,21 106,11 128,7.14 146,30 154,13.26 162,2.11
ἐλάχιστος 18,3 64,11 128,2 130,28
ἔλεγχος 24,23.28
ἐλέγχω 26,12
ἐλέφας 48,22
ἕλκομαι 108,11
ἕλκος 148,24 158,11.14
ἑλκόω 126,20 158,15.18
ἕλκω 40,10 110,12.15.18 146,14
ἕλκωσις 132,13.17.22 158,13.17
ἐλλείπω 8,5
ἐλλιπής 38,20
ἐλπίζω 18,14 52,17 66,10
ἐλπίς 18,14 66,11
ἐμαυτοῦ 10,16 14,12 16,3 20,12 94,10.17
ἔμβρεγμα 18,11
ἐμέομαι 134,19
ἔμετος 56,14 60,11
ἐμέω 44,16 54,10bis.19 76,9 92,14 130,4 132,23 134,8.14
ἔμπαλιν 30,1 92,25 158,4

ἐμπειρία 8,25 12,13
ἐμπειρικός 10,13 12,4.12.21 22,14 24,20
ἐμπίπλημι 40,19 56,13 120,29 156,5
ἐμπίπτω 74,9 130,8 156,11
ἐμπλάττω 146,4 152,22 154,17
ἐμποδίζω 42,12 70,8 80,2 102,2.8 114,14 136,24
ἐμποδών 18,10
ἔμπροσθεν 26,7 60,18 92,10 100,24 120,14 130,17 134,14 138,13 146,20 160,25
ἐμπρόσθιος 42,22 74,21 82,19.21
ἐμπροσθοτονικός 36,3
ἐμπροσθότονος 40,23
ἐμπυϊκός 132,9
ἔμπυος 144,26 146,1
ἐμφαίνω 90,5 108,22 152,20 154,7
ἔμφραξις 42,5 48,2.17 54,16 164,7
ἐμφράττω 40,28 54,26 82,21 86,5
ἔμφυσις 88,12
ἐμφύω 70,4 88,15 104,28 136,18
ἐν *passim*
ἔναγχος 64,12
ἐνάγω 66,3
ἐναντιόομαι 32,5
ἐναντίος 12,12 16,8 20,5 32,2.7 40,15.20.21 50,18 94,10 104,24 146,2 156,3
ἐναργής 10,4 26,25 34,24 38,16 44,14 64,18 76,14 92,8 122,18 126,16 144,12
ἔνδεια 40,14.15.17
ἐνδείκνυμι 4,17 6,15 26,2 28,19.24 32,24 36,25 42,4 60,8 66,4 68,19 72,17 78,28 80,18 120,20 146,31 148,12.18.19 152,16 154,8 158,15
ἐνδεικτικός 56,6 102,14 148,18
ἔνδειξις 8,20 10,19 12,11 14,13 18,17 22,17.18 90,9 120,15 152,25
ἕνδεκα 18,5
ἐνδέχομαι 20,13 126,5
ἔνδον 74,12 118,10 124,10.16.18 130,7 132,3 138,6 154,4
ἔνδοξος 10,23 12,7 14,4.6
ἔνειμί 76,19 120,11
ἕνεκα 8,19 18,4 30,18 42,27 44,20 66,23
ἐνέργεια 4,8 6,10.27 8,8.10.11 12,16.18.19 14,12.19.26 16,23 18,20 20,20 28,18 30,18.19 34,9.19 42,19 60,1 68,26 78,27 84,13 88,7 98,23 102,18.24 110,5 120,2.3 126,2.3 138,17.19.23.26 140,5.8.11 142,29 144,3 148,8.9 150,6 156,17
ἐνεργέω 28,17 42,9 68,26 80,8 110,7 122,19 128,17 144,2.7 148,2
ἔνθα 16,12 24,12 78,20 104,28 110,11 112,9.13 120,3 134,4
ἐνιαυτός 92,11 160,20
ἔνιοι 12,19.20.25 36,14 38,15 44,22 50,21 52,6.13.25

54,8 58,13.14 72,26.27 74,6.8.11.17 76,2.6.8.9.12.13
78,17.22 80,24.25bis 90,18.27bis 92,6.25 114,25 124,12
128,4.7.24.28 132,15 156,13 162,6.7
ἐνίοτε   8,10.11 12,13 46,21 48,20.23.25 54,7 64,23
68,9 70,14 84,22bis.23 88,14 96,18bis 118,18.24 122,6
128,9.10bis.16 132,20 136,21 152,10 158,9.16
ἐνίστημι 12,15 84,20 102,11 138,15
ἐνκάθημαι 108,2
ἐννοέω 40,6 64,10 142,12 148,4
ἔννοια 60,6 122,8
ἐνοχλέω 54,10 128,3 152,22
ἐνσημαίνω 108,7
ἐνταῦθα 26,11 42,30 82,17 88,12 110,15 114,1.26
148,1 152,10
ἐνταυθοῖ 96,5 148,15
ἔντερον 54,25.26 132,24
ἐντεῦθεν 62,19 72,15.16 132,20
ἐντός 74,20 118,15
ἐντρέφω 12,5
ἔνυδρος 50,24
ἐνύπνιον 94,19
ἕξ   8,15.23 10,25 12,3 24,16 32,2.4.29 36,5 44,6.22
46,16 60,5.16 62,1 64,26.27 70,12 72,7 74,14 76,16.18
78,8.19 80,20 82,11.15 86,3.4 88,23 90,15 92,18.23
94,8 98,2.12.14 102,25 108,14 116,20 120,10.24.30
122,29 126,13 130,11.18 132,3 134,12 136,6.17
140,12 142,20.26 146,1bis.13 156,6.10 158,7 160,6
ἔξ 86,13.25 92,11 160,3 162,29 164,14
ἐξάγω 134,23
ἐξαίρετος 150,21
ἐξαίρω 44,16 142,16 144,26
ἐξαίσιος 64,3
ἐξαίφνης 26,3 42,6 68,19 152,23 154,10 158,3.26
164,18
ἐξαιφνίδιος 42,3
ἐξαλλάττω 24,18 48,24
ἐξαπατάω 148,1
ἐξελέγχω 12,3
ἐξεργάζομαι 146,22
ἐξέρυθρος 50,12
ἔξεστι 52,11
ἐξευρίσκω 32,19 36,13 40,13
ἐξέχω 94,11
ἐξηγέομαι 108,20 110,11
ἐξήγησις 14,17
ἑξήκοντα 162,11
ἑξῆς 12,19 16,6 18,11 94,21
ἐξιάομαι 124,31
ἐξικνέομαι 46,19 64,21
ἕξις 50,9 74,7 134,11
ἐξίστημι 58,5 114,27
ἐξόγκωμα 108,3.7 112,1

ἔξοδος 144,11
ἔξω 20,7 138,19
ἔξωθεν 58,19 64,15 74,17 86,7 102,9 106,11
118,12 132,1.3 138,9 156,22
ἔοικα 44,18 56,18 58,15 70,18
ἐπάγω 52,19
ἐπαινέω 4,7
ἐπαίρω 106,21 108,17 116,17
ἐπακολουθέω 114,7
ἐπάνειμι 100,25
ἐπανέρχομαι 28,5
ἐπαφαίρεσις 18,9
ἐπεγείρω 20,12 142,25
ἐπεί   16,18.21 20,9 28,8 36,16 38,10 40,26 44,1
48,14 52,20 62,4 74,13 82,4 84,6 86,13 94,7 120,7
142,28
ἐπειδάν   62,21 66,1 110,19 122,16 128,12.17
136,26
ἔπειτα 20,18 22,5 62,19
ἐπέκεινα 6,4
ἐπεκτείνω 88,3 132,2
ἐπί passim
ἐπιβροχή 94,19
ἐπίγειος 50,24
ἐπιγί(γ)νομαι 46,23.26 60,23 62,2 68,16 114,6
132,13 148,25 156,10 158,28
ἐπιγλωττίς 158,16
ἐπιγραφή 96,15
ἐπιγράφω 54,2
ἐπιδείκνυμι 18,17 26,11 30,25 94,3
ἐπίδειξις 10,26
ἐπιδημία 108,21 118,9
ἐπιδιαβαίνω 118,24
ἐπιθεωρητέον 32,20
ἐπιθυμέω 16,22 58,12
ἐπιθυμητικός 28,1
ἐπιθυμία 156,2.4
ἐπικαλέω 10,21
ἐπίκειμαι 66,6 116,5
ἐπικρατέω 32,19 42,31 156,2
ἐπιλανθάνομαι 140,13
ἐπιληπτικός 62,4 66,25 84,17
ἐπίληπτος 36,2.8 42,3 48,5bis.7 62,9 66,18 68,7
74,2
ἐπιλησμοσύνη 16,30 22,5
ἐπιληψία 24,14 40,22 44,24 48,10 52,24 58,2
62,7.13 100,4.7.9.13 138,22 150,20
ἐπιμέλεια 6,2 16,5
ἐπιμελής 62,5 80,23 130,23 160,6
ἐπίμετρον 120,24
ἐπίμικτος 32,6
ἐπινοέω 64,6

ἐπίπαν 88,28 98,28
ἐπιπέμπω 70,8 78,20 86,8
ἐπιπίπτω 130,19 156,12
ἐπιρρέω 6,28 112,8 152,25 158,9
ἐπιρροή 86,4 154,29
ἐπισκεπτέος 90,18 148,23
ἐπισκέπτομαι 16,11 28,7 50,9 52,12 84,5 102,13 120,18 134,3
ἐπίσκεψις 18,23
ἐπισκιάζω 58,21
ἐπισκοπέω 14,15 38,14
ἐπισπάω 20,5 38,26.27 114,28
ἐπίσταμαι 8,24 42,25 80,20 96,12 110,9 114,27 126,26 136,4 140,11
ἐπιστέλλω 92,7.11.18
ἐπιστήμη 18,15 40,3 70,2
ἐπιστημονικός 12,24 14,1
ἐπιστολή 18,6
ἐπιστολικός 18,5
ἐπίσχω 52,22 54,7
ἐπιτείνω 28,12 132,5
ἐπιτήδειος 14,15 50,11 52,7 74,7.8.22 124,30 134,19 156,27 160,14
ἐπιτηδεύω 24,27
ἐπιτηρέω 162,27
ἐπιτίθημι 24,9 124,22.23.30 126,8.20
ἐπιτομή 148,15
ἐπιτρέφω 14,19
ἐπιτυγχάνω 38,24
ἐπιφαίνω 130,27 132,11
ἐπιφάνεια 64,22
ἐπιφέρω 20,21 80,6 98,5 100,4 118,22
ἐπιχειρέω 8,17 22,24 36,1 38,15 66,18 94,13.14
ἕπομαι 14,23 30,23 54,5 100,19 110,14 112,6 114,21 148,22 164,5
ἐπωμίς 120,15
ἐπώχατο 10,17
ἐράω 10,22
ἐργάζομαι 4,15 16,26 28,21 30,1.5.11 40,20.28 44,18.25.27 48,13 58,21 88,2 114,3 116,13 118,22 122,13.22 128,18 136,12 138,3.5.22 140,18 142,29 148,24 150,19 154,11.30 156,2.21.26.27 164,2
ἔργον 8,18 10,26 12,7.10 14,5 18,20 28,6 34,22.27 70,2 76,18 84,8 86,22 96,12 106,2 126,14.15 128,27 134,28 136,2 140,13
ἐρεθισμός 22,9
ἔρευθος 76,1 120,24
ἐρέω 8,13.14bis 12,15 16,11 20,14 30,12 48,13 72,19 84,6.15 94,25 100,24 110,8 114,25 126,1 132,12 134,28 138,13 142,4.5.13 148,16bis 150,2 152,1.5.7.8 156,7 164,19
ἐρίζω 38,16

ἐριουργός 94,1.6
ἑρμηνεύω 4,18 56,17 62,24 148,3
ἔρομαι 162,22
ἐρρωμένος 154,21
ἐρυγγάνω 76,9
ἐρυγή 56,13 60,12
ἐρύθημα 116,18.21
ἐρυθρός 132,7
ἐρυσίπελας 102,10 112,8 116,21 148,24 154,26.28
ἐρυσιπελατώδης 154,28
ἔρχομαι 22,25 42,7 142,25 162,1
ἐρῶ 10,15 16,12 18,4 20,2 22,4 24,22 26,21 32,1 34,23 38,18 40,24 48,14 56,14 60,23 66,23 96,17 98,10 104,12 112,17 114,15 128,24 138,5.27 140,11 146,20 154,8 156,25 158,25 160,21
ἐρωτάω 26,1 62,22 82,4 90,7 134,11
ἐρώτησις 164,2
ἐσθίω 28,3 50,21 54,9
ἔσχατος 20,3 26,7 140,2
ἔσω 110,13.14 116,21
ἑταῖρος 60,19 94,14
ἑτερόρροπος 108,3.10 112,1
ἕτερος 4,10.18 6,7.17 22,7 24,7 26,13 30,26.27 34,4. 13.14 44,5.27 48,27 60,22 62,13.23.25.26 66,12 70,15 72,2.19 76,20.22 78,11.18 82,2.12 84,22 86,11.28 88,17. 20.21.23.27 90,16 98,6.8.14.19 104,11 108,11 110,20 112,6.9.11 114,6 116,2bis 118,11 120,2.8.17 124,9.17. 25bis 126,9.12 132,22 134,19.21 136,23 138,15.21 140,3.4.6.7 142,14 146,7 148,14 150,15 152,2.4bis.6bis 154,6bis.14 156,11bis.13 160,22.24
ἑτέρωθεν 48,29
ἑτέρως 36,3
ἔτι 8,14 10,5 16,2 18,17.23 24,29 40,13 48,22 50,20bis 52,16 66,12.24 74,15 76,3.16 78,8 82,18 90,13.26 92,14 96,13 104,25 108,29 112,25 116,11 118,20 122,16 128,14 136,25 140,20 142,6.27 144,8 150,14 154,27 156,8 158,12.23 160,6 162,18.26
ἕτοιμος 38,14 46,25 128,28 134,7 154,17
ἔτος 52,16 62,16 158,6 162,3.6.10
εὔδηλος 32,5 56,15 70,12 74,3 78,12 80,11 94,22 138,6 148,7
εὐδοκιμέω 10,12
εὐθέως 4,16 16,13 52,22 68,3.13 90,14 106,7 126,12 152,6 156,10 162,16 164,18
εὐθύς 14,13 36,21 54,7.12 62,19 78,10 112,12 120,10 134,24 160,6
εὐκράς 30,6
εὐκρασία 136,25
εὔλογος 40,20.27 42,11.16.22 70,23 72,4 74,12 76,6
εὐπάθεια 74,3
εὐπεπτέω 90,22

ευπετής 154,20
ευπεψία 60,12 90,11 92,2.12
ευπλήρωτος 74,6
ευπορέω 6,12 16,15
εΰρεσις 10,7.18 12,11 14,10.15.25 16,16 18,18 24,19 26,8 38,18 42,24
ευρίσκω 6,11.14 10,8.10.14 12,10.16.18.19.25 14,1.7.12.24 16,4.7 18,27 20,15.19 22,15.30 24,22.25 32,27 34,22 40,2 80,31 82,15 90,5.6 102,7.14 120,4.9.23 122,21 126,22 162,14.23
ευρύς 50,11
εϋτονος 22,11
ευχρηστία 26,2
εϋχυμος 52,12 60,20
εφελκίς 132,21 158,9
εφεξής 12,9 14,12 16,11.29 20,12 30,4 50,13.17 54,13.23 82,18 90,3 94,5 96,6 110,17 134,1 140,5 142,13 148,17 164,19
εφεστρίς 126,25
εφήμερος 162,12
εφίστημι 44,17
έχιδνα 66,4.13.14
έχω 4,10 6,1.7.19 8,2.7.12 10,3.6.22 12,25 14,1 16,10 20,20.21 22,18.30 24,2.29 26,14 28,2 30,9 32,19 34,17 38,30 40,3.7 42,3 44,9.13 46,4.7 50,3.8.11 52,9.23 54,14 56,8 58,12 62,7.23 64,9.16 66,15 70,2.7 74,3.7.26 76,27 78,24 82,3.11 86,3.29 88,22 90,10.16.18.21.22.27 92,9.13.25 96,15 102,28 104,3.28 106,1.12 108,7.9.10.23.24 112,1 114,5.18.24 116,21 120,23 122,6 124,6 126,28 128,4 134,16 138,14 140,23 142,8.27 144,4.6.12 146,21 148,18 158,27 160,4 162,26.28 164,14

ζάω 80,9 162,6.26
ζεύγνυμι 102,26
ζέω 44,17 144,10
ζητέω 10,10.17.21 12,24 14,11.13 16,3.19 18,3 36,10 38,15 42,28 56,10 66,25 128,8
ζήτημα 128,25
ζήτησις 6,7 8,7.18 14,7 80,24
ζητητικός 34,22
ζυμόω 44,17
ζύμωσις 44,18
ζωή 58,11
ζωμός 44,17
ζώνη 124,3
ζῷον 8,5 28,19 40,6 50,24 58,8 64,6 76,26 88,11 98,14 122,14.17 138,22 140,3 144,2 150,14.16.20

ἤ passim
ἡγεμονικός 16,8.18 26,1.15.22.25 30,19 34,9.19.24 36,11 84,13
ἡγέομαι 6,23 10,14 16,7.17.20 18,18 22,2.18 104,12 126,21 148,3 164,4
ἡγητέον 60,15 80,1.3
ἤδη 4,10 6,1 8,13.18.25 10,3 14,16 28,5 34,17 36,4 38,7 60,22 66,5 72,19 80,7.28 82,13.16 84,7 90,4 94,15 96,17 104,29 114,25 122,17 130,3.10 132,7 142,5 152,2
ἡδύχρους 160,15
ἠθικός 30,20
ἠθμοειδής 82,20.23
ἥκιστος 44,20 50,10.21
ἥκω 4,12 8,2.3 20,13 74,4 76,9 82,16 94,2 104,26 124,5
ἡλιακός 134,24
ἡλικία 14,15 30,7 52,17 94,11 162,10
ἡλιόομαι 70,18
ἥλιος 40,9
ἡμεῖς → ἐγώ pl.
ἡμέρα 44,3 66,22 90,7.8.14 94,19.21 108,6 126,18 134,1.6bis.14 158,27 160,15.24 162,3.17.18 164,17
ἡμέτερος 38,28
ἡμικρανία 84,18
ἡμικρανικός 74,17
ἡμίπνους 138,21 140,4
ἥμισυς 24,16 36,4.6 74,16 78,15 82,2 98,7 140,6
ἡμίφωνος 138,21 140,5
ἡνίκα 8,2 78,21 142,5
ἧπαρ 24,11 28,1.3 30,21 148,21
ἡπατικός 24,6 48,22
ἠπειρωτικός 6,23 96,22
ἤπερ 90,14
ἤπιος 22,10
ἠρέμα 88,3
ἡσυχάζω 122,14 124,4
ἡσυχία 72,25 150,7
ἤτοι passim
ἦχος 72,14

θαλάττιος 64,8
θάλψις 18,11
θανατάω 58,14
θάνατος 58,13.14 66,6 80,7
θαυμάζω 60,6 66,23 128,7 162,19.25
θαυμαστός 62,27 68,13
θαψία 66,20
θεάομαι 18,23 38,8 56,25 58,5 62,16 66,14.27 78,3.8 80,13 82,4 92,5 94,8 96,2 104,4 120,19 122,9 124,6.15 130,6 134,10.13.24 142,7.10 160,3 162,6
θεός 10,21 14,10 26,18 36,12
θεραπεία 6,15 12,23 14,4.14 16,30 18,3.8 20,10 22,24 26,4.24 32,26 36,5 42,24 50,2.4 62,17 92,3
θεραπευτικός 6,6

# Index verborum

θεραπεύω 10,1 12,13 16,2 18,21 22,23 36,1 38,7 42,25 66,18 72,1 80,32 82,3.7 92,1.5.20 124,19.27 126,7.29 132,18
θερμαίνω 4,13 20,4.10.16.25 22,6 32,29 34,7bis 70,18 126,8.18.20 136,24
θερμασία 46,26 50,1 52,9 76,1 120,16.20.24 122,11.22 142,19 144,1.4.5.8.16 146,7.28 150,9
θερμός 28,26 30,3 32,4.6.25 46,13 54,11.15.20.23 56,10 62,1 72,4 74,23 76,1.2.3.4bis 106,21 144,10.24.26 148,28 156,4bis 158,4.5.6bis
θερμότης 16,26 30,17 156,2
θέρος 94,11 134,21
θέσις 114,28
θεώρημα 48,13
θεωρία 142,7
θηρεύω 126,6
θηριακός 160,19
θηρίον 64,1.5
θηριώδης 46,1.5
θλάω 72,27
θλίβω 100,11.16.18 112,9 114,5.8 138,9.10
θλῖψις 114,7
θνήσκω 108,19bis 142,21
θολώδης 90,17
θριδακίνη 28,20
θρομβόομαι 132,7
θυμιάω 76,5
θυμοειδής 26,30
θύννος 50,25
θυρίς 94,2
θώραξ 18,27.28 26,5 70,1 78,4 112,24.27 114,11 116,9 120,13.18.22.27.29 122,2.11.18.20.21.23.28 130,20.27 132,2.4.5.6.8.10.15 136,20 138,20 140,3.16 142,8.10 144,2.6.7.14.18.21.25.26 146,5.10.14.17.26.28.31 148,5.10 150,6.8.15.18 152,13 154,5.11.22 156,12 158,23

ἰάζω 14,8 92,17 126,22
ἴαμα 14,10 16,6.8
ἰάομαι 18,16 36,3.7 80,21
ἴασις 6,7.11 16,3 24,26 42,27
ἰατρεία 12,21
ἰατρεύω 14,3 162,10
ἰατρικός 20,19 34,27 38,23 96,11
ἰατρός 4,5 8,9.17 10,14 14,4 16,14 18,23 22,17.22 24,15.27 26,26 28,6 34,20.23 36,2.16 38,5.15.17 46,9 48,20 52,25 58,1 60,2.8 62,6.10.17.23 66,9.19 68,5 72,21 80,24 82,4.12 118,3 122,9 126,17 128,2 130,3.10.12 132,21 162,9
ἰδιοπάθεια 46,7 68,6 88,25 92,15 104,19
ἰδιοπαθέω 6,10 102,24 120,9
ἴδιος 6,2 34,12.14 38,27 44,2 56,15 60,14 82,11 88,14.22 100,13.26 102,5.6.19 104,1.14 108,23 112,7.10 118,20 124,24 138,14 140,12 146,7 150,21 152,1
ἰδιώτης 34,24 46,9
ἰδρόω 64,13
ἱερός 90,27 → ὀστοῦν
ἱκανός 20,15.25 30,14 32,18 42,25 44,14 62,3.24 68,4 70,8 90,20 96,5 136,14 142,5.26 160,1
ἴκτερος 48,21
ἱμάς 40,11
ἱμάτιον 94,12
ἵνα 12,1 22,14
ἰός 64,1.6.10.23.26
ἵππος 124,7
ἴσος 112,27 162,4
ἱστορέω 114,9 134,26
ἰσχνός 50,11
ἰσχνόφωνος 142,1
ἰσχυρός 4,14 24,24 54,8 62,28 98,25 120,25 124,7.9 126,21.26 128,15 130,13 138,2 146,2 150,4 154,22 156,1 160,14
ἰσχύς 128,20
ἴσχω 44,25 50,10 52,15.25 62,28 64,4 66,24 72,24 144,15 146,5
ἴσως 18,13 44,6 82,13 116,6 160,21
ἰχθύς 126,6
ἰχωρώδης 134,9

καθά 4,11 10,23 26,13.14 28,10.20 30,11 32,2 34,10 36,8.12.22.24 38,1.12.20 42,22.27 44,11.27 46,11 56,26.28 58,19 66,12 68,21 74,2 76,13.23 78,15 80,14 86,20 88,8.12 96,16.20 102,1.4 118,25 122,26 130,10.27 132,9 136,4.8 138,4 140,10 142,27 148,14 156,11.23
καθαρός 90,17.18 134,16
καθήκω 36,25 46,17 74,14 86,3.14.18
κάθημαι 34,26
καθιδρύομαι 26,30
καθίημι 64,6
καθίστημι 16,1 70,23 92,14 94,21 146,3
καθόλου 84,4.9 142,7
καθότι 52,14
καί passim
καιρός 18,11 96,17 104,29 122,14 152,2
καίτοι 64,4 66,22 68,26 96,22 122,9
καίω 4,12bis 120,26 160,12
κακός 20,3 24,27 74,9 82,3 86,2 108,9 160,5
κακοχυμία 88,28
κακόχυμος 90,22
καλέω 12,25 16,4.7 20,16 30,19 36,18 44,7.20 48,21 52,5.25 54,4.14 62,10 70,12.17 72,3 74,16.25 76,21.27 78,2 86,15 98,24.27 100,20 106,13.14 108,25 116,3 118,4 120,30 122,4 132,21 142,1 148,4 154,1 160,15.17 162,4
καλός 18,16 34,23 38,17 42,25 146,21

καμήλειος 50,20
κάμνω 14,16 32,18 42,10 50,5 52,17 58,9 62,15 66,28 118,13 120,13.26 126,16 142,21 144,15 146,15 150,10 152,12 154,27 158,12 162,16
κάμπτω 112,19
κανθός 86,27 88,7
καπνός 56,23
καπνώδης 4,21 6,25 46,27 56,21
κάρδαμον 20,23
καρδία 16,18.24 18,19.27 22,12 24,21 26,2.15.22.27.30 30,20 36,14 38,5 120,17 142,19 150,5.18 164,16.19
καρδιωγμός 72,18
κάρος 24,14 84,17 98,24.28 100,1.3.6.8.11.13.14.17.18 138,22 150,20
καρπός 162,19.28
κάρτα 116,18
καρφολογέω 94,16
κάρφος 94,12
καρώδης 28,14 30,14 68,28 70,10
κατά passim
καταβαίνω 54,26
καταβάλλω 64,4.26
κάταγμα 46,19
καταδέχομαι 54,17
κατακαίω 26,5
κατάκειμαι 72,26 144,19
κατάκλισις 154,6
καταλαμβάνω 100,11 136,7
καταλέγω 134,15
κατάληψις 24,15 100,10.13.15 150,21
καταλιμπάνω 4,6 80,22 94,1 132,18
κατάλογος 20,15 56,3
κατάλοιπος 130,21
καταμήνιος 50,17
καταναλίσκω 38,18
κατανοέω 54,21
καταντλέω 20,19 34,29
καταπάττω 20,18
καταπαύω 82,13
καταπίνω 106,18 108,1 118,23 134,8
καταπίπτω 6,18 70,13 100,19
κατάπλασμα 10,5
καταπλήττω 162,14
κατάποσις 108,7
κατάπτωσις 66,28 68,6.17 80,12 114,28 130,18
κατάρρους 32,22 122,25 138,2 144,23
κατασκέπτομαι 90,4 134,11
κατασκευή 72,12
κατασκήπτω 152,24
κατασπάω 86,26bis 88,17.21
κατάστασις 34,1 52,16 96,7 116,4
κατασχίζω 102,3 124,14.18 128,12 152,27

κατατέμνω 26,5
καταφανής 108,11
καταφέρω 32,21 94,7 130,7 144,20
καταφορά 30,2 56,28
καταφορικός 28,20.23.25 30,4.14
καταφρονέω 26,3
καταφύομαι 38,26 102,3
καταψύχω 54,23 68,18 126,6
κατοικέω 42,17
κατοικίζω 26,26
κατοπτάω 44,19.27 46,5 50,1
κατορθόω 12,26
κατοχή 24,15 100,10 138,22
κάτω 38,2 54,19 76,27 78,6.10.14.15 80,10.13 88,8.10 98,7.13 106,12 108,13.26.28 112,5.12.14.20.21
καῦμα 54,6.21 56,1
καυσόομαι 22,15
καυστικός 54,6
καυσώδης 122,22 146,25
καυτήριον 20,20
καχεξία 48,22
κεῖμαι 68,27 98,23
κελεύω 20,17.25 82,8 90,21 94,4.7bis 160,15 162,21.22
κενός 146,10 154,11 158,22
κενόω 52,22 158,13
κέντρον 64,3.8.19.20
κένωσις 38,21 40,15.18.20 42,5 50,17 158,3.7
κερχνώδης 152,19.21
κεφάλαιος 20,11 58,13 72,21 74,9 84,18 114,24
κεφαλαλγία 72,23
κεφαλαλγικός 74,4.6
κεφαλή 4,21 18,12.19.21.26 20,9.17.18 22,6.12.20.28 26,5 28,7.22.24 30,6 32,21.24 34,28.30 36,1 46,15.16.19.20.27.30 56,25 58,2 62,1.5.15.21.22 70,11.18 72,7.9.12.13.14.16.20.22.28 74,3.4.7.16.18.19.20.22 76,2.14 82,14.17 84,12 94,19 98,8 106,20 120,25 126,19.27.29 130,7 134,2 152,24 158,8
κήδω 160,13
κητώδης 50,25
κιθαρῳδία 156,14
κινδυνεύω 66,2 124,7
κίνδυνος 68,25 98,5 118,22 124,8
κινέω 10,7 38,10 68,28 70,1 76,26 78,4 80,5 82,11 86,14.25 88,10 92,26 102,5 104,8.21.24 112,15.21 114,17 120,13.18 122,10 124,2 128,16 130,9 136,5.10.11.12.15 142,8.10.12.16.25.26.27.28 148,22 150,2bis.4.14
κίνησις 38,26.29 40,1 66,29 68,8.14.17.23 70,3.21 72,25 76,20 78,7 80,25.26.32 84,23 86,1.9 96,18.20 98,2.7.16.17.19 100,22 102,1.8.23.27 104,4.6 112,13.16 114,15 120,14 124,12 128,8.10bis.14.15.23.26 136,9 142,13.25 144,5 156,17.20.28 162,14

κινητικός 76,27 80,19 122,6
κίων 108,8
κλαγγώδης 142,2
κλάδος 36,22.23 38,1 128,5
κλάσις 112,19
κλάω 88,19
κλείς 120,14
κλείω 88,17 100,14 136,6.16
κλίνη 68,27 94,2.11
κλονέω 40,28 68,16
κλόνος 68,7
κλονώδης 136,10
κλύδων 154,7
κνήμη 62,19 66,18
κοιλία   24,10 32,12 40,27 42,13.20.21.26 44,25
  46,15.16.24 52,25 54,3.7.19 60,15 68,20 72,9.18 74,21.
  24 76,7 82,20.22 88,25 90,6.13 98,22 100,7.11.18.21
κοῖλος 106,12
κοιλότης 102,16 146,9.12
κοιμάω 68,26
κοινολογία 18,24
κοινός   16,5 28,17 36,22 38,2 48,26 52,20 60,6
  62,8 96,6 126,5bis 132,22 138,1.23 144,6 150,19
κοινωνέω 66,27 118,17
κοινωνία 100,26 102,1 158,24
κόκκος 20,23
κολλάω 22,20.28 132,15
κολοβόω 142,1
κομίζω 134,17 160,24
κόπος 162,16
κόρη 90,5.16.18 92,9.14 96,9
κόρυζα 32,22
κόσμος 26,19.20 58,8
κουφίζω 56,14 60,11
κοῦφος 22,10
κοχλίας 50,23
κράζω 94,6
κράμβη 52,1
κρανίον 20,8 22,3 74,13.17 100,18
κρᾶσις 30,22 40,5 42,31 44,22 48,3.15bis.18.21.24
  50,13 60,1.3
κραυγάζω 156,16
κραυγή 156,13
κρέας 50,19.24
κρήνη 8,3 134,15.18
κρίνω 10,21
κρίσις 92,25
κροκυδίζω 94,15
κροκύς 94,12
κροταφίτης 100,1 104,5
κρόταφος 106,20.21
κροτέω 94,5

κρύος 4,14 28,19
κύκλος 70,14.19.21
κυκλοτερής 112,21
κυνάγχη 106,8 108,23.26 114,9 116,12.14 118,2.3
  122,24 138,7
κυναγχικός 106,10 108,14 116,8.10 146,8
κύνειος 50,21
κυνόσβατος 52,3
κύριος 42,21 56,4 66,2 68,20 108,28 136,3.15
κυρίως 86,1
κῦρος 36,5
κυρτόω 110,19
κύστις 24,6 126,7 132,23
κῦφι 76,4
κυφός 110,12 112,15
κύων 50,25
κωλικός 24,5.10
κῶλον 36,24 66,21 76,23.25 124,28 128,18
κωλύω 54,26 78,13
κῶμα 32,3

λαγών 62,20
λαγωός 50,22
λακτίζω 124,6
λαμβάνω   14,13 34,16 38,11 72,11 78,8.25 90,26
  110,10 112,20 114,11 126,15 132,1 136,9 160,3
λαμπρός 72,25
λανθάνω 134,7 150,16 158,10
λάρυγξ   6,29 108,23 116,11 118,11.13.15.20.21
  120,29 122,1 130,8 136,5.7.13.15 138,2.6bis*140,18
  146,11 158,16.23
λάχανον 52,1
λέγω 4,7.9.16 8,1 10,13 12,10 14,16 16,17 22,24 24,5
  26,10 28,1.4 30,20 32,5 34,21 42,31 46,9 50,19 52,3
  54,24 56,15.16 60,18 62,23 72,15 80,26.28 86,21 90,11.
  27 94,15.16.18 96,13 114,25 120,26 140,15, 148,7.13.15
  152,7 156,8.10 158,19.22 164,10
λεῖος 152,28 164,11
λείπω 12,9 114,26 146,23
λείψανον 128,11 132,18
λεκτέος 4,20
λέξις 18,9 22,9 48,4 54,24 108,20 110,11
λεπτομέρεια 96,25
λεπτομερής 96,24
λεπτός 34,5 42,8 44,15 50,15 124,17 134,9 142,3
  154,15 158,28 162,17
λεπτότης 154,14
λευκός 50,10
ληθαργικός 34,29
λήθαργος 24,14 28,14 34,10 68,18.21 84,17
λήθη 16,30
ληρώδης 24,20

λίαν 40,8 44,7 154,20
λιβανωτός 76,5
λιγνύς 94,27 96,1
λίθος 156,12
λίμνη 134,21
λοβός 8,24
λογίζομαι 26,30 42,18 80,10 102,19
λογικός 6,3bis.7 8,7 10,19 22,17.18 26,8 84,11 102,14.16
λογισμός 28,10bis.12 34,4 42,10
λογιστικός 28,6 30,19 94,17
λόγος 4,9 8,14.15.17 10,14.26 12,2.5.8 14,5.10 18,1.18.22.24.27 20,14 22,9.12 24,21.25.27.29 26,1 38,22 48,14.26 56,22 70,6 72,16.23 76,17 80,16 82,13.16.17 84,20 96,5.6 100,23.24 102,15 108,13 114,26 120,1 128,22.24 134,8.27 138,3.15.23 148,17 152,7 156,8 158,24 164,20
λοιπός 8,12 78,11 92,19 140,8
λοξός 86,29 88,8
λορδός 112,15
λορδόω 110,16
λόρδωσις 110,14 112,1.3 114,22
λουτρόν 30,5 60,19 158,5
λούω 162,15
λυγμός 68,2.11
λύζω 68,3.11
λυμαίνομαι 48,2.16 98,7
λυπέω 4,16 6,2 42,1 60,21
λύπη 52,13 62,2
λύρα 40,4
λύσις 42,4 98,27
λύττα 16,10
λύχνος 96,1

μάθημα 34,4
μακρός 10,6 30,10
μαλακός 86,24 88,1.4 102,3
μάλιστα 6,6 22,20 36,9 50,14 54,5.21 66,3.5 70,14 80,26 82,14 92,16 100,18 108,11.18 116,20 130,7.9 140,17 142,29 150,5 154,6.21 156,15
μᾶλλον 26,9 30,12.16.21.23bis 32,11 36,10 40,27 42,20 48,6 50,19.20.22 70,18 74,4 76,3 90,10.11.13.26 100,7.8.9.10 106,8.16 108,16.17.29 112,23 118,4.23 128,20 132,14 150,22 158,30 160,7
μανθάνω 10,11.23 12,3 28,1 38,10.14.23 56,6 76,25 78,18 84,9 86,13 90,15 92,18 104,24 110,1.3 114,20 148,25
μανία 16,10.28 24,14 34,10 68,22 84,16
μαντεία 36,13
μαραίνω 54,23
μάρτυς 10,22 14,10
μασητήρ 104,5
μασχάλη 52,21 124,17

μάταιος 128,23
μάτην 126,17
μάχη 26,14.22
μάχομαι 26,13.17
μεγάλως 28,23 32,28
μέγας 12,1 18,26 20,22 24,29 44,1 60,10.15.22 64,3.11 72,2.24 80,1.4 86,27 88,5.11 106,14.17 110,5.6ter 114,7 122,12.17.26 124,25 128,5.13.20 136,23 138,20 144,17 146,5.13.16.29.31 144,13 148,3.6.7.17 150,1 156,4.9.14 162,5 164,4.15
μέγεθος 46,16 68,24.25 72,26 78,29 124,14 136,26 144,8 146,17.26 162,4
μεθίημι 56,26 68,12 90,13
μεθίστημι 48,12 112,23 118,17
μέθοδος 84,4.9.14 102,18
μεθύσκω 40,19
μειδιάω 162,22
μειόω 96,10
μειράκιον 62,16 94,10
μείς → μήν
μείρομαι 26,19
μελαγχολία 24,14 34,11 44,26 48,11.13 52,24 56,4.15 58,13 60,4.8.14.20.23 62,3.6 68,22
μελαγχολικός 42,29 44,1.2.13.20.21 46,5.22 48,4.5.7.9.11.24.26.29 50,3.7.10.13.18.19.23 52,4.8.14.18.21 54,4 56,8.12.19.23.24 58,3.10 60,11 84,17
μελαίνω 132,7
μελάντερος 50,2.11
μέλας 44,21.27 52,7 58,20 60,16 142,3
μέλλω 8,15 18,4.8.14 26,10 84,8
μέμφομαι 58,11
μέν passim
μέντοι 4,12 44,8 62,22 66,11.14 72,13 74,1 78,1 80,12.28 108,23.28 110,20 118,23 122,19 124,2 136,10 138,1 150,11
μένω 56,1 90,24 146,11
μερικός 122,29
μέρος 4,13 14,19.22 18,27 24,16 36,4.6.22 38,4.27.29 46,18 48,20 56,12 66,3.16.20 68,15 72,1 74,16.19 76,21.22.23 78,6.11.15.18 80,8.22 82,6 84,8 88,20 96,6 98,4.7.9.10.13bis.14.15.17.20 100,22 104,11.13.15.22.25.27 106,4 108,7.28 110,17.20 112,11bis.12.14.16 114,5 122,11.19.28.29 124,10.26 126,1 128,1.6 130,25 132,3.6 138,21.24 140,3.6 144,6.20 148,5 158,12 160,9
μεσοπλεύριος 6,29 110,5 114,12 122,16 124,1.13.20 138,19 140,17 142,11.12.27 148,9
μέσος 34,1 42,21 44,25 52,20 74,20 78,9 82,2 88,19 98,1 100,3.11.18
μεστός 44,4
μετά 14,7 16,5.25 18,8.28 20,1 22,9.11 24,1 28,10bis 30,14 32,23.30 34,1.9 42,11 52,4 54,5.9.10 56,28bis 62,3 66,13 76,1.25 80,3.23 82,17 94,1.4 96,25 98,1.25

Index verborum 185

μηρός 62,20

μήτε 22,19bis 26,17bis 34,13.14 42,9ter 68,28bis 72,24.25ter 76,8ter 98,10.11 102,12bis 114,14.15 116,14.15 118,12bis 130,18.19 134,2bis 144,24bis 146,21 154,16.17.20

μήτρα 24,6

μίγνυμι 32,6 124,17

μικρός 18,3.25 48,12 60,18 64,3.5.22 70,9.13 72,24 82,2 86,27 88,10 96,15 104,27 122,2.21 130,13 136,12.13 148,19 150,3 160,23 162,5

μικρότης 134,7

μικρόφωνος 136,14

μικτός 32,2.4.7.12

μιμέομαι 58,7

μίμησις 12,22 22,16

μιμητικός 22,26.30

μιμνήσκω 14,18 18,20 34,15 38,6 42,29 50,9 102,6 104,11 106,5 146,16

μινύθησις 108,8

μίξις 32,11

μισέω 58,11.17

μῖσος 12,5

μνήμη 12,21 16,1.12.30 18,7.22 22,3 24,4.12 28,8.11.12 30,15 32,16.28 34,3.30 42,11.18 68,23 84,12 142,9 146,21

μνημονεύω 4,6 22,8 36,17 106,2 110,21 158,24

μόγις 64,13 70,9 88,11 98,26 108,15 122,10 126,10

μοῖρα 86,19 124,15

μόλις 20,12

μόνιμος 4,10 34,16

μόνος 4,7 10,1.25 12,15.16.23 14,23.24 20,4 22,24 24,25.26 26,21.26 28,4 30,10.11.17 32,11 38,7.22.28 40,24 46,9.26 48,10.24.28 50,5.8 52,1 58,1 60,17 64,22.23 68,5.11 70,1 76,19.24 78,10.16.23 80,25 84,24 86,9.16 88,18.27 94,10 96,21 98,6.7.10.17.18 100,26 102,5.18.22.28 104,7.8.19 110,4.7.13.16 112,7.11 114,16 118,17 120,10 122,7.13.15 124,3.30 126,2.17 140,2.4 142,11.24.26 144,6.11.24 146,29 148,20 150,5 158,17 162,24

μόριον 4,4.8 6,23 8,2.10.22 12,17.18 14,2.12.25 16,22 22,7 24,6.11 26,5.26 28,16 32,7 36,9.24 38,13 40,22 46,18.25 48,2.16.23 56,19 62,14.27.28 64,15 66,2.21.24 72,19 74,5 76,26 78,2.20.23.25 80,5.19.20.27.32 82,9.17 84,6.10.21 86,6 88,22 96,7.9.14 98,8.18 102,13.20.21.24.27 104,1.2.10.18.20 106,6 112,4.19.20.22 114,7.14 116,2 120,8 122,8 126,14 128,2.9.19 130,4 130,22 134,28 136,17 150,20 152,5 156,23 158,9.15 160,10

μοχθηρία 24,29

μοχθηρός 30,13 52,5 160,5

μυελός 124,25

μυελὸς νωτιαῖος 38,3sq. 78,1.2 106,1 112,7 124,23

μυριάκις 18,14

110,2 112,8 114,11 118,5 120,21 130,4.8.16.17.18 132,11 134,7.21 136,22 140,1.5.24 142,22 144,9 146,22 152,1 154,24 156,13 158,29.30 160,3.6.8.24 164,17.18

μεταβαίνω 96,17 126,12 152,2

μεταβάλλω 44,23

μεταβολή 64,4 162,28

μεταδίδωμι 46,16

μετακάρπιον 66,8.10

μετακίνησις 138,12

μεταλαμβάνω 64,27

μεταλλαγή 154,5

μεταξύ 66,20 70,25 74,2 90,8 110,18 114,4 132,10 144,25 158,26 164,14

μεταπίπτω 48,11 50,13

μετάπτωσις 48,9

μεταρρέω 154,5

μετάστασις 110,13 112,9.11 114,15

μετασχηματίζω 154,6

μετάφρενον 6,14 54,8 82,6

μεταχειρίζω 4,6

μέτειμι 104,29

μετέχω 44,20

μετέωρος 106,20 148,4.5bis.8

μέτριος 30,12.21 32,18 46,3 120,27 156,1.4.17

μέτωπον 38,9

μέχρι 14,3 20,16 64,21 78,9 108,14 124,11 132,17 136,24 148,16 156,4 158,22

μή 4,10.12 6,26 8,2 10,5 12,1.10 18,2.3.10.17 20,6.13 24,3.8.25 34,12.20 36,15 44,7.9 48,8 52,21 54,17 56,15 58,5.8 64,2 66,23 74,11 80,5 84,10 86,23 88,16 90,17.18 94,17.18 96,7 104,12.27 106,2.14 108,1bis.3.18 112,19 116,21 122,19 128,19 132,7 134,27 136,7 142,14 144,27 148,1 150,1.2.12 154,18 162,26

μηδέ 4,18 18,3.28 22,23 30,20 42,9 44,5.8 76,13 86,7 90,23 112,15 114,26 118,12 122,11bis 130,19 132,7 150,12.14.16 154,20 158,21

μηδείς 4,13 6,22 12,1 22,25 60,15 64,9 66,11 68,26 76,10.11 86,2.17.23 88,24 90,5.8.11.22 92,8 112,16 124,23 126,29 154,9 162,18

μηδέποτε 42,4

μηδέπω 20,6 90,20

μηκέτι 6,21 8,3 62,21 128,17 144,21 162,15

μῆκος 60,21 74,19 78,10

μηκύνω 54,12

μήν 6,1 12,1 20,23 28,25 32,29 42,21.24 56,24 72,21 76,15 80,6 100,4 110,6 118,22 134,9 162,3.8 164,10.11

μήν (μείς) 90,3 92,11 158,29 160,3 162,29 164,15

μηνιγγοφύλαξ 100,16

μῆνιγξ 20,7 22,2 42,8 46,19 74,10.14 96,4 100,16

μήποτε 130,9

μήπω 60,21 92,8

μυρίος 58,10
μύρον 160,17
μῦς 6,29 38,10.26.28 40,2 70,2.3 80,19 82,11 86,14.17.19.21.22.25.29 88,1.10.13.14bis.18.20 98,15 100,1 102,5.8 104,5.8.19.20.21 110,5.7 114,17.20 116,6 118,18.20.21 120,18 122,16 124,2.4 126,2.4.5.9 128,11.12.16 136,5.7.13.15.26 138,5.6.19 140,11.16.18 142,8.11.16.25.28 144,2.7 148,2.8.9.10 150,8 156,17
μυώδης 104,24 114,16 132,4
μωραίνω 36,1
μώρωσις 28,13 30,15 32,17 68,22

νᾶπυ 20,18.23 22,10 66,20 76,8
ναρκόω 28,18
ναυτία 72,18
νεανίσκος 62,23
νέος 16,2 24,15 54,12 134,22
νευρδώης 64,25 68,16
νεῦρον 6,28 36,12.14.15.16.18.19.23.25 38,2.11.30 40,1.3.7 42,1.2 46,17 64,16.19 68,13 70,4.5.7 76,18.19.27 78,4.19.25 80,11.19.21.23 82,10.15.16 86,3.10.11.15.18.20.24 88,2.4.11.15 96,3.20.23 98,3.12.15 100,26 102,3.19.25 104,2.3.12.13.14.17.19.26.28 106,3.7 110,2 112,23.27 114,1.3.4.8.11.13.18.20.21 124,5.13.17.20.23.27.29 126,3.5.11.13.19.27 128,1.3.11.12 130,28 132,3 136,6.12.16 142,9
νευρόω 104,10
νευρώδης 40,4 46,25 64,15 110,15 116,1
νεφρῖτις 24,5
νεφρός 132,23
νῆστις 54,9
νίτρον 20,18
νοέω 152,27
νόησις 84,13
νομίζω 8,3.6 16,20 20,13 38,3 94,12 130,11
νόμιμος 38,23
νομιστέος 72,20 126,3
νόμος 70,2
νόος 142,30
νοσέω 10,18 12,17 18,23 52,11 160,2
νόσημα 12,18.19 28,26 30,4 52,14.26 56,6 60,13.22 72,22 74,3 76,15 100,2.6 110,12
νόσος 18,2.16 70,10 122,9 160,3
νοσώδης 14,23 70,9
νύκτωρ 134,16
νῦν 14,10 18,23 56,22 84,9.20 96,8 100,25 108,4.21.25 114,24.25 118,8 120,1.5 126,12 136,1 142,6.14 148,14 152,2.8 156,8 158,25 164,6
νυνί 12,15 110,9 132,13
νύξ 94,19 126,18
νωθρότης 30,2
νωτιαῖος 6,28 38,8.13 42,2 70,6.8 78,2.3.4.7.9.11.12.22 80,10.15.17 98,3 104,29 106,5.7 108,28 112,10.18 114,2.18.19.21 116,1 122,3.7 126,13.19.27 128,4.5 138,24 142,5 → μυελὸς νωτιαῖος

ξανθός 32,5 46,1.4.6 50,1.14 56,25 158,26
ξηραίνω 20,10.16.25 22,5 32,30bis 34,6 40,10.11 160,14.25
ξηρός 20,3.6 30,26 32,21 40,8.9.17 120,26
ξηρότης 16,25 30,5.8.11.17.22.24 34,1 40,14.18 42,4.6 44,1
ξύλον 156,13
ξύω 44,16

ὁ passim
ὀγκηρός 106,15
ὄγκος 24,13.17 40,9 56,1 64,11 110,16 114,28 116,3.6 118,18 138,8 146,24.27
ὅδε 8,16 14,15.18 16,9 18,24.25 22,9 34,26 46,14.18 48,4.13 50,7 54,24 64,23.26 72,1 76,16 82,14 84,14 90,13 96,13 108,11 126,24
ὁδηγέω 24,21
ὁδοιπορέω 126,24
ὁδοιπορία 86,24
ὀδοντοειδής 108,24
ὁδός 14,9.25 16,6 26,8 82,5 138,9 142,19 152,3
ὀδούς 54,11 106,13.14 108,25 136,4 140,20.25
ὀδυνάω 56,25 74,10.16
ὀδύνη 4,15 20,20.22 24,7.13.18 28,22 72,14 74,11.17 76,6 100,19 130,27 132,6 134,2 148,24 150,1 158,19.20
ὀδυνηρός 132,4
ὅθεν 10,6 60,4 104,14 144,5
οἶδα 16,14.21bis 34,3 66,12 78,21 88,2.14 90,25 92,5 94,10 100,20 102,3 108,4.19 132,2 146,18
οἰδέω 106,16
οἴδημα 102,10
οἰκεῖος 6,5 86,17 90,25 114,24.27 122,7 136,11 138,14.16.17.18 142,22
οἰκειότης 100,23
οἰκέτης 134,16
οἰκία 94,1
οἶκος 28,7
οἶνος 30,6 44,15 52,7 76,2
οἴομαι 18,11 26,12 58,4 128,11
οἷος 20,14 24,17 28,8 36,23bis 38,28 40,17 42,8 44,11.14.17 56,23 62,25 68,1.7 94,2 106,7 108,14 112,19 128,4.5 148,15 150,6 152,6 154,22 156,12.19 160,12
ὀκνέω 128,25
ὀκτώ 16,21 86,7
ὀλέθριος 116,18
ὄλεθρος 142,22
ὀλιγάκις 68,12
ὀλίγος 4,5 22,23 26,7 34,3 36,23 60,7 68,3 72,28

76,7 80,2 84,15 86,7 92,10 104,27 116,19 120,8 124,11 130,17 146,14 154,12.13 158,30 160,7.23
ὁλκή 110,16.20
ὅλος 4,18 6,23 10,16 14,7.13 18,12 20,17 24,9.16 26,4. 24 32,13 36,6.21.25 38,1.5.9 42,9 48,27 50,3.7 52,18 56,4.21 60,1.18 64,4.13.21.24.25 66,10.14.19 68,12.21 70,25 74,7 76,4.13.15.17.24bis.25 78,5 80,14.16 82,10 84,20 86,7 88,2.6 90,23 92,24 94,19 98,14.21 104,23 108,20.21.25 112,13.16.28 120,13 122,8.24 124,28 126,18 128,1.16 134,4 136,20 138,8.20 140,3 144,14. 18.26 150,12.13.14.16.17 152,27.28 160,15
ὁμαλός 154,30bis
ὁμαλύνω 156,17
ὁμιλέω 16,9
ὁμογενής 28,15 50,15 74,3
ὁμοεθνής 92,17
ὁμοιομερής 12,16 28,16 44,5bis 48,2.3.18 86,6 102,8.20
ὁμοῖος 4,19 20,20 46,14.24 56,21 84,19 88,24 90,24 94,12 102,18 158,6.26 160,3 164,13
ὅμοιος 26,18 76,16 88,28 90,2.26 92,12 98,26 106,13 108,26 112,14 118,15 124,11 144,22 148,27 160,10.20.24 162,6.23
ὁμολογέω 10,8 28,5 32,8 34,21 60,2 70,22 72,10 130,3 162,27
ὁμότιμος 12,6
ὁμοῦ 78,27
ὁμωνυμία 36,16
ὅμως 8,1 64,6.10 66,6 70,1 122,10 160,7
ὄναρ 130,1
ὄνειος 50,20
ὀνίνημι 18,28 22,16 28,23 42,24 70,24
ὄνομα 4,17 54,3 96,14 116,3 118,5.6
ὀνομάζω 4,4 6,11 8,21 18,1 24,15 28,12 36,16 40,16 42,14.30 44,22 46,9.22 52,20 60,8.12 62,14 68,4 72,21 76,20 78,2 80,29bis 84,13.16 86,1.24 92,22 100,10 102,3 110,13 112,18 116,8.12 118,2.3.10 130,15 140,6 144,26 148,5 150,11 160,19 162,25
ὄντως 6,3
ὀξάλμη 52,2
ὄξος 76,8
ὀξυθυμία 156,13
ὀξυρεγμία 54,6
ὀξύς 44,10.15.20 46,23 54,11 64,9 80,6 100,2 106,13 108,27 154,24 156,14
ὀξύτης 136,25
ὄπισθεν 42,20 44,26 98,14
ὀπισθοτονικός 36,2
ὀπισθότονος 40,23
ὀπίσω 70,25 100,10 110,14 120,15 124,10.19
ὁπόθεν 108,10
ὁποῖος 6,4 18,26 28,8 34,21 46,23 50,9.17 56,17 62,23 64,1 68,24 70,13 134,22 162,1
ὁπόσος 6,9 88,14 110,12 114,20 116,17
ὁπότε 18,8 24,28 28,12 118,23 122,14
ὁπότερος 48,6 86,9.29 88,6
ὀπτάω 94,27
ὀπτικός 86,2.24 88,7 104,9
ὅπως 6,10 10,10 12,23 16,15 18,1.7 34,23 54,12 58,5 66,23 80,24 130,15 142,1 162,26
ὁπωσοῦν 8,5 46,20 84,11 86,4 104,19 118,2 132,11
ὁράω 8,25 10,9 12,21 16,2 22,26 28,18 38,12.26 40,4 42,9 56,28 64,2 68,1 70,6 78,16 88,4.6.9 92,25 94,2.3 96,18 98,9.12 102,11.16 108,23 126,15 128,25 130,1. 2bis 134,7.18bis 140,13 142,12 158,24 160,4.6.10.13
ὀργανικός 12,18 48,1.3.16 86,6 102,10.20 104,1
ὄργανον 6,12.17 42,19 100,21 120,5.17.28 130,10 132,24 136,2.5 138,14 140,23 144,1.14.16 146,25 148,20 150,1.4.22 162,7
ὀρθόπνοια 116,15 164,9.10
ὀρθός 4,9 58,15 80,32 94,18 108,3.15 112,1 130,11 144,21
ὀρθοστατέω 108,18
ὁρίζω 74,18 84,6
ὁρμάω 46,15 72,17 88,23 94,23
ὁρμή 76,26 78,7 138,23
ὄροβος 162,4
ὀρρώδης 154,10
ὀρφνώδης 94,12
ὅς passim
ὁσημέραι 22,29 28,1
ὀσμάομαι 44,16 76,10 160,15
ὀσμή 76,4.5.12 160,14
ὅσος 6,3 14,1.16 16,9 22,22 28,22 32,19 34,20 46,6. 19 50,5 52,22 56,4 76,4.27 84,10 102,6.12.15.17 110,9 112,12 114,17.21.25 116,14 122,1.4 136,5 138,22 142,2.6 144,25 146,19.21.24 148,14 150,23 154,19
ὅσπερ 6,8 10,21 12,14 28,12 38,14 40,14.15 70,14.19 102,11 112,4.5 126,12
ὄσπριον 52,3
ὅστις 10,11.27 38,3 42,14 96,1.11 126,22 134,6 138,18 144,11 150,19
ὀστοῦν 74,20 82,20 100,11.17 ὀ. ἱερόν 126,10sq.
ὀστρακόω 58,4
ὀστώδης 132,5
ὄσφρησις 72,15 82,18 98,1
ὀσφρητός 82,21
ὀσφύς 112,5.25.28 124,22
ὅταν 4,19 10,13 26,10.12 30,27 32,15 36,8.20.24 38,1. 12 40,11.18 42,30 44,12.26 50,3.4.14 52,10.17.24 60,14. 21.22 64,15.18 68,2 70,8.14.18 76,17 80,14 84,11 86,2.7 90,10.12.13.15 94,25 98,4.6.16 100,11.15.17 102,27 104,2.22 110,5.6.16.18 112,17 114,6 118,10.12.14.15

122,18 126,2 130,6.16.25 132,6 136,19 144,3.5.15 148,2.6 150,2 152,25 154,6.21.24 156,15.16.23
ὅτε 8,9.11 22,10 50,12 78,2 84,24 98,7 118,19 136,22 142,27 162,5
ὅτι 8,20 16,20.26 18,3.5.11 26,29 28,16.17 30,20 32,5 34,15 48,8 54,16.20 60,1 68,4 70,3 72,1.7 74,3 76,14 78,1.12 80,11 82,10 86,16.22 94,22 104,27 106,3 108,24.27 114,17 116,4.8 134,27 136,1.5 138,2.6 142,25 144,28 146,18 148,11.25 156,26
ὁτιοῦν 26,12 86,17 120,5 132,6 136,13 156,12
οὐ 4,13.17 6,1.9.25 8,3.24 10,15 12,1.3.8.10.16.18.21.23 14,5 16,16.17 18,13.25 20,7 22,3.7 24,12.13ter.23.26 26,27 28,2.3 30,16.20 32,11.29 34,22.23 36,4.11.12.19.23 38,7.17.24.28 40,23.24 42,8.21bis 44,6.9.18 46,7.8.9bis.29 48,9.13.14 50,2.5.21 52,15 54,7.20 56,10 58,1.3.12 60,7 62,23.24 64,1 66,7 68,3.5.6.7.11.12.21 70,5.9 72,1.21.22.28 74,9 76,2.7.16 78,10.15.24 80,6.23.27 82,19 84,15 90,25 92,15.25 94,10.23 96,7.19.21 100,4 102,7.16.22 104,13.25 106,2.13.14.15.16.18.20 108,1.4.13.26 110,6.13 112,5 114,12 118,22 120,1.8 122,15.22 126,17.20 128,8.15bis.25 130,11 132,2 134,15 136,1.3.26 142,27.29 144,26 146,1.5.8.29 148,10.20 150,22 152,13 154,11.22 156,19.25 158,2.17 160,7.24 162,3.8.9.24 164,10.11.15
οὐδαμόθι 14,3 22,5
οὐδαμῶς 20,4 64,25
οὐδέ 10,22 12,2 16,20 18,26 22,14 24,2.16.19.24 32,11.18.30 36,12.19bis 38,5.15 42,21 44,9 60,4 66,26bis 72,21 76,5 82,10 88,6 96,14 106,15 108,2 118,4bis 122,8.24 124,24 130,1.13.27 140,3 142,29 144,5.17.27
οὐδείς 6,13.17 8,16.22 12,9 14,24 20,19.22 22,12.18 24,1.12.13 26,6.21 36,17 38,19 40,6.13 42,24 62,28 66,12.26.27 68,13 86,21 88,4 92,14.24.26 94,13 96,10.13 98,24 106,16 108,8 112,3.21 124,17 128,3.20.28 130,1.27 136,1.21 138,15 140,1 146,22 150,21 154,19.27 158,27 160,4.12 162,27
οὐδέποτε 152,9
οὐδέπω 22,28 44,21
οὐδεπώποτε 128,25 130,1
οὐκέτι 6,28.29
οὔκουν 64,14.25
οὐλή 70,25
οὖν passim
οὔπω 90,6 114,25 118,2
οὐρά 134,25
οὐρανίσκος 140,21
οὐρέω 132,23
οὖρον 44,6 80,11 126,7
οὖς 70,25 72,14 102,16.17
οὐσία 6,5 14,22 26,18 40,15 48,1 62,27 64,4.10.15.17 68,21 86,17 146,18.27 152,28

οὔτε 10,9bis.10 12,4.5 14,8.9 16,2.3 24,17bis.18 26,13.14.21bis 90,2bis 128,1bis 136,14bis 142,27 144,4bis 160,8bis
οὔτις 132,17
οὗτος passim
οὕτως 4,4.12.14 6,5.10 10,17 14,3 18,25 20,2 24,4.25 26,11 30,22 32,19 34,24 36,22 38,22 40,2.5.10 42,28.31 44,24 46,12.25.30 48,24 54,3 58,7.9.20 60,13 62,7 64,20 68,15.28 74,25 76,7 82,9 86,15 88,5bis.13 90,8.21 92,5 94,14 98,23.25 100,20 102,2 106,9 116,13 120,23 122,10.17.29 126,1 128,23 130,22 132,9.10 136,8.14.16.21 138,9.20 144,19 148,19 150,15 152,18.28 156,24 162,4
ὀφθαλμός 4,20 6,20.24 38,8 56,20 62,12 74,1.12.13 78,24 82,24 86,1.2.9.13.23.25.26 88,1.2.6.16.22.25.27 90,1.16.26 92,12.15 96,1.3.6.13 102,6 104,8.18 108,2 120,25
ὄχημα 82,5
ὄψις 90,23 96,24.25 102,12 150,12

πάθημα 4,16 38,5 46,16 80,28 88,5.14 102,16 106,10 138,5.7 140,12 146,3 150,21 154,25 158,10
πάθος 4,11 6,6.24 8,1.3.6.19 12,13 14,8.24 16,3.6.20.26 18,1.2.20 20,9 22,13.21.23.27 24,2.5.23 26,3 28,7.8.14 30,15.21 32,10 34,19 36,4.8.19 38,2 40,14.16.26.28 42,5.12 46,22.29 48,9.12 54,25 56,5.17 60,8.11 62,2.4.9.14 66,24 68,24.28 70,11.23 72,4.7.11.20.23 74,9 76,14.20 78,29 80,15.18 82,15.16.17.18 84,15.16.18 86,10.18 88,22 96,14.15.16 98,24 100,1.19.25 102,6.10 104,13.29 106,1 108,23 112,7.10.12 114,19 116,13 118,2.7.9.16.21 122,4 124,24 128,19.21 132,9 136,9.11 138,13 142,2.6.23 144,28 148,14 150,11 152,6 154,29 158,22 160,10.22 164,19
παιδεύω 36,13 58,20 92,18
παιδία 134,22
παιδίον 30,7 58,18 106,8
παίζω 134,21.22
παῖς 62,16.18.23 66,18 94,1
παλαιός 34,23 38,17 52,9.25
παλαίστρα 130,19 156,11
παλαίω 156,16
παλίγκοτος 106,21
πάλιν 18,11 26,13 42,30 54,9 64,26.27 98,16 128,5 160,24
παλινδρομέω 116,21 136,16.21
παλμός 24,16 164,15
παλμώδης 66,29 68,7.17 136,8
παμπολύς 8,25 70,7 126,24 142,19
παντάπασι 8,24 38,18 86,7 102,23 114,14 132,15 136,14
παντελής 134,27 136,7
πάντῃ 10,23

πάντως 10,23 28,18 32,29 34,7 100,5 112,22 142,18 160,13 162,23
πάνυ 10,14.15 22,10 40,8 44,19 58,20 80,28 90,18 98,28 106,13.18.19.20 108,6 112,2 126,20 128,6 134,16 142,29 144,4 154,16 162,17
παρά 6,26 10,11.19 12,1.4 14,20 16,3.18 18,14 20,14 24,13.17.18 30,9 36,13 38,11 40,9 58,4 62,17 64,1 78,13 86,8 96,10 98,2 102,20 104,10.25.27 110,10.15 114,28 116,3 118,18 122,5 130,28 138,8 146,24 150,23
παραγί(γ)νομαι 6.26bis 8,2 106,3 112,23 126,14
παραγράφω 16,29
παράδειγμα 8,19 20,14 84,6
παρακελεύομαι 80,29
παρακμή 162,13
παρακολουθέω 42,10 46,20 62,21 94,17 122,30 130,23
παρακομίζω 136,6
παρακόπτω 46,8
παρακυνάγχη 118,4
παραλείπω 4,5 38,18 48,19 56,3.6.12 118,7.16 146,19
παραλλάττω 108,13
παράλυσις 24,17 36,20 76,15.21.23 78,16.17.21 80,14.24.26.28 88,2 114,7 128,8.22.25
παραλύω 6,29 36,3.6 76,24 78,10.18 80,7.13.27 84,23 86,29 88,15 104,21.25 108,11 112,14 124,21.23 128,9 138,20
παραμένω 34,14.18 124,9 132,16
παραπαίω 34,29 46,8 94,17
παραπέμπω 146,9
παραπληγία 98,6.27 100,5 108,13 114,10
παραπληκτικός 108,3 112,3
παραπλήσιος 42,2.7 46,14 58,21 62,12 68,8 90,19 92,21 94,26 116,17 136,9 138,5 160,23
παρασκευάζω 36,9 56,1 156,19.27
παρασπάω 78,17 86,28 88,18 96,9 104,25
παρασυνάγχη 118,4
παρατείνω 160,21
παρατίθημι 52,26
παρατυπωτικός 92,26
παραφρονέω 46,8
παραφροσύνη 28,26 46,1.5.6.10.12.23.26 84,15 148,7.12
παραφυλάττω 32,16
παραχρῆμα 56,26
πάρειμι 14,6 86,22 94,3.15 106,1 122,3 128,2
παρεμπίπτω 90,9
πάρεργον 22,4
πάρετος 112,4
παρέχω 22,7.17 66,9 80,24 104,6.9 108,8 116,15.17

παρίστημι 22,6 36,21 148,4
παροξύνω 92,13
παροξυσμός 66,22 72,24 74,1
πᾶς 8,11 12,6.9 14,24 16,5.6.9 22,11 26,12.19.29 28,6. 15.19.22 30,5.6 32,26 34,14.19.20 36,2.11 38,5.6.10 40,19 42,30 48,8 50,24 52,17 54,12 58,12.16.17bis 64,24 68,5.16 70,10 72,1 76,4.14.19 78,6.10.14.15.20.27 80,7.13 82,5.15 84,10 88,8 92,18 94,21 98,8.14.18 100,4 104,7.10.19 108,13.17.19 112,20 114,24 118,1 120,23 122,17 126,4 138,3 140,1 142,7.12.14.25 146,16 150,20 160,8 162,14 164,13
πάσχω 4,4.13.17.18bis.20 6,13.14.16.17.23 8,10.11.18.20.23 14,2.9.11.17.19.21.25 16,4.7.16 18,15 22,7 24,2.8.12 26,2.6 34,6 36,21 38,1.3.11.13 42,7.25.28 46,7 52,23 62,5.8.28 66,1.11 68,6 70,13 72,20 74,5.8 76,18 78,15.23.28 80,17.18.20.30 84,5.11.21.24 86,10.17bis.26 88,4bis.5.14.15. 18.20.23 90,6.7 92,3.5.10.12.19.22 94,16.25.26 96,8.10.13 98,5.17.21.24 100,7.10 102,13.18.19.21.25 104,1.2.15.19 106,4.5.8 110,9 112,7.10.13.21 116,6.9 120,2.3.5.11.29 122,2.4.30 124,30 126,3.5.8.11.14.22.28.30 128,3.12.17.20 130,13.22 134,23 136,8.13.14 138,16.24 140,12 150,1. 23 152,3 158,12.18 162,3.7
πατήρ 18,7.28
πατρίς 26,9
παύω 4,16 16,9 34,17 40,27 68,13 90,13 94,8 98,28 154,3 162,3
πάχος 42,5.6 154,14 164,12
παχυμέρεια 96,25
παχυμερής 96,23
παχύνω 54,16
παχύς 40,27 42,26.29 44,14.18.24 48,1 50,2 52,7 56,19.21 68,19 100,5 146,3 152,14.16.21.25 154,11.12. 16.20.23 164,7
πείθω 14,12 18,10.19 26,9 38,12.13.22.24
πεῖρα 10,6.11.19 22,14.26.30bis 24,1.22.25 36,5
πειράω 14,9 66,5 72,13 142,13
πέλοψ 62,26
πέμπτος 104,27 110,2 132,12
πέμπω 92,16.18
πέντε 138,26 164,17
πεντήκοντα 162,11
πέπερι 68,2
πέπων 108,15 116,7
πέρ 24,10 68,14
περαίνω 8,15 26,20
περαίτερος 100,16
πέρας 64,9bis 88,19 114,10 118,11 138,11
περί 4,4 6,6 10,5.17.25 16,10.14 18,7 22,7 24,28 26,1. 2.4.14.16.17.18bis.25.28 28,7 30,20bis 34,24 36,11.12 38,16.19 42,21.24 52,6.13 54,3.16 56,24 58,13 60,4.5.7 62,3.4.11 64,22 70,11 72,11.21 74,10 82,17 84,12.15.17. 18.21 86,2 90,23 92,10.14.24 96,6.12.13.14 98,22 102,6

118,25 120,11.29 126,6.28 132,13 134,11 136,5 140,15 142,5 146,22 148,15 152,1.3.7bis.8 156,6.7 164,3
περιαθρέω 6,4
περιβάλλω 124,2
περιγί(γ)νομαι 108,5 116,20
περιγραφή 88,19
περιγράφω 82,16
περιδινέω 70,16
περίειμι 108,6
περιεργία 118,5
περιέρχομαι 16,13
περιέχω 4,14 6,1 14,20.22 16,8 26,15.23 40,5 48,14 52,18 56,19.26 60,17 88,1 102,8 132,1.10 148,27 150,2 152,11.27
περικράνιον 74,11
περιλαμβάνω 86,14.20 102,4 116,3
περιουσία 66,23
περιπίπτω 126,9
περιπνευμονία 24,5 122,26 124,9 144,17 146,2
περιπνευμονικός 116,10
περίπτωσις 22,18.20.26.28 24,20
περιττός 46,17 76,6
περίττωμα 74,23.26
περίστασις 52,8
περιστρέφω 70,14.16.19.20bis 86,28
περιστροφή 70,15
περισχίζω 154,15
περιτρέπω 86,23
περιφέρεια 106,14
περιφερής 106,13
περιχέω 152,15
πέττω 54,8 116,7 154,12
πέψις 44,23
πηλικότης 122,20
πῆχυς 124,11.16
πιέζω 100,16
πιθανός 10,14 18,19 66,26.29 128,22 164,9
πικρός 90,27 92,1.16.20
πικρόχολος 48,23
πίνω 66,13 76,3 134,16 160,18.20 162,1.2
πίπτω 94,8
πιστεύω 16,19 26,26.29 34,25
πιτυρίτης 52,4
πίων 50,10
πλάγιος 112,22 114,2
πλατύς 24,8
πλάτυσμα 104,24.28 114,16
πλέγμα 72,3
πλεῖστος 8,9 62,9 80,1.9 108,1.5.6 116,15 122,23 124,11 132,16 144,5.14 148,10 162,5
πλείων 4,5 12,14 50,14 52,9.12 54,14.20.27 56,11

68,2 76,3 82,13 88,3 90,4 104,2.3 106,11 110,8.19 112,9.28 120,3.7.27 122,16 126,3 130,21 132,17 134,1 148,18.22 154,12 158,14.28 160,1.4.21 162,3.11
πλεονάζω 30,10 32,3 44,26 46,2 48,1 50,23 52,8
πλεονάκις 96,21 164,17
πλεονεκτέω 12,12
πλευρά 8,20.23 24,9 58,7 62,20 112,5 154,4.6
πλευριτικός 8,22.25 24,9 116,10
πλευρῖτις 8,20 24,5 132,11 154,3.9
πληγή 114,28 134,3
πλῆθος 40,15 68,10 74,26 120,20.24.29 122,22 146,10.18.26 148,26.28 150,9 152,15.21 154,7 156,22.28
πλήν 44,19 58,20 78,14 80,13 114,13 144,27
πληρόω 6,24 68,20 72,5 74,7.22 122,15 144,23
πλήρωσις 38,20 40,16.21
πλησιάζω 4,12 76,13 104,16
πλησίος 144,23
πλήττω 28,4 64,12.20 72,27 82,6bis.9
πνεῦμα 6,29 16,24 40,28 42,13.14.20 44,4 46,27 54,6 56,13 70,22 72,4.6 74,23.24 86,8 100,20 106,19 138,9.19 142,18 144,10.11 146,14.18.27 148,5.11.26 150,3 154,15.18.19 158,1
πνευματικός 62,27 64,11.17
πνεύμων 8,23 116,9 120,16.29 122,2 130,13.22.25.26.28 132,5.6.8.10.14.18 142,19 144,22.25 146,1.4.11 150,5 152,6.22.24.26 154,1.25.29 156,15.19.23 158,8.9.13.14.15.19.22 160,9.12.22 164,4
πνίγω 108,1 118,22 140,4 144,28
πνῖξις 118,13
ποιέω 10,7 18,9 20,8.24 22,1 34,16.17 36,5 50,4 62,15 78,6 84,12.22 88,8 96,11 116,15.18 118,6 134,19 144,2 160,12 164,13
ποίημα 28,4
ποιητέος 162,13
ποιητικός 126,2
ποικιλία 30,17 32,11 120,4
ποιός 14,14
ποιότης 32,23 44,9.20 48,15 62,22.26 76,10
πόλις 66,7.9 162,10
πολλάκις 12,21 14,16 22,30 28,9 38,8 40,5 44,10 54,9 64,2.18 70,19.20 72,19 78,3 84,7 86,16 88,13 92,21 98,9.28bis 122,9 126,15 128,4 130,1.6.16 134,28 146,19.23 148,9.25 152,12 154,7 158,24
πολυειδής 30,17
πολύπους 140,25
πολύς 6,8 10,17.21 12,13.20.26 14,4.7.24 18,15 22,10.30 24,2 26,1.20 28,21 30,16 36,16 42,8.22 44,3.15.22 46,12 48,5.8 50,1.22 54,6.11.19 56,7 60,7.19 70,15 72,2 84,6 90,11 92,10.17 98,25 108,6.7.16.22.28 112,24 118,4 120,9.21 122,9.25 124,15 126,10bis.17.20 128,6 130,1.11.20.22 132,3bis.7 138,1.4 144,1.7.8.23 146,5.7.20

148,6.7.11 152,13bis.15.16.25 154,12.13.18 156,9 158,5 160,22.24 162,3
πολυτελής 160,17
πολυχρόνιος 20,20
πόμα 156,2.4 158,6 160,14
πομφόλυξ 44,17
πονηρός 64,1 108,8
πόνος 34,5 40,16 50,14 54,7 74,13 116,15.17 148,20.22 150,3
πορεύω 36,12
πορίζω 10,26
πόρος 24,7 42,6 48,2 54,18 82,19.20 86,5.15.21.24 102,17 112,27 134,3.24.26 140,24 160,18
πόσις 22,29 30,6 66,16 76,2 92,2
ποσός 14,14 78,29
ποσότης 32,23
πόστος 106,4
ποταμός 70,17 126,6
ποτε 16,1 22,16.19.20.23 32,12.13 44,19 46,26.27 48,1.2.11 62,4.5 66,27 68,2 72,8.9 76,22bis.24 78,1 82,1 84,24 94,6 96,19 98,6.8.21 102,23.24 104,10 106,8 114,27 118,17 122,5 124,2.7 130,1 132,18 134,5 142,20 146,5.17.18 148,4.26.27 150,7bis 162,21.28
ποτέ 14,9 16,28 44,24 70,14 72,20 76,18 104,12 126,25 134,1.8.13.18 136,11 142,14 148,1
πότερος 8,21.23 16,24 32,17.20 42,29 50,7.16 60,17 142,10
ποτόν 8,5 118,24
που 40,26 116,6 162,29 164,16
πούς 76,24 98,9 108,17
πρᾶγμα 6,4 22,6 34,24 38,19 66,12 118,5 134,12
πραγματεία 6,8 12,14 84,20 102,11 110,3 148,14 164,3
πραγματεύομαι 4,5 66,12 160,7
πρᾶξις 80,6
πράττω 10,12 84,9 94,14 152,18
πραΰνομαι 54,8
πρέμνον 36,23 38,3
πρεσβεύω 8,25
πρό 8,14 10,7 12,27 14,18 18,24 52,11 124,14 126,20 146,16.19
προάγω 158,24
προαίρεσις 38,26.28 40,1 80,12 98,16 126,7
προαιρετικός 36,18.20 42,19 68,27 80,25 98,19
προαιρέω 10,24 16,15
προβάλλω 24,17
προγί(γ)νομαι 82,4 90,20
προγι(γ)νώσκω 12,19 40,13
πρόγνωσις 14,4 120,21
προγράφω 110,10.22 114,9 116,4
πρόδηλος 16,26 88,5 98,11 108,27
προδιαιτάω 50,15

προδιασκέπτομαι 52,17
προδίδωμι 26,9.24
προδοσία 26,7.9
πρόειμι 132,19 162,18
προεῖπον 18,4 54,13
προερέω 8,16 20,8 52,14 54,4 56,2 68,4 88,13 148,14
προέρχομαι 6,4 22,9
προηγέομαι 12,23 32,24 34,12 60,23 72,14.18 134,2.11 152,17 154,3.9 156,9.10.13 158,4.7
προθερμαίνω 156,16
προθυμέομαι 108,2
προΐημι 64,10
προκαθαίρω 66,19
προκάμνω 144,28 146,1
προκαταρκτικός 126,23
πρόκειμαι 6,8 18,1 28,5 30,20 82,13.14 96,8 100,23 102,12 120,1.4 122,3
προμαλάττω 156,15
προμανθάνω 38,24
προνοέω 160,6
πρόνοια 26,18
προοίμιον 18,8
προπετής 10,16 88,2 106,17
προποτισμός 20,25
πρός 8,2.6 10,15 12,4.5.9.15 14,6 16,16 18,6.17 20,16 22,14 24,3bis.21.27 26,7.8.22 28,2bis.5.24 30,12 32,1 38,27 42,22.27 44,5 46,19 48,12.22 50,12 52,20 54,6 62,22 64,24 66,8.9 74,21 78,5 84,5 86,22.27bis.28bis 90,19 92,8 100,21.26 102,1 104,21 110,20 112,15 114,26 116,10 118,20 120,7 124,12.18.29 130,7 132,21 134,4.25 138,15 142,9.25 150,12bis 156,20.27 158,11 160,12 164,2
προσαγορεύω 90,27 98,26 108,25
προσάγω 16,4 18,27.28
προσβάλλω 20,1
προσβολή 18,12 22,8 24,1
προσγράφω 54,24 112,3
προσδέομαι 10,18
πρόσειμι 42,8 144,8
προσεπιδιορίζω 100,24
προσεπισκέπτομαι 122,19
προσέρχομαι 30,14 110,4 120,24 144,27
προσέτι 56,14 70,12 134,11
προσέχω 130,9 142,30 148,1
προσηγορία 36,17 56,6 60,9 70,12 78,1 118,1
προσηκόντως 10,9
προσήκω 6,14 10,4 28,7 32,26.29 38,20 42,21 50,4 54,15 82,13 94,19 100,16 130,23
πρόσθεν 24,18 72,19 116,19 142,5 156,7 162,3.18
πρόσθεσις 22,17
προσθήκη 78,3

πρόσθιος 98,13.17.21 140,25
προσκρούω 58,7
προσλαμβάνω 146,32
προσπίπτω 4,15
προστάτης 128,27
προστέλλω 122,21 144,12
προστίθημι 54,13 56,16 70,6 72,16 82,18 142,7
προστρέχω 94,8
προσφέρω 18,21.26 22,12.16 26,2 28,21 34,30 36,1 38,4 66,4.20 68,2 82,8 128,3 160,16 164,14
προσφορά 24,3 54,22
προσφύω 134,5
πρόσω 66,7 100,9 118,16 138,12
πρόσωπον 38,2.6 78,14.17.18.19.23 80,8.14.17 84,21 98,10.13.14.18 102,19.22 108,11 114,14 120,25 126,1
προτείνω 162,21
πρότερος 8,2 30,9 48,19 54,18 92,10 110,10
προτίθημι 28,9
προφανής 24,26 26,11 34,6
πρόφασις 70,13 72,24 132,20 162,12
προχειρίζω 8,18 94,5 118,8
πρόχειρος 142,8 146,20
προχωρέω 66,11
πρωτεύω 12,4
πρωτοπάθεια 34,11.13 46,30 104,12 120,6 122,2 126,30 138,14
πρωτοπαθέω 6,10 60,16 66,21 68,15 72,8.13 80,10 94,23 122,7 132,8
πρῶτος 12,8.24 16,4.29 18,6 28,15 30,3 32,8 36,5. 9 38,4.23 40,1 42,19 48,8 50,9 60,10 62,16.21 70,5.6 78,12 80,23 82,3 84,4 86,11.15 88,27 90,6.14 92,16 100,21 104,8.17 106,7 108,24.29 112,6 114,13 118,9 120,19 124,12.13.20.26 126,26 134,6 138,24.27 142,10 160,4 162,15 164,16
πρώτως 6,14 28,16 104,14 138,21
πταρμικός 20,24
πτερύγιον 104,6.23 122,20 144,12
πτέρυξ 58,6
πτύελον 108,2 132,11
πτύσις 54,6 156,7 158,8
πτύω 116,7 130,8 132,16.20 134,20 154,13 160,1.23 162,2.6.8
πτῶσις 130,19 156,11
πυγή 124,25
πυκνός 122,19.26 142,28 144,3.4.14.17 146,15 148,17.20 150,3 152,12
πυκνότης 144,9
πυλωρός 56,11
πυνθάνομαι 16,12 18,24 22,22 90,23 92,14 94,4.6 134,20 162,26.29
πύον 132,9 144,25 152,15 154,7 158,14.30
πῦρ 4,11 40,11 94,27

πυρέττω 94,11 158,30 162,11.15 164,6
πυρεταίνω 108,1
πυρετός 22,15 34,9.10 40,17 44,19 46,1.2.6.10.11.12. 23 84,16 94,11.26 108,16 122,22 144,27 146,25 152,14 154,3.10.24 156,3 158,28 160,1 162,12.13.18 164,2
πυρετώδης 52,14
πυρίασις 10,5
πυρός 52,6
πυώδης 158,11.29
πω 6,1
πῶς 18,13.17 22,7.26 40,7 80,9
πως 6,3 20,9 54,13 58,8 70,18 100,3 130,3 136,8.13

ῥᾴδιος 12,2 24,9 52,9 92,1.19 106,5.16 126,28 132,19 142,30 144,19
ῥαφή 74,19
ῥάχις 110,12.17.21 114,6.22 144,20 152,10
ῥέγκω 98,26
ῥέπω 48,6 106,11
ῥεῦμα 144,24 146,2 152,23 156,5 158,8
ῥέω 48,28 52,22 154,10
ῥῆγμα 156,18
ῥήγνυμι 40,6.7 132,16
ῥηΐζω 108,5
ῥηκτικός 156,25
ῥῆξις 130,13 156,6.8.25.27bis 158,2
ῥῆσις 16,29 20,2 48,8 108,20 110,10.22 114,9 118,9
ῥίζα 24,17 38,9 66,8 72,28 74,12 82,11 86,14 128,4
ῥίς 32,20 82,19 104,6.23 106,18.19 118,24 122,20 134,3.5.9.24.25 136,3 140,20.24 144,11.12 160,16.18
ῥοπή 114,2
ῥυθμός 80,1 156,1
ῥώμη 128,16.17
ῥώννυμι 122,14.23

σαλεύω 26,12
σάρξ 130,26
σαφήνεια 18,4
σαφής 22,9 28,19 30,18 36,11 44,11.13 56,18 64,9 70,4.11 78,26.27 86,16 88,11 96,7.9 124,1 126,25 142,16 148,3 158,21 160,9 162,15
σείω 58,6
σημαίνω 148,7 150,3
σημεῖον 10,3 24,12.17 102,13 120,27 144,12 148,23 158,17
σήμερον 14,3
σηπεδονώδης 160,11
σηπεδών 112,8
σήπω 160,9
σίαλον 44,8.9.11

σιαλοχόος 108,16
σιγμοειδής 138,11 154,2
σικύα 18,12.21.26 20,1.4.5 22,8.10.17.19.28 24,1
σικυάζω 26,5
σιναπισμός 20,16
σιτίον 54,8.10.20.22.26
σιωπάω 128,24
σκέλος 36,24 76,24.25 112,5 124,21.22.24.26.27 126,17 128,16
σκεπτέος 104,3
σκέπτομαι 82,18
σκευάζω 160,16
σκευή 94,3
σκέψις 8,8 62,18 66,19
σκιά 4,11
σκιρρόομαι 86,4
σκίρρος 102,10
σκιρρώδης 124,29
σκληρός 156,26
σκολιόομαι 110,21
σκολίωσις 112,2.4 114,5.23
σκοπέω 16,11 34,23
σκοπός 80,30
σκορπίος 64,2.8.12.18.20 66,5
σκοτάω 70,13.16
σκοτοδινία 20,12
σκοτοδινιάω 18,13
σκότος 58,18.19.21 72,26
σκοτόω 72,7
σκοτωματικός 70,12.23 72,11.14.18 84,18
σκυθρωπός 58,17
σκυτοτόμος 10,10
σμικρός 34,22 46,29 48,14 50,3 52,15 60,15 80,24 136,3 158,2
σοφία 96,11
σοφιστής 18,2 82,1
σοφιστικός 12,8 14,5
σπάνιος 12,11.20.21.22 14,1.8 22,21.27 62,13 106,8 108,22 142,20 158,25
σπάσμα 156,18
σπασμός 24,16 36,20.25 38,21.25.29 40,3.18.20.22.24 42,3 66,26.28 68,8.12 76,15 80,19 100,4 114,7
σπασμώδης 36,4 68,17 136,10 150,8
σπάω 36,21.24 38,7.8.12.29 40,13 80,19 100,12
σπέρμα 52,5
σπεύδω 68,14
σπικᾶτα 160,17
σπλάγχνον 132,2 152,27 154,27 156,5 158,10.15 160,14 164,6
σπλήν 24,11 148,21
σπληνικός 24,6 48,23
σπόνδυλος 36,6 104,26 106,4.7 108,24.26.29 110,2.13.16.18bis 112,9.11.15.22.23.26 114,1.2.4.12.15.22.27 116,1.6 118,17 126,27 138,12
σπουδάζω 12,6 16,14
σταλαγμός 132,21
σταφίς 20,23
στέγω 148,26.28
στέλεχος 36,22
στενοχωρία 116,11 120,17.28 122,24 142,18 144,13.16 146,8.12.24.27 152,11.23 154,24.26 164,4.5
στερεός 30,27 32,1.7
στερέω 150,13
στερίσκω 138,16
στέρνον 120,23 142,16 152,10
στῆθος 116,20 144,20
στηρίζω 86,23
στοιχεῖον 26,16
στόμα 32,20 44,11 46,17.24 54,25 62,10 64,6 68,4 72,9.17 74,23 76,7 88,25 90,5.12 104,7 108,12 118,10.12 130,6 134,4.10.25 144,11
στομαχικός 4,19 90,24 92,1
στόμαχος 36,8 46,21 62,10.12 68,1.5.9 92,13 118,11.19 130,3 132,22 138,10 148,21
στοχάζομαι 32,22 52,12 124,28 134,12
στοχασμός 12,26.27
στρέφω 106,16 134,24
στύραξ 76,4
σύ 8,18 50,7.9 58,14 90,4.15 152,25 164,6.8 pl. 18,9 80,29.30 98,12 114,25.27 126,15 128,4 134,26 136,4 140,15 142,7 146,16.19 148,1
σύγγραμμα 16,15 18,15
συγκακόω 118,19
συγκατάθεσις 10,17
συγκινέω 122,18 148,21
συγχωρέω 22,20 24,22 80,29
συζεύγνυμι 74,25
συζυγία 86,10.11.15.20 96,21 98,2.15 102,2.5 104,2.5.10.16.17.26.28 106,3 130,28 136,17.19.20
συλλαμβάνω 72,22
συλλογίζομαι 140,12
συμβαίνω 16,28 22,27 48,28 54,9 68,1.3 70,15.17.19.23 74,8.18 76,1.2.21 78,22 80,4 86,3.6.16 88,5 90,1 92,27 94,10 104,13.25 110,17.19.21 122,12 124,13 130,20 136,25 138,21 140,13 146,5 156,3 160,10 162,9.11
συμβουλεύω 18,6.22.25 20,24
σύμμετρος 18,9 140,21
συμπάθεια 4,10 6,19 34,11.15bis 46,7.29 62,10 66,25.27 68,6 72,19 88,23.25 90,25 92,15 94,25 104,20 120,1.6 122,1 138,15
συμπάρειμι 134,2
σύμπας 38,12 44,10 86,26.29 102,14
συμπάσχω 4,17.18 8,10 14,11 34,17 62,5 72,9

98,21 104,16 120,8.10 150,23
συμπίπτω 58,2 68,9 90,25 94,20 100,18 114,10 130,18 144,3.19 152,9 156,19
σύμπτωμα 4,20 6,16.21 18,2 34,12.14 46,11.14.24 54,1 56,3.9.12.22.24 58,15 60,10.13.14 62,11 64,19 68,16 90,4.14.20.24 92,1.21 94,21.22 102,26 112,6 114,22 120,4 126,9.22 134,5 150,8 152,4.17.19
συμφυής 116,1
σύμφυτος 18,20 156,24
συμφωνέω 58,1
σύν 4,16.18 42,9 46,2 82,5 84,5 96,19 102,19 106,14 108,16 114,24 126,24 134,15 138,24 148,8 154,8.12.13 158,1.30
συναγορεύω 12,2
συνάγχη 118,3
συναθροίζω 66,19
συναιρέω 90,17
συναναπτύω 130,24
συναναφέρω 130,23 132,20 144,21 154,19 158,9.15.30
συναπάγω 114,2
συναποκαθίστημι 34,16 46,10
συναπόλλυμι 28,12 58,9 140,9
συνάπτω 56,16 118,19 138,11.26
συναυξάνω 164,17
σύνβλάπτω 8,10 138,27
σύνδεσμος 36,15.16.19
συνδετικός 36,17.19
σύνδιατείνω 158,1
συνδιεκπίπτω 96,1.3
συνδρομή 56,4 116,10
συνεδρεύω 54,1 58,3
συνεισβάλλω 154,24
συνεκθερμαίνω 36,7
συνεξαίρω 118,25
συνεπισκέπτομαι 32,23
συνέρχομαι 62,17 92,2
σύνεσις 32,17bis
συνετός 38,23
συνέχεια 66,1
συνεχής 12,20 40,23 46,26 54,25 56,24 62,27 64,16.24 68,1.7 76,2 94,14 130,2 146,6 150,9 160,16 162,28
συνήθης 50,17 66,9.17 68,4 74,16 80,28 90,21 152,18
σύνθεραπεύω 126,29
σύνθετος 16,22.25 92,23
συνίημι 94,16
συνίστημι 16,22 28,22 30,15 32,5.13 34,14 62,9 76,22 110,15 118,18 146,4 158,20
συνουλόω 66,17
σύνπαραλύω 78,20

συντάττω 112,26
συντείνω 136,26
συντελέω 16,15 18,3 36,15 52,15 112,27 136,3
συντετραίνω 134,4.25
συντήκω 158,30
συντίθημι 52,2
σύντομος 106,1.2
σύντρησις 140,21
συντρίβω 58,5.9 94,9 100,17
συριγγώδης 132,19
συσπάω 40,10.11
σύστασις 44,13.15 64,16 162,1
συστέλλω 140,16
συστηματικός 162,24
συστολή 154,22
συχνός 162,6
σφάλλω 92,24.26 130,11 140,23
σφεῖς 36,14
σφόδρα 44,19
σφοδρός 4,13.15 20,17 40,5 46,4 64,19 66,8.28 68,18 72,25 94,14 100,17.19 126,24 130,19 140,17 142,26 144,3 148,22 154,3.9.18.21.22 156,18.20.28 164,18
σφόνδυλος 106,10 108,10 110,12
σφυγμός 120,20 162,13.20.21.24.26 164,2
σφυρά 72,27
σχεδόν 52,1 58,19 62,6
σχέσις 8,12
σχῆμα 14,20 154,2
σχίζω 128,6
σχῖνος 52,3
σώζω 64,13 80,8 100,14 128,23.26 140,7 142,22 160,8
σῶμα 4,4.8 6,11 16,5 18,12 24,16 30,27 32,7.14.15 36,4.6.21 38,1.6 40,4.22 42,17 44,26 46,2.18 48,7.17.20 50,3.7.9 52,9.10.18.23 54,17.20 60,1.3.18 64,4.7.14.21.24 66,20 68,12 70,1 74,7.22 76,15.17 78,6.20 80,5.14.16 84,10 98,9 100,4.7.8.22 106,4 108,13 110,15 112,12 116,1 150,17 152,5 154,17 156,12.23 158,17 162,16 164,1
σωτηρία 142,22
σώφρων 16,10

ταλαιπωρία 14,6
τάξις 20,13.14
ταπεινός 108,28 112,28
ταραχώδης 70,21 94,20
ταριχεύω 50,24
τάσις 56,28 74,25 110,14 114,6 152,10
τάττω 18,27 40,1 54,27 74,21
ταύρειος 50,20
τάχα 34,26.27 42,1 142,20
τάχος 64,25 82,6 144,9

Index verborum

ταχύς 40,27 82,9 84,8 108,5 116,14 124,19 126,8 132,4 140,4 144,2.4.14.17.28 146,15 152,12
τε passim
τείνω 40,3.5.7.9.10.12 114,6
τεκμαίρομαι 68,8.25 70,9 118,1 120,11
τεκμήριον 30,8
τέκτων 10,10
τέλειος 58,18 74,2 90,8 106,9 124,30 132,17
τελευταῖος 140,2 160,13
τελευτάω 64,9 96,5 98,6 100,5 142,23 156,3 160,9
τελευτή 48,4 162,4
τέμνω 10,4 52,19.20 78,11 136,21.22
τέρμινθος 52,3
τετταράκοντα 108,5
τέτταρες 16,22bis 90,3 98,1 118,6.7.9 126,27 134,7 158,29
τετανικός 36,3
τέτανος 40,23 76,16
τεταρταῖος 116,17
τέταρτος 32,14 84,20 110,2 118,14 140,2
τετράκις 164,16
τέχνη 10,10 12,7 14,5 84,8 96,12 126,15 128,27
τεχνικός 12,25.27
τεχνίτης 10,9
τήκω 108,8
τηλικοῦτος 66,24
τηνικαῦτα 14,25 86,26 122,16.19 148,4 150,16 154,7
τίθημι 12,22 26,27 82,9 124,20
τίς 10,3bis 12,17.27 14,11bis 16,4.6.19.23.28 18,18.21.22. 24 20,6 24,29 26,21 28,8.17 34,21 36,2.3.21 38,22 40,2 42,14 46,3 50,9 56,8.12 64,1 68,14 102,13 114,20 116,8 118,9 120,28 140,12bis 142,13 146,27 148,17.23 162,13.22 164,1
τις passim
τίφη 52,5
τοι 12,16 44,1 52,3 58,16 64,18 86,19 154,13
τοιγάρ 14,7 20,8 120,19
τοίνυν 16,9 20,15 28,5 40,4 70,8 78,27 98,27 116,8 118,8 142,24 162,23 164,12
τοιόσδε 20,11 24,5 92,28 106,10 160,22
τοιοῦτος 6,1.3 8,15 12,27 14,9 20,9.14 22,3.14.23.29 24,6 26,24 30,25 32,10 36,22 38,5 44,21.23 46,23 50,8.12.16.22 52,1.10.11.22.26 54,23.25 56,8.17.27 58,10.16 60,17.20.23 64,14 66,25.27 68,1.14.24 70,16.23 72,6 74,1.9 76,8.12.14 78,16 108,3 120,1.19 122,13 124,29 126,16 128,22.25 130,12 134,5.9.13.20.27 140,22 142,13 146,18 148,11 150,8 152,26 158,10.13 160,12.25 162,26 164,1.3.8.10.11
τολμάω 22,24 60,4
τολμηρός 58,20

τομή 78,5.9.10
τόνος 100,20
τονώδης 74,24
τοπικός 16,5
τόπος 4,4 6,11 8,16.18 14,11.17.21 16,4.7.16.17 18,15 24,3.8.12 26,2 42,26.28 48,29 58,21 78,24 80,16.30 84,5 88,23 92,3.19 94,23 102,22 104,14 106,5 110,9 120,3.10.11 126,14.18.22.28 132,22 134,4.25 152,4 158,18
τοσοῦτος 18,4 22,6 42,7 82,18 136,18
τότε 66,15.19
τουτέστι 112,18
τράγειος 50,20
τραγῳδία 156,14
τραυλός 140,22
τράχηλος 62,20 76,27 78,4 104,26 106,10.12 112,24.26 114,4.10.11.18 116,5 126,25 136,19
τραχύς 120,26 142,3 → ἀρτηρία τραχεῖα
τρεῖς 8,9 32,8 62,6.7 86,21 90,3 100,6 110,18 120,16 134,7 140,2.8 142,12.17.20.21
τρεισκαίδεκα 62,16
τρέπω 48,17 94,18 160,14
τρέχω 66,9
τρῆμα 64,10 82,23 86,16
τρία 6,7 142,24
τριβακός 22,22 26,4 36,2 38,4
τρίς 164,16
τριττός 14,21
τριταῖος 116,16
τρίτος 52,24 84,13 92,23 96,20 102,2 104,2.5.10. 16.26 118,14 120,18.22 140,2 160,7 162,17
τρῖψις 156,17.19.20
τρομώδης 136,9
τρόπος 6,9.16.17 30,26 32,3 48,27 86,24 92,27 100,17 146,7 148,15 152,6 154,13 156,18 158,16 160,3 164,1
τροφή 8,5 30,6 50,18 52,7 54,15.17 68,10 90,21
τροχός 70,16
τρυγών 64,8
τρύξ 44,14.15.18
τρῶσις 136,23 138,20
τυγχάνω 20,2 36,24 44,19 50,15 52,10 62,14 102,28 120,7 154,17.21 156,24
τυλώδης 132,19
τυρός 52,9

ὑάλινος 94,3
ὑαλώδης 44,7
ὑγεία 98,28
ὑγιάζω 66,13 82,9 126,10
ὑγιαίνω 134,13 152,18
ὑγιής 90,9

ὑγραίνω 30,6bis 32,30 34,1.7
ὑγρός 20,9 30,26 32,1 40,8.14 44,7 54,6 60,20 64,11 86,4 120,29 146,4.10 152,21.25 154,20 158,26 164,7
ὑγρότης 16,24.25 20,5 22,1.5 30,5.7.9.10.14.16.22.24 32,14.30 40,15 42,31 138,1 160,10
ὑδατώδης 44,8.12 154,20
ὕδερος 48,22
ὕδωρ 4,14 8,4 20,18 22,16 134,16bis.18.22.23
ὑετός 126,24
ὕλη 6,20 14,15 20,11 138,16.17
ὑμεῖς → σύ pl.
ὑμήν 8,21 102,9 132,1 152,11
ὑπάγω 54,20
ὑπαγωγή 10,6
ὑπαλείφω 160,17
ὑπαλλάττω 156,1
ὑπάρχω 4,11 6,5 28,7.15 44,4 46,4.18 50,12 56,19 60,22 64,24 90,15.21 100,21 120,27 124,14 128,20 140,12.19 142,14.18 152,15 154,2 158,17 164,6
ὑπέρ 4,7 8,13 28,9 42,1 46,18 48,12 106,9 110,7 138,13 164,19
ὑπερθερμαίνω 52,10
ὑπέρκειμαι 62,20 66,3
ὕπνος 28,21 30,11.12.21.23 32,16 98,26 160,16
ὑπνώδης 28,22 30,5.7 32,17.18bis
ὑπό 4,18 10,1.15 12,3.16 16,17 22,16 24,15 26,3.8 28,3 34,6.7.23 38,10.17.20.22.24 40,2.5.11.16 42,6 44,7 46,17 48,9.11.12.14.15 50,1 52,8 54,1.22 56,7.14 62,22 64,5.12 66,14.17 72,1.3.21.27 74,26 78,13 80,22 82,4 94,13.16.27 98,16 104,12.24 106,15.17 108,25 110,4.12. 15 112,9.17 114,16 118,6.21 124,7.17 126,8 136,22 140,25 142,30 144,22 146,20.21 150,18bis 154,15.17
ὑπόγυος 156,24
ὑποδέχομαι 48,24 146,8.12
ὑποζώννυμι 8,21
ὑπόθεσις 12,15
ὑποκάτω 112,16
ὑπόκειμαι 64,27 142,16
ὑπολαμβάνω 16,25 52,23 54,14 130,10
ὑπολείπω 14,25 66,24 124,28 154,4
ὑποληπτέος 150,15
ὑπόλοιπος 142,6
ὑπομιμνήσκω 114,25
ὑπόμνημα 12,3 26,28 42,15 60,3 84,4.7.14 108,21 132,12 140,14 142,3 148,12
ὑπόπικρος 54,10
ὑποπίπτω 12,25
ὑποσκέπτομαι 152,20
ὑποτυγχάνω 164,8
ὑποχέω 4,19 46,14.24 56,21 62,12 88,24 90,4 92,21

ὑποχονδριακός 46,21 52,25 56,5 60,12
ὑποχόνδριος 24,10 54,6 72,12 124,3.7
ὑπόχυσις 6,16 90,2.9.17.20 92,8
ὑποψία 90,10
ὑπτιόω 68,27
ὗς 50,23
ὑστεραῖος 90,22
ὕστερος 48,12 66,15 82,3 94,6 122,2 130,18 140,1.24 158,28 160,5.20 162,15
ὑφίστημι 44,6
ὑψηλός 6,18 98,22 104,28 108,27 110,6 112,28 114,1 122,17 124,2 130,18 142,11.27 148,10 156,10
ὕψος 94,8

φαίνω 6,16 10,4 24,4.27.29 26,27 28,9.23 30,1 32,21 36,11.21 38,6.16 40,11 42,16bis 44,5.8.9.14.16 48,20.21 52,21.22 54,22 60,15 64,9.18 66,29 68,11 76,9.14 78,25 84,10 86,2.26 88,8.11.24 90,2.4.8.11.17.19.24 92,8 96,7.9 102,17 104,10 116,11 118,13 120,13 124,5 130,18 134,10 150,14.19 152,4 154,5 160,5
φακή 52,4
φαλάγγιον 64,3.5.22
φάλαινα 50,25
φανερός 24,23 66,4 126,9 156,22 162,12
φαντάζω 88,28
φαντασία 42,18 58,4 90,1
φαντασιόω 58,10
φάντασμα 88,24 90,11.12.23 96,2
φάρμακον 22,1 28,20 66,13.16.17.20 82,8 90,26 92,2.9.20 124,19.22.24.30 126,8.18.20 134,19 160,18 162,1 164,13
φάρυγξ 106,14 116,14.18.19 118,10bis.12.14.25 130,5. 7 136,26 138,2 140,18
φάσκω 18,16 62,25.28 64,14 112,4
φέρω 52,21 62,22 64,24 76,5.8.10 102,25 104,2 124,13.18 134,10 156,9 158,20
φημί 4,9.11 6,3 8,7.12.24 10,8 16,28 20,21 22,24 24,28 26,16.22 36,19.20 38,14 44,18 48,17 60,13 64,12.17 72,18 88,1 90,15.17 94,18 96,16 102,14 108,26 110,11.22 116,7.13 124,1 126,12.24 130,2 134,18 164,5.9.15
φθισικός 160,20
φθίω 158,29
φθόη 160,2
φθόνος 36,17
φθορά 26,18
φιλονεικία 26,11 34,20.27
φιλόνικος 10,24
φιλοπονία 34,4
φιλόπονος 34,22
φιλόσοφος 6,5 26,26 34,26 60,2.7
φλεβοτομία 50,4.5

φλέγμα 32,6 44,3.5.10.24 54,10
φλεγμαίνω 8,22 46,25 54,25 56,18 86,4 106,14.15 118,10.13.14 124,8 138,6.10
φλεγματικός 30,1 42,30 44,2 48,10.12.23
φλεγματώδης 32,3 42,29 154,10
φλεγμονή 24,11 54,26 56,11.18 102,10 112,8 114,6 118,24 124,28 138,4 146,10.24 148,23 154,25.28 164,5
φλεγμονώδης 62,1 154,28
φλέψ 10,4 44,23 48,25 50,11 52,18.19 54,15.17 56,11 64,19 96,3 106,18.20 108,17 130,26 156,25 158,2
φλογώδης 120,16 144,5 146,28
φλόγωσις 120,27 144,6 154,25
φοβέω 58,11.18
φόβος 56,7 58,3.8.16.19.22 60,14
φοιτάω 12,6
φορά 138,19
φουλιᾶτα 160,17
φράζω 16,29
φράττω 140,25
φρενιτιάω 94,18
φρενιτίζω 34,29
φρενιτικός 40,18 46,9.10.11 84,16 92,24
φρενῖτις 24,14 30,1 34,10 46,3 62,2 68,22 92,22
φρήν 122,13 124,1.3 142,11 148,9
φρονέω 12,10 34,21 58,21
φροντίς 40,17 50,15 52,13 62,2
φυλάττω 34,2 88,7 96,7
φῦμα 116,4.7 118,18 120,30 146,4 152,14.20 164,7
φυματώδης 116,6
φυσικός 26,16 96,7 136,24 140,24
φύσις 6,4.26.27 8,2.6 14,16.20 24,13.17 30,9 32,19 38,29.30 40,9 54,21 58,4.20 64,1 74,9.22 76,3 80,1.8 88,7 90,16.18 92,25 96,10 100,14 102,20 104,4 106,16 110,16 114,3.28 116,2.3 118,18 134,28 138,8 142,27 146,24.30 150,12 158,21
φυσώδης 46,22 52,26 54,5.14 56,5.13 60,13 148,26 158,1
φυτόν 8,4
φύω 8,4 52,1 74,8 94,27 98,3 106,3.7 114,19 120,8.30 128,5 136,17
φώκη 50,25
φωλεύω 28,19 150,14
φωνή 4,19 6,18.21 58,7 72,25 108,7 136,1.2.9.12.13.25 138,2.3.7.12.13.23.27 140,8.9.10.18.19 142,2 156,14
φώνημα 136,24
φωνητικός 6,12.17.23.25 136,2.5.16 150,22
φῶς 72,25

χάλαζα 64,12
χαλάζιον 160,23 162,2.4
χαλαρός 88,16
χαλεπός 40,6.13 56,15 102,7 106,18 130,12 154,27

χαλκεύς 10,9
χαρακτηρίζω 56,4
χάρις 20,4 162,13
χαῦνος 132,5
χεῖλος 38,8 78,24 104,6.21.22 136,4 140,20 142,1
χείρ 6,13 36,24 52,21 66,8 76,24.25 80,13 82,2.10 94,5 108,14 112,5 114,10.11.12 122,10 126,17 128,17 162,21
χειρουργία 124,27 136,24
χειρουργός 136,21
χείρων 20,22 80,3 88,4 136,1
χερσαῖος 64,8
χιτών 8,22 102,4 130,26 138,1.5.10 156,26
χιών 4,15
χολεμεσία 46,20
χολή 32,5 44,21.27 46,1.4.6 48,16 50,2 56,25.27 58,21 60,16 158,26
χολώδης 28,26 32,3 74,23.25 94,26
χόνδρος 138,11 154,1
χορδή 40,4.7.10
χορηγέω 150,23
χορηγία 70,7
χοριοειδής 96,4
χράομαι 10,8.11 20,4.24 84,4 120,9 158,6
χράω 14,9 18,11 20,11 50,18 52,6 158,5
χρεία 6,4 12,17 122,15
χρέμπτομαι 130,5
χρή 10,13 12,24 18,13 20,8 32,16 34,22 36,10.12 38,3.14.17 40,19 60,17 84,7 86,21 88,2.26 90,25 104,11.12 112,6 114,21.27 120,19 134,3 148,1 152,20 164,9
χρῄζω 6,6 8,15 50,5.6 148,10
χρήσιμος 6,8 8,16 12,15 18,17 20,4 24,25 42,27 140,19
χρόα 50,13 94,12 158,26
χρονίζω 60,22 132,18
χρόνιος 72,23 116,18.20
χρόνος 10,17.21 38,16 40,24 42,8 54,27bis 56,7 60,21 74,2 90,3.6.20 92,10 108,7 124,4 126,10 130,17 132,19 148,7 156,3 158,29 160,21.22 162,29
χρώζω 132,10
χρῶμα 14,20 24,18 58,21
χυμός 6,1 30,26 32,3 40,27 42,5.6.12.26.29 44,7.13.21.22.23.24.27 48,1.10.11.24.29 50,8.10.12 52,8.10.15 60,1.5.9.18.22 64,1 68,11.19 70,21 76,1 94,26 100,6 112,8 148,28 152,14.15 154,10.14.23.29 156,28 158,2.26 160,25 164,7.12
χώρα 14,16 30,9 78,10 104,21.29 110,14 114,4 118,10.14.16 124,16.19 134,25 136,20 158,5
χωρίον 20,7 32,21 52,16 72,12 92,7 98,5 104,16 116,12 118,1 124,3.22.26.27.30 126,4 134,5 144,23 152,24 158,18.20

χωρίς 14,6 20,1 28,22 30,15 34,10 38,19.27.28 42,8 46,1 60,20 64,15 66,28 68,17 78,2 80,12.31 86,5 92,5 114,16 126,7 128,16 132,25 142,11 144,10.15 146,6.30 152,13.19 154,21.29 158,19

ψαῦσις 64,26
ψαύω 62,21 106,12
ψελλός 140,22
ψευδής 24,23.26 130,11
ψεύδω 10,22 26,7 128,28
ψιλόω 18,12
ψοφέω 152,21
ψόφος 72,24
ψοφώδης 138,27 140,7.8.9.17
ψῦξις 16,24.25bis 22,2.5 28,24.25 32,25 42,31 44,1 126,26 148,19 150,4 156,24
ψυχή 6,6 16,18 26,1.15.18.22.25 30,9.19 34,20.24 42,17 48,15 60,2.4 100,21
ψυχικός 26,3 28,18 30,18 42,13.14 78,27 100,20
ψυχρός 4,14 20,3.9 22,15.29 28,17.20 30,1.3 32,5.6.25.28 54,22 62,25 64,13bis 68,19 100,5 108,17 148,28 156,2.3.25 158,1.4
ψυχρότης 30,10.14.16
ψύχω 28,19 136,23
ψώρα 16,10

ὦ 22,12 26,7
ὧδε 54,13
ὡδί 20,9 72,11
ὠθέω 154,18
ὠμιαῖος 52,20
ὠμοπλάτη 120,15 122,17 142,17

ὠμός 44,6 54,10
ὥρα 14,16 28,5 52,16 134,21 158,6
ὡς 4,10.12 6,1 8,7.12bis.14 10,1.9.25 12,3.26 14,4.24 16,10.28 18,22 22,1.4 24,25.26.28 26,4.25 28,2.3.18 30,25 32,25bis 34,9.24 36,18 40,6.23.25 42,7.21 44,4 48,1.2bis.3.5.8.16.18.21 50,10 54,19 60,22 62,9.16 64,17 70,13.25 72,15.18.22bis.24.27bis 76,7.10.12 78,6.24 80,5.29.30 82,18.23 84,6 86,6bis.13.23.27.28 88,1.4.6.11.16.19 90,15 92,2.5.15 94,15.16.25 96,7.9.23 98,24.25 100,1.2.20 102,3.8.10.20bis 106,5 112,6.8.18 114,10.16 120,13.20 122,5.10.24bis.30 124,7.8.29 126,7.25 128,14.24 130,1.7.12.28 132,2 134,15.17 136,19.21 142,16.26 148,17 150,11.12.16.20 156,16 158,19.21.29bis 162,9.15 164,15.17
ὡσαύτως 8,11 24,11 44,13 84,16 90,1 104,22 110,17 144,25 160,2
ὥσπερ 4,16 10,16 24,2.10.13 26,10.18 30,21 32,22.30 34,11 36,6.7 38,9.30 40,9 44,14.24 46,29 48,20 50,21 52,2.24 56,20 58,6.18 60,7 62,6 64,8.18 66,26 68,10.25 70,3 76,6 78,23 84,18 94,27 96,14.24 98,1 100,13.15 102,8 104,7.8 110,5 114,21 122,22.28 124,21 126,1 130,5.25 136,15.18 140,24 142,29 144,16 148,6 152,8.27 158,14 162,5.18 164,19
ὥστε 4,19 12,9 24,19 54,11 58,15 64,23 68,8 82,16 96,13 98,16 114,1 120,28 128,7 134,6.10 144,6 152,2 158,10
ὠφέλεια 66,4 126,16
ὠφελέω 10,3 34,8 54,22
ὠφέλιμος 112,2
ὠχρός 46,4 158,27

C. Namen- und Sachregister zur Übersetzung

Abkühlung d. Atmungsorgane 149,22 151,5 A. d. Gefäße 157,25 A. d. Halses 127,29 A. d. Kopfes 29,28 macht schlafsüchtig 29,29
Ablagerung b. Magenmund 75,27.30 in d. Lunge 147,3
Abszess 123,4 d. Lunge 149,28 zwischen Lunge u. Brustkorb 147,10
Achselhöhle 53,24 125,24
Ärzte 27,29 29,7 35,21 37,21 39,17 47,8 49,22 61,8 63,6 67,21 129,4 Ä. bei uns 23,26 63,20 Ä. mit Interessen für d. Schriften d. Archigenes 17,17 empirische Ä. 11,16 hoch angesehene Ä. 15,5 jüngere Ä. 25,18 Lektüre d. alten Ä. 17,4 praktizierende Ä. 35,30 schlechte Behandlung durch Ä. 83,4
Affektion (Begriffsklärung) 19,2 A. als fehlende Anwesenheit d. Naturgemäßen 7,31 9,2.9 seltene A. 23,25
Alexandria 67,8
Aloe Vera 91,31 bittere Arznei 93,1.20.23 bittere heilige Arznei 93,1
Alte trockene Konstitution d. A.n 31,8
Alter d. Patienten 15,19
Ambrosia 161,24
Amputation d. Fingers 67,11.15.18
Anatom 37,18 87,17 103,3 129,10 155,1
Anfall epileptischer A. 67,26.32 69,6.21
Anfüllung nach Hippokrates 41,20.26
Angina 107,10.13 109,18.29 117,9.15bis.22 119,5 123,29 139,7 147,8 A.syndrom 117,11 *kunagchē* 119,6 *parakunagchē* 119,7 *parasunagchē* 119,7 *sunagchē* 119,6

Angst als Symptom d. Melancholie 57,7 59,3.11.16 61,15
Antipater 163,11
Arbeitseifer übertriebener A. 35,4
Archigenes 5,6 7,10 19,6.22 23,6.14 25,24.26 35,33
Arm 115,12.14 125,15 127,21 Lähmung bis zum A. 109,19 113,5 115,11 Untera. 125,17.22
Arterie 65,22 73,2.4 97,3 151,21 153,32 163,16.29 165,12 A.n hinter den Ohren 71,27 A.nummantelung 131,30 Handwurzela. 163,21.33
Arterienschnitt bei Schwarz-vor-Augen-Werden 71,27
Arznei 83,9 93,8 125,23.27.28.36 127,1.9 135,21 A. aus Vipern 67,14.19.20 A. mit Aloe Vera 91,30 93,23 A. mit Giftrübe u. Senf 67,23 Mithridatisches Gegenmittel 161,23 A. f. Asthmatiker 163,2 erwärmende A. 127,19.23 wärmende u. trocknende A.en 23,2 kühlende A.en 29,23
Asthma 147,2bis 163,2 165,9
Atemnot 83,9 123,30 143,5 147,8 149,18 151,7 155,13.28 165,19
Atemstillstand 151,11.23
Athanasia 161,24
Atlas 59,8
Atmung als Indiz d. Schwere d. Schlaganfalls 79,34 A. als Indiz f. d. Zustand d. Gehirns 71,9 A. mit großer Kraftanstrengung 81,4 Atembeschwerde 101,14 117,15 119,28 A.sausfall bei Schlaganfall 69,29 81,6 A.sausfall hälftig 139,24 Aufrechta. 117,17 165,9.11 Aufrechterhaltung d. A. 71,1 81,11 101,16 die funktionale Aufgabe d. A. 123,19 erhöhte A. 149,5 geräuschvolle heftige A. 141,8 größeres Einatmen 111,5 123,21 große A. 123,16 147,18 149,4 große häufige A. 149,20 große seltene A. 149,21 kleine häufige A. 149,23 151,4 maximale A. 111,7 seltene kleine A. 149,22 sich unterbrechende A. 81,4 ungezwungene A. 111,4 123,17
Atmungsorgane 121,10 133,30
Aufbrechen Blutauswurf aus d. Lunge durch A. 157,8
Aufenthaltsort A. d. Patienten 53,18
Auffindung A. d. Behandlungsweise 43,26 A. d. Grundstoffe 15,18 A. d. Heilmittel 11,9.21 13,12 15,11 17,19 19,21 25,4 A. d. Heilmittel durch Vernunft 27,9 archigeneische A. d. Heilmittel 25,24
Aufstoßen saures A. 55,8
Augapfel 87,1 Bewegungsmuskeln d. A.s 87,16

Auge 39,9 79,28 85,24 eigentümliche Affektionen d. A.s 89,25 Innervierung d. Muskeln d. A.n 105,9 Mitaffektion d. A. durch das Gehirn 93,26 Mitaffektion d. A.s 89,26 Mitaffektion mit d. Gehirn 89,29 Mitaffektion mit d. Magenmund 89,29 Verdrehung d. A.n 89,8
Augenlid 85,26 geschlossene A.er bei Bewusstlosigkeit 101,17 Hebemuskeln d. A.s 89,17 oberes A. 89,11 Senkmuskeln d. A.s 89,19 unteres A. 89,11
Ausatmung 139,19.29 141,8.19 145,17 geräuschlose heftige A. 139,29 141,7 geräuschvolle heftige A. 139,30 141,11 geräuschvolle heftige A. durch d. Muskeln d. Rachens 141,22 heftige A. 139,20 141,9.20 145,12.13.17
Ausdünstung rauchige A. in d. Augen 5,24 rußige u. rauchige A. 57,23
Ausheilung vollständige A. 125,38
Ausscheidung 15,22 25,16.23 A. als Zeichen 25,9
Ausspeiungen 55,8
Ausspucken wenig A. mit Husten 155,15
Auswaschungen 55,9
Auswuchs A. bei d. Halswirbeln 119,23 A. in d. Lunge 123,3 153,16 auswuchsartige Geschwulst 117,7 schlecht gekochter A. 147,4 ungekochter A. 153,23 165,8
Axis 109,32

Bad 31,5 163,18 Baden bei Melancholie 61,21 Kopfbad 95,22
Bandagen 67,4
Bauchhöhle 25,12
Bauer 67,8.16
Baumtriebe 53,2
Beckengegend 63,23
Behandlung 15,4.17 17,34 19,10 21,10 27,4.27 33,30 37,7 43,26 51,3.4 63,20 Anpassung d. B 127,1 B. d. Gedächtnisverlusts 19,26 23,29 B. seltener Zustände 13,27 B. über Briefkorrespondenz 93,7 erfolgreiche B. 43,29 93,5 passende B. 7,17 schlechte B. durch Ärzte 83,4 schwer behandelbare Geschwürbildungen d. Lunge 133,20 Sophisten machen keinen Beitrag zur B. 19,4 unbehandelbare Geschwürbildungen d. Lunge 133,20
Beine 113,7 125,31.32 127,21 allmähliche Lähmung beider B. 125,28 Nerven d. B. 125,30
Beißen 69,15 77,12 91,15 93,16 B. d. Magenöffnung 47,22 B. wegen Nahrungsverderb 69,13 B. d. Witwenspinnen 65,3 beißende Schmerzen 29,26 57,28 75,30 beißende Stoffe 91,16

Bestimmung d. betroffenen Orts 81,35 153,4 d. Zustands 81,36
Betrübnis 63,2
Beweglichkeitseinbußen 69,27
Bewegung willentliche B. 39,30 77,31 79,9 81,29 99,16.19
Bewegungsfähigkeit Ausfall der B. ohne Ausfall d. Wahrnehmungsfähigkeit 129,14 B. d. Augapfels 87,2 B. d. Auges 85,25 87,11 B. d. Beines 125,36 B. d. Fingerspitzen 125,18 B. d. Gesichtsteile 103,28 B. d. Nerven 77,23 B. d. Zunge 97,22 99,2.9.17
Beweiskraft kunstfertigen Hypothesenbildung 13,33
Bewusstlosigkeit 25,18 29,17 31,16 69,32 71,10 85,18 99,24 101,13 139,25 151,24
Bibliothek 17,16
Blase 25,7 133,29 Unterkühlung d. B. 127,9
Blut B.entnahme 19,11 dickeres u. schwärzeres B. 51,2 leichtes u. seröses B. 135,10 schwärzliches u. klumpiges B. 133,12 schwargalliges B. 45,24 schwarzgalliges B. 51,4 53,20.25 schwarzgalliges Venenb. 49,28
Blutauswurf durch Ausspucken 131,9 B. durch Erbrechen 131,6 B. durch Räuspern 131,8 B. mit Husten 131,7 vier Arten d. B.s 131,6
Blutegel 135,20.21.25.28 B. als Ursache für Blutungen aus Mund u. Nase 135,6 B. als Ursache für Magenblutung 135,9 B. aus Brunnenwasser 135,19 B. aus Sumpfgebiet 135,23
Blutsturz 131,16.22
Brandeisen 21,22
Brief v. Archigenes an Marsos 19,7 Bücher d. Archigenes in Briefform 19,6 Galens B.korrespondenz zur Behandlung v. Augenleiden 93,7
Brombeerstrauch 53,3
Bronchien 145,25
bronchion 131,30 153,27.31.33 (Def. d. Anatomen) 155,1
Brust Rötungen an d. B. 119,1
Brustbein 121,27 143,18
Brustkorb Ausbreitung d. B.s 153,15 Ausdehnung d. B.s 123,25 145,21 147,14.31 B.lähmung 139,23 Geschwürbildung im B. 133,21 schwere B.verletzungen 139,23
Brustwirbelsäule Anfang d. B. 7,16 83,7
Buchhändler 17,17

Chirurg 137,23
chirurgischer Eingriff 137,27 mit Lähmungsfolge 125,35

chorioide Membran 97,4
Chrysipp 7,6

Darm 133,30 D.beschwerden 25,12 Dickd. 25,7 Dünnd. 55,32
Dehnungsübungen D. d. Ringkämpfer 157,19
Delphinium staphisagria 21,27
Denken 43,19
Denkrichtung 11,27 13,2.11 27,12
Denkvermögen 57,24 Schädigung d. D.s 29,12 41,31 43,12 57,10
Dens axis 109,31
Diät 11,7 feuchte D. bei Melancholie 61,21 leichte D. 51,16 163,19
Diokles von Karystos 55,2.4.17.28 57,3.15
Dogmatiker 11,18 13,7 25,29.34 27,27
Duftöl 161,21 foliata 161,22 spicata 161,22
Duftstoff d. sog. süßliche D. 161,19
Dunkelheit 73,30 Angst vor Dunkelheit 59,18
Durchgänge 25,9 55,22 Verstopfung d. D. 41,34 43,7.14 49,3 83,23

Eigenaffektion 7,11 47,8 69,7 89,28 93,17 103,30 105,21 E. d. Auges 89,25
Einkorn 53,5
Einschluss v. zähflüssigem Saft 151,1 v. Pneuma 149,31
Einschneiden 27,6
Eiter 155,7 159,32.33 E. in d. Lunge 159,15 E. zw. Brustkorb u. Lunge 133,14 145,29
Eiterbildung im Gesäßbackenbereich 125,33 E. d. Zunge 103,13
Eitrige d. ‚Eitrigen' 145,30.33
Elephantiasis 49,24
Empiriker 11,16 23,16 25,25 empirisches Erkennen 13,14 empirische Medizin 13,26
Emprosthotonos 37,5 41,28
Engegefühl 153,28 im Kehlkopfbereich 117,12
Entleerung nach Hippokrates 41,18.26
Entzündung d. Kehlkopfmantels 139,5 E. d. Kehlkopfmuskeln 139,6 E. d. inneren Kehlkopfmuskeln 139,6
Entzündungsschwellung d. Leber 25,12 E. d. Lunge 149,27 165,5 E. d. Magenpförtners 55,31 57,11 E. d. Magens 57,20 E. d. Rachens 121,1 E. d. Rückenmark 113,10 E. d. Speiseröhre 139,10 E. d. Zunge 103,12 E. zwischen Lunge u. Brustkorb 147,10 wundrosenartige E. 155,32

Epilepsie 25,17 37,3 45,29 49,11 85,18 101,4.15 139,25 151,24 (Begriffsbestimmung) 41,27 drei Arten der E. 63,7 dritter Typ v. E. mit Aufstieg zum Kopf 63,15 E. als Affektion o. Mitaffektion 63,4 E. aus Melancholie 49,5 → Anfall
Erasistratos 61,6
Erfahrung 11,23 15,11 25,2 aus d. E. bekannte Heilmittel 13,15 E. d. Handwerker 11,14 Heilmittelentdeckung d. E. 25,27 nachahmende E. 23,31.36
Erhitzung macht schlaflos 29,29
Erhitzungsanzeichen 121,32
Erkennen d. betroffenen Teile 15,2 E. e. Heilmittels 23,31 empirisches E. 13,14 wissenschaftliches E. 13,30 15,1
Ermattung d. Sinne 69,27
Erstaffektion 7,11 35,13 105,14 E. d. Brustkorbs 133,12 E. d. Gehirns 35,11 61,17 E. d. Kopfes 47,32 E. d. Rückenmarks 81,13
Erstarrung 25,19 101,10 151,25
Erstickung 117,18 119,17.28
Essgewohnheiten 45,26
Essig 53,2 77,8

Fäulnis 161,14 bei Rückenmarkaffektion 113,10
Fall aus d. Fenster 95,10 aus d. Höhe 131,23 vom Wagen 83,6
Farbveränderung 25,22
Fehlbilder 89,27.30 91,14bis.26.28
Fehlmischverhältnis 31,28 83,22 91,1 105,1 acht Arten v. F.sen 17,26 87,8 einfaches F. 113,9 F. d. Herzes 17,23 F. d. Rückenmarks 123,11 gleichmäßiges F. 155,34 ungleichmäßiges F. 155,34 ungleichmäßiges F. im Gehirn 73,6
Feuchtigkeit macht schläfrig 31,12
Fieber Affektionen mit F. 35,9 Affektionen ohne F. 35,10 akute F. 47,25 155,28 F. als Symptom 47,11 Höhepunkt d. F.s 47,7
Finger Empfindlichkeitsbeeinträchtigung d. F. 83,2 Empfindlichkeitsschädigung d. F. 7,14.22.25.27 Empfindungslosigkeit d. F. 83,3 F. mit Schlangenbiss 67,9
Fingerspitzen 125,17.23
Fleischarten Blauwal 51,28 Delfin 51,28 Eselfleisch 51,22 Fuchsfleisch 51,23 Hasenfleisch 51,24 Hundefleisch 51,23 Kamelfleisch 51,22 Rindfleisch 51,21 Rindfleisch v. Stieren 51,22 Schnecken 51,25 Seehund 51,28 Seelöwen 51,28 Thunfisch 51,28 Wal 51,28 Wildschweinfleisch 51,25 Ziegenbockfleisch 51,22

Ziegenfleisch 51,21
Flüssigkeit Ansammlung v. F. zwischen Lunge u. Brustkorb 147,11
Frenulum linguae als Sprechorgan 141,26
Funktion Ausfall einer F. 127,4 Ausfall mehrerer F.en 9,13 127,5 F.sausübung vs. F.saufgabe 13,22 F.sschädigung 13,19 15,14.24.31 F.sschädigungsarten 7,10 intellektuelle F.en 99,22 psychische F.en 29,22 31,20 79,32 willentliche F.sausübung 43,21 69,31 139,27

Gärung 45,21
Galen G.s Begegnung mit Antipater 163,23 G.s Begegnung mit Pausanias 83,4 G.s Bekanntschaft mit d. Kaisern 13,11 G.s Krankheit im jugendlichen Alter 95,13 G.s Lehrer 13,5 63,31
Galle 49,18 75,30 159,29 blassgelbe G. 47,3 Erbrechen v. G. 47,21 gelbe G. 33,5 45,32 47,5.6 51,1 gelbe G. im Magen 57,27 schwarze G. 45,25.32 59,20 61,17
Gallien 93,8
Gartenkresse 21,26
Gaumendach als Sprechorgan 141,25
Gaumensegel 109,16
Gaumenzäpfchen 109,10 131,7.10 als Sprechorgan 141,25
Gebärmutter 25,8
Gedächtnis 43,20 G. in der empirischen Theorie 13,27 G.schädigung 31,17 33,31 37,1 43,13 85,13 G.verlust 17,1.35 29,10 33,18.31 69,27
Gehirn 27,18.26 39,8.12 41,33 G. als erster Anfang der Nerven 71,5 G. als Sitz d. führenden Seelenteils 27,33 35,27 Gefäße d. ganzen G.s 33,15 Hirnteile 79,30 Unterschiede im G. bzgl. d. Geruchswahrnehmung 77,13
Gehörgang 103,22
Geistesverwirrung 31,1 45,32 47,6.10.24 85,16 149,8 Atmung als Symptom v. G. 149,13 G. als Symptom v. Fieber 47,13 G. verursacht durch entzündete Körperteile 47,27 melancholische G. 47,5
Gelbsucht 49,23
Geruch von Räuchermitteln 77,5 widerliche Gerüche 77,11
Gesäß Unterkühlung d. G.es 127,8
Geschwür d. Lunge 149,28 G. im Brustkorb 133,22 G. im Kehlkopfbereich 159,18 G. in der Luftröhre 159,11.14 G. in der Lunge 159,14 G. nach Blutauswurf 133,18 lokale Empfindung d. Teils mit G.bildung 159,20
Geschwulst 117,2 widernatürliche G. 25,15.22

111,18 115,33 139,9 147,27 G. im Magen 57,2
Gesicht Teile des G.s 85,23
Gift 65,7.11.27.30 Wirkkraft v. G.en 65,1
Giftrübe 67,24
Glaswaren 95,4
Götter 27,22 37,16 Anrufung d. G. als Zeugen 11,25 15,12

Hämorrhoidenblutung 51,17
Hagelkorn Auswurf in Form e. H.s 161,29 163,3.5 wie v. Hagelkörnern getroffen (nach Skorpionstich) 65,15
Hals 63,23 77,31 79,6 113,31 115,4 117,17.22 119,20 137,22 Rötungen am H. 119,1 Unterkühlung d. H.es 127,31
Handwerker 11,11 Schmied 11,12 Schreiner 11,12 Schuster 11,12
Hautfarbe 51,14
Heilkunst Arbeit in d. H. 15,6 Aufgabe d. H. 97,14 sich v. d. H. abwenden 129,37
Heilmittel 19,27 23,1 Auffindung d. H. 11,9.22 13,13 15,11 17,8.19 19,22 25,4.24 27,9 aus der Erfahrung bekannte H. 13,14 Entdeckung d. H. durch Erfahrung 25,27 Erkenntnis e. Heilmittels 23,31 erwärmende u. trocknende H. 21,17 23,8 H. am Anfang d. Nerven 129,6 H. am Herzen 27,3 H. am Kopf 35,33 H. am Rückenmark 39,5 H. mit täglicher Erfahrung 23,35 örtliche H. 17,5 Quantität u. Qualität d. H. 15,17 stärkstes H. 21,21
Herleitung 13,13 19,21 23,20.22 103,16
Herz 17,22 19,24 23,15 25,26 27,4.18.26.30 29,1 39,5 151,21 Aufgabe d. H.es nach Archigenes 19,24 H. als Ort d. Gedächtnisses 17,21 Hitze im H.en 121,21 143,21 starke Abkühlung d. H.ens 151,6
Herzklopfen kurz anhaltendes H. 165,17
Hippokrates 11,2.9 31,13 39,23.30 41,20 101,1.2 107,11 109,28 111,10.24 113,22 117,3.9.13 121,2 147,22 149,6 157,28
Hirngewebe 33,15.16 45,30 47,2 49,19 H. als Sitz d. Seele 43,19
Hirnhaut 21,7 23,4 43,9 47,20 75,13.18 101,19
Hitze 75,31 H.fülle bei Fieber 123,27 H.fülle in den Atmungsorganen 145,1 H.fülle in Lunge u. Herz 121,21 143,21 H.fülle mit Geschwulst oder Verengung 147,30
Hitzewallung 57,2
Hochhusten e. gelben oder blassgelben Saftes 159,29 v. Lungenteilen 161,11
Homonymie von ,neuron' 37,21
Hülsenfrüchte 53,4

Hypochondrium 25,13 73,14 125,7.12 Brennen im H. 55,8 hypochondriale Krankheit 53,30 57,5 61,13
Hypothesenbildung kunstfertige H. 13,31.33 135,14

Iberien 93,8

Jahreszeit 15,20 53,17

Kämpfe Sturz in K.n 131,23
Käse 53,10
Kaiser 13,10
Kanal = optischer Nerv 87,16.26 Muskeln d. K.s 87,23
Karphologie 95,18
Katarakt 89,28 91,2.11.20 93,10 K.symptome 5,23 7,18 47,16.27 57,22 63,14 91,5.23 93,25
Katarrh 33,25 123,30 139,4 145,26
Kaumuskeln 105,6
Kehldeckel 159,17
Kehlkopf 7,33 109,30 119,14 137,14 141,22 147,12 159,18 K. als Stimmorgan 137,5 K.muskeln 137,6.17
Kenntnis d. betroffenen Ortes 19,19 111,11 K. d. Zustandes 19,19
Kiefer 39,10 79,28 105,25 115,18
Kinder feuchte Konstitution d. K. 31,7
Kleiebrot 53,5
Kleinasien 93,8
knidische Beere (Daphne gnidium) 21,26
Knochen perforierte K. 83,23.25
Knorpel sigmaförmige Enden d. K. 139,12 Sigmak. 155,1
Kohl 53,1
Kopf 19,23 27,6 63,23 K. als Zuhause d. rationalen Teils 29,8 K.verwundung durch Fehltherapie 127,24
Kopfhaut 127,33 129,2
Kopfschmerzen 47,21 73,16 75,5 Arten v. K. 75,7 chronische K. 73,27 85,20 Halbk. 85,20 K. bei Weinkonsum 77,2 K. v. gelber Galle verursachte K. 57,27
Krampf 39,29.34 41,17.22.27 durchgehender K. 69,9 K. d. ganzen Körpers 25,19 37,27 69,14 77,18 81,19 K. e. Gliedmaße 37,31 K. e. Körperteils 81,22 K. nach Hippokrates 39,24 nach hinten ziehender K. 37,4 41,28 nach vorne ziehender K. 37,4 41,28
Krankheit (Begriffsklärung) 19,2 blähende K. 55,19 chronische K. 61,23 häufig auftretende K.en 13,24 hypochondriale u. blähende

K. 53,30 57,5 61,13 selten auftretende K.en 13,25.27
Kreuzbein 127,14
Krokidismus 95,18

Lähmung 77,17 (Begriffsklärung) 81,30 L. d. ganzen Körpers 81,17 L. d. halben Körpers 25,20 37,6.8 L. unterhalb der Arme 81,16 Lähmungstypen als angebliche Ursache von Bewegungs- u. Wahrnehmungsaufall 129,12 Wahrnehmungsl. 81,34
Lattich Schlafsucht verursachend 29,24
Lebensalter 31,7 L. d. Patienten 53,18
Lebensverlängerung 161,26
Leber 25,7.13 29,1.4 31,24 149,24 Farblosigkeit d. L. 49,25
Lederhäute Trocknung von L. 41,12
Lehrer 15,10 Beobachtung mit L.n 11,1 L. d. Handwerker 11,13 Pelops 63,31 v. L.n vs. aus Büchern lernen 13,4
Lehrmeinungen 27,10.14
Lende 113,6 125,29
Lethargie 25,17 29,16 35,10.33 69,22.26 85,18
Linse (Hülsenfrucht) 53,4
Linsenwicke 163,6
Lippen 39,9 79,29 105,6 L. als Sprechorgan 137,4 141,24 L.verstümmelung 141,30
Lispeln 141,27
Logische Relationen notwendige Folgebeziehung 27,16 notwendiger Ausschluss 27,17
Lordose 111,16.20.24 113,4 115,25
Lotion 19,13
Luftröhre 147,12 153,32 159,21 dicker Saft in d. unteren Atemwegen 165,13 Durchtrennung der L. bei schweren Verletzungen 137,26 Mantel d. L. 139,11
Luftzug 65,22 kalter L. (bei Epilepsie) 63,29
Lunge 117,11 123,2.6 131,17 133,23 147,12 153,7.29.31 155,33 157,22 159,25 161,15.27 Ablagerung zäher Flüssigkeiten in d. L. 147,3 Blut aus d. L. 133,13 *bronchia* d. L. 153,27.33 Eiter zwischen Brustkorb u. L. 133,14 145,29 Entzündung d. L.flügel 9,32 Fleisch d. L. 131,30 Flüsse in d. L. 147,1 159,9 Geschwürbildung in d. L. 159,15 Hitze in der L. 121,21 143,21 Hochhusten v. Blut aus d. L. 157,7 Hochhusten v. Teilen d. L. 131,26.29 159,9.16 161,12 L.nnerven 133,56 Porosität d. L. 133,9 Schmerzlosigkeit d. L. 133,3.10 159,21 schwer therapierbare Geschwüre in d. L. 133,19 starke Abkühlung d. L. 151,6
Lungenentzündung 25,6 117,12 123,31 125,15 145,19 147,1 155,29
Lungenriss 157,10.26 L. durch Krächzen 157,16

Magen 5,24 7,18 55,19.22.23 57,1.14.22 61,11 89,30 95,29 133,28 149,24 Blutauswurf aus d. M. 131,6 135,9 gelbe Galle im M. 57,27 M.beschwerden 91,12 schlechtes Säfteverhältnis im M. 91,1
Magenhöhle 53,29 55,5 Verbindung d. M. zum Gehirn 47,17
Magenmund 47,18 63,10 Ablagerungen beim M. 75,27 Beißen im M. 91,15 empfindlicher M. 69,4 hoch sensibler M. 77,7 M. mitaffiziert Auge 91,6 M. mitaffiziert Schwarz-vor-Augen-Werden 73,10.20 Zustände d. M.s verursachen sympathische Geistesverwirrung 47,25
Magenöffnung 5,22 63,11 91,27 Umdrehen d. M. 47,22
Magenpförtner 55,30
Magenschmerzen 55,10
Magenspülung 11,7
Mantel d. Zunge umhüllender M. 103,4 M. d. Rippe 9,29 M. der Luftröhre 139,11 M. v. Rachen u. Kehlkopf 139,2 M. v. Rachen u. Kehlkopf 139,5
Marsos 19,7 Vater d. M. 19,8.34
Mastixstrauch 53,3
Melancholie 25,17 35,10 45,31 61,21.24 69,26 85,19 allgemeiner Begriff d. M. 61,9 drei Arten d. M. 63,7 dritter Typ v. M. 53,28 M. als hypochondrial u. blähende Krankheit 47,22 M. aus Epilepsie 49,5 melancholische Erstaffektion d. Gehirns 61,15 Umwandlung v. Epilepsie zur M. 49,13
Melancholiker 59,3
Meningophylaxe 101,19
Methode 25,31 103,23 allgemeine 85,4.9
Migräne 75,20
Milz 25,7.13 149,24 Farblosigkeit d. M. 49,25
Mitaffektion 5,10 7,21 35,16 M. als Affektion in gewisser Weise 5,19 M. d. Auges 89,29 M. d. Auges durch d. Magenmund 89,27 M. d. Auges vom Magen oder Gehirn 95,28 M. d. Gehirns 35,11 47,7 M. d. Gehirns bei Epilepsie 69,7 M. d. Gehirns bei Schwarz-vor-Augen-Werden 73,23 M. d. Kopfes 47,31 M. d. Augen v. Magen 93,19 M. durch d. Magenmund bei Epilepsie 63,12 M. durch d. Magenmund bei Schwarz-vor-Augen-Werden 73,10 M. mit dem führenden Prinzip 151,27

Mithridatisches Gegenmittel 161,23
Mund 33,23 45,12 105,8 109,15 119,14.16 135,4.11 Ausatmen durch d. M. 145,13 Blutauswurf aus d. M. 131,8 M. d. Wittwenspinne 65,7 Verbindung von Nase u. M. 135,27
Muskelplatte (Platysma) 105,26 115,19
Muskelriss 157,19

Nachahmung in der empirischen Theorie 13,27 23,20.31.36
Nahrungsmittel befeuchtende N. 31,7 kalte N. 55,27
Nahrungsverderb 69,12
Narbe 71,28
Nase 33,23 107,25 119,27 135,4.10.27 161,20 Ausatmen durch d. N. 145,14 einfallende Nasenflügel 145,14 N. als Sprechorgan 137,4 141,25
Nasenflügel 105,7.25 123,25
Nasengang 83,11 135,3.26.28 141,29
Nasenlöcher 107,24
Natur d. Dinge 7,4 d. Patienten 15,19
Nerv Homonymie v. N. 37,20 N.en aus dem 2. Paar 87,12 N.en d. 1. u. 2. Zwischenrippenraums 125,19.26 N.en d. Beine 125,29 N.en d. Brustkorbs 133,6 N.en d. Lunge 133,4 N.en der Haut 129,4 N.en haben Wurzeln im Rückenmark 129,7 *Nervus laryngeus recurrens* 137,19 137,25 optischer N. 87,4.26 Stimmn.en 137,18 über die Haut der Hand ausbreitende N.en 83,12 verbindende N.en 37,22.26 vom Rückenmark auswachsende N.en 107,9 weicher N. (= 1. P.) 89,2.4 weicher N. (=3. P.) 103,3 willkürliche N.en 37,23.26
Nervenpaar 1. P. 87,14.17 105,9.19 2. P. 87,12.22 105,9.18 3. P. 97,25 103,3 105,2.6.11.17.28 5. P. 105,30 6. P. 133,3 137,20.24 7. P. 99,2 103,2.5
Niedergeschlagenheit als Symptom d. Melancholie 57,7 59,16 61,14
Niere 133,29
Nierenentzündung 25,6
Niesmittel 23,1
Nitron 21,20
Nutzlosigkeit Widerlegung über d. N. 25,35

Oberschenkel 63,22
Ödem d. Zunge 103,13
Ohr 71,27 äußeres O. 103,20
Ohrensausen 73,16
Opisthotonos 37,4 41,29
Ort (Begriffsklärung) 5,4
Orthopnoe 117,18 165,10

palpieren 121,27
Pausanias der Sophist 83,1
Pelops, Galens Lehrer 63,31 65,17 67,30
Perspiration bei Winterschlaf 151,20
Pfeffer 69,3
Philosophen 27,30 35,28 61,8
Phrenitis 25,17 31,1 35,9.32 41,22 47,3.9.10.12 63,1 69,26 85,17 93,27.29 95,22
Pia mater encephali 97,4
Platysma 105,26 115,19
Pneuma 73,7 dampfiges u warmes P. 73,5 75,27 dampfiges P. 45,5 dampfiges, rauchiges, rußiges P. 47,30 lichtartiges P. 87,9 P. als erstes Werkzeug 43,21 psychisches P. 43,15.16 101,23 ungekochtes u. blähendes P. 149,30 ungekochtes, kaltes, blähendes P. 159,1
Polyp im Nasengang 141,29
Praxagoras 45,8
Praxis vs. Theorie 7,4 9,25
Prognose 15,4
Puls 121,24 163,24.26.30 Ausdehnungsphase d. P.es 163,29 eigenen P. fühlen 163,15 P. d. Handwurzelarterie 163,21.33 P.unregelmäßigkeit 163,22 165,2 systematische Reihung d. P.es 163,28 unregelmäßiger P. ohne Fieber 165,1
Pupillen 91,5.19 93,10 P.riss 97,12 von Natur aus nicht reine P. 91,21

Rachen 117,17.22 119,16 121,2 131,7.11 (Def.) 119,13 R.entzündung 119,13
Räuchermittel Kuphi 77,4 Storax 77,4
Rechthaberei 11,30 27,13 35,22.30
Reden sophistische R. 15,6
Regelblutung 51,19
Respiration 151,21
Rete mirabile 73,4
Retractor bulbi 87,25
Riemen Trocknung v. R. 41,13
Ringplatz Sturz auf d. R. 131,24 157,12
Rippe 9,28bis.31 25,11 59,7 63,23 113,6 155,4 innere Auskleidung d. R. 9,29 Membran o. Mantel d. R. 9,29
Rippenfellentzündung 9,27.30.34 25,6.11 117,12 133,16 155,3.10
Riss Blutauswurf aus d. Lunge durch R. 157,7 Gefäßr. 131,18 133,21 159,3 Gefäßr. bei warmen Zuständen 159,4 Gefäßr. durch Abkühlung 157,25.28.31 Saitenr. 41,7.9
Rötung 75,31 im Rachen 117,20 v. Hals u. Brust 119,1
Rom 13,9 83,1 95,1 161,22 163,12

Rückenmark 7,32 39,4.8 43,4 71,6 79,2.5.8 81,20 107,5.6.8 113,9.17 115,2.21 123,10 125,30 127,17.22 129,9 (Begriffsklärung) 79,1 Affektionen d. R.s 107,1 115,21 123,7 143,6 Anfang d. R.s 39,15 79,27 81,18 99,3 Eigenaffektion d. R.s 113,12 125,32 eigentliche Aufgaben d. R.s 107,3 Erstaffektion d. R.s 81,12 123,11 erster Auswuchs d. R.s 79,16 erster Teil d. R.s 139,27 Nerven mit Wurzeln im R. 129,8 R. wird vom Gehirn versorgt 71,8 Schrägschnitt d. R.s 79,6.11.13

Saft/Säfte 31,30 43,14 61,1.22 153,18 157,31 159,2 Ansammlung von S.n in d. Lunge 153,17 bittergalliger, schleimiger o. schwarzgalliger S. 49,27 dicker S. 41,34 47,32 dicker S. als Ursache d. Epilepsie 43,6 dicke u. zähflüssige S. 43,7.28 69,24 101,5 155,26 165,7 dicker schleimiger S. 45,28 dicker schwarzgalliger S. 45,16 dünner schwarzgalliger S. 45,17 Dünnheit v. S.n 155,17 galliger S. 95,29 gegen die Natur entstehender S. 63,34 gelber o. blassgelber Saft 159,29 glasiger S. nach Praxagoras 45,8 heißer u. scharfer o. kalter u. zähflüssiger S. 149,33 Magens. 5,24 S.fluss 113,10 S.zufluss 155,33 scharfer S. 69,13 schlechter S. 91,25 schleimartiger u. galliger S. 33,3 schleimiger S. 49,11.13 schwarzgalliger S. 45,24.25.28 49,11.12.32 51,9.12.13 53,9.11.16 61,10.18 schwarzgalliger S. durch Verbrennung d. gelben Galle 45,31 seröser o. schleimartiger S. 155,12 ungeordnete Bewegung d. S. 71,24 Unterschiede d. dicken S. 43,31 Vermögen d. S. 61,5 warme S. 77,1 zähflüssiger S. 161,31 zähflüssige u. dicke S. 165,12 Zähflüssigkeit v. S.n 155,16
Saiten d. Leier 41,5.8.10.13
Schädelbruch 47,20
Schädeldecke 75,14
Schädigung (Begriffsklärung) 135,30
Schatten Mitaffektion „wie ein Sch." 5,12
Schicksal 27,22
Schienbein als Ausgangspunkt e. Epilepsie 63,22 67,22
Schläfen 107,26 109,1 Sch.muskeln 101,1 105,6
Schlaf 29,25 31,12.13.24 33,18 99,27 161,20
Schlaflosigkeit 29,29.30 31,5.14.24.26 35,5.32 41,21 51,15 53,15 63,2 163,18
Schlafsucht 31,2.15 59,1
Schlaganfall 37,3 69,23.28 79,32 81,5 85,20 99,5.27 101,15 139,25 151,24 (Def.) 77,23
Schleimentfernung 21,26 29,7
Schluckauf 69,2bis.11.14
Schluckbeschwerden 119,28

Schlüsselbein 121,18
Schmerzen 25,16.22 149,32 anspannende Sch. 75,28 beißende Sch. 29,26 75,30 beißende u. ätzende Sch. 57,28 Brustkorbsch. 133,7.11 Sch. als Zeichen 25,9 Sch. in Luftröhre u. Kehlkopf 159,23 Sch. mit Anspannung 57,29 Sch. wegen übermäßiger Sensibilität 77,6 Sch. e. Brandeisens 21,22 Schmerzlosigkeit d. Lunge 133,2 153,11 159,22
Schnarchen 99,27
Schnupfen 33,25
Schorf 133,26 aus d. Lunge 159,9
Schrägschnitte d. Rückenmarks 79,6 d. Rückenmarks bis zur Mitte 79,11
Schreien 139,4 157,15
Schröpfkopf 19,15.26.32 23,10.12.21.24.33 Nützlichkeit d. Sch. 21,4 Sch. mit Ritzung 23,13 Sch. mit o. ohne Ritzung 21,1 25,1
Schröpfung 27,6
Schütteln in Intervallen zuckendes Sch. 69,8 Sch. d. Nervenanfänge 43,1
Schule Rechthaberei für Sch.en 35,21 Sch. d. Archigenes 17,21.25 Wahnsinn der Schulsekten 17,12.33
Schulter Sch.muskeln 125,6 149,12 Spitze d. Sch. 121,19
Schulterblätter 121,19 123,22 143,19
Schwachsinn 29,15 31,17 33,19 37,1 69,27
Schwäche (Begriffsklärung) 19,3 49,7
Schwächung d. Vermögens 121,22 125,1
Schwarz-vor-Augen-Werden 71,13.21.25 73,9 85,19 Sch. bei Archigenes 73,12
Schweiß kalter 65,16
Schwellung im Rachen 117,20
Schweregefühl 29,5 57,29 73,17 75,31 135,2 153,12 155,28.30 innerhalb d. Rippen 155,4
Schwindsucht 159,32 161,1.4.25
Secundus der Gymnast 125,3
Seele 101,24 S. als Mischung v. Qualitäten 49,16 S. durch d. Mischung d. Säfte verändert 49,17 61,2 Sitz d. S. 43,19 Substanz d. S. 27,21 Widerfahrnisse d. S. (Chrysipp) 7,6
Seelenteil charakterlicher S. 31,22 führender S. 17,10.22 27,1.17.25 35,25 37,14 151,27 (Def.) 31,21 Sitz d. begehrenden S.s 29,1 Sitz d. führenden S.s 27,28.33 Sitz d. mutigen S.s 27,33
Sehne Homonymie von ‚neuron' 37,20
Sektenanführer 131,1
Senf 21,19.26 23,12 67,24 77,8
Senfpflaster 21,18
Septum pellucidum 75,25
Sezieren 39,11 43,18 77,22 79,4.10 105,5 127,16

Nerven, Arterien u. Venenverbindung d. Augen zur *Pia mater* 97,3 S. d. Anfänge d. Nerven 81,23 S. d. Augenmuskulatur 87,15 S. d. Bewegungsnerven 77,30 S. d. Brustkorbs 143,9 S. d. Gesichtsnerven 79,22.31 S. d. Nerven aus d. Wirbelsäule 115,23 S. d. Nerven bei Herophilos u. Eudemos 81,27 S. d. Nerven d. 1. u. 2. Zwischenrippenraums 125,21 S. d. Nerven d. Zwerchfells 111,1 S. d. Stimmorgane 141,16 S. zeigt Gehirn als Anfang d. Nerven auf 71,4

Sigmaknorpel 139,12 155,2

Sinn(e) 41,31 43,11 73,18 85,10 93,29 Ermattung d. S.e 69,27 Geruchss. 73,17 83,21 99,1 Geschmackss. 45,13 99,1.11 Grobheit/Feinheit d. S.e 97,31 Hörs. 97,31 103,19 illusorische Fehlleitung d. S.e 93,32 S.eseindruck 43,20 Sehs. 89,9 91,26 97,30 151,12 97,23.29 99,1.10

Sklave 135,19 Wollhandwerkers. 95,1.8

Skoliose 111,23 113,1.5 115,5.25

Skorpion 65,2.9.14.22 67,6

Sodbrennen 73,21

Sophist 13,9 19,3 83,1

Sorgen 41,21 51,16 53,15 63,2

Spannung fehlende Sp. 123,8 125,2 fehlende Sp. d. Zwerchfells 125,4.9.14 Sp. d. Saiten 41,6

Speichel 45,9 qualitätsloser Sp. 45,13 salziger, scharfer, brackiger Sp. 45,12

Speiseröhre 119,14 131,6 133,28 149,25

Sprache 137,2 139,30 fünf Funktionen d. Stimme u. Sp. 139,29 Sprachfehler 141,27 Verlust d. Sp. 141,12

Sprechorgane 137,3

Sputum gefärbtes Sp. bei Rippenfellentzündungen 133,15

Stachel d. Skorpions 65,2.22.24 d. Stechrochens 65,9

Stammeln 141,27

Starre 25,18 101,10 139,26

Starrkrampf 37,5 41,29 77,18

Stechrochen 65,9

Stephanskraut 21,27

Stich Skorpionst. 65,24

Stimme 137,1 139,30 141,22 Dünnstimmigkeit 143,1 dunkle St. 143,3 fünf Funktionen d. St. u. Sprache 139,29 grelle St. 143,2 heisere St. 143,2 hohe St. 143,3 raue St. 143,3 schwache u. dünne St. 137,13 Stimmschädigung 137,30 Stimmschädigung durch Entzug der stofflichen Grundlage 139,17 Stimmverlust 141,12

Stimmlosigkeit 137,7 St. durch Mitaffektion 7,20.23.27 Stimmverlust hälftiger Stimme 139,25

Stimmorgane 7,13 137,2

Stimmübungen 157,18.23

Stirnhaut 39,9

Stoß auf d. Brustkorb 157,13

Studium aller Denkrichtungen 13,7 e. einzelnen Denkrichtung 11,27

Sturz 81,15 115,32 St. auf d. Ringplatz 157,12 St. aus d. Höhe 157,12 St. in Kämpfen 131,23 St. in Wettkämpfen 157,12

Syrien Pausanias aus S. 83,1

Teil denkender T. 27,33 homoiomerer T. 13,19 49,2.20 87,8 103,9.26 miterleidender T. 5,20 organischer T. 13,23 49,2 87,7 103,12.26.36

Teillähmung 99,6.28 (Def.) 77,24 T. bei Angina 115,10 T. bei Skoliose 113,5

Theorie rationale Th. 11,22 23,20.22 25,32.33.36 103,17.20 Th. vs. Praxis 7,3 9,24

Therebinthe 53,3

Theriak 161,24

Thrakien 93,8

Tityos 29,4

Todesfurcht d. Melancholiker 59,13

Trägheit 31,2

Traum 95,23

Trepanation 101,12

Trockenheit macht schlaflos 31,12

Trocknung 21,11 41,12 durch Duftstoffe 161,18

Trübung d. Pupillen 91,5

Übelkeit 73,21

Überheblichkeit d. Dogmatismus 25,29

Übungen 153,5 an Einzelfällen 85,7

Umschlag 11,7 19,14

Unendlichkeit d. Universums 27,23

Unheil (Begriffsklärung) 19,2

unwillkürlich u.e Abgabe v. Urin u. Kot 81,14 127,10

Uräusschlange 67,6

Urin 45,7 81,14 127,10 133,29

Ursache Mannigfaltigkeit v. U.n 31,20 vorausgehende U. 33,27 127,28 157,11.11 Wirku. 35,17

Vene 49,28 53,20 55,19 65,23 97,3 Ellbogenv. 53,21 Magenv. 57,11 V.n in d. Schläfen 107,26 V.n unter d. Zunge 107,23 Vena basilica 53,24 Vena cephalica 53,23 Vena mediana cubiti 53,22 V.nummantelung 131,30 Verdauung in d. V.n 45,27 Verstopfung d. V.n 55,21 weite V.n 51,13

Venenschnitt 11,5 51,5 V. bei Melancholie 51,4 53,21

Ventrikel 33,14 43,29 hintere V. 45,30 mittlere V. 43,23 45,30 101,12.21 oberste V. 99,22 V. als Ort des Pneumas 43,22 vordere V. 43,24 75,25 83,22.24 wichtige V. 69,24
Verdauung 55,11 in d. Venen 45,27 gute V. 61,13 91,13.25 93,14 schlechte V. 93,14 schwerverdauliches Essen 55,7
Verdrehung d. Augen 89,7
Verengung d. Atemwege 143,21 V. d. Atmungsorgane 121,21 123,29 147,8.27 153,14 155,28 V. d. Atmungsorgane mit Hitze 145,18 V. d. Lungenarterien 165,4
Vergehen Werden u. V. 27,21
Vergesslichkeit 23,6
Vergrößerung Erkennen d. betroffenen Ortes d. V. 15,23
Verhärtung d. Nerven 87,5 d. Zunge 103,12
Vermögen geschwächtes V. 143,20 Schwächung d. V.s 129,31 143,27 145,4.13 149,3
Verrenkung kreisförmige V. d. Wirbel 113,26 winklige V. d. Wirbel 113,23
Verrückte 35,32
Verschiebung d. Halswirbel 119,21 139,13 d. Wirbel 113,11 115,18
Verstandesschädigung 85,13
Verstandesverlust 29,2 33,19
Verstopfung d. Durchgänge 43,6 49,2.19 87,6 165,7 V. d. Nasengangs 141,29 V. d. Venen 55,20 V. durch Entzündungsschwellung 55,31
Viper 67,5.14.16
Vorsehung 27,22
Vorstellungen widernatürliche V. d. Melancholiker 59,4

Wachkoma 33,2
Wahnsinn 25,17 35,10 69,26 85,17
Wahrheit 27,11
Wahrnehmungsfähigkeit d. Arms 125,16 W. d. Augapfels 87,1 W. d. Auges 85,25 87,3 105,10 W. d. Fingerspitzen 125,17 W. d. Gesichtsteile 103,28 W. d. Kopfhaut 127,25 129,1 W. d. Nerven 77,22 W. d. Zunge 97,27 105,8 W. d. Unterarms 125,17 W.sausfall ohne Ausfall d. Bewegungsfähigkeit 129,15.32
Wahrsagung 37,17
Wangen 105,25 115,18
Wasserkopf 49,24
Wein dicker u. schwarzer W. 53,7 Hefesatz d. W.s 45,16 ungemischter W. 77,2 wohl gemischter W. 31,6
Weinbauer 35,5
Weizen 53,6

Welt Frage nach d. Anzahl d. W.en 27,23 Frage nach d. Erschaffung d. W. 27,22
Werden u. Vergehen 27,21
Werkzeug Pneuma als erstes W. 43,21
Wetterlage 53,18
Widerlegung d. Dogmatismus 25,28 W. über die Nutzlosigkeit 25,35
Wildrose 53,3
Wille 39,35.36
willentlich w.e Bewegung 39,30 77,30 79,9 81,29 99,15.19 w.e Funktion 69,31 w.e Funktionen 43,21 139,26 willkürliche Nerven 37,23.26
Winterschlaf 29,23 151,16
Wirbel 1. W. 107,10 2. W. 109,34 4. W. 111,2 5. W. 111,2 Brustw. 113,30.32 115,13 Halsw. 105,29 113,29.31 115,12.15.21 117,6 127,33 Lendenw. 113,30 115,1 seitliche Verschiebung d. W. 115,2
Wirbelsäule 111,13.19.23 113,24 115,5.16
Wissen 15,1 sicheres W. nach wissenschaftlicher Vorgabe 71,2
Witwenspinnen 65,3 Biss d. W. 65,26
Wundrose 119,2 155,30 entzündete W. 155,32 W. bei Rückenmarkaffektion 113,10 W. d. Lunge 149,28 W. d. Zunge 103,13
Wutausbruch 157,15

Zähne stumpfwerdende Z. 55,15 Z. als Sprechorgan 137,4 141,24 Zahnverlust 141,30
Zeichen 11,5 25,15.21 103,16 145,15 149,27 159,19
Zerfressen 131,19 Blutauswurf aus d. Lunge durch Z. 157,2
Zersetzung 131,19.25 159,7
Zittern d. Stimme 137,9
Zucken d. Stimme 137,9
Zuckung 25,20 67,33 69,8.21
Zufall 23,32 25,25
Zunge 79,28 97,29 99,2.7 101,29.30 105,7 107,23 121,2.5 Bewegungsfähigkeit d. Z. 99,9.17 Mantel d. Z. 103,4 Muskeln d. Z. 99,15 103,5 trockene u. raue Z. 121,30 Z. als Sprechorgan 137,3 141,23 Z.nband 141,26 Z.nwurzel 39,10
Zusammenhang 47,29 65,19.32
Zustand habitueller Z. 9,17 temporärer Z. 9,18 Untersuchung d. Z.s 39,17
Zustimmung überstürzte Z. 11,20
Zwerchfell 111,4 123,17 125,8 143,13.30 149,11 Nerven d. Z.s 81,14 111,2 Z.entzündung 125,13
Zwischenrippenmuskeln 9,1 111,4 115,14 123,20 125,5 143,12.31 149,10

D. Index locorum

AETIUS AMIDENUS
Libri med. CMG VIII 1/2

II	(VIII 1: 241,18–26)	50
III 181	(352,9–353,30)	20
VI 7	(VIII 2: 134,19–27)	70
VI 9	(143,11–13)	72
VI 9	(143,14)	72
VI 9	(143,14sq.)	58
VI 9	(143,15sq.)	58
VI 9	(145,6–19)	50
VI 9	(146,13–16)	60
VI 13	(153,3–18)	62
VI 23	(160,15–20)	28
VI 23	(160,26–161,2)	30
VI 23	(161,2–16)	30
VI 23	(160,26–161,2)	32
VI 27	(172,11–15)	76
VII 65	(519,18–520,1)	134
VIII 63	(510,27)	162
VIII 73	(534,3–13)	154
VIII 75	(541,10–14)	132

ARETAEUS CAPPADOCIENSIS (CMG II)

I 10,1	(12,9–15)	8
II 2,1	(16,29–17,10)	130
II 2,8	(18,28sq.)	156
III 7,1	(44,7sq.)	78
III 7,1	(44,7–11)	76
III 9,1	(49,8–11)	144
VII 2,1	(144,22–145,2)	18
VII 2,6	(146,7)	18
VII 2,6	(146,7sq)	20
VII 3,3	(149,24sq)	70
VII 3,4	(149,28–30)	72

ARISTOTELES
Metaph.

A 1	(980a24–27)	96

De sensu et sensib.

1	(437a3–9)	96
5	(445a5–9)	98

CHRYSIPPUS Fr. (ed. v. Arnim, Bd. III)

457	(111,2–7)	6
856	(231,20sq.)	86
877	(235,10–12)	100

DIOCLES Fr. (ed. van der Eijk, Bd. I)

109	(188–194)	52
177	(288,16–26)	64

EMPIRICI Fr. (ed. Deichgräber)

16a	(96,7–13)	8
16b	(96,13–35)	8
47	(124,13–16)	12
104	(148,13–149,10)	22

ERASISTRATUS Fr. (ed. Garofalo)

192	(131)	60

GALENUS
Adv. Iul. (CMG V 10,3)

3,2	(40,5)	12

De alim. fac. (CMG V 4,2)

I 2-15	(217,1–242,25)	52
I 2,8	(220,8sq.)	50
I 18,7	(245,11–13)	50
I 18,7	(245,12–13)	52

De anat. administr. (II K.)

IV 5	(443,17–444,2)	88
VIII 2	(657,9–14)	110
VIII 3	(665,8–10)	138
VIII 5	(678,17–679,3)	6
IX 3	(719,5–11)	74
IX 3	(719,14–720,5)	96

De anat. administr. (arab.) (ed. Simon, Bd. II)

IX	(22,12sq.)	118
X	(28,20–24)	86
X	(49,16–19)	118
X	(72,8–10)	118
XI	(74,31–75,15)	136
XV	(204,38sq.)	128

De animi cuiusl. pecc. dign. et cur. (CMG V 4,1,1)

7,5–11	(66,15–68,4)	26

De antid. (XIV K.)

II 1	(107,3–111,8)	160
II 9	(152,4–155,9)	160
II 10	(164,18–167,5)	160

Ars med. (I K.)

19,4	(353,10–14)	12

Index locorum

De atra bile (CMG V 4,1,1)		
7,15	(88,5–7)	60
De bonis malisque sucis (CMG V 4,2)		
7,6	(414,7sq.)	52
De causis puls. (IX K.)		
II 1–3	(56,1–68,6)	24
IV 16	(189,5–7)	24
De causis respir. (IV K.)		
–	(465–469)	140
4	(467,9–11)	110
5	(468,9–10)	110
De comp. med. sec. loc. (XII, XIII K.)		
II 1	(XII 512,2sq.)	160
II 1	(XII 534,14–535,9)	4
II 2	(561,16–562,14)	72
II 2	(562,14–563,10)	74
II 2	(565,15–567,7)	20
II 3	(591,10sq.)	74
VII 1	(XIII 52,6–53,3 K.)	160
VII 1	(XIII 54,16–56,11 K.)	160
De constit. artis med. (CMG V 1,3)		
9,2	(82,13–19)	16
De cris. (IX K.)		
II 8	(670,10sq.)	4
De diff. morb. (VI K.)		
4	(843,13–844,7)	28
De difficult. respir. (VII K.)		
I 8	(777,5–778,8)	150
I 11	(782,2–4)	164
I 22	(814,6–818,18)	148
I 23	(819,10–13)	148
II 3	(830,2–4)	148
II 4	(834,6–11)	148
III 11	(946,10–947,7)	108
III 11	(946,12sq.)	106
III 11	(946,13sq.)	108
De exper. med. (ed. Walzer)		
19,1–4	(121–123)	26
De fac. nat. (II K.)		
II 11	(132,6sq.)	60

De foet. form. (CMG V 3,3)		
4,8	(80,29–82)	34
6,26	(102,1–5)	140
De instr. odor. (CMG Suppl. V)		
16–21	(54,4–56,11)	82
De libris propr. (XIX K.)		
2,2	(16,16)	96
4,38	(154,2 Boudon-Millot)	140
5,1	(154,21 Boudon-Millot)	140
De locis affectis (CMG V 6,1,1/3)		
I 1,1	(V 6,1,1: 226,4)	4
I 1,2	(226,13sq.)	126
I 1,3	(228,1sq.)	160
I 1,6	(228,20–22)	158
I 1,10	(232,10–13)	132
I 1,11	(232,18–234,1)	8
I 1,17	(246,3sq.)	4
I 1,20	(240,11–13)	8
I 1,25	(244,6–8)	12
I 1,26	(244,17–19)	34
I 1,26	(246,1–3)	4 88
I 1,29	(248,9)	4
I 2,1	(248,20–250,1)	88
I 2,17	(260,3–5)	14
I 3,1	(260,11–14)	4
I 3,2	(260,17–20)	6
I 3,5	(264,3–10)	4
I 3,5	(266,3–5)	6
I 4,4	(268,1sq.)	30
I 4,11	(272,1sq.)	90
I 4,14	(272,23sq-)	134
I 4,14	(272,26)	56
I 5	(276,6–282,2)	14
I 6,3	(282,19–284,3)	138
I 6,3	(284,5–8)	136
I 6,4	(284,12–286,2)	6
I 6,5	(286,3–10)	6
I 6,6	(286,14–16)	88
I 6,9	(288,16–290,9)	136
I 6,10	(290,1–4)	138
I 6,11	(290,9)	136
I 6,13–16	(292,1–294,6)	6 82
I 6,14	(292,7)	134
I 6,17	(294,8–19)	128
I 6,20	(296,14–19)	112
I 6,22	(298,9sq.)	78
I 6,22	(298,11–12)	78
I 6,26	(302,4sq.)	126
II 5,5	(378,9)	44

II 1,1	(306,6–9)	152
II 8,12	(338,10–17)	40
II 8,12	(338,17–19)	40
II 8,12	(338,17sq.)	38
II 8,18	(342,13sq.)	110
II 9,16	(362,13sq.)	62
II 10,1	(364,6)	34
II 10,3sq.	(364,15–366,9)	152
II 10,8	(368,13sq.)	84
II 10,16	(374,14sq.)	100
II 10,16	(374,22sq.)	70
II 10,17	(376,5–9)	8
II 10,20	(378,6–8)	28
II 10,21	(378,11–16)	30
II 10,21	(378,11sq.)	28
II 10,23	(380,2)	28
II 10,24	(380,12–16)	46
V 1,2	(V 6,1,3: 284,12sq.)	6
V 1,4	(286,1–3)	70
V 1,6	(286,16–22)	80
V 1,7	(288,10–12)	68
V 2,8–3,2	(294,7–17)	132
V 3,6	(296,17–298,4)	148
V 4,1	(316,22–318,2)	78
V 4,5	(318,19sq.)	46
V 5,10	(326,15sq.)	130
V 6,14	(336,20sq.)	96
V 6,8	(334,5sq.)	46
V 8,7	(350,14sq.)	128
V 8,26	(362,1–3)	84
V 8,29	(362,25–27)	126
VI 4,15	(406,9–11)	134
VI 5,4	(414,1sq.)	150
VI 5,5	(414,7sq.)	150
VI 5,5	(414,11sq.)	150
VI 5,14	(418,17–24)	64

De marcore (VII K.)
3	(673,2–674.7)	30

De morb. causis (VII K.)
1	(2,8–14)	16

De musc. dissect. (XVIII B K.)
1,6–8	(930,3–11)	104
4,1	(932,12–933,1)	86
4,2	(933,1–8)	86

De nerv. dissect. (II K.)
4	(834,2sq.)	102

De plac. Hipp. et Plat. (CMG V 4,1,2)
I–VI	(64,1–426,8)	26
I 9	(94,11–100,7)	36
II 4,32	(122,29–31)	110
II 4,34	(124,8sq.)	134
II 6,14	(150,25–30)	70
II 6,14	(150,25sq.)	98
III 7,29	(218,5–10)	28
VI 8,80	(424,24–29)	28
VII 3,14–30	(444,30–446,17)	42
VII 3,21	(444,7sq.)	100
VII 3,27	(444,30–32)	100
VII 3,30	(446,12sq.)	100
VII 5,17	(456,21)	96
VIII 1,1	(480,7sq.)	70
VIII 1,7	(482,1sq.)	128
VIII 1,17	(484,12sq.)	128
IX 7,9	(588,9–15)	26

De praecogn. (CMG V 8,1)
5,18	(98,21–23)	140

De praesag. ex puls. (IX K.)
II 3	(332,4–338,9)	120

De propr. plac. (CMG V 3,2)
2,1	(56,12–20)	26
7,4	(80,10–12)	42

De puls. diff. (VIII K.)
I 1	(495,13sq.)	24

De respir. usu (IV K.)
2,6	(478,8–12)	140

De san. tuenda (CMG V 4,2)
V 9,6	(153,10sq.)	90
VI 12,5	(193,5–7)	160

De sympt. causis (VII K.)
I–III	(85–272)	96
I 2	(86,8–101,19)	96
I 2	(87,8–11)	88
I 2	(88,17–89,3)	86
I 3	(102,6–8)	84
I 4	(107,15)	92
I 5	(108,15–18)	54
I 5	(114,5–10)	128
I 8	(142,12–143,3)	36
II 2	(151,7–9)	100
II 7	(203,3sq.)	56
II 7	(204,2–4)	46

III 5	(233,3)	130	IV 34	(704,3–8 K.)	118	
			IV 34	(706,8–14 K.)	118	
De sympt. diff. (CMG V 5,1)			IV 35	(709,14–17 K.)	106	
3,7	(222,5sq.)	136	V 5	(788,9–11 K.)	98	
3,7	(222,6–12)	40	V 13	(797,11–13 K.)	130	
3,7	(222,8–10)	100,0	VI 23	(CMG V 12,6: 118,6–14)	56	
3,7	(222,10–12)	76	VI 27	(122,6sq.)	144	
3,10	(224,14–16)	92	VII 23	(XVIII A 143,4sq. K.)	56	
3,11	(224,18–226,8)	92				
3,12	(226,9sq.)	92	In Hipp. De artic. comm. (XVIII A)			
3,12	(226,10–17)	94	III, 1–2	(492,5–496,13)	110 114	
5,2	(244,18–246,10)	48	III 48	(553,3–12)	112	
5,2	(246,12–14)	150				
			In Hipp. De nat. hom. comm. (CMG V 9,1)			
De temp. (I K.)			III 2	(92,5–7)	150	
I 8	(559,2–9)	16				
II 1	(572,5–573,1)	16	In Hipp. De victu acut. comm. (CMG V 9,1)			
II 2	(581,14sq.)	30	II 2	(165,30sq.)	12	
II 2	(585,14–16)	28	IV 30	(299,1–300,29)	118	
De trem., palp., convuls. et rig. (VII K.)			In Hipp. Epid. I comm. (CMG V 10,1)			
8	(641,11–15)	40	II 80	(94,21sq.)	134	
De tum. praeter nat. (VII K.)			In Hipp. Epid. II comm. (arab.) (CMG Suppl. Or. V 2)			
3	(716,3–6)	144	II 19–32	(370,5–400,14)	108	
De usu part.			In Hipp. Epid. III comm. (CMG V 10,2,1)			
I 16	(III 45,16–46,2)	100	II 4	(72,12–74,16)	148	
VI 3	(III 417,4–8)	138	II 4	(73,13–16)	116	
VII 3	(III 519,16–520,1)	154	II 4	(81,3–4)	116	
VII 5	(III 526,3–7)	138				
VII 7	(III 535,15–17)	154	In Hipp. Epid. VI comm. (CMG V 10,2,2)			
VIII 5	(III 634,3–5)	96	I 3	(16,9sq.)	30	
VIII 6	(III 640,11sq.)	96	III 10	(135,16)	110	
VIII 6	(III 647,2sq.)	96	III 12	(137,1sq.)	46	
IX 14	(III 742,10)	102	V 5	(271,10sq.)	100	
IX 15	(III 745,2–4)	104	VIII	(461,12–18)	92	
X 8	(III 797,17–798,8)	88	VIII	(461,18–36)	94	
X 8	(III 798,8–15)	86				
X 9	(III 804,9–805,5)	88	In Hipp. Progn. comm. (CMG V 9,2)			
X 9	(III 805,5–10)	88	I 17	(231,8)	30	
X 9	(III 808,6–18)	88	I 23	(237,8–238,8)	94	
XI 16	(III 917,1–918,12)	104	III 21–23	(347,23–350,9)	116	
XII 12	(IV 51,15sq.)	112	III 23	(349,16sq.)	118	
De voce (ed. Baumgarten)			In Hipp. Prorrh. I comm. (CMG V 9,2)			
test. 26	(12)	138	I 4	(15,29–16,2)	14	
test. 27	(13)	138	I 4	(16,11–13)	84	
test. 38	(22)	140	II 28	(77,10–78,20)	28 98	
			II 53	(91,24–92,2)	116	
In Hipp. Aphor. comm.			II 53	(92,28sq.)	164	
II 3	(XVII B 456,16sq. K.)	30	II 54	(94,12–16)	106	

II 59	(101,16–23)	32
II 46	(88,23sq.)	30
III 1	(107,8sq.)	32

In Plat. Tim. comm. (CMG Suppl. I)
XVII	(22,32–34)	150

Meth. med. (X K.)
II 6	(118,8–10)	28
V 8	(338,6sq.)	132
VIII 1	(533,5–10)	8
VIII 5	(574,2–7)	160
XII 5	(839,10sq.)	100
XII 7	(857sq.)	90
XII 7	(860,9–861,3)	12

Quod animi mores corp. temp. sequ. (IV K.)
1	(767,4–10)	60

Synopsis libr. suor. de puls. (IX K.)
17	(476,12sq.)	162

[GALEN]
Def. med. (CMG V 13,2)
271	(102,15sq.)	8

Introd. s. med. (XIV K.)
11,5	(712,18–713,1)	102

HEROPHILUS Test. (Ed. von Staden)
85	(203)	86

HIPPOCRATES
Aphor. (IV L.)
II 3	(470,12sq.)	30
VI 23	(568,11sq.)	38
VI 39	(572,8)	56

Coac. praenot. (V L.)
35	(720,23sq.)	100

De artic. (IV L.)
30	(142,6sq.)	100
41	(165,10–12)	116
41	(176,5sq.)	110
47	(202,5)	112

De diaeta acut. (II L.)
21–25	(268,7–278,4)	10

Epid. II (V L.)
2,24	(94,14–98,19)	110 116
2,24	(96,16sq.)	106
2,24	(96,17)	112
2,24	(98,6sq.)	112
2,24	(98,12)	112

Epid. III (III L.)
3,5	(76,5sq.)	118

Epid. VI (V L.)
8,31	(354,19–356,3)	48
3,6	(294,10)	156

Progn. (II L.)
4,1	(122,8sq.)	94
5,1	(122,12sq.)	148
23,2–4	(176,2–178,2)	116

HOMERUS
Ilias
λ 576–581		28

METHODICI Fr. (ed. Tecusan)
153[dub]	(398,13–400,37)	162

ORIBASIUS
Ad Eunap. (CMG VI 3)
I 25,1sq.	(336,10–19)	50

Coll. med. rel. (CMG VI 1.2)
III 9,1sq.	(1,1: 73,15–26)	50
X 13	(1,2: 55,30–56,32)	20

Synops. ad Eustath. (CMG VI 3)
IV 8,1sq.	(12,11–22)	50
VIII 1,1	(244,4–8)	32
VIII 6,1	(248,12–14)	50
VIII 6,2	(248,14–17)	52
VIII 6,3	(248,17–25)	60
VIII 13,1	(252,7–10)	76

PRAXAGORAS Fr. (ed. Steckerl)
95	(90)	44

Bei Fragen zur Produktsicherheit wenden Sie sich bitte an:
If you have any questions regarding product safety, please contact:

Walter de Gruyter
Genthiner Straße 13
10785 Berlin
productsafety@degruyterbrill.com